供临床医学专业、儿科专业、护理专业、
口腔专业、放射医学专业使用

预防医学

（案例版）

主编 徐 勇　副主编 秦立强

YUFANG YIXUE

苏州大学出版社
SOOCHOW UNIVERSITY PRESS

图书在版编目(CIP)数据

预防医学：案例版／徐勇主编. —苏州：苏州大学出版社，2011.10（2018.7重印）
供临床医学专业、儿科专业、护理专业、口腔专业、放射医学专业使用
ISBN 978-7-81137-822-1

Ⅰ.①预… Ⅱ.①徐… Ⅲ.①预防医学－医学院校－教材 Ⅳ.①R1

中国版本图书馆 CIP 数据核字(2011)第 205316 号

预防医学
(案例版)
徐 勇 主编
责任编辑 廖桂芝

苏州大学出版社出版发行
(地址：苏州市十梓街 1 号 邮编：215006)
扬州市文丰印刷制品有限公司印装
(地址：扬州北郊天山镇兴华路 25 号 邮编：225653)

开本 787 mm×1 092 mm 1/16 印张 26.75 字数 665 千
2011 年 10 月第 1 版 **2018年7月第4次印刷**
ISBN 978-7-81137-822-1 **定价：58.00元**

苏州大学版图书若有印装错误，本社负责调换
苏州大学出版社营销部 电话：0512-67481020
苏州大学出版社网址 http://www.sudapress.com

预防医学

（案例版）

编委会

主　编　徐　勇

副主编　秦立强

编　委　（以姓氏笔画为序）

马亚娜　田海林　朱　虹　李红美

李新莉　肖　卫　沈月平　张明芝

张增利　陆肇红　胡晓磐　饶永华

秦立强　徐　勇　傅春玲　薛　莲

前　言

预防医学(preventive medicine)是医学教育内容的重要组成部分。随着医学模式的转变,人们对健康内涵的认识不断提高,对预防保健的需求也越来越多。预防医学已经成为与临床医学密切相关的课程。

通过对该课程的学习,学生能够掌握预防医学的基础理论和基本知识,了解预防医学发展的新动态、热点和问题,树立预防为主的思想,激发社会责任感和对事业的热情,这对学生在以后的医疗卫生工作中认真贯彻执行预防为主的大卫生观念具有重要意义。

本书首先以案例导入,激发学生的兴趣,提高学生主动思考的积极性,在内容上保持预防医学的基本内容并体现预防医学与公共卫生的最新进展,使案例与预防医学理论教学内容有机结合,力争集思想性、科学性、先进性与实用性为一体。全书包括七章,涵盖了生活环境与健康、生产环境与健康、营养与健康、食品安全、卫生政策与人群健康、突发公共卫生事件的危机管理以及卫生统计学七个方面的预防医学与公共卫生的主要内容。鉴于流行病学已有单独教材,而对卫生毒理学、儿童少年卫生学、妇幼保健学等内容,限于学时没有编入本教材。本教材主要适用于临床医学专业及其他非预防医学专业学生使用。

由于编者水平有限,本书不当之处在所难免。我们将在教学中不断总结经验,吸收各种意见和建议,进一步补充完善教材内容,丰富案例,更新编排形式,使之更适合预防医学的教学要求。

编委会

目录 CONTENTS

绪 论

【案例】

扁鹊三兄弟的故事

扁鹊，战国时期的名医。扁鹊年轻时虚心好学，刻苦钻研医术。扁鹊医术高明，积累了丰富的临床经验，到各地行医，为平民百姓解除疾病痛苦，治好了许多疑难疾病。

有一次，魏文王问扁鹊："你们家兄弟三人，都精于医术，到底哪一位最好呢？"扁鹊说："我大哥最好，其次是我二哥，我最差。"文王再问："那么为什么你最出名呢？"扁鹊答："我大哥治病，是治病于病情发作之前。由于一般人不知道他事先能铲除病因，所以他的名气无法传出去，只有我们家的人才知道。我二哥治病，是治病于病情初起之时。一般人以为他只能治轻微的小病，所以他的名气只及于本乡里。而我扁鹊治病，是治病于病情严重之时。一般人都看到我在经脉上穿针管来放血、在皮肤上敷药等大手术，所以以为我的医术高明，能起死回生，名气因此响遍全国。"

问题：

1. 从扁鹊三兄弟的故事中，你悟出了什么？

2. 有人说，扁鹊三兄弟的故事说明了这样一个道理：事后控制不如事中控制，事中控制不如事前控制。你的看法呢？

3. 从扁鹊三兄弟的故事中，你能悟出预防医学与临床医学的差别和意义吗？

一、预防医学与公共卫生

1. 预防医学

预防医学(preventive medicine)是从医学中分化出来的一个独立的学科群。它与基础医学、临床医学共同构成了医学科学体系。

预防医学以人群为研究对象，应用生物医学、心理学、环境医学和社会医学等学科的理论以及宏观与微观相结合的方法，研究疾病发生与分布规律以及影响健康的各种因素，制定预防对策和措施，以达到预防疾病、促进健康和提高生命质量的目的。

预防医学着重研究环境中及人体内致病微生物的特点和传播规律，研究环境化学物质的毒性、致癌性、致畸性、致突变性及致敏性，物理因素中电离辐射、非电离辐射、声频、振动对群体健康的影响，尤其重视社会因素对人群健康的影响。近年来，预防医学对环境中低剂量危害因素长期作用的远期效应和群体健康效应，予以重点研究。同时，积极吸收转化医学的理念，把预防医学的研究成果及时应用到预防医学实践中。

预防医学是一个正在发展、成长中的新学科群。它的研究对象和重要性虽已得到公认，但它的定义和范畴却仍存在争议。中华人民共和国国家标准《学科分类与代码》(GB/T13745—92)中指出,预防医学为一级学科,其二级学科包括:营养学、毒理学、流行病学、传染病学、寄生虫病学、消毒学、媒介生物控制学、环境医学、职业病学、地方病学、社会医学、卫生检验学、食品卫生学、儿少卫生学、妇幼保健学、环境卫生学、劳动卫生学、放射卫生学、卫生工程学、卫生经济学、卫生统计学、优生学、健康教育学和卫生管理学等。可以推断,随着社会的发展,预防医学的内涵和范围还会进一步延伸和扩大。对于每一个医学生而言,通过学习预防医学,可以树立预防为主的思想,学会如何了解健康和疾病的人群分布特点,分析环境、生物遗传因素与疾病之间的关系,找出影响人群健康的主要致病因素,以制定防治对策,并通过预防保健服务,达到促进个体和群体健康的目的。

2. 公共卫生

公共卫生是指通过有组织的社会力量,高效率地预防疾病、延长寿命、促进心理和身体健康的科学和艺术。

保障公众健康是公共卫生的使命,其目标是营造健康的社区环境,使人们健康地生活(Healthy people in healthy community)。具体任务包括:针对整个人群,确定公共卫生主要问题和需要优先解决的问题,通过评价、政策制定、设计并实施干预,实现创造保障公众健康的社会条件和目标。

公共卫生最主要的职责包括:

(1) 预防疾病的发生和传播;

(2) 保护环境免受破坏;

(3) 预防意外伤害;

(4) 促进和鼓励健康行为;

(5) 对灾难和突发公共卫生事件作出应急反应,并帮助社会从灾难和突发事件中恢复;

(6) 保证卫生保健服务的有效性和可及性。

由于公共卫生的复杂性,公共卫生体系涉及许多方面。其中包括:① 国家、省、市和地方的公共卫生机构,它们作为政府代表提供公共卫生服务,并作为整个公共卫生体系的支柱起着主要的作用;② 卫生保健提供者,如医院、社区卫生中心、精神卫生组织、实验室、护理院等,提供预防、治疗和康复服务;③ 公共安全组织,如警察、消防队、医疗急救中心,他们的工作常常是预防和处理外伤和其他与健康有关的紧急情况;④ 环境保护、劳动保护和食品安全机构,主要是依靠执法或提倡健康安全的环境和组织,保护人群的健康;⑤ 教育、体育促进机构和组织,他们帮助告知、教育、培养儿童青少年作出决定,并负责任地为他们的健康和生活选择合适的行动,以及为社会作出积极的贡献;⑥ 娱乐和文艺组织,主要是为社区和在那里居住、工作和娱乐的人们提供物质和精神生活的环境;⑦ 民政、各种慈善组织、社区与健康有关的部门和组织、志愿者组织以及企业等。政府公共卫生机构和卫生保健的提供者是公共卫生的主体,但公共卫生体系不仅仅是卫生部门一家,更不仅是疾病预防控制机构和卫生监督机构,它应该包括为整个社区和公众健康服务的各种组织和机构。

二、健康的概念及其影响因素

1. 健康

健康(health)是身体、心理和社会适应的完好状态(well-being),而不仅仅是没有疾病和虚弱(Health is a state of complete physical, mental and social well-being and not merely the absence of disease or infirmity. ——WHO,1948)。

1986 年世界卫生组织(WHO)在《渥太华宪章》中对健康给予了新的定义:健康是日常生活的资源,而不是生活的目标。健康是一个积极的概念,它不仅是个人身体素质的体现,也是社会和个人的资源;为达到心身健康和社会幸福的完美状态,每一个人都必须有能力去认识和实现这些愿望,努力满足需求和改善环境。

20 世纪 90 年代,WHO 关于健康的概念又有了新的发展,它把道德健康纳入了健康的范畴。健康不仅涉及人的生理方面、心理方面,也包括道德健康。道德健康内涵包括:健康者不以损害他人的利益来满足自己的需要,具有辨别真与伪、善与恶、美与丑、荣与辱等是非观念,能按照社会道德行为规范准则来约束自己及支配自己的思想和行为。新的健康概念说明,健康不仅是单纯的生理上的无病痛与伤残,而且涵盖了生理、心理、社会及道德健康。这是一个整体的、积极向上的健康观。新的健康观念说明了人们对健康的理解越来越科学,越来越完善,对自身健康要求越来越高,对幸福的追求越来越趋完美。

对于每个人来说,维护自身健康既是一种能力,又是一种权利,也是一种社会责任;对于国家来说,努力维护每个人的健康是社会发展的必然要求和社会进步的表现。

2. 影响健康的主要因素

健康涉及人的生理、心理和社会状态,因此,影响健康的因素非常复杂,但主要包括社会经济环境、物质环境、个人因素以及卫生服务的可及性和质量。

(1) 社会经济环境:包括个人收入、社会地位、文化背景、社会支持网络、受教育程度和就业等。处于不同社会经济环境的人,其健康意识、健康行为、卫生条件都有很大差别,直接影响人的健康水平。

(2) 物质环境:物质环境包括居住环境、工作环境中的生物因素、化学因素和物理因素等,都直接或间接影响人的健康。

(3) 个人因素:包括年龄、性别、个人的生活方式和生活习惯、个人的能力和技能、性格特征以及生物遗传学特征。

(4) 卫生服务:是否拥有促进健康、预防疾病、治疗和康复等服务健全的卫生机构,完备和质量保证的服务网络,公平合理的卫生资源配置以及保证卫生服务的可及性。

健康生态学模型(health ecological model)强调个体和人群健康是个体因素、卫生服务以及物质和社会环境因素相互依赖和相互作用的结果,且这些因素间也相互依赖和相互制约,以多层面的交互作用来影响个体和群体的健康。

三、三级预防策略

预防医学根据疾病发生发展过程以及健康决定因素的特点,把预防策略按等级分类,称为分级预防策略。

1. 第一级预防(primary prevention)

第一级预防是针对病因所采取的预防措施。它既包括针对健康个体的措施,也包括针对整个公众的社会措施。在第一级预防中,如果在致病因子还没有进入环境之前就采取预防性措施,则称为根本性预防,如健康教育、计划免疫都属于一级预防措施。

2. 第二级预防(secondary prevention)

在疾病的临床前期,做好早发现、早诊断、早治疗的"三早"预防工作,以控制疾病的发展和恶化。对于传染病,除了做到"三早"预防外,尚需做到疫情早报告及患者早隔离,即"五早",以及时制定对策和防止传染病扩散传播。

3. 第三级预防(tertiary prevention)

对已患病者,采取及时、有效的治疗和康复措施,使患者尽量恢复生活和劳动能力,能参加社会活动,提高生命质量并延长寿命,减少伤残和死亡。

在当代预防医学在三级预防基础上,人们又提出初始级预防(primordial prevention)或称零级预防。它是从广义的健康出发,在宏观政策、环境、社会经济水平等方面,围绕从出生开始的人生发展整个时期,针对可能危害(或不利于)人类健康的各种因素,开展预防。如制定促进健康的政策法律,研究宏观环境改变(拉尼娜现象、厄尔尼诺现象)对健康的影响,促进社会健康公平措施,及在生命早期预防成人期疾病等,都属于初始级预防的范畴。

四、循证预防医学

循证医学是近年迅速发展起来的一门科学。循证医学(evidence based medicine,EBM)是遵循科学证据的临床医学。它提倡将临床医师个人的临床实践和经验与客观的科学研究证据结合起来,将最正确的诊断、最安全有效的治疗和最精确的预后估计服务于每位具体患者。循证医学不同于传统医学。传统医学是以经验医学为主,即根据非实验性的临床经验、临床资料和对疾病基础知识的理解来诊治病人。循证医学并非要取代临床技能、临床经验、临床资料和医学专业知识,它只是强调任何医疗决策都应建立在最佳科学研究证据的基础上。

循证预防医学应是今后需要重点发展的一个领域。对于高血压、冠心病、脑卒中、恶性肿瘤、糖尿病、骨质疏松症、老年痴呆等非传染性慢性疾病,寻找最佳、有效、经济的预防措施需要用循证的方法。

近五十年来,慢性病已成为全球卫生保健和卫生资源的沉重负担。人们开始认识到,预防是控制非传染性慢性疾病、降低医疗卫生负担最有效和最经济的手段。随着科学和现代医学的进步,目前大量疾病预防手段被循证医学证明是确切有效的。然而对于临床医师和患者来说,主要的难题在于选择哪些预防措施是最佳组合。对于医疗保险和卫生政策制定者来说,需要确定哪些预防措施应该被纳入医疗卫生保障体系。对于卫生策略制定者而言,需要明确哪些措施能使更多人获益并具有最佳的投入产出比而作为预防策略的重点。上述问题的解决有赖于对采用的预防保健措施进行客观、公正、科学的评价。2006 年底,美国国家预防工作委员会(NCPP)对美国常用的 25 项主要疾病预防措施进行了评价和排序(*Am J Prev Med*),其目的是为政府卫生决策部门和医疗保健系统提供科学的参考依据,以考察哪些预防措施能带来更多的效益。结果显示,小剂量阿司匹林预防心脑血管疾病、儿童疫苗接种预防传染病及戒烟预防慢性病是综合效果及效价比最高的疾病预防措施。通过循证的方法,为这些预防措施的进一步推广应用,提供了更加充分的科学依据。

我国是许多慢性病的高发国家之一,随着人口老龄化,慢性疾病负担日益加重,在当前医疗资源有限的条件下,对于行政决策部门来说,预防和控制慢性病,科学决策是关键;对于卫生工作者来说,科学手段是基础。但这些都离不开循证的理念和方法,需要循证医学来指导。

五、疾病预防与健康管理

随着社会经济的发展和人们生活方式的变化,近五十年来,疾病谱也发生了明显变化,慢性病已成为威胁人类健康的主要疾病。慢性病由于有长期的形成过程,靠传统的单纯卫生技术手段在一定程度上已经很难解决其防治问题，必须引进新的思维，探索新的路径。健康管理就是预防医学应用管理学的基本思想和方法，在慢性病防治中实现管理科学化、精细化的探索。

健康管理通过对健康危险因素的检查监测（发现健康问题）→评价（分析、认识健康问题和危险因素）→干预（解决健康问题）的不断循环运行，是对个人或人群的健康危险因素进行全面管理的过程，以至最终实现个人或人群的健康目标。健康管理是对个人或人群健康有目标、有计划、有措施、有评估和不断改进的管理过程，其宗旨是调动个人及集体的积极性，有效地利用有限的资源来达到最大的健康效果。可以相信，随着人们对健康管理研究的不断深入，其在慢性病防治中的应用会更加广泛，发挥的作用也会越来越大。

总之，预防医学作为医学科学体系中重要的组成部分，是现代每个临床医生必须掌握的基本内容，通过对预防医学的学习，全面理解预防医学的内涵，树立分级预防的理念，掌握预防医学的研究和工作方法，为高质量地开展疾病预防和治疗服务打下更加坚实的基础。

思考题

1. 预防医学的核心是什么？
2. 如何理解三级预防策略？
3. 谈谈预防医学循证的意义。

（饶永华　徐　勇）

第一章 生活环境与健康

第一节 人和环境

【案例 1-1】

环境与人类

恩格斯说过:"我们不要陶醉于对自然界的胜利,对于每一次这样的胜利,自然界都报复了我们。"自然生态系统的演化历史已告诫人类,生物与其生态环境的和谐平衡关系,是长期以来在相互作用、相互调整、相互改造、相互适应、相互补充、相互辅助之中形成的。自然生态系统与人类社会一样,一方对另一方的过度索取必会遭到另一方的反抗。因此,人类社会想持续发展,就必须充分认识、了解和尊重自然界的发展规律,与自然界和谐相处,有节制地利用自然资源,控制自身不切合实际的、违反自然发展规律的欲望。基于不同时期对社会发展的不同认识,人类在看待自身与环境关系的看法上也大相径庭。从雅典时期开始,西方自然哲学的思想就表现为轻视现实世界,强调征服万物和自然,从而走上了一条开发自然以获取更多财富的道路。与此相反,中国古代先哲几千年前就主张"道法自然",强调人与自然应当处于一种"天人合一"的平等状况,而不是谁征服谁的统治与被统治的关系。目前,人类和自然关系的日益恶化,主要是由于人类行为的失误导致的,而这种失误不同程度地来自于征服自然论、人类中心主义论和拜金主义论的思想指导。征服自然论鼓舞人类按自己的主观意愿去征服自然和改造自然。但是人类并没有意识到,自然界是不可能被人征服的,自然规律的客观性决定了它不会以人的主观意志为转移。恩格斯提到的自然界的报复在现实发展中已屡屡应验。全球生态环境的急剧变化,气候逐渐变暖,城市人口日益密集,环境污染不断加剧,自然环境和生活环境的急剧变化,已是各国普遍面临的棘手问题。全球超级城市和卫星城市数量的不断增加,人口的剧增,世界各大城市饱受生活垃圾的侵扰,"垃圾围城万千重"已是城市卫生环境的第一"世界难题",也成为传染病暴发的潜在危机。

问题:

1. 什么是人与自然的"天人合一"?
2. 读了上述内容后,你所得到的启示是什么?

一、人类的环境

（一）环境的概念

环境是相对于某项中心而言的周围因素。人类的环境，中心就是人类，所以又可以说，作用于人类所有外界力量的总和就是人类的环境。它包括自然环境以及与之有关的社会环境。

自然环境是指围绕着人群的空间中可直接或间接影响到人类生活、生产的一切自然形成的物质及其能量的总体。它是人类赖以生存的物质基础，可分为大气环境、水体环境、土壤环境、生物环境、地质环境等。

社会环境是指人类在自然环境的基础上，通过长期有意识的社会劳动所创造的人工环境。它是人类物质文明和精神文明发展的标志，可分为聚落环境、交通环境、文化环境等。人不能脱离社会而生存，必然受到社会政治、经济、文化、教育、风俗习惯等因素的影响。

WHO 公共卫生专家委员会给环境下的定义是，“在特定时刻由物理、化学、生物及社会的各种因素构成的整体状态，这些因素可能对生命机体或人类活动直接地或间接地产生现时的或远期的作用”。预防医学所研究的环境主要包括空气、水、土壤以及其他生物在内的生活环境、生产环境，以及与之有关的社会环境。

我国 1982 年颁布的宪法，以人类与环境相互作用的性质和特点为依据，将环境分为生活环境与生态环境。生活环境是指与人类社会生活相距较近，关系最密切的各种自然条件和人工条件。生态环境则是指与人类社会生活相距较远，由不同类型、不同层次的生态系统所构成的自然环境。广义上讲生态环境实际也包含了生活环境。因为生活环境也是由不同类型、不同层次的生态系统所构成的。两者的差别在于生活环境主要是由人工改造或创造而成的，而生态环境则完全或主要是自然形成的。

近年来，还有一种为适应某些方面工作的需要而给环境下的定义。例如，我国的环境保护法中规定，“环境是指大气、水、土地、矿藏、森林、草原、野生动物、野生植物、水生植物、名胜古迹、风景游览区、温泉、疗养区、自然保护区、生活居住区等”。此为环境的一种工作定义，对环境一词的法律适用对象或范围作出了规定，以保证法律的准确实施。

根据环境与人类活动的关系，又可分为原生环境和次生环境。

原生环境即未受人为活动影响的自然环境，是天然形成的。其中既存在对健康有利的因素，又存在对人体健康不利的因素。如由于地质、地理的原因而造成的人类的生物地球化学性疾病，常见的有地方性甲状腺肿、地方性砷中毒、地方性氟病等。事实上，原生环境正以惊人的速度从地球上消失。由于其消失具有不可逆转性，因而对于那些享受或利用它的人们来说，这是一种永远不可弥补的损失和遗憾。所以在适量开发原生环境的同时，一定要保护好原生环境。

次生环境是指在人为活动影响下的自然环境。随着人类社会的发展，人类对自然资源开发利用的能力逐步提高，给自然环境增加了额外的生产性或生活性废弃物，对环境的影响逐渐增强，也引起了人类生存条件的改变。这种改变可对人群健康造成直接或间接危害。尤其是 20 世纪以来，现代科学技术的发展，现代化的工农业生产给人类创造了日益丰富的物质生活条件。同时，工农业生产排出的污染物也严重地污染了大气、水、土壤等自然环境，生态平衡被破坏，环境质量急剧恶化。自 20 世纪初到 70 年代间因自然环境破坏而发生的危害人群健康的事件已有多起，如伦敦烟雾事件、洛杉矶光化学烟雾事件、日本的水俣病、日本神通川流域的痛痛病等。

（二）构成环境的主要因素

环境是在特定时刻由物理、化学、生物及社会的各种因素构成的整体状态。

1. 生物因素

生物因素指地球上所有的生物，包括动物、植物和微生物。生物因素中各种生物都在相互依存、相互制约中生存，并常常通过食物链的形式体现生物之间的物质和能量的传递关系，实现各种化学元素从无机界到有机界，再从有机界到无机界的生物地球化学循环。生物作为自然环境的组成部分，与人类关系密切，是人类赖以生存的物质条件。但是，某些生物如病原微生物、某些动物、昆虫等可成为人类的致病因素或疾病的传播媒介。

2. 化学因素

化学因素指地球上的化学元素和由这些元素构成的化学物质。一般来讲，包括空气、水、土壤等在内的自然条件的自然化学组成是比较稳定的，这种相对稳定的环境是保证人类正常生存的必要条件。但是，目前人为污染在一定范围内破坏了这种稳定，已威胁到人类健康。环境中化学组分构成的相对稳定是保证人类正常活动的必要条件。人为的或自然灾害等原因可使环境的化学组成在一定范围内发生变化。当某种化学物质摄入不足或摄入过量时，都将对机体健康产生不良影响。随着现代化工农业生产的发展，人工合成的化学物质的种类和数量不断增加，如工业原料、副产品、农药、食品添加剂、合成洗涤剂以及常见的化学污染物，如二氧化硫、氮氧化物、多环芳烃、铅、汞、苯等都会对人类健康产生危害。

3. 物理因素

物理因素指光、声、热、射线、气温、气湿、气流、气压等诸多因素共同构成气候气象条件，影响人类的身体健康。充足的阳光和适宜的气候是人类生存的必要条件。红外线对机体产生的热效应可促进新陈代谢，而紫外线具有杀菌和预防佝偻病的作用。然而，当物理因素的强度、剂量和作用时间超过一定限度时，则可对健康造成危害。例如，持续高温可引起中暑；低温高湿易发生呼吸道感染；过量的太阳辐射可引起皮肤灼伤；长期受噪声作用可引起听力损伤；过量的电离辐射接触可引起急性辐射损伤；长期低剂量的接触可引起慢性辐射损伤或远期效应，如白血病和机体早衰等与远期效应有关；等等。人类的活动可以使环境的物理因素发生变化，从而对人体健康带来不良影响，如城市的光污染、声污染及无线电通讯存在的潜在威胁等。前苏联切尔诺贝利核电站核泄漏事故就曾造成相当范围的放射性污染。

4. 社会心理因素

社会经济、政治、文化教育、人口、就业、家庭、行为习惯、道德观念和心理状态等，都与人类生活和健康有直接关系。社会环境的异常变动常影响到个体心理和身体健康，两者联系密切，常称为社会心理因素，如社会动荡不安、自然灾害、工作调动、职务升降、子女入学就业、离婚、丧偶、人际关系紧张等，往往使人的生活偏离原有轨迹，致使心理失去平衡，生理功能发生异常变化甚至造成器官损伤，最终导致疾病发生，如诸多心身疾病均与社会心理因素有关。此外，不良生活方式如吸烟、酗酒，不良的膳食结构和饮食习惯等都与心脑血管疾病、恶性肿瘤、糖尿病等疾病有关。

二、环境与人类的关系

人类是地球环境演变到一定阶段的产物，人类既是环境的适应者，又是环境的改造者。人是环境的组成部分之一，包括在环境之中，人和环境构成一个既相互依存又相互影响的不可分割的整体。人和环境的这种复杂辩证关系，可以从统一和对立两个方面来理解。

1. 统一性

(1) 物质的统一：有位英国学者曾同时测定了人体及地壳中多种化学元素的含量，通过对比发现，除碳、氢、氧、氮和硅外，其他元素在人体和地壳中的含量明显相关。凡是在地壳中含量较多的元素，在人体内的含量也相应较多，如钠、镁、钾、钙、铁等；而在地壳中含量较少的元素，在人体内的含量也相应较少，如铍、铑、砷、铬等。这一事实有力地说明了人和周围环境在物质上的统一性。

(2) 物质交换和能量转移：人与环境之间最本质的联系是物质交换和能量转移，其基本方式就是新陈代谢。一方面，人体从环境中摄取生命活动所必需的物质和能量，以维持机体的生长发育和健康，并从事生活生产活动；另一方面，人体又将不需要的代谢产物和废物通过各种途径排入周围环境。

2. 人体结构和功能对环境的适应

像地球上所有的生物一样，人体的结构和功能对周围环境有一定的适应能力，而这种适应能力的获得，是在生物进化的历程中逐步完善的。众所周知，原始生命诞生在远古海洋中，与远古海洋环境相适应，身体结构和功能都较为简单，随着生命离开海洋登上陆地，生存环境越来越恶劣，身体结构和功能更趋复杂，以与周围环境相适应，如无脊椎动物水蛭的肾脏结构较为简单，鱼类的肾脏相对较为复杂，而哺乳类的肾脏极为复杂。因为哺乳动物要适应陆地生活，肾脏就必须具有保留大分子物质、盐分、水分和其他营养物质等复杂的功能。

3. 环境是人体一切感觉和活动的源泉

环境在为人类生长发育提供物质和能量的同时，又是人体一切感觉和反射活动的源泉，不断提供各种刺激。例如，声响，虽然过强声波的刺激可以引起噪声性耳聋和神经衰弱症候群，但完全无声的环境似乎也不适应人类的生存。人离不开声音，或者说人需要适量的声音刺激，小溪潺潺的流水声和树林阵阵的松涛声就构成了美妙的自然界音乐。随着环境的各种必要而适当的刺激，人体更趋完善。当环境因素剧烈变动，造成人体不能适应时，就会引起健康的损害。例如，当强冷空气入侵时，人群中患感冒的人数就会增多。

4. 人类的活动给环境带来的影响

人类的活动可影响环境，如砍伐森林引起的水土流失，工业生产引起的环境污染等。人与动物不同，不仅可以利用环境，而且可以改造环境。人类改造环境的出发点无非是想创造一个更舒适的环境，但如果违背了自然规律，就会破坏环境、恶化环境，导致环境对人类的惩罚，其结果不仅会造成健康的损害，而且最终会造成环境恶化而使人类无法生存。文明古国巴比伦和我国的楼兰古城都曾经繁盛一时，但如今都变成了荒无人烟的沙漠或戈壁，足以醒世。所以，我们一定要摆正人和自然的关系，人只是环境的组成部分之一，人的行为应该受到环境的制约。在当今的经济社会，人的一切活动都和经济利益相联系，特别是生产活动，更是以获取经济利益为直接目的。因而，只注重生产，不重视环境保护，甚至严重破坏和污染环境的事件时有发生。西方国家曾经走过一段弯路，在经历了伦敦烟雾事件及日本的水俣病、痛痛病等环境污染事件对居民健康造成严重损害之后，公众有了较强的环境意识。在我国，提高大众的环境意识已迫在眉睫。

三、生态系统

(一)生物圈

生物圈是指地球上有生物存在的地球表层。其范围大致包括 11 km 深的地壳和海洋以及 15 km 以内的地表大气层。人类和生物从水、空气、土壤中得到必要的营养物质,并将代谢产物和遗骸留存于土壤、水、大气中,彼此进行物质交换。

(二)生态系统

生态系统是生物群落和其生存环境所构成的系统。生物群落指地球有机界的整体,包括所有的动物、植物和微生物。生态系统是一种复杂的、随时间而发生变化的动态系统。生态系统可大可小,森林、草原、河流甚至一滴水都可构成一个性质不同的生态系统。地球上最大的生态系统是生物圈,即由生物及其生存部分的大气圈、水圈、岩石土壤圈构成。

一般说来生态系统由四部分构成,即生产者、消费者、分解者和无机界的各种无机物及自然因素,包括空气、水、土壤、日光等(图 1-1-1)。

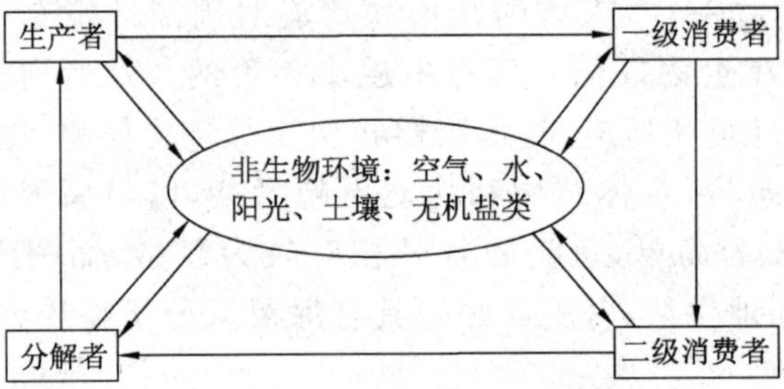

图 1-1-1 **生态系统四要素及其关系**

(1) 生产者:指制造有机物的绿色植物和某些能进行光合作用的细菌。它们利用太阳能或化学能把无机物转化为有机物供自身需要,同时也作为消费者的食物和能量来源。

(2) 消费者:主要是动物,可分为一级、二级、三级消费者等。草食动物以植物为直接食物,是一级消费者。以草食动物为食的动物为二级消费者,而人是最后一级(高级)消费者。

(3) 分解者:指各种具有分解能力的微生物,包括低等原生动物。它们在生态系统中的作用是把动植物尸体分解成为简单的化合物,再供植物利用。所以也有人将分解者称为还原者。

(4) 无机界:是生物得以生存的必需条件,除生物以外的一切无生命物质都属于非生物环境,这个环境是生物赖以生存的必需条件,包括空气、水、土壤、日光等。

例如,一个小小的池塘中,有水、植物、微生物和鱼。其中单细胞和细胞藻类能进行光合作用制造有机物,是这个生态系统的生产者。浮游生物以藻类为食物,许多鱼类以浮游生物为食饵,食鱼的鸟类是第三级消费者。在水和底泥中的一些微生物能把池塘中的动植物残骸分解成简单的化合物,是这个生态系统中的分解者。生态系统在长期的进化过程中建立起相互协调和补偿的关系,构成了整个自然界的动态平衡。环境的自净能力就是生态系统对污染物质净化和调节的能力。生态系统中组成成分越多,能量流动和物质循环途径越复杂,其调节和自净能力越强。但生态系统自身的调节能力是有限度的,如果污染严重,超出调节能力,生态平衡即遭破坏,从而对人类生存造成极大影响,严重者可引起公害病。

（三）生态系统的能量流动和物质循环

1. 生态系统中的能量流动

生态系统的能量流动是指能量通过食物网络在系统内的传递和耗散过程。系统中全部生命活动的能量都来自太阳。绿色植物通过光合作用把太阳能（光能）转变成化学能贮存在有机物中供消费者利用。

2. 生态系统的物质循环

生态系统中的物质主要是指维持正常生命活动所需的各种营养元素，如碳、氢、氧、氮、磷、硫等。这些物质也是通过食物链各营养级传递和转化的，从而构成了生态系统的物质流动。生态系统中各种有机物质经过分解者分解成可被生产者利用的形式归还环境中重复利用，周而复始地循环，这个过程叫做物质循环。与环境污染关系密切的有水、碳和氮三大循环。

（1）水循环：水是生态系统中能量流动和物质循环的介质，占据地球表面的70%，其中海洋水占97%以上，河流水、地下水、湖泊水等可供饮用的水只占全部水量的2.7%左右。这些地表水经蒸发进入大气，植物体内的水通过叶表面的蒸腾作用也可进入大气。大气中水遇冷形成降水而重返地面，一部分进入地表水域中，一部分落到地表面，并部分渗入地下形成地下水，再供植物根系吸收，这就是水循环。水循环一旦遭到人为破坏，即可影响到陆地生态和水生生态系统。

（2）碳循环：在无机环境中，碳主要以二氧化碳和碳酸盐的形式存在。碳循环主要是从二氧化碳到有机体，再以二氧化碳的形式回到大气中。一小部分碳形成煤、石油等矿物燃料贮藏在地层中。生物圈中碳的循环主要有三条途径：一是始于绿色植物并经陆生生物与大气之间的碳交换；二是海洋生物与大气之间的碳交换；第三条途径是人类对化石燃料的应用。陆地和大气圈之间碳的交换几乎是平衡的，但人类的生产活动却不断地破坏这种平衡。如二氧化碳的增加，导致全球气温升高。

（3）氮循环：氮是生物体合成蛋白的必需成分。在大气中占79%，由于它的化学性质不活泼，大多数生物无法直接利用。只有被固定成为一种含氮化合物后才能被生物所利用。氮进入生物体有三条途径：一是生物固氮，通过一些固氮微生物将大气中的氮固定下来；二是工业固氮，即工业合成氮肥供植物利用；三是大气固氮，如闪电等因素作用使大气中的氮氧化成硝酸盐，经降水进入土壤被植物利用。土壤中的氨和铵盐可经硝化菌作用，形成亚硝酸盐和硝酸盐。动植物尸体及其废弃物在土壤微生物的作用下，最终被分解成氮。分解过程中各种含氮有机物可污染环境。总之，自然环境中的氮最终除一部分为植物利用外，另一部分则在反硝化细菌作用下分解为游离氨而进入大气，完成氮的循环。

生态系统中生命的生存和繁衍，若没有外界物质的输入就会停止，生态系统也将随之解体。物质是能量的载体，没有物质循环，能量就会散失，也不可能沿食物链传递。因此，物质既是维持生命活动的结构基础，也是贮存化学能的运载工具。生态系统的能量流和物质流紧密联系，共同维持着生态系统的生长发育和进化演替。

（四）食物链

生态系统中，一种生物被另一种生物吞食，后者再被第三种生物吞食。这种以食物连接起来的链锁关系，叫食物链，亦名营养链（图1-1-2）。生态系统中，物质的循环和能量的转移就是通过食物链实现的。在一个生态系统中，各种食物链相互交错，形成食物网。

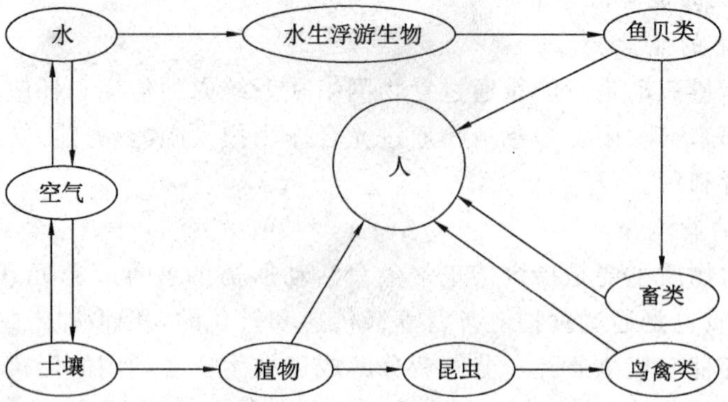

图 1-1-2　人类食物链

（五）生态平衡

【案例 1-2】

狼和鹿的故事

20 世纪初，美国西部落基山脉的凯巴伯森林中约有 4 000 头野鹿，而与之相伴的却是一群群凶残的狼，威胁着鹿的生存。为了这些鹿的安宁，1906 年，美国总统决定开展一场除狼行动，到 1930 年累计枪杀了 6 000 多只恶狼。狼在凯巴伯林区不见踪影了。于是鹿在那里开始无忧无患“无计划”地生育了，不久鹿增长到 10 万余头。兴旺的鹿群啃食一切可食的植物，吃光野草，毁坏林木，并使以植物为食的其他动物锐减，为此，也使鹿群陷于饥饿和疾病的困境。到了 1942 年，凯巴伯森林中鹿的数量下降到 8 000 头，且病弱者居多，兴旺一时的鹿家族急剧走向衰败。

问题：

1. 没有狼了，鹿群为什么还会大量死亡？
2. 什么叫生态平衡？
3. 生物多样性与生态平衡的关系是什么？

生态系统各个环节的质和量相对稳定和相互适应的状态称之为生态平衡。在任何一个正常的生态系统中，能量流动和物质循环总是不断地进行着，但在一定的时期内，在生产者、消费者和分解者之间都保持着一种相对的平稳状态，即系统的能量流动和物质循环在较长时期内保持稳定，这就是生态平衡。在自然生态系统中，生态平衡还表现为生物的种类和数量的相对稳定。

生态系统是一种复杂的、随时间而发生变化的动态系统，生态平衡也是一种动态平衡，而不是静止的平衡。或者说，平衡是相对的、暂时的，而不平衡是绝对的、永久的。

生态系统之所以能够保持相对的平稳状态，主要是由于其内部具有自动调节的能力。当生态系统的某一部分出现了机能的异常，就可能被不同部分的调节所抵消。生态系统的组成成分越多样，能量流动和物质循环的途径越复杂，其调节能力也就越强。相反，成分越单调，结构越简单，调节能力就越小。但是，即使一个生态系统的调节能力再强，也是有一定限度，超过这个限度，调节就无能为力，生态平衡就会遭到破坏。

处于平衡状态的生态系统的某一环节出现故障或受到严重的外来干扰，就会破坏原有的生态平衡。破坏生态平衡的因素既有自然因素，也有人为因素。自然因素主要指自然界发生的异常变化，如火山爆发、地震、台风、旱涝灾害、瘟疫流行等。人为因素如砍伐森林、环境污染、引进或消灭物种等，都可以导致生态平衡的破坏。例如，物种问题，当人类有意或无意地使某一种生物消失，或引进某一种生物，都有可能影响整个生态系统。澳大利亚引进欧洲野兔，结果野兔成灾，局部草原生态系统被破坏。而乳牛的引进，又使澳大利亚草原上牛粪成堆，疫病流行，最终从中国和非洲引进屎克螺（蜣螂），解决牛粪问题。1998 年夏季，我国长江流域的特大洪涝灾害的发生与中上游森林及植被的破坏关系密切。

当然，当前最为严重的，还是环境污染对生态平衡的破坏。如人类释放的大量二氧化碳气体，会引起大气中二氧化碳浓度的逐年增高，导致温室效应。这将会造成地球生物圈内众多生物和非生物发生重大改变，其后果将直接或间接影响人类。生态平衡破坏的结果，将恶化人类的居住和生活环境，损害人们的身体健康，造成财产乃至生命的损失。

四、当前主要环境问题

（一）全球气候变暖

当地球表面大气中 CO_2 和其他具有温室效应的气体，如 CH_4、NO_x、O_3、氯氟烃类等含量增加时，地表气温即会上升，全球气候变暖，在医学上的重要作用是有利于啮齿动物、昆虫等生长繁殖，从而使一些虫媒疾病（如疟疾、乙型脑炎、出血热等）的发病率增加。

（二）臭氧层破坏

臭氧层位于地球表面上 20～50 km 的平流层内。当大气层中没有其他化学物质存在时，臭氧的形成与破坏速度几乎是大致相等的。但是当大气遭受含氯氟烃、氯烃类化合物及溴代氟烃类的污染时，此类物质在大气中经光解产生游离氯或游离溴从而加速了臭氧的消耗，使臭氧层遭到破坏，太阳紫外线长驱直入，导致人类皮肤癌、白内障发病率不同程度地增加。

（三）酸雨

酸雨是指 pH 小于 5.6 的降水，包括雨、雪、雹和霜等。酸雨除对水生、陆生生态系统造成危害外，对于人类健康也可产生直接和间接的危害。

（四）生物多样性锐减

生物多样性是指地球上所有生物——植物、动物和微生物及其构成的综合体，它包括遗传（基因）多样性、物种多样性和生态系统多样性三个组成部分。随着人类的异常活动（无限制采伐、掠夺性开采和过度捕捞狩猎等）导致物种灭绝的速度不断加快，大量基因丢失，不同类别的生态系统面积锐减等。

（五）其他

海洋污染、土地退化、资源短缺等问题也是当前主要的环境问题。

第二节 环境污染与健康

【案例 1-3】

癌症村

淮河最大的支流——沙颍河畔的河南省沈丘县黄孟营村，是一个较大的行政村，包括黄孟营、苏楼、李寨 3 个自然村，共有人口 2 471 人，人均耕地不足一亩，村民人均年收入不足 800 元。沈丘县是国家级的贫困县，黄孟营村是河南省扶贫开发首批重点村。二十几年前，这个美丽村庄的平静被打破，开始被癌症的阴影所笼罩。

据黄孟营村党支部书记王某介绍，该村第一例癌症死亡病例出现在 1986 年 6 月，死者名叫王晓刚，死因为肝癌，死亡时年龄 62 岁。自此以后，村里癌症患者和因患癌症死亡的人越来越多，最多的一年死亡 22 人。恐惧笼罩着整个村子，村民们生了病不敢检查，一检查准是癌症，不是肝癌就是肺癌、食管癌或者肠癌一类的疾病。目前，在黄孟营村家里有两个以上癌症患者的家庭有 20 多家，其中有 4 家已经人烟绝迹。黄孟营村也因此出了名，远近的人都知道这是个“癌症村”。据调查，我国目前像这样的“癌症村”有几十个!

问题：

1. 造成“癌症村”的罪魁祸首是什么?
2. 面对“癌症村”，我们应该做些什么?

一、环境污染和环境污染物

环境污染是指由于各种人为的或自然的原因，使环境组成发生重大变化，使环境质量恶化，扰乱了生态平衡，对人类健康造成直接的、间接的或潜在的有害影响。简而言之，环境因受人类活动影响而改变了原有性质或状态的现象称为环境污染。例如，大气变污浊、水质变差、废弃物堆积、噪声、振动、恶臭等对环境的破坏都属环境污染。环境污染可导致日照减弱、气候异常、山野荒芜、土壤沙化或盐碱化、草原退化、水土流失、自然灾害频繁、生物物种绝灭等。环境污染的实质是人类活动中将大量污染物排入环境，影响其自净能力，降低了生态系统的功能。进入环境并能引起环境污染的物质叫做环境污染物。严重的环境污染叫做公害；因环境污染而引起的地区性疾病称为公害病。

(一) 环境污染物

环境中常见的污染物根据其属性可分为以下三类。

1. 化学性污染物

由于人为的或自然灾害等原因，可能使空气、土壤、水及食物的化学组成在一定范围内发生变化，如锅炉废气中排放出的二氧化硫，可使空气中的二氧化硫含量升高；含汞工业废水污染水源，可使饮水中含汞量达到对人体产生危害的程度；用废水灌溉农田，水稻中含镉量升高；洪水、火山爆发、地震等自然灾害，也可使某些地区的空气、土壤、水的化学成分发生变化。化学性污染物种类繁多，包括有害气体，如一氧化碳、氮氧化物、硫氧化物、碳氢化物、氟化物等；有毒重金属或类金属，如汞、铬、铅、锰、砷等；有机毒物，如氰、苯胺、亚硝胺、卤代烃、芳香烃、多氯联苯、某些杀虫剂和除草剂等。化学性污染物是极其多样性的，对人体健康的威胁性最大，影响最广。

2. 物理性污染物

物理性污染物有噪声、振动、红外线、紫外线、微波、激光、强电场、强磁场、放射线等。随着工农业生产的发展，环境的某些物理状态同样可能因污染而发生异常改变，如放射性物质的人为污染，可使环境中的电离辐射强度增大；机器运转和交通运输可以产生噪声和振动，微波的应用可使周围环境出现微波辐射；工业冷却水排入江河可造成热污染。

3. 生物性污染物

某些生物可以成为人类疾病的致病因素或传播媒介。未经妥善处理的医院污水、废物，居民区的生活污物，农牧禽业及其加工厂的排出物中均可含有致病微生物。这些污水、污物直接排放或灌溉，可污染水体、土壤、蔬菜、瓜果等。有可能引起伤寒、痢疾、霍乱、肝炎等疾病流行。有些真菌能产生毒素，如黄曲霉毒素等污染的食品可危害人体健康。有些生物可产生毒素，通过一定方式和人类接触造成危害，如误食河豚、毒草等，或接触某些有毒植物。许多昆虫和动物在传播某些人类传染病方面也有重要地位。

（二）环境污染物的来源

生产及生活活动中，排入环境并引起环境污染的物质称环境污染物。环境污染的来源可分为自然污染（火山爆发、风暴、火灾等）和人为污染。其中人为污染包括工业“三废”、农药的使用、放射性物质的应用、战争毒剂及核武器的爆炸等。环境污染物的主要来源如下。

1. 生产性污染

(1) 工业生产：由于化学工业的迅速发展，愈来愈多的人工合成的化学物质进入人类环境。大量开采地下矿藏把地下的物质带到地上，破坏了地球上物质循环的平衡。特别是工业“三废”（废气、废水、废渣）如未经处理或处理不当，可污染空气、水、土壤。工业噪声、振动等物理因素也会危害周围环境。

(2) 农业污染：在农业生产中，不合理地使用农药、化肥及使用未经无害化处理的污水灌溉，可造成一定程度的环境污染。例如，曾广泛使用的有机氯农药（如六六六和滴滴涕）所带来的全球性农药残留，即在各类食品、动植物、人体乃至高山积雪均检测出残留的农药，不但危害到人的健康，也危害到动植物，导致生态平衡的破坏。

2. 生活性污染

生活垃圾、污水、粪尿，如未经处理或处理不当也会污染环境。废旧塑料在自然界不被分解，难于无害化，会造成白色污染。生活污水、粪尿中的有机物、合成洗涤剂、氯化物、细菌、病毒和寄生虫虫卵等，进入水体不仅可使水质恶化，而且还会传播疾病。包括居室装饰材料、化妆品在内的家用化学品，在使用过程中也可能污染室内外环境，成为环境污染源。近年来随着人口的增长、消费水平的提高，生活垃圾的产量上升，质量也发生变化。粪便可作为肥料，但处理不好也可造成疾病的传播；生活污水中所含氮、磷物质，可引起水体的富营养化，进而破坏水生生态系统的平衡；医院污水处理不好，含致病微生物可造成疾病的传播。

3. 交通运输污染

主要是汽车尾气、噪声等污染。从汽车排出的废气中已分离出80多种有害物质，以一氧化碳、氮氧化物、碳氢化合物、铅尘和苯并(a)芘等污染物的浓度较高。随着交通运输事业的发展，汽车废气对城市空气的污染越来越严重。由于汽车废气污染距人的呼吸带近，所以对人体健康危害较大。

4. 其他污染

广播电讯业的微波污染，军用原子能工厂和医用放射性同位素所排出的带有放射性的废弃物；战争引起的污染，如化学毒剂的污染、细菌武器(生物武器)的污染、原子武器的污染等；自然灾害，如火山爆发、森林火灾等引起的大量烟尘等废气，均可污染环境，危害健康。

二、污染物在环境中的变迁及进入人体的途径

【案例 1-4】

DDT 在水生食物链中的迁移和转归

DDT 在水生食物链上出现了如下浓度变化：水(0.3μg/L)—浮游生物(30μg/kg)—小鱼(0.3mg/kg)—大鱼(3mg/kg)—水鸟(30mg/kg)。可以看出，尽管水体中 DDT 浓度只有 0.3μg/L，最右端水鸟体内 DDT 的浓度已高达 30mg/kg，与水体中 DDT 浓度比较，富集了 10 万倍。DDT 对水环境的污染，通过众多食物链的传递，可以造成对全球环境的污染。检测资料显示，从地球南、北极的冰川，到珠穆朗玛峰上的积雪均含有 DDT。几乎全世界的人体内每千克脂肪中都含有数毫克 DDT。流行病学调查也显示，有机氯农药的污染是造成肿瘤发生率增高的原因之一。

问题：

1. DDT 为什么会在水环境中发生如此强的富集作用？
2. DDT 在水生食物链中的迁移和转归给人类哪些启发和教训？

(一) 污染物的迁移

进入环境中的污染物质，在复杂的生态系统中分布广泛，并在不断地迁移，进行循环，因而进入环境中的污染物只要影响到其中的一个环节，必然会影响到另一个环节。如土壤中的污染物可通过降水而冲刷入河流。水中污染物质可蒸发进入大气，大气中污染物质又可通过雨水进入土壤或河流，直接或间接地作用于人体(图 1-2-1)。

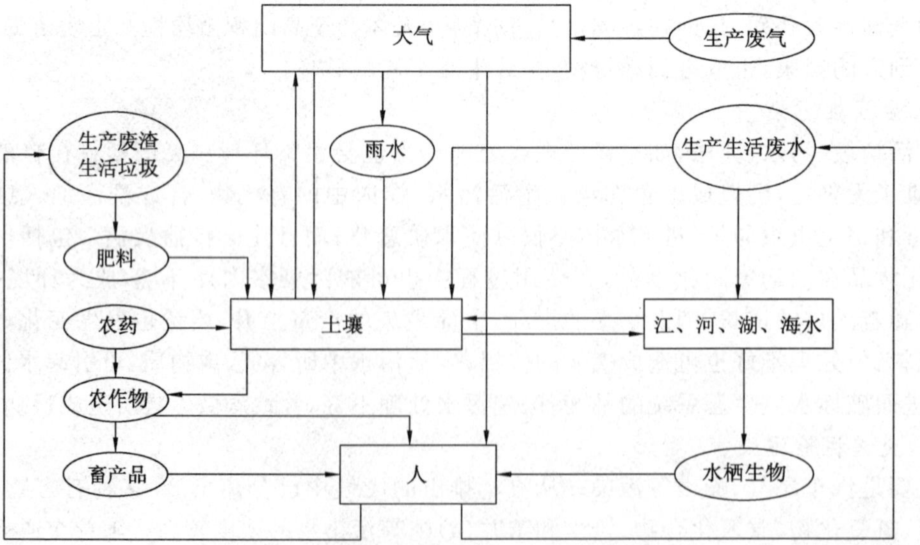

图 1-2-1 环境污染物在环境中的分布和迁移

1. 生物富集作用

一些化学污染物被生物体吸收后，可在生物体内蓄积，并通过食物链在生物体内含量由低到高逐级浓集的过程，称为生物富集作用。生物富集作用最终可使污染物在生物体内的浓度远远高于环境中的浓度。即使污染物在环境中的浓度极低，通过生物富集作用后，也可以很高的浓度作用于人体，严重危害人类的健康。据DDT生物富集的研究资料，经过食物链的四级生物浓集，鸟类体内DDT的含量是水体的151万倍，长期食用这种鱼或鸟类即可能达到对人体产生毒害的浓度。除DDT外，六六六、甲基汞、铅、锰等也有生物富集作用。

2. 环境的自净作用

污染物进入环境后只有达到一定的量才能造成环境污染或破坏。少量污染物一时性地进入环境，经过各种自然过程的作用，可使环境恢复原来的平衡状态，使生态系统不致遭受破坏。环境的这种功能称为自净作用。自净作用主要有以下几种方式。

(1) 物理作用：进入空气、水、土壤中的污染物可以通过扩散、稀释、沉降、吸收等途径使污染物的浓度下降，如进入空气中的气体污染物，颗粒状及烟雾状的污染物可被空气稀释、扩散或受重力的作用而沉降，还可被一些绿色植物的表面吸附。进入土壤的污染物除可被土壤颗粒吸附外，还可被雨水冲刷而扩散、稀释。

(2) 化学作用：进入环境中的污染物可以通过中和、氧化、还原和其他化学反应使有机物无机化，使毒性高的物质变为毒性低的物质从而达到净化。

(3) 生物作用：环境中各种有机污染物可以在各种生物，主要是微生物的作用下分解成简单化合物，使其无害化。

环境自净作用是环境的一个重要特性，但自净能力是有限的。自净作用的大小取决于污染物的性质和环境本身的条件。污染物性质越稳定，环境本身容量越小，则自净作用也越小；反之，自净作用越大。在环境中难以分解的塑料、玻璃以及重金属等，环境对其的自净作用就较小。如果大量污染物进入环境，超过环境的自净能力，就会造成严重的环境污染。

3. 生物转化作用

污染物进入生物体内后在相应的酶系统的催化作用下经过代谢变化的过程，被称为生物转化作用，其包括氧化、水解、还原、结合等。对于环境污染物来说，无处不在、数量众多的微生物在生物转化作用方面起重要作用。大部分有机物质经过生物转化作用可以使毒性降低或无害化，但也有一些化学物质经生物转化后毒性增强。对此，应格外注意。例如，污染水体的无机汞，可沉积在淤泥中，淤泥中的一些厌氧菌(如甲烷菌)可使其甲基化，即转化为毒性更强的甲基汞和二甲基汞。

（二）污染物进入人体的途径

环境污染物和生产性毒物进入人体的途径，与其形态、污染环境的方式以及接触方式等有关，主要有以下三种。

(1) 呼吸道：凡呈气体、蒸气和气溶胶(尘、烟、雾)形态的化学物质都可经呼吸道进入人体。大气环境、室内空气及生产场所空气环境中的各种化学物质主要是通过呼吸道而作用于人体，特别是职业接触者，呼吸道为生产性毒物进入人体的最重要途径。整个呼吸道黏膜都能吸收化学物质，尤其是肺泡的总表面积很大、肺泡壁很薄、肺泡间又有丰富的毛细血管,所以化学物质经肺泡吸收进入血液极为迅速。经呼吸道吸收的化学物质,可不经过肝脏的转化、解毒即直接进入全身血液循环,这与消化道吸收不同。固体微粒状态的化学物质,其颗粒愈小、在体液中的溶解度愈大,则吸收愈快愈多。

(2)消化道:水及食品中的化学污染物可通过消化道进入人体。由于水和食物是人类不能缺少的物质,而环境毒物又不可避免地污染水和食物,特别是通过生物富集作用,污染物可以以极高的浓度存在于食品中,因而消化道是生活环境中的污染物进入人体的重要途径。而对生产环境来讲,生产性毒物经消化道进入人体的意义远非生活环境那么重要。

(3)皮肤:有些毒物可通过无损伤的皮肤进入人体。如有机磷、苯胺、硝基苯等脂溶性液体,可通过皮肤进入血液。如果毒物既具较大脂溶性,又有较大水溶性,能较快地被血液转运,则经皮肤吸收甚快。汞、砷等无机盐类可与皮肤中的脂肪酸结合,能经毛囊、皮脂腺和汗腺吸收。有些气态毒物如氰化氢等,也可经皮肤吸收。皮肤有破损或者有皮肤病时,因皮肤的完整性被破坏,有利于毒物通过皮肤。高温、高湿的气象条件下,皮肤血管扩张,汗腺分泌活跃,故经皮肤吸收的速度加大。经皮肤吸收的速度与接触毒物浓度、接触面积和时间、毒物的脂溶性等因素有关。经皮肤吸收进入人体的毒物也可不经肝脏的转化解毒而直接进入全身血液循环。

三、人体对环境污染的反应以及影响污染物作用的主要因素

(一)人体对环境污染的反应过程

当环境污染物作用于人体的时候,人体会产生不同程度的反应。一般每个个体都会经历以下反应过程:

(1)正常调节:对于少量污染物的作用,人体具有一定的生理调节功能,以适应环境的异常变化。例如,接触铅的工人刚开始时仅出现尿铅增高,人体通过正常调节能将进入人体内的铅迅速从尿、粪等排出。

(2)代偿状态:当环境异常变化的刺激超过了人体正常生理调节范围,则可引起人体某些功能和结构的变化,以适应环境的改变,但并不表现出疾病的特殊病理损伤、临床症状和体征。例如,接触铅的工人,当进入体内的铅的量进一步增加,并超过机体的排出能力时,机体可将过量的铅蓄积在骨骼,以避免作用于靶器官,机体也不表现出临床症状。但此时已不能认为健康,因为已出现生理生化的异常改变,而应看做是疾病的早期,因而这一阶段也叫做临床前期或准病态。如果致病因素此时停止作用,机体有可能恢复健康,如果致病因素继续作用,则发展为疾病,所以从预防医学的观点来看,及早发现准病态的状况并及时加以处理,是十分重要的环节,对防止向疾病发展尤为重要。

(3)失代偿状态:当环境异常因素继续作用超过人体的代偿能力时,则代偿功能将出现障碍,引起人体的病理损伤,出现疾病特有的症状和体征。例如,接触铅的工人虽然可在骨骼内蓄积一定量的铅,但是这种蓄积是有限的。如果进入人体内的铅的量进一步增加,超过了机体的蓄积能力,则过多的铅会作用于靶器官,出现铅中毒的临床症状和体征。这一阶段已引起机体的病理损伤,机体表现为疾病甚至死亡。有些病理损伤是不可逆的,从预防医学的观点看,在人体进入失代偿状态后才采取预防措施为时已晚(图 1-2-2)。

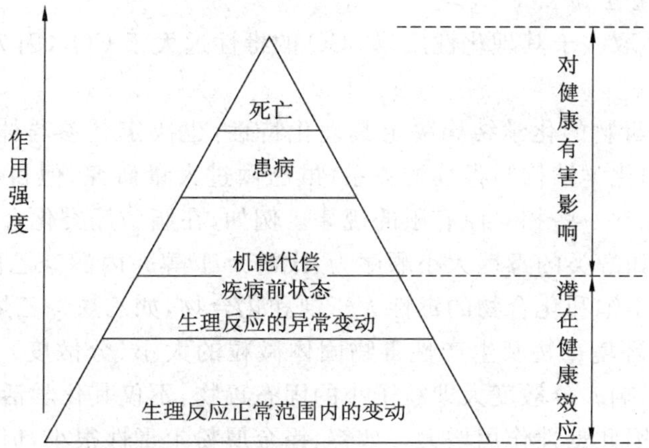

图 1-2-2　人体对环境致病因素的反应

（二）人群对环境污染的反应

前面所述的三个反应过程是对每个个体而言的，预防医学更重视对人群的研究。

人群对环境污染的反应，可用健康效应谱来描述。

健康效应谱或称生物反应谱，是指人群暴露于环境污染物时，产生的不良反应在性质、程度、范围上所表现的形象。这个形象反映了环境污染引起的健康效应在人群中的分布情况。我们可以将人体对环境污染的三个反应过程进一步分为五个水平级：

(1) 污染物在人体内积蓄，造成体内负荷增高，但尚未引起机体产生任何反应；

(2) 污染物进入人体的数量或强度增加，或者暴露时间延长，使机体在代谢、生理功能方面产生一定的反应或变动，但不损害机体的正常机能活动；

(3) 体内负荷进一步增高或作用进一步加强，引起机体产生明显的反应，如代谢障碍、生理生化功能显著改变，但机体尚能代偿调节，机能活动尚未严重失调；

(4) 机体负荷进一步加重，机体功能严重失调，内环境平衡被破坏，代偿调节机制衰竭，全身机能活动受损，机体处于疾病状态；

(5) 死亡。

这五种水平的健康效应在一个人群总体中的出现频率是不同的。最严重的效应是死亡，在人群中的分布只占极小部分；较轻的效应是无效应负荷，占人群的绝大部分。将所有五种水平的健康效应出现率作分布统计，就可以得到一个金字塔形状的分布形态。任何一种环境污染物或其他有害因子引起的健康效应，在任何一个人群中往往均呈现"金字塔"形的分布。这种"金字塔"形分布的顶端到达何种水平，视环境作用强度与人群中各个体的抵抗力、适应力而定。在一般情况下，当环境污染极为严重或环境有害因子作用极强时，可引起疾病的流行，并有少数死亡。当环境有害因素作用于人群的剂量不同或剂量变化时，人群健康效应谱也会发生变化，变化后的健康效应谱与原来的是不一样的，主要表现在顶端到达的水平级和每个水平级人数的变化。这种变化反映了环境作用强度与人群反应关系的动态变化。

（三）影响污染物作用的主要因素

影响环境污染健康效应的因素来自污染物本身、人体和有关的环境条件，主要有以下几方面。

1. 污染物的理化性质

毒物毒性的大小取决于其理化性质,如CO的毒性远大于CO_2,因为CO具有与血红蛋白结合力强的特性。

(1) 化学结构:毒物的化学结构决定其理化特性,也决定其参与体内生理生化过程的可能性。有关毒物的化学结构与毒性的关系,虽已做过大量研究,但目前尚无完整的定则,仅部分化学物质已找到一些相对而有限的规律。例如,在脂肪烃类化合物中,随碳原子数目的增加其毒性增高,如醇类的毒性大小顺序为:戊醇>丁醇>丙醇>乙醇(甲醇例外);在同一类有机化合物中,不饱和化合物的毒性大于饱和化合物,如乙炔>乙烯>乙烷。

(2) 物理特性:环境毒物及生产性毒物固体微粒的大小(分散度)、溶解度和挥发度对其毒性作用有较大影响。分散度大即粒子小的固态毒物,不仅其化学活性增大,而且易随空气进入呼吸道深部,因此毒性作用增大。如锌、锡金属粉尘毒性很小,但锌、锡冶炼时产生的金属氧化物烟,其颗粒极小,表面活性甚大,常常引起金属烟热(或称铸造热)。

毒物的水溶性和脂溶性对进入人体的途径、作用部位、吸收速度及体内分布均有影响。如氯气、二氧化硫较易溶于水,能迅速引起富含水分的眼结膜和上呼吸道黏膜的损害,而氮氧化物、光气的水溶性较差,可吸入并引起深部呼吸道的损伤。四乙基铅、甲基汞、苯、二硫化碳等脂溶性毒物,易渗透至富含类脂质的中枢神经组织而引起损害。

毒物的挥发度可影响毒物在空气环境中的浓度,毒物的熔点、沸点越低,则越易挥发,在空气中形成蒸气的浓度就越高,就越容易通过呼吸道和皮肤吸收而引起中毒,如汽油、氨水、二硫化碳等。

2. 剂量或强度

剂量指化学物进入机体的数量。强度指物理因素作用于人体的数量,各种物理因素都有其特殊的强度单位。污染物引起的生物效应直接取决于剂量或强度。一定的剂量引起一定的生物效应,这一规律可以从两个方面加以表达:

剂量—效应关系:化学物的摄入量与某一生物体呈现某种生物作用强度的关系。

剂量—反应关系:一定剂量的化学物与在接受其作用的一组生物体中呈现某一效应并达到一定强度的个体数目之间的关系。或者也可以表述为:一组实验动物或一组人群,在某种化学物作用后,引起某种生物学效应并达到一定程度的个体在该群体中所占的比例与剂量之间的关系。多用百分率(反应率)来表示。

在实际工作中,有时很难确定进入体内的化学物数量即剂量,常以接触水平或暴露水平(如污染物的浓度或物理因素在环境中存在的强度)与反应的关系,即接触—反应关系或者暴露—反应关系来表示剂量—反应关系。

剂量—效应关系是针对个体而言,而剂量—反应关系则是针对群体而言,后者在预防医学中更为常用和重要。

3. 作用时间

一般来说,高毒性物质能以小剂量损害机体,低毒性物质则需大剂量才能损害机体。在研究环境危害因素对人群的作用规律时,还须考虑作用时间这一重要因素,在反复接触毒物的条件下,不同的剂量可导致同等的反应或相同的效应。只不过高剂量时只需要短时间接触即可致毒,而低剂量时则需要长时间接触才能致毒。特别是很多具有蓄积性的环境污染物,在体内的浓度随时间而变化,只有在体内蓄积达到中毒阈值时才会产生危害。

4. 个体感受性

在同一环境条件下，毒物对不同机体的作用常有很大差异，有的机体可中毒甚至死亡，而有的机体则无任何中毒表现，这主要取决于个体的感受性，即存在个体感受性差异。

个体感受性的不同，主要与机体的健康状况、性别、年龄、生理状态、遗传因素、营养等有关。由于存在个体感受性差异，在接触环境有害因素时，人群中有些人对有害因素特别敏感，不仅出现效应的速度快，而且出现效应的强度也较大，一般把这些人称为高危险人群或高敏感人群，简称高危人群(图 1-2-3)。高危人群就是那些最容易受到损害，最容易出现毒性效应的个体，是预防工作的重点人群。

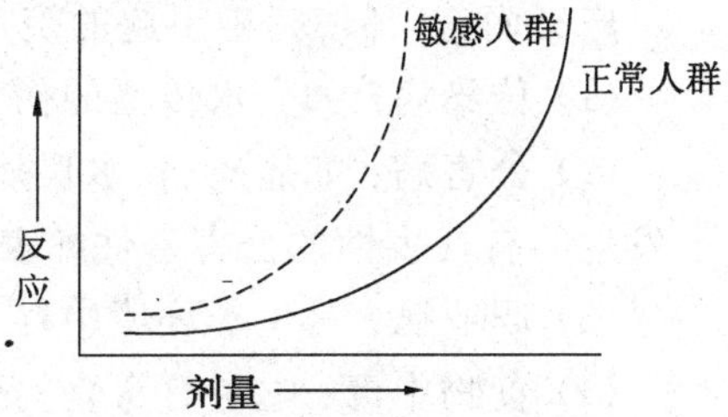

图 1-2-3　敏感人群和正常人群的剂量-反应关系比较

5. 多种因素的综合作用

环境中经常同时出现多种化学物质的污染，所产生的综合毒性作用称为环境毒物的联合作用。联合作用有相加作用和独立作用等几种类型。

(1) 相加作用：两种以上毒物对机体的毒作用为单项物质毒性作用的总和。当某些毒物化学结构及性质相近，对机体作用部位一致，在机体内毒作用机制相似时，往往呈相加作用。

(2) 协同作用：两种毒物联合作用时，其中一种毒物可使另一种毒物毒性增强，其毒性超过两种毒物作用的总和，称为协同作用或增毒作用，也曾叫做相乘作用。例如，SO_2单独作用时主要作用于上呼吸道黏膜，但与飘尘同时存在时，则可被飘尘携带进入肺部，并在飘尘的催化下更易形成硫酸，对机体的毒害作用远远大于其单独存在时。

(3) 拮抗作用：两种毒物联合作用时，其中一种毒物可使另一种毒物毒性减弱，其毒性低于两种毒物作用的总和。

(4) 独立作用：各单项化学污染物对机体的作用途径、方式和部位不同，它们之间没有任何联系时，机体所出现的效应可以分别由不同化学物质引起，而不是由两种毒物累加的影响。引起动物中毒或死亡的原因是由于某一化合物的作用或可能是一种毒物的摄入后降低了机体对另一种毒物的抵抗力。因此，混合物的毒性仍比单一毒物的毒性大，但混合物所致的毒性效应并不是剂量简单相加的结果。

四、环境污染对健康影响的特征及引起的疾病

环境污染对人体健康影响的问题是很复杂的。从影响人体健康的角度来看，环境污染一般具有以下特征：

(1) 影响人群的范围大。在受污染地区所影响到的人群是该地区的整个年龄组，包括老、弱、病、幼，甚至胎儿等。由于污染地区范围广，所涉及的人口数量有时也很大。

(2) 作用时间长。接触者可长期暴露在被污染的环境中，有的甚至是终生。

(3) 污染物浓度低。污染物在环境中的浓度一般是很低的，对人体的作用往往在短时间内不易出现比较明显的表现，因此易被忽视。

(4) 污染物的种类多。出现在环境中的化学物质并不是单一的，化学污染物往往同时作用于人体，而表现为各种复杂的联合作用。

(5) 治理困难。一般来说污染容易，但治理很费力，特别是对那些降解缓慢，半减期长的污染物，消除十分困难，易于在环境中积累，对人类产生长期作用。

环境污染对人体的危害是一个非常复杂的问题，与污染物本身的性质、浓度以及污染途径和方式都有关。有的可在短期内造成危害，有的则需要很长时间才显露出对人体的危害，甚至通过遗传而影响到子孙后代的健康。

广义而言，环境污染引起的疾病有以下四类：

(1) 传染病：如介水传播的伤寒、霍乱、痢疾等。

(2) 公害病：如痛痛病、水俣病、伦敦烟雾事件、洛杉矶光化学烟雾事件等。全球历史上发生的有代表性的公害事件如表 1-2-1 所示。

(3) 职业病：是生产环境中存在的各种有害因素所引起的一类疾病。

(4) 食物中毒：吃了有毒食物引起的中毒。

表 1-2-1　历史上的几次重大公害事件

名　称	原　因	后　果	发生时间
伦敦烟雾事件	盆地，逆温层形成。自 1873 年以来，共发生 7 次，主要是采暖煤烟粉尘与浓雾结合，SO_2 污染也比较严重，烟尘达 4.5mg/m^3，SO_2 达 3.8mg/m^3	仅 1952 年 12 月的烟雾事件，比同期死亡人数多 4 807 人	最近 4 次发生在 1954、1956、1957、1962 年
比利时马斯河谷烟雾事件	狭窄盆地，逆温层形成，含硫矿冶炼厂、炼钢、炼锌、炼焦、发电等排放 SO_2 等有害气体，SO_2 达 25～100mg/m^3	数千人出现上呼吸道感染的症状与体征，1 周内 60 多人死亡	1930 年
洛杉矶光化学烟雾事件	三面环山，一年中有 100 天出现逆温，大量汽车(250 万辆)排放出的废气在日光紫外线作用下形成大量以 O_3 为主的光化学烟雾	造成数千人出现红眼病及上呼吸道炎症等，65 岁以上的老人死亡 400 人	1943、1955 年
痛痛病事件	日本富山县神通川流域，因上游锌冶炼厂排出的含镉废水污染了河水，居民用河水灌田，使稻米含镉量增高	痛痛病患者数百人，死亡 34 人，100 多人出现可疑症状	1955—1972 年
水俣病事件	日本熊本县水俣镇上游，氮肥公司生产醋酸乙烯、氯乙烯，工厂排放含汞废水，汞经生物转化形成甲基汞，居民长期食用含甲基汞量很高的鱼、虾、贝而中毒	先后有 2 265 人被确诊(其中 1 573 人死亡)，另外有 11 540 人获赔偿	1953 年以来
米糠油事件	日本九州爱知县，某一食用油厂在炼油时被多氯联苯污染了食用油	1 万多人中毒，16 人死亡	1968 年
四日市哮喘病	日本四日市、大阪市石油化工企业排放废气污染大气，居民长期吸入含二氧化硫、硫酸、铅等污染物的混合气体	四日市哮喘病患者 500 多人，实际患者超过 2 000 人。截至 1972 年，日本四日市哮喘总数达 6 376 人	1955 年以来
博帕尔异氰酸甲酯事件	印度博帕尔市农药厂贮气罐泄漏异氰酸甲酯，污染厂周围居民区	中毒 15 万多人，死亡 2 500 人，5 万多人双目失明	1984 年
切尔诺贝利核电站事件	前苏联切尔诺贝利核电站事故造成厂周围被放射性物质污染	共造成 30 人死亡。污染区人群经 10 年追踪调查显示，儿童甲状腺癌患病率增加	1986 年

五、环境污染的预防措施

防治环境污染已成为保证人类健康生存的一项迫切任务。我国党和政府十分重视和关心环境保护工作，1973年召开了第一次全国环境保护会议，提出了“全面规划，合理布局，综合利用，化害为利，依靠群众，大家动手，保护环境，造福人民”的环境保护方针。在《中华人民共和国宪法》中规定了“国家保护和改善生活环境和生态环境防治污染和其他公害”等内容。环境保护主要采取以下措施。

1. 防治工业“三废”

工业“三废”是污染环境的主要来源。资源综合利用，化害为利是消除危害的重要途径。工业“三废”实质上是生产过程中流失的原材料、中间产物或副产品，弃之为害，收之则为宝。因此，防治工业“三废”是环境卫生防护的重要方面，应采取以防为主、防治结合的原则。主要措施是：

(1) 合理安排工业布局。工业建设应多搞小城镇和工业区，使工业项目不太集中，工业生产排出的“三废”较易扩散、稀释而得到净化。较大工业城市最好不再兴建大型企业，特别是冶金、石油化工、大量排放“三废”的企业。如必须兴建，尽可能设置在远郊区或发展卫星城镇。在厂址选择时，对排放有毒废气、废水的企业应设在城镇暖季最小频率风向的上风口，或水流的下游，并与居民区保留一定的距离。一切新建、扩建和改建的企业要将防治“三废”的项目和主体工程同时设计、同时施工、同时投产。

(2) 改革生产工艺。① 用无毒或低毒物质代替毒性大的原料，如我国创造的无氰电镀新工艺，消除了含氰废水对环境的危害。② 改进生产过程。采取闭路循环实行管道设备密闭化，以尽量减少有毒物质的排放。加强生产管理，降低原材料的消耗，如采用静电喷漆可以减少油料用量的50%～70%，减轻了环境污染，提高了生产质量，同时降低了生产成本。执行操作规程，经常检查和维修生产设备，防止跑、冒、滴、漏和事故排放。③ 开展综合利用。除害兴利是消除“三废”危害的积极措施。例如，电厂的粉煤灰收集后可用于制造砖或水泥等建筑材料，造纸排出的废液可回收大量烧碱、脂肪酸和木质素等多种产品。石油工业排放的硫化氢和二硫化碳，可回收利用制成硫酸等。

(3) 净化处理。对于暂时还不能综合利用的“三废”，为避免排放后污染环境应采取净化处理。常用的方法有物理方法、化学方法和生物方法等。废气可采用除尘和净化措施，及利用植物净化等方法。植物具有美化环境，调节气候，阻挡、滤除和吸附大气中有害气体的作用。工业区与居民区应有一定宽度的卫生防护带，在防护带内，应尽量绿化，或设防护林带。工业废水可用沉淀、中和、氧化还原、吸附、离子交换等方法进行净化处理。

2. 防治生活“三废”

生活污染物主要是粪便、垃圾、污水，其中都含有许多有用的物质，可以综合利用，如粪便中含有氮、磷、钾等肥料，垃圾中的有机物质是很好的有机肥料。但生活污染物均含有大量的致病菌和寄生虫卵等，如处理不好，会恶化环境，苍蝇、蚊子滋生，甚至造成疾病流行，威胁人类健康。

3. 合理使用农药

农药已广泛用于防治农林的病、虫、害等，是消灭病虫害的有效药物，为农业增产起到重要作用。要防止滥用农药，特别是一些毒性大、残留期长的农药，如有机氯农药(六六六、滴滴涕)和含铅、砷、汞等重金属制剂等。要安全合理使用农药，即按规定的用量、施药方法、施药次数和安全间隔期(即离收获最后一次施药的天数)等合理使用农药。由于有机氯农药化学性质稳定,在环境中不易分解,我国从1984年起禁止生产使用有机氯农药。

4. 加强卫生监督

卫生监督是指国家授权卫生部门对所辖区的企业、事业单位及个人贯彻执行卫生法规及卫生标准的情况进行监督和管理。各级卫生防疫站、环境卫生监测站、劳动卫生与职业病防治院等是国家授权的卫生监督机构。

预防性卫生监督:对新建、改建、扩建的工矿企业,城乡规划,公用设施、大型水利工程的设计、施工、投产、验收等环节都要直接参与检查监督卫生法规、卫生标准的执行情况。

经常性卫生监督:主要对企事业单位及个人执行定期巡回监督检测,有计划、有重点地通过现场调查及技术资料的审查等进行卫生评价,以便及时发现问题、查明情况,找出原因并及时采取纠正措施。

5. 紧急事故的调查处理

在发生紧急事故时,如重大环境污染事故,事故单位应及时向卫生监督机构报告。卫生监督部门在接到报告后,应立即组织力量进行现场调查、检测和处理。

第三节 大气卫生

【案例1-5】

洛杉矶光化学烟雾事件

洛杉矶市位于美国西南海岸,西面临海,三面环山,是个阳光明媚、气候温暖、风景宜人的地方。自20世纪30年代中期在该地区开发石油以来,特别是第二次世界大战之后,当地的工业迅速发展,人口激增。从20世纪40年代初开始,每年从夏季至早秋,只要是晴朗的日子,城市上空就会弥漫一种浅蓝色的烟雾,使整座城市变得浑浊不清。这种烟雾使人眼睛发红、咽喉疼痛、呼吸憋闷、头昏、头痛。该城市先后于1943、1946、1954、1955年发生光化学型烟雾事件。起初的调查认为,SO_2污染可能是洛杉矶烟雾事件发生的主要原因。在采取措施控制石油精炼等工业的SO_2排放量后,大气中的烟雾发生并未减少。后来发现烟雾是由大气中NO_x和VOCs在阳光作用下形成的,而汽车尾气是上述两类污染物的主要来源。当时洛杉矶有350万辆汽车,每天消耗约1 600万升汽油。由于汽车汽化器的汽化效率低,汽车漏油、汽油挥发、不完全燃烧和汽车排气,每天向城市上空排放大量石油烃废气、一氧化碳、氧化氮和铅烟,每天仅VOCs就有1 000多吨排入大气。特别是在1955年事件期间,气温高达37.8℃,持续一周多,致使哮喘和支气管炎患病率明显增加,因呼吸系统衰竭而死亡的65岁以上老人达400多人。(资料来源:詹平,陈华主编.环境卫生学.北京:科学出版社,2008)

问题:

1. 什么是光化学烟雾?产生的原因有哪些?

2. 光化学烟雾的主要成分是什么?

3. 光化学烟雾对人体有哪些危害?

空气是人类生存的重要外界环境因素之一。机体与外界环境不断地进行着气体交换，机体从空气中吸入生命活动所必需的氧气，并且在代谢过程中产生二氧化碳排入空气中，以维持生命活动。通常一个成年人每天约呼吸2万多次，吸入空气达1万升，相当于13.6千克，空气进入体内后在肺泡表面经物理扩散进行气体交换与吸收。因此，空气是否清洁和有无毒性成分对人体健康有很大影响。

一、大气特征及其卫生学意义

（一）大气的垂直结构及特征

大气圈是指包围在地球表面并随地球旋转的空气层，其厚度为2 000～3 000 km，没有明显的上界。距地面的高度不同，大气层的组分、物理和化学性质变化很大。按气温垂直变化的特点，可将大气层自下而上分为对流层、平流层、中间层、热层和逸散层五层。

(1) 对流层：是大气层中最靠近地表且密度最大的一层，它占据了大气层总重的95%，其范围，在两极离地面7.9 km，赤道上空15～17 km。该层特点为：集中了几乎全部的水蒸气；空气上冷下热，产生了垂直和水平方向的活跃对流；形成了云、雾、雷、雨、台风、冰雹等各种自然现象。对流层与人类及其他生物的生存关系最密切，而且大气污染主要是在这个范围以内。

(2) 平流层：位于对流层之上，该层空气以水平流动为主，没有垂直对流，空气稀薄、水汽很少。气温低而恒定，为−60～−50℃。位于25～35 km处；由于太阳紫外线的作用，空气中的氧分子分解成氧原子，再合成臭氧而形成臭氧层，其厚度约为20 km。臭氧能吸收短波紫外线和宇宙射线，使地球上的生物免受这些射线的损害。

(3) 中间层：中间层位于平流层之上，从平流层顶至85 km处的范围称为中间层。该层的空气更稀薄，气温随高度的增加而迅速降低，也存在明显的空气垂直对流运动。

(4) 热层：热层位于中间层之上85～800 km的高度，该层的气体在宇宙射线作用下处于电离状态，电离后的氧能强烈吸收太阳的短波辐射，使空气迅速升温，因而该层的气温随高度的增加而增加，层内温度极高。该层气体呈电离状态，能反射无线电波，对于无线电通讯有重要意义。

(5) 逸散层：也称为外大气层，800 km高度以上的区域统称为逸散层。逸散层位于热层之上，无明显的上界，属于大气圈与外层星际空间的过渡地带。该层气温随高度的增加而升高，大气稀薄，分子运动速度快，地球对气体分子的吸引力小，因此高速运动的气体及微粒可逸散进入太空。

（二）大气的化学组成

空气是无色、无臭、无味的混合气体，其化学组成由于空气的流动和动植物的代谢作用而比较稳定。在标准状态下，干燥的大气按容积计算：氮气约占78.09%，氧气约占20.95%，氩气约占0.93%，二氧化碳约占0.03%，仅此4种成分，就占了空气总量的99.99%左右。另外，微量的氖、氦、氪、氢、甲烷、臭氧、氧化氮等，其总和约占空气总量的0.01%，这些气体因其含量低，通常称为稀有气体。空气中还存在一定量的水蒸气，正常含量在4%以下。

氧气、二氧化碳是气体代谢和物质代谢的基础。当空气中的含氧量降低至12%时可发生呼吸困难；降至10%，可发生智力活动减退；降至7%～8%及以下可危及生命。

二氧化碳浓度达2%～3%时，可刺激呼吸中枢，使呼吸加快；当浓度增加至8%时，机体的机能发生障碍;若超过8%,可发生意识消失、呼吸麻痹而死亡。

(三)空气的物理性状与健康

在空气的许多物理性状中,以太阳辐射、空气离子、气温、气湿、气流、气压等因素与人类健康的关系最为密切。

1. 太阳辐射

太阳辐射是指来自太阳的以波的形式散布在宇宙空间的一种物质。当它通过大气层时,由于灰尘、雾、水汽等物质的吸收,其中仅有43%的能量可到达地面。太阳辐射是产生各种天气现象的根本原因,也是光和热的源泉。太阳光谱由红外线、可见光线(分红、橙、黄、绿、青、蓝、紫色光)和紫外线组成。

(1) 紫外线:根据对组织的电离效应,可将广谱的紫外线区分为两大类:波长短于100nm的部分属电离辐射,波长大于100nm的部分属非电离辐射。波长小于290nm的紫外线可被大气圈平流层中的臭氧层全部吸收。按其生物学作用可分三段:

UV-A(波长320～400nm):生物学作用较弱,有色素沉着作用;

UV-B(波长275～320nm):有红斑作用和抗佝偻病作用;

UV-C(波长200～275nm):对细胞具有强烈的作用和明显的杀菌作用。

UV-A和部分UV-B能到达地表,几乎全部的UV-C和大部分的UV-B能被臭氧层吸收。

紫外线对人体健康有促进作用,可促进骨骼钙化,预防佝偻病的发生。紫外线还能加速伤口愈合,提高机体的抗菌能力和非特异性免疫功能。但是,过量地接受紫外线照射也会危害人体健康,除引起皮肤红斑、色素沉着、皮肤角质增生外,还可引起日光性皮炎、眼炎,甚至皮肤癌。例如,在高山、雪地等炫目耀眼的环境下工作,可引起类似电光性眼炎的症状,称雪盲。紫外线和沥青等化学物质联合作用,可引起光感性皮炎。

(2) 红外线:波长760nm～1mm,其生物学作用的基础是热效应。人体吸收适当的红外线后,局部温度增高,血管扩张充血,促进新陈代谢及细胞增生,具有消炎、镇痛作用。临床上用以治疗慢性皮肤病、神经痛、冻伤等。过强的红外线可导致皮肤烧伤、日射病、红外线白内障和红外线视网膜灼伤等。

(3) 可视线:能使人眼发生光觉与色觉的光谱部分称可视线,其波长为400～760nm。可视线是生物生存不可缺少的条件,红光起兴奋作用,蓝、绿光起镇静作用。适宜的照度可预防眼睛疲劳和近视,提高情绪和劳动效率;光线微弱可使视觉器官过度紧张而引起疲劳。

2. 空气离子

空气离子是指空气中带有阳电荷或阴电荷的离子。空气中各种气体分子和原子在紫外线、雷电、瀑布、海浪等作用下失去外层电子而变为阳离子;游离的电子附在另一个中性分子上成为阴离子。这个使空气形成正、负离子的过程,称为空气离子化。一部分离子相互中和,又形成中性气体分子。部分离子可把周围10～15个中性分子吸附到一起形成质量较轻、直径较大的离子,称轻离子;一部分轻离子与空气中的灰尘、烟雾等结合,形成重离子。

在清洁的空气中轻离子多,重离子少。空气被污染后,轻离子则大大减少,而重离子增多。空气中轻离子和重离子的特性见表1-3-1。

表 1-3-1 空气中轻离子和重离子的比较

参数		轻离子	重离子
直径(cm)		4×10^{-8}	80×10^{-8}
运动速度(cm/s)		阳离子：1.36 阴离子：2.1	0.01～0.000 5
空气中的浓度(个/m^3)	陆地	$(3\sim20)\times10^{8}$	$(1\sim8)\times10^{10}$
	海洋	$(5\sim7)\times10^{8}$	2×10^{8}
	都市住宅区	$(1\sim2)\times10^{5}$	—
	室内空调房间(长时间后)	$(0\sim2.5)\times10^{4}$	—

空气离子具有一定的生物学作用：一定浓度的阳离子对机体有兴奋作用；而阴离子对机体有良性刺激作用，主要是改善自主神经功能，刺激骨髓造血，降低血压，减缓呼吸，振奋精神，提高工作效率，同时还有一定的镇静和镇痛作用。临床上可应用空气阴离子吸入来治疗高血压、支气管炎、支气管哮喘等疾病。

3. 气象条件

(1) 气温：是重要的气象因素，高温可致中暑，低温可致冻伤。低温，尤其同时伴有高湿度或气温骤变时，机体容易发生感冒、肌炎、关节炎及陈旧性软组织损伤的复发等。

(2) 气湿：地面水和植物表面水分的不断蒸发，是空气中水蒸气的主要来源。最常用的湿度指标为相对湿度，用百分数来表示。潮湿的空气对机体通常是不利的。这不仅是因为气湿大时，细菌、真菌等病原微生物易于繁殖、扩散而使人致病；更主要的是，低温加高气湿的环境易使机体着凉，发生上呼吸道感染或风湿性疾患。当空气过于干燥，即相对湿度低于20%时，可使口腔、皮肤、黏膜干燥或皲裂。

(3) 气流：空气的流动形成气流(又称风)。人的体温调节和主要感觉在气流为0.5m/s时，就明显受到影响，一般认为在室内，气流以不宜大于0.5m/s。

(4) 气压：空气因地心引力的作用，以其本身的重量对地球表面产生的压力，称为气压。气象学上用“毫巴”作为气压单位。人在低气压环境中生活和工作可发生高原适应不全症或航空病；离开高气压环境的作业者，如减压过快可产生潜水病。

二、大气污染的来源及转归

(一) 大气污染的来源

1. 工业企业

工业企业排放的大气污染物主要来自燃料的燃烧和生产过程的排放两个主要的环节。燃料的燃烧是造成大气污染最主要的来源，燃煤中的主要杂质是硫化物。石油中的主要杂质为硫化物和氮化物。燃料燃烧完全时主要产物有CO_2、SO_2、NO_2、水汽、灰分等。燃烧不完全时的主要产物有CO、硫氧化物、氮氧化物、醛类、碳粒、多环芳烃等。表1-3-2显示3种不同锅炉燃烧1吨煤所排放污染物的质量。

表 1-3-2 不同条件下燃烧 1 吨煤所排放污染物的质量(kg)

有害物质	电厂锅炉	工业锅炉	取暖锅炉
二氧化硫(SO_2)	60	60	60
一氧化碳(CO)	0.23	1.4	22.7
二氧化氮(NO_2)	9.1	9.1	3.6
碳氢化物(HC)	0.1	0.5	5
灰尘			
燃烧状况一般	11	11	11
燃烧状况良好	3	6	9

2. 生活炉灶和采暖锅炉

人们为了获得能量而进行的大量燃烧活动,煤、石油、天然气、木柴等燃烧过程中将大量污染物释放入大气。污染物也来自燃料的燃烧。

3. 交通运输

交通运输的污染主要是指飞机、汽车等机动交通运输工具排放的尾气污染。

4. 其他

工厂爆炸、火灾、战争等。人类生活的自然环境,是处于不断运动着的物质世界的一部分。空气的组成比例也不是一成不变的。尤其是当自然界发生大规模运动时,如火山爆发喷出无数灰尘和二氧化硫,森林大火产生的二氧化碳、二氧化氮、二氧化硫等,狂风席卷大地扬起的泥沙、灰尘等,必然会向大气中排入大量的异类物质,从而使空气的固有成分发生改变。这就是大气污染的自然来源。这种自然来源的大气污染物质依靠大自然本身的运动与机能,一般都能被逐步排除,使空气的成分仍保持原来的状态。各种工业企业排出的主要大气污染物见表 1-3-3。

表 1-3-3 各种工业企业排出的主要大气污染物

工业部门	企业种类	主要的大气污染物
电力	火力发电厂	烟尘、二氧化硫、二氧化碳、氮氧化物、多环芳烃、五氧化二钒
冶金	钢铁厂	烟尘、二氧化硫、一氧化碳、氧化铁粉尖、氧化钙粉尘、锰
	焦化厂	烟尘、二氧化硫、一氧化碳、酚、苯、萘、硫化氢、烃类
	有色金属冶炼厂	烟尘(含有各种金属如铅、锌、镉、铜等)、二氧化硫、汞蒸气
	铝厂	氟化氢、氟尘、氧化铝
化工	石油化工厂	二氧化硫、硫化氢、氧化物、烃类、氮氧化物、氯化物
	氮肥厂	氮氧化物、一氧化碳、硫酸气溶胶、氨、烟尘
	磷肥厂	烟尘、氟化氢、硫酸气溶胶
	硫酸厂	二氧化硫、氮氧化物、砷、硫酸气溶胶
	氯碱工厂	氯化氢、氯气
	化学纤维厂	硫化氢、二氧化碳、甲醇、丙酮、氨、烟尘、二氯甲烷
	合成橡胶厂	丁间二烯、苯乙烯、乙烯、异戊二烯、二氯乙烷、二氯乙醚、乙硫醇、氯化甲烷
	农药厂	砷、汞、氯
	冰晶石工厂	氟化氢
轻工	造纸厂	烟尘、硫醇、硫化氢、臭气

（续表）

工业部门	企业种类	主要大气污染物
	仪器仪表厂	汞、氧化物、铬酸
	灯泡厂	汞、烟尘
机械	机械加工厂	烟尘
建材	水泥厂	水泥、烟尘
	砖瓦厂	氟化氢、二氧化硫
	玻璃厂	氟化氢、二氧化硅、硼
	沥青油毡厂	油烟、苯并(a)芘、石棉、一氧化碳

（二）大气污染物的种类及存在形式

大气污染物按其属性可分为三大类：生物性污染（各种空气传播的病原体）、物理性污染（噪声、电磁波等）和化学性污染，其中以化学性污染的种类最多。化学性污染中，已经造成危害或者已受到人们注意的物质有100余种。其中影响范围广、对人类环境威胁较大的有烟尘、二氧化硫、氮氧化物、CO、碳氢化合物，根据它们在大气中的物理状态，可分为气态和颗粒状态两类存在形式。

（1）气态污染物包括气体和蒸气。气体是某些物质在常温、常压下所形成的气态形式。常见的气体污染物有CO、SO_2、NO、H_2S等。蒸气是某些固态或液态物质受热后，引起固体升华或液体蒸发而形成的气态物质，如汞蒸气、苯、硫酸蒸气等。蒸气遇冷，仍能逐渐恢复原有的固体或液体状态。

2．颗粒状态的物质统称颗粒物，包括固体颗粒和液体颗粒。根据颗粒物的形成来源，大致可分为以下几种：

尘：指由于各种机械作用粉碎而成的颗粒，其化学性状与母体材料是相同的。

烟：指燃烧产物，是炭粒、水汽、灰分等燃烧产物的混合物。

雾：指空气中的细小液体颗粒。

（三）影响大气中污染物浓度的因素

（1）污染源的排放情况。污染物的排出量是决定大气污染程度最基本的因素。污染物的排放有有组织排放与无组织排放两种排放方式，无组织排放排出高度低，扩散不远，易引起附近地区的大气污染；通过烟囱的有组织排放排出高度越高、烟波断面越大，污染物的稀释程度就越大。

（2）气象因素。风和湍流对污染物在大气中的扩散和稀释起决定性的作用。气温的影响表现为地面热空气的垂直流动有利于污染物的扩散。

（3）地形。局部地形可通过影响局部的气象条件而干扰该地区大气污染的扩散和稀释。如山地和谷地、海滨与陆地以及城市热岛都是影响污染物扩散的地形因素。

（四）大气污染物的转归

（1）自净。可以通过大气的自净作用使污染物浓度降低到无害的程度。大气的自净作用主要是物理作用，其次是化学作用和生物学作用。

（2）转移。污染物转移到其他环境领域会扩大污染范围。转移去向有向下侧、地面水体与土壤以及平流层。

(3) 形成二次污染。

(4) 污染物转化成二次污染物。污染物在大气中受到化学作用或光化学作用产生化学变化,转变成毒性比一次污染更大的化学物质。

三、大气污染对人体健康的危害

大气污染主要来自工业废气、交通工具燃料废气、生活用燃料燃烧后产生的废气、生活有机垃圾以及其他有机物腐败产生的恶臭气体等。大气中的污染物分一次污染物和二次污染物两种,前者直接来自污染源,如 SO_2、H_2S、CO、CO_2等;后者则是由一次污染物在大气中与其他化学物质发生化学反应,或在太阳辐射线作用下发生光化学反应而形成的新的化合物,如 SO_3、H_2SO_4、NO_2、HNO_3、醛、酮、过氧乙酰硝酸酯等。

大气污染对人体健康可造成各种危害,其程度一方面取决于空气污染物的种类、性质、浓度、持续作用的时间,另一方面也取决于人体的生理功能状态和抵抗力。呼吸道是空气污染物进入人体的主要途径,其次是消化道和皮肤。空气污染对人类可造成急、慢性中毒,也可致癌、致畸、致敏、致突变,还可引起各种间接危害。

(一) 直接危害

1. 急性中毒

短时间接触高浓度的空气污染物可造成急性中毒。因大气污染而引起急性中毒事件已多次发生,仅举一例即可见其危害性。1984 年 12 月 3 日,印度博帕尔联合农药厂发生了因设备故障而造成的异氰酸甲酯毒气泄漏事件,迅速造成大批居民中毒,其中 2 500 多人死亡,约 10 万人住院,5 万多人双目失明,其他幸存者的健康也受到不同程度损害;同时还发生了大批食物和水源污染,大批牲畜和其他动物死亡。

2. 慢性中毒

长期吸入低浓度的空气污染物可引起慢性中毒。近几十年来,全世界各大城市呼吸道疾病发病率和死亡率升高。据我国某地区调查,空气污染区的中学生慢性支气管炎患病率几乎为对照区的 2 倍,慢性鼻炎、咽炎以及一般人群的呼吸系统疾病的病死率也以空气污染区为高。这种现象被认为是空气污染引起的慢性毒害的表现。主要污染物是 SO_2 和飘尘等。

SO_2:对眼结膜和上呼吸道黏膜具有强烈的刺激性。SO_2 与烟尘共存时,两者有协同作用。因烟尘中常含有铁、锰、钒等金属及其氧化物,能催化 SO_2 变成毒性更强的硫酸雾。

飘尘:为悬浮在空气中直径小于 10μm 的固体颗粒物,可经呼吸道进入机体。大于 5μm 的尘粒易被上呼吸道阻留,部分可随痰排出;其局部刺激作用可引起慢性炎症。小于 5μm 的尘粒可进入小支气管和肺泡,引起支气管反射性痉挛,分泌物增多,使呼吸道阻力变大;促进肺纤维组织增生,影响肺的换气功能,造成慢性支气管炎等呼吸道疾病。我国规定居住区大气中飘尘一次最高容许浓度为 0.5 mg/m^3,日平均最高容许浓度为 0.15mg/m^3。

3. 致癌作用

国内外的调查研究资料均证明,城市的肺癌死亡率远比农村高,多数学者认为这是由于城市工业发达,人口密集,矿物燃料使用量大,空气污染比农村严重所造成的。空气污染物中既可能含具有致癌性的苯并(a)芘、粉尘中的石棉、砷、镍等重金属,也可能含有促癌物质。

4. 致敏作用

空气中的花粉、某些霉菌孢子等,可作为致敏原引起支气管哮喘等变态反应性疾病。

5. 对神经系统的影响

在空气污染严重地区生活的群众，常反映有不明原因的头晕、头痛、失眠、记忆力减退、食欲不振等神经衰弱的症状，这是空气污染物对神经系统作用的结果。有些空气污染物对神经组织具有特殊的亲和性，危害就更大。

（二）间接危害

1. 影响小气候和太阳辐射

大气污染物中的烟尘能促使形成云雾而吸收太阳的直射光和散射光，影响紫外线的生物学作用，使儿童佝偻病的发病率增高，并使某些通过空气传播的疾病容易流行。

大的颗粒物飘浮在大气中还能吸收太阳能而使气温明显降低，造成“冷化效应”。例如，1991 年海湾战争，科威特数百口油井大火，许多地区白昼犹如黑夜，浓烟挡住了阳光，使地表气温比往年同期下降约 10℃。

2. 产生温室效应

大量燃料燃烧，产生大量 CO_2 排入大气，又因大面积森林砍伐而缺乏足够的植物来吸收它们，使大气中 CO_2 含量上升。CO_2 能吸收红外线等长波辐射，使气温转暖，犹如温室。

地表气温升高不仅能使南北极冰帽融化、海平面上升，而且有利于病原体的加速繁殖，造成各种传染病、食物中毒等疾病的发病率明显上升。

3. 臭氧层受到破坏而出现空洞

臭氧层的破坏是由于受到了某些化合物的影响。主要是一组含氯氟烃类的化合物，如氟利昂。此外，氧化二氮、四氯化碳以及超音速飞机直接在平流层排出大量氮氧化物，都会破坏臭氧层。臭氧层形成空洞的结果是，减弱了臭氧层遮挡吸收短波紫外线的功能，使人群的皮肤癌、白内障等疾病的发病率上升，对其他多种生物也具有杀伤作用。

4. 形成酸雨

降水（包括雨、雪、雾、雹等）的 pH 小于 5.6 者，简称酸雨。目前，国内外所检出的酸雨 pH 通常在 4.5～4.0，个别可低于 3.0。

酸雨的形成主要是 SO_2、NO_2 等酸性污染物溶于水汽中，经过氧化、凝结而成。我国重庆、贵阳等地，大多燃烧高硫煤，且当地气候潮湿，气流不畅，酸雨污染严重。

酸雨能腐蚀建筑物和工程结构，破坏农田和植被的正常化学组成，酸化土壤，使重金属容易转移到农作物的内部而增加了进入人体的机会。很多水生生物也因酸雨的作用而影响生存。

5. 其他

空气污染物中的烟尘能污染庭院、居室及室内的一切设备，使住宅不易保洁，影响室内采光。大气污染还可影响居民的精神和情绪。大气污染能影响居民的生活卫生条件、能见度等。常见的空气污染物如 SO_2、氯气、氟化物等可使树木枯死，花草凋谢，作物减产，禽畜死亡。据统计，在美国空气污染对农作物危害所造成的损失，每年可达五亿多美元。

（三）常见大气污染物对健康的危害

对人体健康影响较大的常见大气污染物主要有 SO_2、氮氧化物、颗粒物等。

（1）SO_2：是一种具有刺激性的腐蚀性气体，对眼睛、上呼吸道有强烈的刺激作用。吸入的 SO_2 几乎可以完全被上呼吸道吸收。在潮湿的空气中，可与水形成毒性更强的二次污染物，如亚硫酸、硫酸等；它所形成的酸雨可对生态系统、工农业生产和建筑设施等造成严重破坏。长期吸入一定浓度的 SO_2 可引起上呼吸道炎症。

(2) 氮氧化物：氮氧化物是含氮气体化合物的总称，造成大气严重污染的主要是 NO 和 NO_2。氮氧化物难溶于水，故对眼和上呼吸道的刺激作用小，长期吸入低浓度 NO_x 可发生肺气肿样症状。急性大量吸入可溶于肺泡表面水分中，形成亚硝酸、硝酸，对肺组织产生强烈的刺激作用，引起肺水肿。严重时也能引起慢性阻塞性肺疾病(COPD)。亚硝酸进入血液后能与血红蛋白结合生成高铁血红蛋白，引起组织缺氧。氮氧化物的二次污染物是硝酸雾和光化学烟雾。

(3) 颗粒物：颗粒状态的物质统称为颗粒物，包括固体颗粒和液体颗粒。总悬浮颗粒物(TSP)是指悬浮在空气中的粒径 0.1～100μm 的各种颗粒物的总称。可吸入颗粒物(IP)指悬浮在空气中的粒径小于 10μm 的颗粒物。因粒径小于 10μm 的大气颗粒物可长期飘浮在空气中，故也称飘尘。颗粒物粒径大小影响其在空气中的稳定性和进入呼吸道的部位，可吸入颗粒物大于 5μm 的多滞留在上呼吸道，小于 5μm 的多滞留在细支气管和肺泡，1μm 以下的在肺泡内沉积率最高，小于 0.4μm 的能自由进出肺泡。

大气中的颗粒物自然来源如森林火灾、火山爆发、地面扬尘等。人为来源如煤炭燃烧、交通工具排放、工农业生产所产生的烟尘等。目前，已知颗粒物的化学成分有数百种，有机组分包括碳氢化合物、羟基化合物、有机卤素等；无机组分如金属、金属氧化物、无机离子等。

许多有害气体可吸附在颗粒物表面，而被带入肺泡内，吸附了 NO_2、SO_2 等有害气体的可吸入颗粒物可刺激和腐蚀肺泡壁，长期作用可使呼吸道防御功能被破坏，发生慢性阻塞性肺部疾病(COPD)。颗粒物还可引起机体免疫功能降低。流行病学调查表明，颗粒物与人群肺癌发病率高有关。

(4) 光化学烟雾：光化学烟雾是排入大气中的 NO_x 和碳氢化合物受太阳紫外线作用所产生的一种刺激性很强的浅蓝色的混合烟雾。其主要成分为臭氧、醛类和各种过氧酰基硝酸酯，还有酮类、醇类、酸类。臭氧约占 85%以上，过氧酰基硝酸酯占 10%，过氧酰基硝酸酯主要为过氧乙酰硝酸酯、过氧苯酰硝酸酯、过氧丙酰硝酸酯。醛类主要是甲醛、乙醛、丙烯醛。光化学烟雾对眼睛具有强烈刺激作用，对鼻、咽、喉、气管和肺等呼吸器官也有明显刺激作用，可引起哮喘发作、肺气肿和肺水肿。

(5) CO：CO 是一种无色、无臭、无味、无刺激性的有毒气体，密度为 0.967 g/cm^3，几乎不溶于水，在大气中比较稳定。CO 是含碳物质不完全燃烧的产物。冶金工业炼焦、炼铁，机械工业铸造、锻造，化学工业合成氨、丙酮等生产过程中均可产生 CO。家用煤炉、燃气热水器和汽车发动机也可产生 CO。CO 是排放量最大的大气污染物。据估计，全世界每年人为排放 CO 总量为 3～4 亿吨，城市大气中 CO 排放量一半以上来自汽车尾气。CO 对人体的主要危害是导致组织缺氧。长期接触低浓度 CO 对健康也有危害，特别是对神经系统和心血管系统有一定损害。

(6) 多环芳烃：大气中的多环芳烃是含有两个或两个以上苯环，并以稠合形式联接的芳香烃类化合物的总称。所谓稠合联接即苯环间有两个或两个以上共享的碳原子。到目前为止，已发现的多环芳烃达 100 多种，其中有一部分具有致癌性。B(a)P 就是人类最早发现的致癌物，故常以它作为多环芳烃的代表。B(a)P 占环境中全部致癌多环芳烃的 1%～20%，其在空气中的浓度为 0.001～10 $\mu g/100m^3$。

环境中多环芳烃含量极微，主要来源于各种含碳有机物的热解和不完全燃烧。例如，煤、木材、烟叶以及汽油、柴油、重油等各种石油分馏产物的燃烧、烹饪油烟等。大气中多环芳烃多聚集在颗粒物表面，尤其是吸附在小于 5μm 的颗粒物上，可深入肺部。多环芳烃水溶性较差，脂溶性较强，可在生物体内蓄积。

(7) 铅：大气中铅主要来源于含铅汽油的使用、铅锌矿开采、铅等有色金属冶炼、蓄电池厂、船业、机械制造业等废气排放以及含铅涂料的使用。铅中毒主要由在工业生产环境中的铅蒸气及烟尘所引起，环境铅污染引起的中毒事件较少见，而且多为局部地区发病。铅是全身性的毒物，对神经系统、消化系统、造血系统、泌尿系统、心血管系统、免疫系统、内分泌系统和男性生殖系统等均有不良影响。

四、室内空气污染与健康

现代人约有 75%以上的时间是在室内度过的，特别是老、幼、弱、病、残者在室内活动的时间更长。据近年来的一些调查研究资料显示，室内空气污染程度高于室外，故室内空气污染与健康的关系更为直接和密切。

(一) 室内空气污染的来源

1. 燃料燃烧

人们在烹饪及采暖过程中产生的燃烧产物是室内空气污染的重要来源之一。使用的燃料品种有煤、煤气、石油液化气、天然气、木柴、庄稼秸秆、杂草、畜粪等。这些燃料燃烧时，不同程度地产生有害物质，如 SO_2、NO_x、CO、CO_2、烃类[包括 B(a)P 等致癌性多环芳烃等]以及悬浮颗粒物。烹调油烟也是室内空气污染的来源之一。

2. 人类活动

人的一系列活动对室内空气常可产生重大影响。吸烟是室内空气污染的一项重要来源，现知烟草烟气中至少含有 3 800 多种成分，通过动物致癌实验证明，烟气中确定致癌物不少于 44 种。此外人在室内活动，其本身即是室内某些污染物的来源，人不断呼出 CO_2、水蒸气并通过飞沫散发出病原微生物及种种气味，在炎热季节人体皮肤出汗也排出多种气味，在拥挤的室内这种污染尤为严重。

3. 建筑材料与装饰材料

由于现代化的建筑维修材料与装饰材料的应用，室内空气中的污染物发生了很大变化。其中特别值得注意的是甲醛和氡。甲醛用于生产脲醛树脂与酚醛树脂作为黏合剂，并用于生产泡沫塑料与壁纸，这些材料近年来广泛用于房屋的防热、御寒、隔声与装饰，在此种材料中往往存在少量未完全化合的甲醛，可逐渐释放出来污染居室空气达到相当高的浓度。氡主要来自砖、混凝土、石块、土壤及粉煤灰预制构件，有的地区居室内氡浓度相当高，值得引起重视。

4. 家用电器的电磁辐射

近年来，电视机、组合音响、微波炉、电热毯等多种家用电器进入室内，导致人们接触电磁辐射的机会增多。由此产生的健康影响已开始在国内外进行研究，报道结果尚不一致。最令人关注的是，不少人认为微波能引起畸胎和肿瘤，电热毯能引起孕妇早期流产和男性精子畸形。

5. 室内生物性污染

除了患者或带菌者通过咳嗽、喷嚏、说话等使病原微生物污染室内空气外，室内密闭的环境和适宜的温湿度还易孳生尘螨、真菌等生物性变应原。

6. 来自室外的污染物

室外各种大气污染源排放的污染物对室内空气也有很大影响，特别在开窗时，颗粒物、有害气体以及其他有毒污染物均可到达室内。有时,室内浓度可高于室外。

(二)室内空气污染对健康的影响

(1)甲醛:空气中存在的甲醛对室内暴露者健康的影响主要是对眼结膜和呼吸道黏膜的刺激作用,可致眼红、流泪、咽干发痒、咳嗽、喷嚏、气喘、胸闷、皮肤干燥发痒等。长期接触甲醛会出现神经衰弱症状,对肺脏的影响主要表现在呼气功能降低。

(2)挥发性有机化合物:除甲醛外,常见的还有苯、甲苯、二甲苯、三氯乙烯、二氯甲烷、萘、二异氰酸酯类等挥发性有机化合物。这些物质可有臭味和一定刺激作用,主要影响中枢神经系统和消化系统,严重时甚至可损伤肝脏和造血系统,出现变态反应等。常出现的症状有头晕、头痛、嗜睡、乏力、胸闷、食欲不振、恶心等。苯作为溶剂及稀释剂亦用于住宅装潢、工艺品制作等方面,增加了人群接触苯的机会。苯不仅主要损害神经系统和造血系统,还可致白血病。聚氨酯泡沫塑料释放出的二异氰酸甲苯酯可引起支气管哮喘。

(3)氡及其子体:氡及其子体对人体健康的危害主要为肺癌,潜伏期为15~40年。

(4)空调综合征:空调综合征是指人们在装有空调的房间内工作和生活,出现头晕、头痛、乏力、胸闷、恶心,甚至呼吸困难和嗜睡等症状。室内空气监测结果表明,CO、CO_2、可吸入颗粒物等有害物质浓度大大超过居民区大气中有害物质的最高容许浓度,也高于我国用于公共场所卫生管理条例而制定的国家标准的相应标准值。此外,室内空气不新鲜,没有足够量的负离子也是产生空调综合征的原因之一。

(5)军团菌病:军团菌病是由嗜肺军团菌所引起的疾病。多发生于有空调的场所,嗜肺军团菌为革兰阴性杆菌,孳生于空调冷却塔或冷却器内,通过水雾而进入室内。这类菌株在一定条件下对人有致病性,症状类似肺炎,潜伏期一般为2~10天,最短36 h,开始时出现发热、头痛、肌肉痛、不适等,一天后出现高热、寒战、咳嗽、胸闷,一周内则出现肺炎症状和体征。重症者可发生肺功能变化及肾功衰竭,病死率可达15%~20%。

此外,尘螨普遍存在于人类居住和工作环境中,尘螨属节肢动物,具有强烈的变态反应原性,可引起哮喘、荨麻疹、过敏性皮炎和过敏性鼻炎等。

(三)室内空气污染的卫生评价

常用室内空气污染的卫生评价指标有CO_2、CO、SO_2、微生物、空气离子状态等。

(1)CO_2:室内CO_2主要来自人的呼吸和燃料的燃烧。成人在安静状态时,每小时呼出CO_2约20L;劳动时CO_2的呼出量为安静时的1.5~2倍。随着室内CO_2量的增加,身体其他部位也不断排出污染物质,如汗液的分解产物及其他挥发性不良气味等。室内CO_2的蓄积逐渐增高的同时,氧的含量就相对降低。当CO_2含量达0.07%时,有少数敏感人群就有不适的感觉;当含量达0.1%时,空气的其他性状开始恶化,人们普遍有不舒适的感觉。因此,CO_2在一定程度上可作为室内空气污染的一个指标。居室内空气中CO_2含量应在0.07%以下,最高不超过0.1%。

(2)微生物和悬浮颗粒物:室内微生物(细菌、病毒)的主要来源是,人们在室内的生活和活动使微生物随飞沫与悬浮颗粒物飞扬于空气中。附着在室内悬浮颗粒、唾液、痰液、飞沫上的许多致病微生物(溶血性链球菌、结核杆菌、金黄色葡萄球菌、流感病毒等)在空气湿度大、通风不良、阳光不足的情况下,可保持较长的生存时间和致病性。因此,应该对室内微生物和悬浮颗粒物的污染程度定出数量上的限制。以病原体作为直接评价的指标在技术上还有一定的困难,因此,目前用细菌总数和链球菌总数作为居室空气细菌学的评价指标。

(3) CO：在用煤炉或煤气灶烹饪以及人们在室内吸烟时，CO浓度常高于室外浓度。在评价室内CO污染浓度时，可参考我国居住区大气卫生标准，日平均最高容许浓度为1 mg/m^3。

(4) SO_2：由于用煤炉或煤气灶取暖或烹饪，居室内SO_2浓度常高于室外浓度。室内SO_2污染评价可参照我国居住区大气卫生标准，日平均最高容许浓度为0.15mg/m^3。

(5) 空气离子：居室内由于人们的活动与呼吸、悬浮颗粒物和燃烧产物等的存在，可使居室内的阴离子数减少，阳离子数增多。空气中阴、阳离子数量的变化，与空气的其他污染指标的变化有密切关系。室内空气污染越严重，阴离子数目越少，阳离子数目越多。因此，居室中阳离子与阴离子的比值在很大程度上可以代表居室内主要污染物对居室空气污染的综合状况。

我国于2003年3月1日实施的《室内空气质量标准》(GB/T18883—2002)对CO、SO_2、气温、气湿、空气流速、甲醛、总挥发性有机物(TVOC)和^{222}Rn等指标也都制定了相应的标准值(表1-3-4)。

表1-3-4 室内空气质量标准

序号	参数类别	参 数	单 位	标准值	备 注
1	物理性	温度	℃	22～28 16～24	夏季空调 冬季采暖
2		相对湿度	%	40～80 30～60	夏季空调 冬季采暖
3		空气流速	m/s	0.3 0.2	夏季空调 冬季采暖
4		新风量	m^3/(h·人)	30①	
5	化学性	二氧化硫(SO_2)	mg/m^3	0.50	1h均值
6		二氧化氮(NO_2)	mg/m^3	0.24	1h均值
7		一氧化碳(CO)	mg/m^3	10	1h均值
8		二氧化碳(CO_2)	%	0.10	日平均值
9		氨(NH_3)	mg/m^3	0.20	1h均值
10		臭氧(O_3)	mg/m^3	0.16	1h均值
11		甲醛(HCHO)	mg/m^3	0.10	1h均值
12		苯(C_6H_6)	mg/m^3	0.11	1h均值
13		甲苯(C_7H_8)	mg/m^3	0.20	1h均值
14		二甲苯(C_8H_{10})	mg/m^3	0.20	1h均值
15		苯并(a)芘[B(a)P]	ng/m^3	1.0	日平均值
16		可吸入颗粒(PM_{10})	mg/m^3	0.15	日平均值
17		总挥发性有机物(TVOC)	mg/m^3	0.60	8h均值
18	生物性	菌落总数	cfu/m^3	2500	依据仪器定②
19	放射性	氡(^{222}Rn)	Bq/m^3	400	年平均值 (行动水平③)

注：① 新风量要求不小于标准值，除温度、相对湿度外的其他参数要求不大于标准值；② 依室内空气中菌落总数检验方法(撞击法)而定；③ 行动水平即达到此水平建议采取干预行动以降低室内氡浓度。

五、空气污染的治理与防护

(一)大气污染的治理与防护

1. 全面规划,合理布局

工厂是空气污染物的主要来源。因此,对工厂企业的建设实行预防性卫生监督,做到全面规划、合理布局是防止空气污染的根本性措施。工业布局要做到大分散、小集中。随着农村乡镇企业和商品经济的发展,应重视小城镇的规划和建设。

工厂企业原则上不应建在市内,污染较重的老厂应逐步搬迁出居民区。向空气中排放污染物的工厂,应置于市(镇)主导风向的下侧,以减少对居民的影响。工厂与居民区应有一定的距离。根据我国《工业企业设计卫生标准》规定,卫生防护距离最少为 50m。

2. 消烟除尘,综合利用

我国煤炭贮量相当丰富,在今后相当长的时期内,煤炭依然是最主要的能源,随着这一资源开发过程的加速和发展,空气污染问题将变得更为突出。解决办法有:① 改进锅炉燃烧方法:锅炉产生的大量烟尘和废气,是空气的重要污染源。必须尽可能改进燃烧技术,使燃料充分燃烧,以减少烟尘产量。② 安装消烟除尘设备:采用各种防尘方法(重力除尘、惯性力除尘、静电吸引等)以除去烟气中的粉尘;增加烟囱高度可促进大气对污染物的稀释,也能减轻污染物对居民的危害。③ 改善燃料的构成和种类:有些钢铁冶炼企业利用炼焦煤气作为生活燃料,节约能源,减少污染。有条件的地方可提倡和推广使用天然气、煤气、石油气和沼气,开发利用地热、太阳能、潮汐能等新能源,以减少或部分代替煤作为燃料,都可明显减少大气污染。

3. 改革工艺过程

实行生产密闭化、自动化、管道化,开展综合利用,提高经济效益,减少污染。例如,用亚硫酸铵水溶液代替氨水溶液作为 SO_2 的吸水剂,回收空气污染物。

4. 做好卫生监测

监测的目的主要是查明危害,及时处理,预防污染。监测的基本内容包括污染源调查和污染物浓度监测、居民健康状况和生活卫生条件的调查、监督企业执行国家卫生标准和污染物排放标准等。监测的方法有固定连续采样监测和移动连续采样监测。

5. 大力开展绿化,净化空气

植物具有美化环境,调节气候,阻挡、滤除和吸附灰尘,吸收大气中有害气体等功能,可以在大面积范围内长时间连续地净化大气。尤其是在大气中的污染物影响范围广、浓度比较低的情况下,植物净化是行之有效的方法,是大气污染的生物防治措施。

(二)室内空气污染的治理与防护

由于居室空气污染的来源较多,所以保证居室空气清洁的措施也是多方面的。首先,住宅用地应选择在大气清洁的地区,住宅应有适宜的居室组成、足够的居室面积和合理的内部设计。其次,已建成的住宅,要加强室内通风换气,能开窗的要经常开窗;不能直接开窗通风的要安装排风扇,定期通风。禁止在公共场所和公用房间内吸烟,以免危害他人。用煤气燃料代替煤可减轻室内污染;居室布局上,厨房应与其他房间隔开。刚装饰的居室或新家具放置的房间,应暂不住人,并加强通风换气,一般需要 2~3 个月后,甲醛等刺激性气体才会显著减少。

第四节　水体卫生

一、水的生理学作用、水体特征及其卫生学意义

(一) 水的生理学作用

水是人类生命活动的必需物质。水是人体的重要组分,存在于血液、肌肉、骨骼等所有的组织、器官及体液中,约占成年人体重的65%,新生儿的80%,因此,没有水,也就没有生命。当人体缺水占体重的2%时,就会表现为口渴;缺水占体重的6%时,表现为口干、少尿、心情烦躁;缺水占体重的7%时,表现为幻觉、狂躁、眼眶下陷、皮肤起皱,甚至发生昏迷;失水超过体重的12%,则会引起死亡。

水参与人体一系列重要生命活动:

(1) 参与食物的消化和吸收。唾液、消化液(胃液、胆汁、胰液、肠液)、消化酶等都是以水为主体的物质,它们使食物得以消化吸收。

(2) 参与体内代谢及代谢产物的排泄。人体从外界摄入的营养物质和氧通过以水为主要成分的血液输送到全身各处,并把机体代谢的废物随尿、汗等排出体外。体内的一切生化反应都是在体液中进行的,没有足够的水,代谢将发生紊乱或停止。

(3) 参与调节体温。水在体内随血液流动及水的蒸发等可起到调节体温的作用,也可使人体各部分的体温均衡。因此,发烧的人多喝水会有助于体温降低,高温环境或体内产热过量时,借助皮肤出汗而降低体温。

(4) 水具有去污洁身的作用。洗澡不仅可除去皮肤上的灰尘,还可以消除体表数千万至两亿个微生物,可以提高皮肤的抵抗力。因此,有的国家将人均耗水量作为衡量人群卫生水平的指标。有的水还具有特殊的治病作用,用水来治病的方法至今仍为现代医学所广泛采用,如水疗、输液、泌尿系统结石的水冲疗法等。此外,保持关节、肌鞘、器官的润滑和柔和也离不开水。

(二) 水体特征及其卫生学意义

1. 降水

降水包括雨水、冰雹和霜等,水质较好,含矿物质较少,有"天然蒸馏水"之称,但水量无保证。降水量受季节、地域的影响很大。我国的东南沿海地区雨量较充沛,而西北内陆地区较干旱。由于各地的环境条件不同,大气中的化学成分也不尽相同,例如,沿海地区降水中的氯化钠浓度比内陆地区高,而大气污染地区因降水中含有硫酸等酸性物质而形成酸雨。在缺乏淡水的地区,如我国的一些沿海岛屿和干旱地区,常收集降水用做生活饮用水。降水的矿化度低,但水量没有保证。

2. 地面水

地面水是降水在地表径流和汇集后形成的水体,包括江河、湖泊、水库水等。地面水主要以降水为补给来源,当降水大量进入江河时,水量最大,此时称丰水期。一年中水量最小、水位最低的时期称枯水期。此时,地面水与地下水有相互补给关系。地面水受流经区地质情况、气候、季节、居民的生产和生活活动的影响,水质、水量变动较大。与地下水相比,通常地面水的含盐量较少,水温随气温的变化而变化,浑浊度较高,细菌含量高,因其是暴露水

体,因此极易被污染,但水体中的溶解氧含量较高,自净能力较强。

3. 地下水

地下水的主要来源是渗入地下的降水和通过河床、湖床而渗入地下的地面水,土壤空气中的水蒸气凝结而成的凝结水。

地层按其透水性能不同可分为透水层和不透水层两种。透水层是由颗粒疏松、空隙较大的砂、砾石、砂质土壤和岩石裂隙等构成的,它能渗水和存水;不透水层是由颗粒细密的黏土及岩石等组成的,不能渗水。地下水可分为浅层地下水、深层地下水和泉水。

(1) 浅层地下水:是指潜藏在第一个不透水层之上的地下水,一般在几米到十几米之间。浅层地下水的水量直接由下渗的降水补给,受气象因素影响较大。由于经过地层的渗滤,水质的物理性状较好,细菌含量比地面水少,但在经过地层时,溶解了各种矿物盐类而使水质变硬,且水中溶解氧被土壤中的各种生化过程所消耗而大为减少。它是我国农村最常用的水源。

(2) 深层地下水:是指潜藏在第一个不透水层以下透水层中的水,不易受到来自地面的污染。水质、水量通常比较恒定。水质无色透明,水温低而恒定,细菌含量很少,但盐类含量则较高,水质较硬,深层地下水常用做集中式给水水源。

(3) 泉水:是通过地表裂隙自行涌出的地下水。浅层地下水由于地层的自然塌陷或被溪谷截断而使含水层露出,水自行外流称潜水泉;深层地下水靠压力由不透水层或岩石的天然裂隙中涌出称自流泉。两者的水质、水量的特点分别与浅层和深层地下水相似。

二、生活饮用水的基本卫生要求与评价

(一) 饮用水的基本卫生要求

(1) 流行病学上安全。饮用水中不应含有任何种类的病原微生物,不会有发生介水传染病流行的危险。

(2) 感观性状良好。饮用水水质应透明无色、无异臭、异味,不得含有肉眼可见物。

(3) 化学组成对人体有益无害。水中应含有适量的对维持人体健康所必需的物质,对人体有害的化学物质的含量应控制在安全阈值以内。

(4) 水量充足,取用方便。

(二) 饮用水的卫生学评价

正确评价饮用水的卫生,常须根据水源调查资料和水质检验的结果,进行综合分析,经过多年的实验和研究,我国制定了《生活饮用水水质标准》(下文简称水质标准)。它是保证水质适于直接饮用的一项标准,是卫生部门开展饮用水卫生工作和评价各种水质净化效果的依据。

1. 感观性状指标

(1) 色度:清洁水无色,水深时显浅蓝色。池塘水因有藻类或腐殖质可呈绿色或棕黄色;当水体受到工业废水污染后,可呈现各种颜色。故规定饮用水不得呈现其他颜色。经过净化处理后的水,“色度”应不超过 15 度。

(2)浑浊度:清洁水应是透明的。如水中含有大量的悬浮物(如泥沙、黏土、水生生物等),则可使水变浑浊。当浑浊度为 10 度时,人可感到水的浑浊。饮用水标准规定浑浊度一般不超过 3 度,特殊情况不超过 5 度。

(3) 臭和味:清洁水应不具任何臭气和异味。如水中有异臭、异味,则可能是水被污染

或含有其他物质。饮用水标准规定饮水不得有异臭、异味。

(4) 其他：不得含有肉眼可见物。

2. 化学性状指标

(1) pH：为了使饮用水既不影响饮用者的健康，也不影响氯化消毒的效果，同时也不腐蚀自来水管道，饮用水的 pH 范围以 6.5～8.5 为宜。

(2) 总硬度：硬度是指溶于水中的钙、镁等盐类的总量，以 $CaCO_3$(mg/L)表示。水的硬度过高，可引起暂时性胃肠功能紊乱，硬水还可形成水垢，影响茶味，消耗肥皂，给日常生活带来不便。故饮用水水质标准规定硬度不得超过 450mg/L(以 $CaCO_3$计)。

(3) 铁、锰、铜、锌、挥发性酚、阴离子洗涤剂、硫酸盐、氯化物及溶解性固体：当饮用水中含有某些化学物质并超过一定限量时，不仅可使水呈色和产生异味，且易引起胃肠道不适。如含有铁、铝或铜的水可使接触的物品着色；锌可使水产生金属涩味或浑浊；含酚的水在进行氯化消毒时，可产生氯酚臭；阴离子洗涤剂可使水产生泡沫或异味；硫酸盐和氯化钠可使水产生苦味或咸味，并有轻度腹泻作用。为防止产生这些不良作用，水质标准中规定了上述物质的上限值。

3. 毒理学指标

(1) 氟化物：饮用水中氟含量不得超过 1mg/L。氟含量过高可引起氟斑牙，严重时可引起氟中毒。

(2) 氰化物、砷、硒、汞、镉、铬、铅、银、硝酸盐等：水中这些化学物质含量过高，如长期饮用则可造成健康损害。水质标准做出了这些物质最高容许限量值。

(3) 氯仿、四氯化碳、苯并(a)芘、滴滴涕、六六六：该 5 种化合物在饮用水中曾经检出过，且有潜在危险，但目前尚缺乏简便易行的测试方法。氯仿对大鼠和小鼠均有致畸作用；苯并(a)芘是强致癌物；四氯化碳、滴滴涕、六六六都能诱发动物肝脏肿瘤。水质标准规定了这些物质的上限值。

4. 细菌学指标

为了确保饮水安全，除要求水中化学物质含量不能超过规定标准之外，还必须保证水中不得含有任何致病微生物。直接检查水中致病菌很困难，通常采用细菌总数、大肠菌群和饮水加氮消毒后游离性余氯的含量作为评价饮用水在流行病学上安全与否的间接指标。

(1) 细菌总数：是指 1mL 水样在普通琼脂培养基中，于 37℃培养 24h 所生长的细菌菌落总数。总数越高，说明水受微生物污染越严重。我国水质标准规定，生活饮用水中的细菌总数为 1mL 水中不应超过 100 个。

(2) 大肠菌群：水中的致病微生物的污染多来自人、畜粪便。粪便中含有大量的大肠菌群，污染越严重，大肠菌群的数目就越多。而大肠菌群除了生活条件与肠道致病菌大致相近外，尚具有数量多，对外界的环境适应性强的特点，故存活时间长；同时检测方法也较为简便，故可选作水受粪便污染的指标。它能间接说明水中是否有存在肠道致病菌的危险。我国规定，1L 饮用水中大肠菌群不超过 3 个。大肠菌群数量的表示方法有：① 大肠菌群指数：指 1L 水中所含大肠菌群数目。② 大肠菌群值：指发现一个大肠菌群的最小水量。③ 游离性余氯：饮水中加氯消毒时，为充分发挥次氯酸的消毒效果，需要使消毒剂与水有一定的接触时间。经消毒后水中氯必有所消耗，作用后剩余的游离氯称为游离性余氯。实验表明：饮用水中保持一定浓度的游离性余氯，不仅对伤寒杆菌、布氏杆菌等有完全的杀灭效果,而且对某些肠道病毒也有一定的灭活作用。故标准规定出厂水游离性余氯不低于0.3mg/L。标准还规定管网末梢水游离性余氯量不应低于0.05mg/L。

5. 放射性指标

由于放射性物质的广泛应用,其废水和废渣会造成水源的污染。我国规定饮用水的总α放射性不超过0.1Bq/L,总β放射性不超过1Bq/L。

水质常规指标及限值见表1-4-1。

表1-4-1 水质常规指标及限值

指标	限值
微生物指标[①]	
总大肠菌群(MPN/100mL或CFU/100mL)	不得检出
耐热大肠菌群(MPN/100mL或CFU/100mL)	不得检出
大肠埃希菌(MPN/100mL或CFU/100mL)	不得检出
菌落总数(CFU/mL)	100
毒理指标	
砷(mg/L)	0.01
镉(mg/L)	0.005
铬(六价,mg/L)	0.05
铅(mg/L)	0.01
汞(mg/L)	0.001
硒(mg/L)	0.01
氰化物(mg/L)	0.05
氟化物(mg/L)	1.0
硝酸盐(以N计,mg/L)	10,地下水源限制时为20
三氯甲烷(mg/L)	0.06
四氯化碳(mg/L)	0.002
溴酸盐(使用臭氧时,mg/L)	0.01
甲醛(使用臭氧时,mg/L)	0.9
亚氯酸盐(使用二氧化氯消毒时,mg/L)	0.7
氯酸盐(使用复合二氧化氯消毒时,mg/L)	0.7
感官性状和一般化学指标	
色度(铂钴色度单位)	15
浑浊度(NTU:散射浊度单位)	1,水源与净水技术条件限制时为3
臭和味	无异臭、异味
肉眼可见物	无
pH	不小于6.5且不大于8.5
铝(mg/L)	0.2
铁(mg/L)	0.3
锰(mg/L)	0.1
铜(mg/L)	1.0
锌(mg/L)	1.0
氯化物(mg/L)	250
硫酸盐(mg/L)	250
溶解性总固体(mg/L)	1 000

（续表）

指　　标	限　　值
总硬度（以 $CaCO_3$ 计，mg/L）	450
耗氧量（COD_{Mn} 法，以 O_2 计，mg/L）	3（水源限制，原水耗氧量＞6mg/L 时为 5）
挥发酚类（以苯酚计，mg/L）	0.002
阴离子合成洗涤剂（mg/L）	0.3
放射性指标②	
总 α 放射性（Bq/L）	0.5
总 β 放射性（Bq/L）	1

注：① MPN 表示最可能数；CFU 表示菌落形成单位。当水样检出总大肠菌群时，应进一步检验大肠埃希菌或耐热大肠菌群；水样未检出总大肠菌群时，不必检验大肠埃希菌或耐热大肠菌群。② 放射性指标超过指导值时应进行核素分析和评价，判定能否饮用。

三、水体污染及其健康危害

（一）水体污染的概念

水体污染是指人类活动排放的污染物进入水体，使水及水体底质的理化特性和水环境中的生物特性、组成发生改变，从而影响水的有效利用，造成水质恶化，危害人体健康或破坏生态环境的现象。水体污染主要有两类：一类是自然污染，如黄河某些河段的水砷含量较高，我国北方一些地区水氟含量较高；另一类是人为污染，主要是人类的生产或生活活动引起的，我们所说的水体污染通常是指人为污染。

（二）水体污染的来源

水体污染源的种类是多种多样的，按其来源可分为：

（1）工业废水：是指工业企业在生产过程中排出的已被利用过的生产用水，它的特点是：水质和水量因生产品种、工艺和生产规模的不同而差别很大；除冷却水外，所有的工业废水都含有生产原料、中间产品和终产品，对水体污染影响较大的工业废水主要来自冶金、化工、电镀、造纸、印染、制革等企业。

（2）生活污水：居民在日常生活中产生的污水，其中主要为粪尿和洗涤污水，水中含有机物及肠道病原微生物等；来自医疗单位的污水，包括病人的生活污水和医疗废水，含有大量的病原体及各种医疗、诊断用的物质，是一类特殊的生活污水。

（3）降水径流：雨雪水在经过污染的大气层时已受到一定的污染，降至建筑物、街道和地面形成降水径流，又冲刷了这些表面的污物。如从某些厂区排出的雨雪水，更可能含有某些工厂特有的原料、产品、副产品或废渣中的物质，产生与工业废水相似的污水排入水体，也可引起污染。

（4）农业污水：指农牧业生产排出的废水及雨水或灌溉水流过农田表面后或经农田渗漏排出的水。农业污水主要含有化肥、农药、粪尿等有机物，人畜肠道病原体及一些难溶固体和盐分等。

此外，沉积于水底及底质的有机物和工业废水中的有毒金属，如汞、镉等，当水体遭扰动时，可重新污染水质，这样的污染称为二次污染。

（三）水污染对健康的危害

水体遭受有毒化学物质污染后，通过饮水或食物可使人群发生急性或慢性中毒。导致病微生物的人、畜粪便或污水污染水源后,可引起介水肠道传染病的流行。有些污染物可使水质的感观性状恶化,妨碍水体的正常利用。也有些污染物能抑制非病原性微生物的生长和繁殖,影响水中有机物的氧化分解及水体的天然自净能力。

1. 水的生物性污染及其危害

水中的微生物绝大多数是天然寄生者,大部分来自土壤及降尘,对人一般无致病作用。但若被生活污水、畜禽饲养场污水,以及制革、洗毛、屠宰业、生物制品厂的生产废水、医疗卫生单位未经无害化处理的废水污染后,就可引起疾病的流行。

(1) 细菌引起的疾病:主要有霍乱、伤寒与副伤寒、痢疾以及其他肠道传染病。当饮用水中含有大肠杆菌、沙门菌、变形杆菌、产气荚膜杆菌和绿脓杆菌等致病菌时,也可引起腹泻等胃肠炎症状,婴儿尤易发生。

(2) 病毒引起的疾病:最常见的是甲型肝炎病毒(病毒性肝炎)、肠道病毒(如脊髓灰质炎)、腺病毒(传染性眼结膜炎)等。病毒在水中虽不繁殖,但有较强的存活能力,如脊髓灰质炎病毒在污染水中于 4 ℃条件下能存活 188 天以上,肝炎病毒能存活 70 天以上。

(3) 寄生虫引起的疾病:如钩端螺旋体病、血吸虫病和阿米巴痢疾等。

介水传染病的流行特点是:① 水源一次大量污染后,可出现暴发性流行,绝大多数病例的发病日期集中在该病最短和最长潜伏期之间。但如水源经常受到污染,则病例可终年不断;② 病例的分布与供水范围一致,绝大多数患者都有饮用同一水源的历史;③ 一旦对污染源采取治理措施,加强饮用水的净化和消毒后,疾病的流行就能迅速得到控制。

2. 化学性污染及其危害

【案例 1-6】

水俣病

20 世纪 50 年代初期,人们在日本水俣湾水域目睹了一些奇异现象:不少鱼群异常游动,奄奄一息,漂浮于水面;飞行的水鸟突然坠海;当地居民饲养的猫流涎不止,疯癫发狂、步态不稳,全身痉挛并时有跳海溺死,以致水俣湾地区的猫到了绝迹的程度。

1956 年 4 月底,水俣市新日本氮素株式会社(日本氮肥公司)水俣工厂附属医院发现了特殊的患者:水俣湾一造船木工的两个女儿(年龄分别为 3 岁和 5 岁)患有特殊的类似脑炎的神经系统症状(走路不稳、言语不清、肢端麻木和狂躁不安等)。5 月 1 日,院方正式向水俣保健所作了汇报。此后,"奇病"患者接踵而至。5 月 28 日,由水俣市医生协会、保健所、水俣工厂附属医院、市立医院、市政府联合组建了"奇病对策委员会"。5 月 30 日,熊本大学医学院水俣病研究组(以下简称"熊大研究组")成立。对水俣病的病因进行了长期的、曲折的研究。

初期水俣病患者多发于居住在水俣湾周围食用海湾内的新鲜鱼贝类较多的渔民家庭,后来扩大到"不知火海"沿岸的其他地区。

1962 年,一些学者从水俣氮肥厂乙酸乙醛反应管排出的汞渣和水俣湾的鱼、贝类中分离并提取出氯化甲基汞(CH_3HgCl)结晶,用此结晶对水俣湾捕获的鱼、贝类进行喂猫实验,获得了典型的水俣病症状。利用红外线吸收光谱分析,也发现汞渣和鱼贝中的氯化甲基汞结晶与纯氯化甲基汞结晶的红外线吸收光谱完全一致。对水俣病死亡病例的脑组织进行病理组织学检查发现,大脑、小脑细胞的病理变化均与氯化甲基汞中毒的脑病理变化相同，从而确认水俣病的致病因子是氯化甲基汞。

对上游化工厂的调查与监测结果表明，水俣工厂在生产过程中以无机汞盐作触媒用乙炔合成乙醛、乙酸、氯乙烯等，在乙醛合成过程中使用的硫酸汞可生成副产物氯化甲基汞，并且也从该厂排水沟的污泥中提取到了甲基汞。该化工厂废水排放渠污泥中汞含量达2 020 mg/kg湿重，且随排水渠距离的延长污泥中汞含量降低。这说明水俣病的发生是由于水俣化工厂排出的含甲基汞废水所致。1958 年，水俣化工厂废水排放渠改道，直接将废水排入水俣河，导致汞污染范围进一步扩大。1960 年 6 月，工厂才部分采用了排水循环装置，6 年后完全使用排水循环装置。直到 1968 年 5 月，才彻底停止乙醛的制造，从根本上停止了汞的排放。

据调查，太平洋海水含汞为 0.1～0.27μg/L，而"不知火海"却高达 1.6～3.6μg/L，高出 10 多倍；"不知火海"海底质泥干泥最高含汞 2 010 mg/kg；一般海鱼含汞 0.3mg/kg，"不知火海"的鱼却达 50mg/kg。人或动物一旦摄取了体内含高浓度汞的鱼，就会患病。鱼肉中50%～70%的汞是以甲基汞形式存在的，甲基汞比无机汞更具毒性，过多地食用这些鱼，便有甲基汞中毒的危险。在水俣病死者的肝、肾和脑等器官中，汞的含量分别为 20.0～70.5 mg/kg、22.6～144.0 mg/kg 及 2.6～24.8 mg/kg，分别为正常人汞含量的 99 倍、15 倍和 17 倍。

1965 年上半年，在新泻县阿贺野川流域发现了汞中毒患者，被称为新泻水俣病(亦称第二水俣病)。1968 年 9 月，日本政府才断定，熊本水俣病是水俣化工厂乙酸乙醛装置内生成甲基汞化合物所致，新泻水俣病是昭电鹿濑化工厂生产乙醛的过程中生成的副产物甲基汞化合物污染阿贺野河所致。后经调查得知，早在 1953 年就有本病的发生。

1973 年 5 月在水俣市对面的天草岛御所浦市还发生了含汞废水引起的第三次大规模中毒事件。自 1956 年 5 月官方认可的首例水俣病到 1992 年 3 月，日本共有 2 252 例患者，其中死亡 1 043 人，12 127 人声称患有水俣病但未得到官方认可。根据日本最近的资料，截止到 1999 年底，水俣湾流域已经确认的患者人数达 2 263 人，新泻县达 690 人。同时，政府对四肢末梢神经功能有障碍的 10 012 人进行了鉴定并给予一定的经济补偿。(资料来源：詹平，陈华主编. 环境卫生学. 北京：科学出版社，2008)

问题：

1. 对于水俣病的最终确认，你认为哪些调查研究非常重要？总结该调查研究的思路。

2. 请根据案例，总结出水俣病发生的特点。

3. 水俣病事件给我们什么样的教训和反思？

化学性污染来源于城市污水、工业废水、废渣和农药等。污染达到一定浓度，超过了水体的自净能力(如扩散、分解、沉降等)，则水的生态平衡被破坏，人们的健康将受到不同程度的危害。常见的化学污染物有汞、铬、砷、酚、氰、农药等。

(1) 汞：

污染来源：汞是构成地球的元素之一，自然界中主要以硫化汞的形式存在于岩石中。岩石中的汞可被氧化为金属汞或二价汞离子而进入空气、水、土壤等环境中。天然水中含汞量甚微，一般不超过 0.1μg/L。水体受汞污染时，水中汞含量乃明显升高。进入水中的汞多吸附在悬浮的固体微粒上而逐渐沉降于水底,故底泥中汞含量常较水中的高。

常见的汞污染源主要为工业企业,如化工、仪表、含汞农药、冶炼、灯泡、氯碱等工厂的废水。此外,医院口腔科的废水以及农田中使用含汞的农药也是常见的污染源。

危害:污染水体的汞,特别是沉积在水底污泥中的汞,在微生物的作用下可被甲基化形成有机汞(以甲基汞为主),后者毒性较无机汞增大许多倍,更易为生物体吸收,并可通过食物链在生物体内逐级浓集,致使某些水生生物体内汞含量达到令人产生中毒的水平。日本熊本县水俣湾地区发生的水俣病,就是众所周知的当地居民长期食用该湾中含甲基汞甚高的鱼贝类而引起的一种公害病。

甲基汞吸入人体后分布很广泛,除肾、肝等脏器蓄积外,尚可通过血脑屏障在脑组织内蓄积,也可通过胎盘屏障进入胎儿体内,发挥其胚胎毒性,已有调查报告指出,甲基汞污染区的畸胎率及染色体畸变率增加。甲基汞自体内排出很慢,全身生物半衰期平均为70天,脑组织的生物半衰期则为180～245天。甲基汞主要侵害中枢神经系统,中毒的临床表现为:开始时有肢体末端或口唇周围麻木刺痛感,随后可出现手部动作和感觉障碍、无力等,以及震颤、语言障碍、听力及视力障碍、步态失调等,严重者可致全身瘫痪、精神错乱,甚至死亡。

(2) 铬:

污染来源:铬为铜灰色耐腐蚀的硬金属,有多种化合物。铬是构成地球的元素之一,广泛存在于自然环境中。地面水中含铬平均为0.05～0.5μg/L。铬在工业生产中的应用较为广泛,含铬的工业废水(如电镀废水)和废渣是污染水体的主要来源。

危害:铬化物的毒性以6价铬最大,它可干扰多种重要酶的活性,影响物质的氧化、还原和水解过程,还可能诱发癌症。铬中毒主要是由6价铬引起的。饮用含铬量高的水时,对消化道可有刺激和腐蚀作用,表现为恶心、呕吐、腹痛、腹泻、血便以致脱水,同时可伴有头晕、头痛、烦躁不安、呼吸急促、口唇指甲青紫、脉速,甚至少尿或无尿等严重中毒现象。6价铬对人的致死剂量约为5g。

(3) 酚类化合物:

污染来源:天然水中不含有酚,水中的酚均来自含酚的工业废水污染。许多工业废水中可含有不同量的酚或酚类化合物,如焦化厂(含酚量可大于1 000mg/L)、煤气厂、化工厂、制药厂、炼油厂、染料厂等的工业废水如未经一定的净化处理,直接排放时,都可能污染地面水或地下水。此外,粪便和含氮的有机物在分解过程中也可能产生少量的酚类化合物,故在大量的城市粪便污水中也含有酚。

危害:酚是一种细胞原浆毒,可使蛋白质凝固,可由消化道及皮肤吸收。酚类化合物在体内大部分分解失去毒性,随尿排出;少部分可转化为多元酚。因酚有特殊臭味,故极少发生由于饮用水而引起的急性中毒事件。但在饮水氯化消毒时,水中如含酚大于0.001mg/L时,则可形成氯酚,后者使感觉阈明显增高,如长期饮用,可引起记忆力减退、皮疹、头昏、失眠、贫血等症状。

酚类化合物种类很多,毒性的大小及表现也有所不同。一元酚具有较强的神经毒,而多元酚的毒性较低。酚类化合物污染水源后,还可使水中鱼贝类产生臭味,影响水产业的产量和质量。

(4) 氰化物:

自然环境中普遍存在微量氰化物,主要来自染料及有机质。但高浓度的氰化物主要来自工业含氰废水，主要有电镀废水、焦炉和高炉的煤气洗涤废水及冷却水，某些化工废水和选矿废水等。长期、大量排放低浓度含氰废水，如渗入地下，可造成大面积地下水污染。

氰化物的急性毒性和慢性中毒：氰化物是剧毒物质，由于它在体内代谢产生的氰基与体内含微量金属的结合，从而抑制酶的活性。其中最重要的是与细胞色素氧化酶的含铁辅基结合，从而使细胞呼吸链中断而引起窒息死亡。由于中枢神经系统对缺氧特别敏感，也由于氮化物易溶于脂类，对神经系统的亲和力较强，因此在氰化物急慢性中毒时主要出现神经系统症状。

3. 物理性污染及其危害

物理性污染主要是工矿企业向水体排放热水造成的。一个10万瓦的火力发电厂，每秒钟排出热水可达7吨之多。水温升高，水中化学反应、生化反应的速度随之加快，溶解氧减少，影响鱼类的生存和繁殖；热污染还可加速细菌繁殖，助长水草丛生，影响水体流动；水温升高还会使氰化物、重金属离子等毒物的毒性增强。另外，大多数水体在自然状态下都含有极微量的天然放射性物质，一般对人体无害。水体的放射性污染主要来源于核动力工厂排出的冷却水。在核能的开发利用过程中，如果不注意卫生防护，放射性污染物可以通过食物链蓄积，最终造成对人类健康的危害，引起放射病，甚至癌症和基因突变等。

四、改良水质的卫生对策

（一）水源选择及卫生防护

1. 水源选择原则

（1）水量充足。水源水量应能满足城镇或居民点的总用水量，并考虑到近期和远期的发展。

（2）水质良好。水源水质的感观性状、化学指标、毒理学指标、细菌学指标、放射性指标经净化处理后，应达到生活饮用水水质标准。

（3）便于卫生防护。目的在于保证水源水经常符合水质卫生标准。为此有条件时宜先考虑选用地下水；采用地面水作水源时，应结合城镇发展总体规划，取水点应设在城镇和工矿企业的上游。

（4）技术经济上合理，方便群众取用。

2. 水源水的卫生防护

饮用水的给水方式有两种：集中式给水和分散式给水。前者通常称为自来水，是指由水源集中取水，经净化消毒后，通过辅水管和配水管网送到水站和用户，是城镇居民的主要取水方式。后者是指居民直接从水源分散取水，是农村居民的主要取水方式。

集中式给水的卫生防护：采用地面水作饮用水水源应设置卫生防护带，取水点周围半径不小于100m设有明显标志的水域内，不得从事一切可能污染水源的活动；河流取水点上游1 000m至下游100m水域内，不得排入工业废水和生活污水；沿岸不准堆放可能污染水源的废渣、垃圾及有毒物品等；进水口高于河床约1m，低于水面约1.5m。采用地下水作饮用水水源时，要注意井壁的结构严密不漏水，井周应有一定距离的防护带，在此区域内不得有污染源存在。

分散式给水的卫生防护：井周围不得有可造成井水污染的污染源（如厕所、粪坑、污水坑、畜圈等）；结构上应有井台、井栏、井盖、排水沟等；建立水井管理制度，设立公用水桶，定期进行维修和清洗。

(二) 饮用水的净化及消毒

各种天然水源的水质往往达不到生活饮用水水质标准,需要经过净化、消毒处理才能饮用。净化的目的是改善水的感观性状,除去悬浮物;消毒的目的是杀灭水中的病原微生物,防止介水传染病的流行。如果水中有异味或含有过量的铁、铜、氟等,则尚需采取特殊处理。

1. 水的净化

(1) 混凝沉淀:天然水中悬浮的杂质有时颗粒甚小,难以自然下沉,需加入适量的混凝剂才能将细微颗粒凝聚成大颗粒而沉降,这一过程叫做混凝沉淀。常用的混凝剂有硫酸铝、明矾和三氯化铁等。

原理:① 电荷中和作用。往水中加入适量混凝剂,使之与水中的重碳酸盐生成带阳电荷的胶体物,此胶状物与水中的硅酸、黏土、腐殖质等带阴电荷的胶体微粒互相吸引,形成较大的絮状物,即矾花或绒体。矾花具有强大的吸附力,能吸附悬浮物及部分细菌和溶解性物质,加速沉淀过程,同时还能吸附腐败的植物微粒,从而使水脱色,改善水的感观性状。② 吸附架桥作用。主要是混凝剂水解后产生的高分子聚合物对微粒具有强烈吸附作用。当吸附颗粒增多时,在水中形成颗粒较大的松散的网状结构,其表面积很大,吸附能力很强,使微粒相互黏附架桥而发生凝聚。在混凝沉淀过程中,以上两种原理是同时存在的。

(2) 过滤:过滤是利用多孔性的或具有孔隙结构的物质(滤料)截留水中微小的悬浮杂质,使水净化澄清的处理过程。

原理:过滤的净水作用原理因滤料的种类而有所不同,一般有以下几种作用:① 筛滤作用:当浑水流经滤层时,水中比滤料颗粒间的孔隙大的颗粒,可被截留于滤料表层,被截留的颗粒增多,逐渐使滤层孔隙变小,水中较细小的悬浮颗粒也相继被截留,从而可去除一部分悬浮颗粒。② 沉淀作用:比滤料孔隙更小的微细颗粒在通过滤层时沉淀在滤料颗粒间的孔隙中。这是由于滤料颗粒小,滤过总面积就大,则沉淀面积也大。③ 接触凝聚作用:当水流通过滤料层时,滤料颗粒起接触介质的作用,使水中悬浮微细颗粒与滤料有更多的碰撞机会,在分子引力的作用下悬浮颗粒与细小的絮状物被吸附在滤料表面,逐渐使水澄清,这是一种凝聚过程。④ 生物膜作用:被截留在滤层表面的悬浮物,逐渐积聚而形成一层黏性薄膜,称为滤膜,其中有各种浮游生物、有机物和微生物。微生物以有机物为养料,可以进行繁殖,使滤膜更为黏稠致密。有的微生物还能产生抗生素和抗微生物因子,能杀灭或抑制肠道细菌。生物膜不仅能凝聚和阻留水中的微细颗粒,还能吸附和吞噬各种微生物,并能促进有机物、氨、亚硝胺等物质的氧化。因此生物膜对水质净化有显著作用。

过滤装置:集中式给水系统中使用各种形式的砂滤池。分散式给水的过滤装置,可因地制宜、就地取材,如采用砂滤井、砂滤池和砂滤缸等。砂滤井多用于塘水及河水的过滤,建于河岸边或塘边,使河、塘水经过滤沙层渗入井中备用。

2. 水的消毒

水经过净化处理之后,尚不能保证完全去除全部病原微生物。为了使水质符合饮用水各项细菌学指标的要求,防止介水传染病的发生和传播,必须进行水的消毒。目前大多数国家都采用氯化消毒法,其他消毒法还有煮沸、紫外线、臭氧、碘、高锰酸钾等。一种好的饮水消毒方法必须对人体无害,不恶化水质,消毒快,效果好,适用范围广,不与水中成分起化学反应而降低消毒效果或形成有害物质,使用方便。

(1) 氯化消毒:

原理：氯气或氯制剂被加入水中后，在常温下即很快水解成次氯酸。次氯酸分子小，不荷电，易于穿过微生物的细胞壁。同时，它又是一种强氧化剂，影响细菌的多种酶系统，例如，使磷酸葡萄糖脱氢酶的巯基被氧化破坏，并损伤细胞膜，蛋白质、RNA 和 DNA 等物质释出而导致细菌死亡。次氯酸对病毒的作用在于对核酸的致死性破坏。

由于水中常含有一定量的氨氮，当氯加入水中时，除产生次氯酸外，还可产生一氯胺和二氯胺。氯胺为弱氧化剂，有杀菌作用，但需要较高的浓度和较长的接触时间。

消毒方法：① 常量氯化消毒法：即按常规加氯量进行饮水消毒的方法。加氯量的多少根据水质具体情况而定。从理论上要求，适宜的加氯量应为需氯量与余氯之和。一般认为，氯化消毒时，余氯是评价和控制消毒效果的一项指标。适当的余氯表示水中已达到消毒所用氯的数量，并略有所余，尚有保持继续消毒的能力。水中的余氯含量是不稳定的，它随时间的进展而逐渐下降，其降低的速度与水质的优劣有密切关系，浑浊水，余氯消失快。实际加氯量多少，可根据简单实验确定。② 持续氯消毒法：由于井水或缸水内一次加氯消毒后，余氯仅可维持数小时，因此消毒持续的时间较短。如反复进行消毒又较繁琐，所以一些地区在实际工作中，采用了各种持续氯消毒法，如可利用竹筒、塑料袋、广口瓶或青霉素玻璃瓶等，上面打孔 5～8 个，放入的漂白粉或漂粉精片是一次消毒用量的 20～30 倍，将其以绳悬吊于水中，容器内的消毒剂借水的振荡，由小孔中漏出，可持续消毒 10～20 天。持续消毒器上孔的大小和数目多少，可根据余氯测定结果确定。③ 过量氯消毒法：加入 10 倍于常量氯化消毒时所用的加氯量。本法主要适用于新井开始使用、旧井修理或淘洗、居民区发生饮水传播的肠道传染病、井水大肠菌值或化学性状发生显著变化、井被洪水淹没或投入异物及战时紧急用水等情况下。在消毒污染井水时，一般在投入消毒剂 10～12 h 后再用水。由于这种水氯味很重，常用硫代硫酸钠、亚硫酸氢钠等脱氯。

影响消毒效果的因素：① 水的 pH：次氯酸是弱电解质，pH 太高不利于消毒。② 加氯量和接触时间：加氯量包括需氯量和余氯两部分。需氯量指用于杀灭细菌和氧化有机物所需消耗的氯量。另外，为了抑制水中残存细菌的繁殖，管网中尚需维持少量剩余氯。标准规定，接触 30 min 后游离余氯不应低于 0.3mg/L。③ 水温：水温愈低，杀菌效果愈差。水温提高 10℃，病菌杀灭率提高 2～3 倍。④ 水的浑浊度：悬浮颗粒可吸附微生物，使之凝集成团，而团块内的微生物不易受到消毒剂的作用。因此，消毒前应通过净化处理，尽量降低水的浑浊度。

(2) 煮沸消毒：是一种古老又最常用的消毒方法，对于一般肠道传染病的病原体和寄生虫卵，煮沸 3～5 min 均可全部杀灭。

(3) 臭氧消毒：臭氧是强氧化剂，在水中的溶解度比氧约大 13 倍。臭氧极不稳定，须临用前制备，并立即通入水中。用臭氧消毒过滤后的水，用量一般不大于 1mg/L。当接触时间为 15min，剩余臭氧为 0.4mg/L 时，可达到良好的消毒效果。臭氧消毒的优点在于对细菌和病毒的杀灭效果均较高，且用量少，接触时间短，pH 在 6.0～8.5 范围内均有效，不产生卤代副产物等。其缺点是投资大，投加量不易调节及在水中不稳定，不易维持剩余臭氧等。

(4) 碘消毒：用于小规模一时性的饮水消毒和战时军用水壶消毒。优点是效果可靠，使用方便，一般接触 10～15min 即可饮用。缺点是价格较贵，消毒后水显淡黄色。

(5) 紫外线消毒：波长 200～295nm 的紫外线具有杀菌能力，波长在 253nm 时杀菌力最强。杀菌效果与波长、照射时间、强度、水的透明度及深度等因素有关。用紫外线消毒的饮用水必须先经混凝沉淀和过滤处理,水厚不超过 30cm,照射不少于 1min。因此,此法消毒的优点是接触时间短、效率高、不影响水的臭和味;缺点是消毒后无持续杀菌作用,每支灯管处理水量有限,耗资大。

五、新型饮用水卫生

由于水资源的匮乏和水源的污染,人们不得不开发新型的饮用水源。新型饮用水的类型很多,其质量与人体健康密切相关。

(一) 桶装水

桶装水是以自来水为原水经各种深度净化工艺产生。目的是提高饮用水质量,满足广大城市居民的保健需要。在某些经济发达的城市,饮用桶装水的人口已达 10%以上。桶装水的类型有:

(1) 纯水:纯水是以市政自来水为原水,经初步净化后采用反渗透、电渗析、蒸馏等工艺使水中溶解的矿物质以及其他有害物质全部去除,使其电导率小于 10μS/cm,浊度小于 1NTU,即除水分子外,基本上没有其他化学成分。

(2) 净水:净水是以市政自来水为原水通过吸附、超滤以去除水中有害物质而保留原水的化学特征,即保留原水中的溶解性矿物质。

(3) 天然矿泉水:是储存于地下深处自然涌出或人工开采的未受污染且含有偏硅酸、锶、锌、溴等一种或多种微量元素达到限量值的泉水,经过过滤等工艺而成。它除含有上述特定的元素外,还含有较多的溶解性矿物质。

此外,市场上还含有人工矿化水,是在纯水中加入了某些微量元素,使其中某一微量元素达到天然矿泉水的限量值。

桶装水生产过程中均有消毒这一流程。从理论上说,桶装水是不会被微生物污染的,但实际情况并非如此。据报道,我国桶装水出厂时细菌总数、大肠菌群超标现象时常出现,用户桶装式饮水机常温出水的大肠菌群的超标率高达 20%~50%,并显示随每桶水使用时间延长而增加。究其原因有:① 生产过程中消毒不严;② 水桶清洗消毒不彻底;③ 灌装过程中被污染;④ 桶装水与饮水机配套使用,造成饮水机出水系统污染。

从健康考虑,理想的饮用水应该保留天然化学特性,即含有适量的矿物质和微量元素,如构成硬度的钙、镁含量太高,可导致结石,而含量太低是心血管患者的危险因素;又如氟化物含量高可导致氟斑牙甚至氟骨症,含量太低可发生龋齿。纯净水既除去了水中的杂质,又保留了活性氧成为活性水,具有渗透力强、溶解度高等特性,有利于肝病、肾病和心血管病患者。但纯净水在去除细菌、杂质的同时,也去除了对人体有益的微量元素和无机矿物质。如长期饮用会造成体内营养失衡,同时还会使人体自制纯水的器官如胃黏膜、血管壁、肝脏、肾脏等功能退化。对那些营养并不富余,且仅从比较单调的食物中获取人体所必需的矿物质的人来说,长期饮用纯净水对健康不利。Martin Fox 在综合研究了各国有关饮用水与健康的文献后提出,硬度 170mg/L、总溶解固体 300mg/L、偏碱性的水是最适于饮用的。

(二) 直饮水

直饮水系统属于分质供水的范畴。分质供水系统是指在一栋楼房、一个小区或一个城市内,除设有供生活用水的自来水供水系统外,还设有供人们直接饮用的净水系统。直饮水是对自来水进行深度处理后,再将符合直接饮用标准的自来水通过优质输水管道送入用户,供居民直接饮用。直饮水的基本工艺流程为：自来水加压泵－多介质过滤器－活性炭过滤器－阳离子软水器－保安过滤器－反渗透机－臭氧发生器－不锈钢储水罐－变频恒压供水泵－优质供水管道。

分质供水的优点在于无需对所有的水进行深度净化，因为供居住者直接饮用的水仅占总用水量的5%，因此处理过程整体费用大大降低，从而保证饮用水的质量。分质供水系统源于美国、丹麦、荷兰等发达国家。在国内，自1997年上海首先投运优质直饮水工程后，在北京、广州、深圳、珠海等较发达的城市都开始选用不同净水工艺推广直饮水的应用。随着我国分质供水相应的卫生标准和管理措施的制订及逐步完善，更多的人"打开水龙头就能喝"的理想将成为现实。

（三）海水和苦咸水淡化

我国是一个严重缺水的国家，原水劣质面积很广。在我国的西北干旱地区，虽然蕴含丰富的地下苦咸水或苦咸水湖，但可供利用的淡水资源非常有限。沿海地区具有丰富的海水资源，但其淡水资源短缺。因此，研究开发并推广有效的苦咸水和海水淡化技术是解决我国华北西部和西北某些苦咸水地区淡水资源紧缺、解决我国沿海许多岛屿居民的生活用水等问题现实可行的根本举措。

氯离子是构成水质咸味的主要成分，硫酸根是水质苦味的主要成分。苦咸水和海水淡化方法有许多种，主要是蒸馏法、电渗析法和反渗透法。目前苦咸水淡化大多采用反渗透法和电渗析法，海水淡化主要采用蒸馏法和反渗透法。世界上中东、非洲、美国等许多地区靠苦咸水淡化解决工业用水和市政用水问题。目前世界上苦咸水淡化产量达$7.0\times10^6 m^3$/天左右。我国苦咸水淡化技术是在政府支持和国家重点攻关项目驱动下发展起来的，电渗析、反渗透海水淡化技术和蒸馏法海水淡化技术（多级闪蒸、压气蒸馏和低温多效蒸馏）的研究开发等，都取得了相当大的进展。不久的将来，苦咸水淡化将成为我国某些地区居民生活饮用水的主要水资源。

第五节　土壤卫生

【案例1-7】

日本神奈川废电池事件

1939年11月9日，日本神奈川县某脑科医院收治了一名神智不清的男子。这名男子发病初起时只是出现原因不明的面部浮肿，3天后浮肿蔓延至脚部，第8天开始视力减退，自言自语，不断哭泣，后发展为神志不清，人们都认为他"疯了"。这名男子被送进医院后，最终在极度痛苦中因心力衰竭而死亡。无独有偶，此后，与死者同村居住的人中又接二连三地出现了15名同样症状的"疯子"。这不得不引起了医学研究人员的注意。经过神奈川县卫生研究所的调查和尸体解剖，断定这些"疯子"都死于重金属中毒。

事发后，日本有关部门对这一事件进行了详细的调查，发现死者生前都饮用了某商店周围3口水井的水。其中饮用1号水井的8个人全部发病。在对水井进行调查时，令人震惊的是，竟然在距1号井5m内的地方挖出了380节已腐烂的废电池！追根溯源，最后弄清这380节废电池是该商店在卖出新电池后，把顾客丢下的废电池集中埋在了后院，致使周围井水污染，从而导致了这场悲剧。(资料来源：詹平，陈华主编. 环境卫生学. 北京：科学出版社，2008)

问题：

1. 引起此次事件的原因是什么？

2. 重金属主要通过何种途径进入人体？

一、土壤污染及其来源

土壤污染是指土壤接受过多的有害物质，超过了土壤的自净能力，引起土壤质量下降，对人畜健康产生有害影响。这种影响可以是直接的，也可以是间接的。

土壤污染的来源有以下几方面：

(1) 工业废水和生活污水污染。这种形式的污染又称水型污染。这些废水未经处理，进入土壤，污染物一般集中于表层，但随污水灌溉量的增多和时间的延长，某些污染物可由上而下地扩散、迁移到土壤深层，以致污染地下水。废水中的污染物很复杂，可含有各种有毒化学物，如铅、汞、铬、铜、锌、氟、砷、有机磷农药、石油、洗涤剂、放射性物质以及病原菌和寄生虫卵等，是土壤污染的主要来源。

(2) 城市垃圾和工业废渣的污染。这种形式的污染，又称固体废弃物型污染。土壤作为主要容纳场所，其容纳量有一定限度，若排放量过大或处理方式不当，均可造成污染，成为蚊、蝇滋生地，污染水源，恶化空气，破坏农田和植被等。

(3) 大气污染物的污染。这种形式的污染，又称大气型污染。大气中的污染物自然沉降或随水而降落进入土壤。不同类型的厂矿排放到大气中含有汞、铬、铅、砷、镉、苯并(a)芘等毒物的烟尘进入土壤，此外，SO_2、氮氧化物等气体可能随着气象条件的变化而形成酸雨。酸雨破坏土壤肥力，大片植被受害，毁灭湖泊中的水生生物，造成生态系统的破坏。

(4) 农药和化肥造成的污染。目前在农业生产中广泛使用农药、化肥也是造成土壤污染的主要原因，特别是一些在土壤中残留期长的农药。大量化肥可造成许多有害物质在土壤中积累。

(5) 人畜粪便所造成的污染。施用未经无害化处理的人畜粪便，是造成土壤被致病微生物和寄生虫污染的主要来源。

二、土壤污染的特点

1. 影响的综合性

土壤的污染不仅直接造成土壤组成、结构和理化与生态特性的破坏，而且可以污染农作物、水体，而对人体发挥间接的影响。通常可通过检查对农作物、水体的影响来判断土壤污染的严重程度。

2. 危害的长期性

从土壤污染到造成人类健康危害，常常需要经过一段较长的时间，使人不易察觉。如日本神通川地区痛痛病的出现和确诊，是经过了数十年才弄清楚的，这是因为含镉废水污染土壤，迁移到水稻，并在人体中蓄积达到致病的浓度是需要时间的。

3. 污染物变化的复杂性

污染物在土壤中的转化、迁移过程甚为复杂，不仅取决于污染物的理化特性，而且受土壤的理化特性、微生物组成以及气象条件的影响。重金属进入土壤后，有的被吸附、有的被络合成难溶性盐，可长期存在于土壤中。有机化合物如有机氯农药DDT等，在土壤中也分解缓慢。土壤一旦被污染，消除污染需要很长时间。

三、土壤污染对健康的危害

（一）生物性污染的危害

病原微生物可随人畜粪便、动物尸体及医院废弃物进入土壤并在土壤内生存一定时间，如沙门菌可存活35～70天，志贺氏菌存活约1个月，霍乱弧菌可存活8～16天，钩虫、蛔虫等蠕虫生活史的一个环节在土壤中，通过直接接触或污染食物、饮水而传播疾病。钩端螺旋体病、炭疽病等动物疾病也可经土壤传播给人。被有机废弃物污染的土壤是蚊、蝇滋生和鼠类繁殖的场所，在流行病学上也有重要意义。

（二）化学性污染的危害

工业"三废"污染经常会带来各种有毒化学物质铅、镉、铬等重金属毒物，造成较严重的后果。兹举例如下：

（1）镉污染：含镉的工业废水未经处理就进行农田灌溉，可在农田土壤中不同程度地蓄积，土壤中的镉有水溶性和非水溶性两种，前者易被农作物吸收，后者则不易被吸收，但两者可随环境条件的改变而相互转化。如土壤变酸性时，镉的溶解度高，在土壤中易于移动；土壤呈碱性时，镉不易溶解，作物难以吸收。稻谷、蔬菜等农作物可从土壤中吸收、浓集可溶性镉。日本发生的痛痛病就是长期食用含镉大米引起的慢性镉中毒。长期摄入小剂量镉可引起以肾小管损害为主的肾功能及形态障碍，表现为低分子蛋白尿和蛋白尿，尿中磷酸盐、氨基酸和糖增加；肾小管上皮细胞由退化到坏死、管腔扩大、间质纤维化等；肾功能受损后引起维生素D代谢障碍，进而影响钙代谢及出现骨骼的病变。该病多发生在40～60岁的妇女，男性病例较少，患者的主要症状是疼痛。开始是劳累时腰、背疼痛，继而发展至肩、脚、膝、髋关节等部位，休息后消失。随病情加重，可发展至全身关节疼痛、关节活动受限制、多发性病理骨折等。

合理处理工业废水是防止镉污染的关键。一旦造成污染，消除镉污染是比较复杂和困难的。曾研究过吸附法、离子交换法、化学沉淀法消除土壤镉污染，但实际应用尚需进一步研究。

（2）铅污染：自然条件下土壤含铅量在2～200μg/g（平均为10μg/g）。污染主要来自有色金属冶炼等工业废气、废水和废渣，应用含四乙基铅汽油的交通工具废气也是一个重要污染源。美国某些城市住宅区土壤含铅约1 696μg/g，商业区土壤含铅约2 413μg/g，可见铅污染的严重。已有报道证明，城市居民的血铅、尿铅较农村居民为高。铅对儿童智力发育的影响及对肾的损害，尤其引起学者们的广泛注意。

加强工业"三废"治理，禁止交通工具使用含四乙基铅汽油，是防止铅污染的主要措施。

（3）铬污染：铬广泛存在于自然界，在地壳中的平均含量为200mg/kg，土壤铬的平均背景值为100mg/kg，各类土壤的差异很大。土壤中含铬水平可因地质条件不同而不同。铬的天然来源主要是岩石风化，以三价铬为主。铬在土壤环境中主要是三价铬（Cr^{3+}和CrO_2^-）和六价铬（CrO_4^{2-}和$Cr_2O_7^{2-}$）。三价铬比较稳定，土壤铬污染对健康的危害主要是六价铬的作用。各种铬化合物的毒性强弱差别较大，三价铬化合物由消化道吸收的少，毒性不大。而六价铬因具有强氧化性和腐蚀性，又有透过生物膜的作用，其毒性较强，比三价铬毒性大100倍。土壤铬污染主要来自铬矿和金属冶炼、电镀、制革等工业废水、废气、废渣。用含铬工业废水灌溉,可使土壤、蔬菜中含铬量增加。铬渣污染在我国二十多个省市都有报道,铬渣中六价铬含量约占1%,六价铬易溶于水,经长期雨水冲淋,使大量六价铬溶渗和流失,所以容易经过土壤进入农作物而危害居民健康。英国的一项调查显示,一般人群从空气、水和食物中铬总摄入量为78～106μg/天,从食物中的摄入量占总摄入量的93%～98%,水占1.9%～7.0%,空气的贡献很小。因此控制土壤中铬污染水平,保证植物的清洁对人体健康至关重要。三价铬是构成葡萄糖耐量因子的重要成分,是人体的必需微量元素。但铬摄取过量又会对机体有害。铬有蓄积作用,体内过量的铬主要积聚在肝、肾、内分泌腺体,通过呼吸道进入的则易积存在肺中,并能影响体内氧化还原过程和水解过程。铬与蛋白质结合能抑制一些酶的活性,还可促使维生素C氧化,使血红蛋白变性,从而降低血红蛋白的携氧能力。一系列研究证明了六价铬有明显的致突变作用。据报道,我国锦州和广州西部等地铬渣污染区居民的癌症死亡率都显著高于对照区。

4. 铊污染

【案例1-8】

鬼剃头之谜

40多年前,在我国贵州兴仁县回龙村里,出现了一种奇怪的病症,最明显的特征是,患者在一个星期内头发全部掉光,这在民间俗称"鬼剃头"。回龙村在40年间先后有700多人患此病症,60多人不幸死亡。究竟是什么导致这么奇怪的现象呢?

经过医学和地质学工作者的考察研究发现,原来这里的土壤里富含铬、铅、铊、锌等元素。当地人非法开采矿石的现象非常普遍,废弃的矿渣随意堆放,对当地环境造成了极大的破坏,使得当地生长的蔬菜中含有大量的铊,铊通过食物链进入人体,导致人群受污染中毒。

问题:

1. 依据描述的症状,初步判断污染物质可能是什么?
2. 分析可能的污染来源及危害健康的途径。

铊是一种高度分散的稀有金属元素,呈银白色,像铅一样软且具有延展性。在空气中很不稳定,室温下易氧化,易溶于硝酸和硫酸。铊在自然界大多以一价形式(Tl^{+})存在,且表现为强烈的亲硫性。在已发现的近40种含铊矿物中,主要是硫化物和少量的硒化物。铊在工业上主要用于制造光电管、合金、低温温度计、颜料、染料、焰火。环境中的铊进入水体和土壤后,经过水生生物、陆地生物的富集作用,进入人体产生危害。铊属于高毒类,为强烈的神经毒物,其毒性大于砷,且具有蓄积性。铊主要损害神经系统,并损害肝肾。有报道,我国贵州兴义地区灶矾山麓矿渣中铊化合物含量为106mg/kg。矿渣被雨水淋溶进入土壤中,使土壤铊含量达50mg/kg,再被蔬菜吸收富集后,造成蔬菜中铊含量可达11.4mg/kg。当地居民中曾出现铊中毒患者200多例。

环境中铊污染对人群健康的影响主要为慢性毒作用,其突出的表现为:毛发脱落,呈斑秃或全秃;周围神经损害,早期表现为双下肢麻木、疼痛过敏,很快出现感觉、运动障碍;视力下降甚至失明,可见视网膜炎、球后视神经炎及视神经萎缩。

（三）农药污染的危害

农药的种类甚多，目前对环境污染危害较大者主要是有机磷农药、有机氯农药，如滴滴涕（DDT）、狄氏剂、艾氏剂、毒杀芬、氯丹等。

(1) 有机氯农药：中毒表现可有肌肉震颤、阵发性及强直性抽搐，最后死于全身麻痹。有机氯农药的慢性毒作用损害主要有肝肾损害、对酶的影响、对内分泌系统的影响、对生殖机能的影响、对免疫功能的影响等。远期效应有致突变和致畸作用，如六六六有致肝癌的作用。

(2) 有机磷农药：常用的有敌敌畏、敌百虫、马拉硫磷等。在环境中容易降解，残留时间较短。有机磷农药进入人体后，即与体内的胆碱酯酶结合，使胆碱酯酶丧失活性，不能分解乙酰胆碱，造成乙酰胆碱在体内大量蓄积，引起神经传导功能紊乱，出现瞳孔缩小、流涎、抽搐，最后因呼吸衰竭而死亡。

某些有机磷农药（如溴苯磷、苯硫磷等）具有迟发性神经毒作用，即在急性中毒后1～2周出现一些神经中毒症状，主要表现为共济失调、肌无力等。组织学检查可在脑、脊髓与坐骨神经等处见到髓鞘改变。

更严重的是，有些有机磷农药，如敌百虫、敌敌畏、乐果等有致突变作用，这对人体健康和后代都是一个潜在危害。

四、土壤污染的治理与防护

1. 防止工业废渣污染土壤

工业废渣主要来自燃料燃烧和冶金、化学、石油化工等工业。工业废渣的特点是产量大、种类繁多、化学成分复杂、常含有难以降解的重金属毒物，如铬渣，含氰废渣，汞、镉、砷等废渣。

工业企业废渣主要采取综合利用措施进行回收和处理，但必须防止产生新的污染，可用于制砖、水泥、混凝土的原料，以及填洼造地等，同时应防止扬散、流失、淤塞河道，以免污染大气、水源和土壤。

2. 防止工业废水污染土壤

含有毒物的工业废水必须有效地净化、回收后才可排放。医院污水含有许多致病微生物，应经专门消毒处理。如利用污水灌溉，则应符合我国《农田灌溉水质标准》的要求，以防止对土壤、水源及农作物的污染。

3. 防止化肥、农药污染土壤

讲究科学施肥，要根据不同的土质、不同的作物品种、特性和不同的生长阶段选用不同的肥料，既保证植物的营养需要、促进生长发育，又要防止某些化学元素或化合物在土壤中蓄积，进而防止其可能对人体产生的危害。对毒性大并在土壤中残留期长的农药、化肥，应控制使用范围和用量；同时大力发展高效低毒、低残留的新品种农药和化肥。

4. 防止土壤生物性污染

人畜粪便、垃圾造成的生物性污染可引起肠道细菌及病毒性疾病和寄生虫病的发生和传播。人畜粪便、生活垃圾必须经过有效的无害化处理才能排放和利用。粪便处理要点是利用堆肥、发酵、沼气法，以杀灭其中的致病微生物和寄生虫卵。目前，我国部分大中城市有下水道和污水处理厂，粪便和生活污水直接由下水道进入化粪池或污水处理厂，集中进行处理和利用。

第六节　生物地球化学性疾病

一、地质环境与疾病

(一) 生物地球化学性疾病

人体内各种化学元素的含量多少与该元素在地壳中的含量有明显关系,已如前述。因此,自然环境中的各种化学元素的多少,必然会影响人体的生理功能,也可能对健康造成影响,甚至导致疾病。由于地球历史发展过程中,各地条件不同,造成地壳表面各种元素分布也不均匀。一些地区某些元素分布较多,而另一些地区分布较少。由于不同地区地球化学成分含量不同(必需元素过多或过少,非必需元素过多),超出人体适应范围导致的疾病,称为生物地球化学性疾病。

目前已知的自然界化学元素有100余种,而人体内已发现60余种。其中氢、碳、氮、氧、磷、钙、镁、钾、硫、氯、钠11种元素,占人体总重量的99.95%,这些元素称为人体必需常量元素。其余仅占体重0.05%的50余种元素,在体内的含量少于0.01%,须以微克/克或微克/升来表示,这些元素称为微量元素。微量元素又可分为两类:一类是必需微量元素,目前已经证实的共有14种,即铁、锰、铬、铜、锌、钼、碘、钴、钒、氟、硅、镍、硒和锡,这类微量元素过多或不足均可导致疾病;另一种是非必需微量元素,它们在人体内含量极少,不足不致影响人体正常生理功能,过量才会对人体有害,一般认为它们在人体内过量出现是环境污染的标志,如汞、铅、镉等。

(二) 生物地球化学性疾病的流行特点

1. 疾病分布呈现明显区域性

由于生物地球化学性疾病与区域地球化学元素含量密度有密切关系,因此具有明显的区域性。如我国从东北到西南有一条宽阔缺硒地带,在这种缺硒的地球化学环境中,分布着以心肌坏死为主要特征的心脏病(即克山病)患者。

2. 疾病发生与微量元素有密切关系

根据近几十年的研究,人们已知道大约有27种元素对生物正常生活是必不可少的,其中微量元素有铁、锰、铬、铜、锌、钼、碘、钴、钒、氟、硅、镍、硒和锡等。与微量元素有典型密切相关的疾病有地方性甲状腺肿、地方性氟中毒、地方性砷中毒等。

3. 总摄入量

生物地球化学性疾病完全受制于区域地球化学元素含量密度,从而决定了当地土壤、水甚至空气中某些化学元素的含量,因此地球化学性疾病的发生要考虑总摄入量的问题。如地方性氟中毒的发生与水、食物、空气中含量均有关系,必须考虑经过以上途径摄入的总氟量。

4. 环境适宜浓度

环境中的微量元素过高或过低都会对人群健康造成影响,因此都存在一个适宜浓度,如碘、氟等。

二、常见的生物地球化学性疾病

【案例 1-9】

在我国某省有个荷花村，源于 1926 年，当时村里人从江南一带带回荷花的种子，在村前的池塘里种下，荷花成活了，每年夏天都开出洁白的荷花。荷花村周围郁郁葱葱，空气清新，但是荷花村的人们长期以来都认为这里"风水不好"。20 世纪 70 年代以来，一种怪病笼罩了这个山村，得这种怪病的人，都有牙齿变黄变黑、腿呈"X"形或"O"形、弯腰驼背或者下肢瘫痪、手臂只能弯不能伸出去等症状。随处可见弯腰驼背的人，村里几乎没有身高达到 1.7m 的，并且大多干瘦。这里没有活到 70 岁的人，一般在五六十岁的时候就死了。

案例中的荷花村经当地省防疫站、中科院地化所调查后发现，当地 8 岁以上的人群氟斑牙患病率为 100%，氟骨症患病率高达 77.6%。调查组对当地群众食用的粮食、生活用水及煤炭、土壤、岩石等进行氟含量检测，发现煤的氟含量为 598mg/kg，而生活饮用水和新鲜粮食的氟含量都在国家规定的标准范围内，从而得出结论：荷花村氟中毒是由燃煤引起。该村的粮食主要是玉米，秋天收玉米的时候，天气潮湿，为了避免玉米发霉变质，人们都要用煤火烘干玉米。辣椒是主要调料，人们也用同样的方式烘干辣椒。农村都使用敞炉，这样粮食和人都直接暴露在含氟量极高的煤烟中。经调查，当地经烘烤的玉米、辣椒等农作物的含氟量超过关键标准的几十倍甚至数百倍。（资料来源：詹平，陈华主编. 环境卫生学. 北京：科学出版社，2008）

问题：

1. 这是一种什么样的怪病？
2. 这种怪病是什么原因引起的？
3. 氟对人体有哪些损害？
4. 对氟中毒有何防治措施？

（一）地方性氟中毒

氟是非常活泼的非金属元素，常温下能和许多物质发生反应，不存在游离状态，总是以化合物的形式存在。氟对人体的生理作用目前尚不完全清楚，一些资料表明，适量的氟可参与人体的正常代谢，维持机体正常的钙磷代谢，促进牙齿和骨骼钙化。氟的防龋作用已被证实。氟对神经传导和代谢酶系统也有一定作用。

1. 病因

长期摄入过量的氟是发生地方性氟中毒的主要原因，按摄氟的来源不同可分为饮水型、燃煤污染型和饮茶型氟中毒病区。

(1) 饮水型病区：指由于饮用高氟水而引起氟中毒的病区，是最主要的病区类型，国外多为此型病区。根据高氟水的成因可分为：浅层地下水型；泉水和地热水型；富氟岩矿床型。饮水型病区分布最广，其特点是饮水中氟含量高于国家饮用水标准 1.0 mg/L，最高甚至可达 17mg/L。

(2) 燃煤污染型病区：指长期使用当地高氟煤做饭、取暖，燃煤中大量释放的氟污染室内空气和食物而引起的氟中毒的病区。即在盛产高氟煤的特定地区，当地居民习惯敞灶燃煤,用高氟煤做饭、取暖,炉灶无烟囱,并用煤火烘烤粮食、辣椒等,严重污染室内空气和食品,居民吸入被污染的空气和摄入被污染的食品,引起的地方性氟中毒,这是我国20世纪70年代后确认的一类病区。

(3) 饮砖茶型病区:指由于长期饮用含氟过高的砖茶而引起氟中毒的病区。饮砖茶型氟中毒是近年来在我国发现的,当地饮水及食物中氟含量不高,居民有饮奶茶的习惯,而煮奶茶的茶叶主要为砖茶。

2. 发病机制

高氟地区,每人每天摄入总氟量超过4.5mg时,可在体内蓄积发生慢性氟中毒,虽然是全身性疾病,但是以牙齿和骨骼的病变为主。

(1) 氟对牙齿的损伤:氟斑牙是氟中毒出现最早和最明显的体征。一般认为,形成牙釉的成釉细胞对氟化物最敏感,氟使成釉细胞变性以至坏死,而导致釉柱形成和釉柱间质的分泌、沉积发生障碍,釉质矿化不良,甚至造釉停止,出现釉质缺损,牙本质也可矿化不全,牙齿变脆,易磨损。

学者们认为,氟对牙齿的损害主要是对牙齿的各种细胞、神经及物质代谢综合作用的结果,其中神经营养障碍是主要的。

(2) 氟对骨及骨旁软组织的损害:氟对骨组织损害是十分复杂的问题,目前许多机制还不是很清楚,但主要与以下几个方面有关:氟可破坏正常骨组织的钙磷代谢,刺激成骨细胞和破骨细胞的活动,成骨细胞可浸润到骨旁软组织进行造骨,导致骨及骨旁软组织形态、结构及功能异常;氟对骨的矿化过程产生影响,使骨基质形成和骨矿化过程紊乱,引起继发性甲状旁腺功能紊乱;氟可引起骨生化过程的改变,如对骨磷酸化酶的抑制;氟影响软骨发育,造成关节损害;氟对骨、关节及骨旁软组织的损害,可继发肌肉、神经、血管等方面的改变。

3. 临床表现

(1) 氟斑牙:分为三型:① 白垩型:牙齿外观无光泽、粗糙、似粉笔状;② 着色型:牙面呈微黄、黄褐或黑褐色;③ 缺损型:牙釉质损害脱落,呈点状、片状凹陷,或呈广泛的黑褐色斑块,牙齿外形不整,有缺损,深度仅限于牙釉质。

目前根据牙齿的病损情况,则仍认可和推荐M氏分类法,将氟斑牙分为六度:① 正常:釉质呈半透明,表面光滑而有光泽,有浅乳白色;② 可疑:其半透明状有轻微改变,从少量的白斑纹到偶尔的白斑点,适用于不能确诊为正常的那些对象;③ 极轻:小的,不透明的纸白区不规则地散布在牙面上,但面积大约不超过牙面的1/4;④ 轻度:牙釉质的白色不透明区更广泛,但不超过牙面的1/2;⑤ 中度:所有釉质均受影响,牙面有明显磨损,常见到难看的棕染;⑥ 重度:釉质表面均受影响,有分离的或融合的凸凹状缺损,以至影响牙齿的整体外形,着色广泛,呈棕黑或黑色。

(2) 氟骨症:主要症状为腰背和四肢大关节持续性疼痛,多为酸痛。晨起较重,活动后减轻。不受气候影响,不伴体温升高和关节肿胀。重者可出现刺痛或刀割样痛,此时患者常惧怕他人触碰。为此常维持一定的保护性体位。除疼痛外,因椎间盘变小缩窄而出现神经根压迫症状:四肢麻木,有蚁走感、紧束感,知觉减退,握力减退等。其他尚有神经衰弱及胃肠功能紊乱等症状。

4. 氟骨症的诊断

考虑患者在病区的生活史，根据临床表现和实验室检查及X线检查进行诊断。

5. 预防措施

改用低氟水源，如打低氟深井水，饮用低氟地面水或收集雨水。饮水除氟方法有混凝沉淀法、活性氧化铝法等。

（二）地方性甲状腺肿

1. 病因

地方性甲状腺肿是人类古老的病种之一。我国早在2 500年前的《山海经》和《黄帝内经》上就有关于该病的记载，并提到与水土的关系，用海藻等做治疗药物。据估计，至1994年全球有5亿多人患地方性甲状腺肿。该病的发病原因有三个方面：① 缺碘所致。人体所需的碘主要来自食物，水中的碘含量可反映土壤中可溶性碘水平，还可间接反映食物含碘量。② 摄入过量碘，造成高碘性地方性甲状腺肿的流行。原因不明，有人认为过量碘可以阻碍甲状腺素的合成和释放，反馈地促使甲状腺代偿性增生。③ 环境中碘在正常范围，但由于水中钙含量过高，水源有机污染严重，食物中含有致甲状腺肿物质如氰化物、硫氰酸盐等可造成地方性甲状腺肿的散在发生或流行。

2. 发病机制

由于地方性甲状腺肿的发生主要与碘缺乏有关，故此处着重介绍缺碘性地方性甲状腺肿的发病机制。

碘是合成甲状腺素的主要原料。当机体缺碘时，甲状腺素合成不足，反馈性地使垂体前叶促甲状腺激素分泌增加，发生腺体增生、甲状腺肿大。初期的腺体肿大是弥漫性的，是甲状腺在缺碘情况下的一种代偿反应。中期由于酪氨酸结合碘不足，产生异常的甲状腺球蛋白，不能水解分泌出去，致使部分滤泡积贮大量胶质。晚期滤泡高度胀大，胶质充盈，滤泡出现退行性变。因供血不足，细胞发生坏死，局部出现纤维组织增生或钙化，出现大小不等、软硬不一的结节。总之，甲状腺肿大处在代偿期时，及时供碘可以完全恢复正常。但病情发展下去，形成结节后则一般是不可逆性的。

3. 临床表现

除了早期甲状腺肿大外，一般无自觉症状，久病者可引起压迫症状，产生喉部紧缩感，刺激性干咳。我国甲状腺肿大的分度标准见表1-6-1。

表1-6-1　我国甲状腺肿大的分度标准

分　度	判断标准
正常	甲状腺看不见，摸不着
Ⅰ度	头部保持正常位置时，甲状腺容易看到，不超过本人拳头1/3大小，或摸到结节
Ⅱ度	大于本人1/3个拳头到相当于2/3个拳头，脖根明显变粗
Ⅲ度	甲状腺大于本人2/3个拳头，颈变形
Ⅳ度	甲状腺大于本人一个拳头，多带有结节

4. 诊断

地方性甲状腺肿在儿童期开始出现，青春发育期发病率急剧增高。我国现行的诊断标准为：① 居住在地方性甲状腺肿病区。② 甲状腺肿大超出本人拇指末节或小于拇指末节而有结节。③ 排除其他甲状腺疾病，如甲状腺功能亢进、甲状腺炎、甲状腺癌等。尿碘低于50μg/g 肌酐，甲状腺吸碘率呈“饥饿曲线”可作为参考指标。

5. 防治措施

食用碘盐是防治该病的首选方法，经济有效，简单易行。肌注碘油等可作为一些补救措施。

（三）地方性砷中毒

地方性砷中毒是指由于长期饮用高砷地下水、暴露于燃用高砷煤烟环境，导致摄入过量砷而引起的一种以掌跖皮肤角化、躯干皮肤色素沉着与脱色斑点共存的皮肤改变为主要表现，同时伴有中枢神经系统、周围神经、血管、呼吸、消化道等多系统、多脏器受损的慢性中毒性疾病。

地方性砷中毒是发现历史最短的一种地方病，由于其危害不仅限于暴露期，在停止接触后仍可持续发展，远期具有高发的致癌效应，已引起世界性关注。地方性砷中毒是我国重点防治疾病之一。

1. 临床表现

地方性砷中毒主要为慢性中毒。其特征性表现为掌跖角化、皮肤色素沉着和色素脱失，同时伴有多系统、多脏器的全身性改变。

（1）地方性砷中毒的皮肤损害：皮肤色素沉着、色素脱失和掌跖角化是慢性砷中毒的特异体征。当患者同时有色素沉着、色素脱失及角化时，常称为“皮肤三联症”。皮肤损害早期可出现弥漫性褐色、灰黑色斑点条纹；同时部分皮肤出现点状、片状、条纹状色素脱失，出现白色斑点或片状融合。皮肤“色素沉着”与“色素缺失”常同时出现在躯干部位，以腹部（俗称花肚皮）、背部为主，亦可出现在乳晕、眼睑、腋窝等皱褶处。皮肤角化、皲裂以掌跖部为主，久之角化中心可呈鸡眼状、疣状，严重者整个掌跖角化连成一片呈底板状，造成行走困难。四肢及臀部皮肤可形成角化斑、赘状物。皮肤角化、皲裂处易形成溃疡，合并感染，甚至演变为皮肤癌。

（2）地方性砷中毒的多系统、多脏器损害：① 砷对神经系统的损害中典型的末梢神经炎症状是慢性砷中毒病人特异性损害之一。表现为手脚麻木，手套、袜套样感觉异常。检查可见神经传导减慢。此外，患者多主诉头痛、头晕、失眠、健忘、多梦、心烦、易怒、多汗、易激动等自主神经功能紊乱症状。② 砷对肝脏的损害表现为不明原因的肝脏肿大、肝区疼痛，肝功能异常出现的频率较高，且排除各种肝炎病毒感染及其他理化损伤。肝功能异常多表现为谷丙转氨酶、碱性磷酸酶的升高，血清总胆红素升高并伴有食欲不振、乏力、腹胀等非特异性肝病症状，酷似慢性病毒性肝炎。③ 砷损害肾脏及其功能，可出现蛋白尿、白细胞、红细胞、管型、糖尿等变化，严重者可出现尿量减少和血清非蛋白氮、尿素氮、肌酐等代谢废物的蓄积；24h 尿酚红排泄试验＜50％；同位素肾图显示肾的排泄能力下降。慢性砷暴露肾脏病理组织学改变可见肾小球肿胀、间质性肾炎、肾小管空泡变性、炎细胞浸润、肾小管萎缩等，严重者肾皮质、肾髓质广泛坏死。④ 砷对心血管系统及末梢循环的损害主要有心脏扩大、心脏杂音、心电图异常等。砷化物是一种毛细血管毒物，可作用于血管壁，使之麻痹、通透性增加，亦可损伤小动脉血管内膜，使之变性、坏死、管腔狭窄、血栓形成。此种病变多发生于下肢远端脚趾部位，主诉脚背、脚趾发凉，颜色苍白，血管搏动减弱（或消失）等末梢循环障碍的患者较多。由于血液供应减少，久之出现脚趾皮肤发黑、坏死（乌脚病），目前仅见我国台湾有报道。⑤ 砷可对血液系统产生毒性作用，使红细胞、白细胞（特别是粒细胞）减少，表现出程度不同的贫血症状。⑥ 砷可致癌和致生殖系统损害。国际癌症研究机构（IARC）已于1987年将砷确定为人类致癌物。砷具有较强的生殖毒性，可引起人类少精、不育等。

2. 诊断

根据生活在地方性砷中毒病区，有过量砷暴露史，结合患者临床症状和体征，特别是皮肤色素改变和掌跖角化，并结合实验室检查，尿砷和发砷增高，诊断地方性砷中毒一般不困难。具体可查阅我国《地方性砷中毒诊断标准》（WS/T211－2001）。

3. 预防措施

（1）改换水源：在地下水含砷量较高的地区，可改换水源，选择安全的低砷水源供居民饮用和灌溉农田。

（2）饮水除砷：沉淀过滤可以除去一部分砷。可修建混凝沉淀池，投加明矾、碱式氯化铝、活性氧化铝、硫酸铝、硫酸亚铁、硅酸等混凝剂和助凝剂。可采用家庭自制滤水器、社区小型砂滤池等过滤设施，除去饮水中的砷。

（3）改良炉灶、改变不良生活方式：在燃煤污染型砷中毒病区，应加强宣传教育，改良敞开式燃烧炉灶，修建烟囱以加强室内通风换气，同时应把粮食、蔬菜等食物贮藏室与厨房分开，以防止含砷煤烟污染食品。

（四）克山病

克山病是一种病因未明、以心肌变性坏死为主要病理改变的地方病，亦称地方性心肌病。1935年在我国黑龙江省克山县发现大批急性病例，主要表现为心脏扩大、心力衰竭、心律失常，因其病因未明，故被称为克山病。

1. 克山病的流行病学特征

（1）地区分布：克山病呈明显的区域性多发，在我国主要分布于北纬21～53度，东经89～135度地区。处于东北到西南的一条宽阔的低硒地带中，已确定的病区包括黑龙江、吉林、内蒙古、河北、河南、山东、山西、陕西、甘肃、四川、云南、西藏、贵州、湖北、重庆共15个省、自治区、直辖市，患病人口达1.24亿。

（2）时间分布：克山病有年度多发和季节多发的特点，有高发年、低发年、平年的区别。有的病区还有间隔不等年数暴发的现象。全国发病资料统计表明，20世纪50年代至70年代初为克山病高发时期，其中出现三次高峰年。自70年代中期以来发病率呈持续下降趋势。克山病虽然在全年各月份均可发生，但急性、亚急性的发病却有明显的季节多发现象。北方地区多集中在每年11月至翌年2月之间，称为“冬季型”。西南地区多为小儿亚急性克山病病例，集中于6至9月份，称之为“夏季型”。介于东北和西南之间的陕西、山西、山东、河南等省区多流行“春季型”克山病，发病时间集中于每年12月份至翌年4、5月份，并以2至4月份为高发月份。

（3）人群分布：克山病主要发生在病区自产自给的农业人口，患者多为育龄妇女和断乳后至学龄前儿童。在同一地区中非农业人口则很少发病。本病可发生在同一家庭成员中，这些家庭多是生活条件差、多子女的贫困户及外来人口。在民族混合居住地区，若生产方式、粮食和蔬菜种类及生活方式相似，则民族间差异不明显。

2. 克山病的病因

克山病的主要病变是心肌的多发性、灶性坏死和纤维化修复及由此而导致的心力衰竭。经过我国克山病防治专家多年调查研究，提出了克山病营养性生物地球化学病因学说，认为克山病是低硒和其他复合因素综合作用的结果，与以下因素有关。

(1) 低硒环境：全国范围内的环境流行病学调查发现，克山病病区多分布于我国的低硒地带；病区岩石、土壤、粮食、蔬菜中硒含量均明显低于非病区；病区人群血清、毛发及尿中的硒水平亦明显低于对照区人群。但是缺硒不是克山病唯一的原因。

(2) 生物因素：研究发现，急性、亚急性克山病人血清中肠道柯萨奇病毒 B 组($COXB_{1-6}$)中和抗体效价明显高于健康人。应用 PCR 技术从各型克山病心肌标本中均发现有肠道柯萨奇病毒 RNA 存在。

真菌毒素可能是另一重要致病因子。20 世纪 80 年代以来，已有学者从克山病病区玉米等粮食中分离、提纯串珠镰刀菌素，转染动物后可出现心肌变性。还从病区霉捂的粮食中检出黄绿青霉毒素，实验发现高剂量黄绿青霉毒素可引起动物心肌坏死。

(3) 膳食中营养素失衡：克山病流行区居民膳食中除缺硒外，常同时伴有优质蛋白、钙、铁、锌、维生素 B 族和维生素 E 等营养素的缺乏。人群调查发现，某种必需氨基酸(如含硫氨基酸)的缺乏，可加重本病病情。缺硒同时伴有缺碘，可加重本病的流行；锰可损伤红细胞和心肌，因此，贫硒同时膳食富锰，可加重心肌的损害。20 世纪 80 年代以来，随着病区居民生活水平的提高和膳食结构趋于合理，克山病的流行已显现出明显的“自限性”。目前已连续 20 多年无克山病的暴发，在全国大部分病区达到控制和基本控制。

3. 克山病的临床表现

临床上将克山病分为 4 型，即急性、亚急性、慢性和潜在性克山病。

(1) 急性克山病：急型病例多发生于冬春季，具有起病急骤、病情危重、变化较快等临床特点。主要表现为心源性休克、严重心律失常、急性肺水肿和急性左心衰竭，多数病例病程中出现严重呕吐。

(2) 亚急性克山病：主要发生于儿童(2～6 岁)，发病数远多于急型及慢型病例。临床主要表现为心脏扩大、水肿，充血性心力衰竭，并可合并心源性休克。亚急型克山病患儿救治后多可转危为安，若三个月治疗未愈者多转变为慢型克山病。

(3) 慢性克山病：此型起病缓慢。小儿患者多由急性、亚急性克山病转变而成。慢性克山病在病程中可出现急性发作，其症状、体征与急性、亚急性克山病相同，但大多数患者临床上以慢性心功能不全为主要表现。

(4) 潜在性克山病：此型心肌病变较轻，心脏功能处于代偿状态，大部分无明显症状，仅在普查中通过心电图检查才被发现。潜在性克山病可由急性、亚急性、慢性转化而成，但大多数人起病即为潜在性。

4. 克山病的预防

克山病的预防应采取综合预防措施：① 开展健康教育，大力宣传克山病防治知识。② 开展疾病监测、监督、疫情报告，做到早发现、早诊断、早治疗。③ 改善生态条件，不断提高环境中硒水平；改良水质，保证安全供水；改善居住条件，修建防寒、防烟、防潮住宅；开展爱国卫生运动，加强垃圾粪便无害化处理，从而减少感染因素。④ 引进外来粮食和蔬菜，逐渐纠正自产自给；合理搭配主副食，做到膳食品种多样化，增加优质蛋白、无机盐、维生素的摄入量。实践证明，人群营养素的平衡和营养水平的提高可降低克山病的流行强度。⑤ 科学合理补硒。通过不同方式补硒可取得明显的预防效果，主要有食用硒盐、口服亚硒酸钠片、施用硒肥以提高农作物硒含量、补充其他高硒食品等措施。

思考题

1. 什么是生态系统和生态平衡？
2. 当前全球面临的主要环境问题有哪些？
3. 环境污染是如何危害人体健康的？
4. 影响环境污染物健康危害的主要因素有哪些？
5. 什么是环境内分泌干扰物？简述其危害。
6. 气候变暖和臭氧层破坏对人类生存环境和健康的影响有哪些方面？
7. 我国农村饮用水污染的特点及介水传染病的主要原因是什么？
8. 饮水消毒副产物的形成特点和不同消毒方式对消毒副产物类型的影响有哪些？
9. 地方性氟中毒的病区类型有哪几类？
10. 地方性甲状腺肿的病因及其预防措施有哪些？

（田海林）

第二章

生产环境与健康

【案例 2-1】

这是一组最新的“黑色数据”,这是一段触目惊心的现实记录。

2011 年 4 月,卫生部向社会公布了《2010 年全国职业病报告情况》。根据 30 个省、自治区、直辖市(不包括西藏)和新疆生产建设兵团职业病报告,2010 年新发职业病 27 240 例,其中尘肺病 23 812 例,急性职业中毒 617 例,慢性职业中毒 1 417 例,其他职业病1 394 例。从行业分布看,煤炭、铁道和有色金属行业报告职业病病例数分别为 13 968 例、2 575 例和 2 258 例,占全国报告职业病例数的 69.02%。

2010 年共报告各类急性职业中毒事故 301 起,中毒 617 例,死亡 28 例,病死率为 4.54%。其中,重大职业中毒事故 19 起,中毒 215 例,死亡 28 例,病死率 13.02%。

2010 年共报告慢性职业中毒 1 417 例。引起慢性职业中毒人数排在前 3 位的化学物质分别是铅及其化合物、苯、砷及其化合物,分别是 499 例(占 35.22%)、272 例(占 19.20%)和 157 例(占 11.08%),主要分布在轻工、冶金和电子等行业。

2010 年共报告职业性肿瘤 80 例。职业性耳鼻喉口腔疾病 347 例(其中噪声聋多达 333 例),职业性眼病 251 例,职业性皮肤病 226 例,物理因素所致职业病 225 例(其中中暑 117 例,手臂振动病 100 例),生物因素所致职业病 201 例(其中布氏杆菌病 159 例,森林脑炎 42 例),其他职业病 64 例。

从这组沉甸甸数字中,我们不难看出,职业病这个隐性杀手,仍在不断地吞噬和侵蚀着劳动者的生命,各种急性慢性职业病居高不下,职业病危害已经成为一个涉及国计民生的重大公共卫生问题。

问题:

基于上述事实,了解工作场所中所存在的职业有害因素的种类,由这些职业性有害因素所导致的职业性损害,以及如何进行防治。

劳动是人类生存、发展和获得健康的必需条件之一。良好的劳动条件对健康有利,不良的劳动条件则可损害健康,甚至可致职业病。职业卫生(occupational health)及职业医学(occupational medicine)的任务是:首先对不良劳动条件下存在的各种职业性有害因素进行识别、评价、预测和控制,以防止或最大限度地减轻其对劳动者健康造成的损害;其次是对职业性病损的受罹者进行早期检测、诊断和处理,促使其尽早康复。

第一节 职业性有害因素与职业性损害

一、职业性有害因素

劳动条件(work condition)包括三个方面:① 生产工艺过程:随着生产技术、机器设备、使用材料和工艺流程变化而改变;② 劳动过程:涉及针对生产工艺流程的劳动组织形式、劳动方式、作业者的操作体位以及脑力和体力劳动比例等;③ 生产环境:指作业场所或车间内的自然或人工环境,如按工艺过程建立的室内作业环境,以及户外作业时所接触的大自然环境。

不良劳动条件下存在的各种可能危害劳动者健康和劳动能力的因素,称为职业性有害因素(occupational hazard),或称职业性危害因素。职业性有害因素的种类繁多,包括化学、物理、生物以及社会心理因素等,按其来源可分为下列三类。

(一) 生产工艺过程中产生的有害因素

1. 化学因素

包括生产性毒物和生产性粉尘。

(1) 生产性毒物:又称职业性毒物,指生产过程中存在的各种有毒化学物质,包括各种使用原料、辅助材料,也可以是产生的中间产品、副产品、产品及废弃物等。生产性毒物可以固态、液态、气态等多种形态存在,在生产环境空气中则以气体、蒸气、粉尘、烟、雾等多种形式存在。

生产环境中常见的生产性毒物有:① 金属、类金属及其化合物,如铅、汞、镉、锰、磷、砷、硫等;② 有机溶剂,如苯、甲苯、二甲苯、三氯乙烯、二硫化碳、四氯化碳等;③ 刺激性气体,常见的有氯气、氨气、氮氧化物、光气、氟化氢、二氧化硫等;④ 窒息性气体,常见的有一氧化碳、氰化氢、硫化氢等;⑤ 高分子化合物生产过程中的毒物,如氯乙烯、氯二乙烯、丙烯腈等;⑥ 农药,如有机磷农药、氨基甲酸酯类农药、拟除虫菊酯类农药等。

(2) 生产性粉尘:如矽尘、硅酸盐类粉尘、煤尘、各种有机粉尘等。

2. 物理因素

(1) 异常气象条件:由作业场所的气温、气湿、气流及热辐射所构成的生产环境的气象条件。高气温强热辐射或高气温高气湿作业环境可引起作业人员机体热平衡紊乱,导致中暑;低气温、高气湿,特别是同时存在较大的气流(风速)时,可引起冷损伤。

(2) 异常气压:主要是高气压和低气压。作业人员在高气压条件下进行潜水或沉箱作业一定时间后,在返回正常气压环境过程中,如减压速度过快或减压幅度过大,可使溶解在人体组织和血液中的气体迅速形成气泡而阻塞血管和压迫组织,导致血液循环障碍或组织损伤,引起减压病(decompression sickness);海拔 3 000m 以上的高空飞行、高原作业属低气压作业,机体如不能适应低气压和低氧环境,就可能发生航空病(air disease)和高山病(mountain sickness)。

(3) 噪声:长期在强噪声环境中作业,可造成听觉系统和其他系统的损害。

(4) 振动:接触全身振动作业可致晕动症,局部振动可致手臂振动病。

(5) 非电离辐射:指紫外线、可见光、红外线、射频辐射(高频电磁场和微波)、激光等波段的电磁辐射,主要可引起眼、皮肤等部位的损害。

(6) 电离辐射:指可以引起受作用物质产生电离效应的辐射,主要包括 X 射线、γ 射线、

α粒子、β粒子、质子、中子等。根据照射剂量的不同可引起机体产生急性、亚急性和慢性放射性损伤。

3. 生物因素

(1) 致病微生物:主要包括细菌(如炭疽杆菌、布氏杆菌等)、病毒(如森林脑炎病毒)、支原体、衣原体、钩端螺旋体和真菌等致病性微生物及其毒性产物。

(2) 寄生虫:职业卫生学意义较大的主要有钩虫、蜱类、螨类,其他如蚊、蝇、松毛虫、桑毛虫等在职业活动过程中也可遇到。

(3) 某些动植物产生的刺激性、毒性和变态反应性生物活性物质,如蚕丝、蚕茧、粪便、花粉、松毛虫和桑毛虫的毒性分泌物等,主要可引起哮喘、皮炎和外源性变态反应性肺泡炎。

(二) 劳动过程中的有害因素

1. 劳动组织和作息制度不合理

如轮班、倒班作息制度不合理等,易产生疲劳和慢性累积性损伤性疾患。

2. 劳动强度过大或生产定额不当

如安排作业量和劳动者生理状况不相适应等。

3. 劳动过程中的精神(心理)紧张

如在劳动过程中人与环境,或工作要求与劳动者实际能力之间存在较大差距或不相适应时,可产生职业性紧张。

4. 个别器官或系统过度紧张

过度紧张通常指"使用过度",如视屏显示终端(video display terminal,VDT)作业所引起的视力紧张;发音器官过度紧张可能引起机能性发音障碍、声带水肿及声带小结,运动器官过度紧张可能引起肩周炎、滑囊炎、神经肌痛、肌肉痉挛等。

5. 长时间处于某种不良作业体位或使用设计不合理的工具

如劳动过程中强迫体位可能引起下背痛、扁平足、下肢静脉曲张、脊柱变形以及慢性肌肉骨骼疾患等。

(三) 生产环境中存在的有害因素

1. 厂房建筑结构或布局不合理

厂房建筑结构不合理时不利于室内外气体交换,使厂房内的有毒物质、余热难以排出;将有害工序、工种和无害工序、工种等安排在同一车间内,并且车间内缺乏有效隔离措施和除尘、排毒等卫生防护设施。

另外,还有与工作场所一般卫生条件或卫生技术设备不完善有关的职业性有害因素。例如,厂房面积或体积不足,厂房建筑或配置不合理,采暖通风不良,采光照明不佳,安全卫生防护不完善等。

2. 自然环境因素

自然环境因素,如炎热季节的太阳辐射所造成的高温作业环境、冬季的低温等。

在实际生产劳动过程中,往往是上述几方面的多种职业性有害因素同时存在,且相互作用和影响。因此,对劳动者健康的影响也就往往是多因素作用的结果。

二、职业性损害

(一) 职业性损害

职业性有害因素所致的各种健康损害包括职业病(occupational disease)、工作有关疾病(work-related disease)和职业性外伤(occupational injury)三大类。

1. 职业病

职业性有害因素作用于人体的强度和时间超过一定限度时,机体已不能代偿其所造成的一系列功能性和(或)器质性病理改变,从而出现相应的临床表现,并在一定程度上影响劳动能力,这类疾病统称为职业病。

(1) 职业病范围:由于职业病涉及劳动保险待遇问题,许多国家都用法令的形式对职业病范围作出明确规定,对此称为国家规定的职业病(或法定职业病)。各国规定的职业病名单不尽相同,因为主要是根据本国的经济条件和科技水平而拟订的,在本国有立法的意义。职业病不仅是一个医学概念,而且具有法规意义。因此,广义的职业病泛指职业性有害因素所引起的所有特定疾病。而狭义的职业病则是特指政府有关法律规定的法定职业病,法定职业病的范围不仅在各个国家不同,即使同一个国家不同的历史阶段都是不一样的。

我国卫生部于 1957 年公布了《职业病范围和职业病患者处理办法规定》。该规定首次将危害职工健康比较严重的 14 种职业性疾病列为我国法定职业病,以后又陆续补充了 3 种。1987 年卫生部、劳动人事部、财政部及中国全国总工会联合颁布了新的《职业病范围和职业病患者处理办法》,自 1988 年 1 月起实施。这一规定将职业病名单扩大为 9 类 102 种。2002 年 3 月,卫生部和劳动与社会保障部又重新颁布了新的《职业病目录》,将法定的职业病增为 10 大类 115 种,见表 2-1-1。

表 2-1-1 中华人民共和国法定职业病名单(卫法监发[2002]108)

法定职业病的种类	数量	法定职业病的名单
尘肺	13	矽肺、煤工尘肺、石墨尘肺、炭黑尘肺、石棉肺、滑石尘肺、水泥尘肺、云母尘肺、陶工尘肺、铝尘肺、电焊工尘肺、铸工尘肺,以及根据《尘肺病诊断标照》和《尘肺病理诊断标准》可以诊断的其他尘肺
职业性放射性疾病	11	外照射急性放射病、外照射亚急性放射病、外照射慢性放射病、内照射放射病、放射性皮肤疾病、放射性肿瘤、放射性骨损伤、放射性甲状腺疾病、放射性性腺疾病、放射复合伤,以及根据《职业性放射性疾病诊断标准(总则)》可以诊断的其他放射性损伤
职业中毒	56	铅及其化合物中毒(不包括四乙基铅)、汞及其化合物中毒、锰及其化合物中毒、镉及其化合物中毒、铍病、铊及其化合物中毒、钡及其化合物中毒、钒及其化合物中毒、磷及其化合物中毒、砷及其化合物中毒、铀中毒、砷化氢中毒、氯气中毒、二氧化硫中毒、光气中毒、氨中毒、偏二甲基肼中毒、氮氧化合物中毒、一氧化碳中毒、二硫化碳中毒、硫化氢中毒、磷化氢(含磷化锌、磷化铝)中毒、工业性氟病、氰及腈类化合物中毒、四乙基铅中毒、有机锡中毒、碳基镍中毒、苯中毒、甲苯中毒、二甲苯中毒、正己烷中毒、汽油中毒、一甲胺中毒、有机氟聚合物单体及其热裂解物中毒、二氯乙烷中毒、四氯化碳中毒、氯乙烯中毒、三氯乙烯中毒、氯丙烯中毒、氯丁二烯中毒、苯的氨基及硝基化合物(不包括三硝基甲苯)中毒、三硝基甲苯中毒、甲醇中毒、酚中毒、五氯酚(钠)中毒、甲醛中毒、硫酸二甲酯中毒、丙烯酰胺中毒、二甲基甲酰胺中毒、有机磷农药中毒、氯基甲酸酯类农药中毒、杀虫脒中毒、溴甲烷中毒、拟除虫菊酯类农药中毒,以及根据《职业性中毒性肝病诊断标准》可以诊断的职业性中毒性肝病和根据《职业性急性化学物中毒诊断标准(总则)》可以诊断的其他职业性急性中毒
物理因素所致职业病	5	中暑、减压病、高原病、航空病、手臂振动病

(续表)

法定职业病的种类	数量	法定职业病的名单
生物因素所致职业病	3	炭疽、森林脑炎、布氏杆菌病
职业性皮肤病	8	接触性皮炎、光敏性皮炎、电光性皮炎、黑变病、痤疮、溃疡、化学性皮肤灼伤,以及根据《职业性皮肤病诊断标准(总则)》可以诊断的其他职业性皮肤病
职业性眼病	3	化学性眼部灼伤、电光性眼炎、职业性白内障(含放射性白内障、三硝基甲苯白内障)
职业性耳鼻喉口腔疾病	3	噪声聋、铬鼻病、牙酸蚀病
职业性肿瘤	8	石棉所致肺癌、间皮瘤,联苯胺所致膀胱癌,苯所致白血病,氯甲醚所致肺癌,砷所致肺癌、皮肤癌,氯乙烯所致肝血管肉瘤,焦炉工人肺癌,铬酸盐制造业工人肺癌
其他职业病	5	金属烟热、职业性哮喘、职业性变态反应性肺泡炎、棉尘病、煤矿井下工人滑囊炎

(2) 职业病的特点:职业病涉及面很广,病因比较复杂,临床表现形式多样,但具有以下共同特点:

1) 病因明确:除少数职业病的病因尚不能确定到具体的职业性有害因素外,绝大多数职业病的病因是明确的,即为相应的职业性有害因素,控制这些致病因素或作用条件后,即可减少或消除职业病。

2) 有明确的剂量—效应(或反应)关系:职业性有害因素的接触水平(剂量)与职业病病损严重程度或发病率之间具有明显的相关关系。并且大多数职业病的损害作用存在阈剂量,有害因素也大都可以定量地加以检测。

3) 群体发病:在接触同一种职业性有害因素的人群中,有一定数量的人发病,很少出现只有个别病例的情况。

4) 大多数职业病的病变在早期是可逆的,且愈早治疗,疗效和预后愈好,中晚期后大多发展为不可逆病变,且大多数职业病目前尚缺乏特效疗法,特别是尘肺等部分职业病,一旦形成病理性损害即为不可逆改变。

5) 除职业性传染病外,治疗个体无助于控制人群发病,必须有效"治疗"有害的工作环境。从病因学上来说,职业病是完全可以预防的,故必须强调"预防为主",着重抓好第一级和第二级预防。

职业病的上述特点提示:职业病是可以预防的,而且必须以预防为主。

(3) 职业病的诊断和处理原则:职业病的诊断是一项科学性和政策性很强的工作,它涉及劳保待遇、劳动能力鉴定,关系到国家和患者的切身利益,也涉及现场的处理和对其他接触者的及时预防等一系列问题。因此,必须根据国家颁布的职业病诊断标准及有关规定进行诊断,力求准确,防止误诊、漏诊和冒诊。

1) 诊断机构:根据《职业病防治法》和《职业病诊断与鉴定管理办法》规定,职业病的诊断应当由省级以上人民政府卫生行政部门批准的医疗卫生机构承担。劳动者可以在用人单位所在地或者本人居住地依法承担职业病诊断的医疗卫生机构进行职业病诊断。承担职业病诊断的医疗卫生机构应当组织三名以上取得职业病诊断资格的执业医师通过综合分析、集体讨论方能诊断。对职业病诊断有意见分歧的,应按多数人的意见诊断,对不同意见应如实记录。对没有证据否定职业性有害因素与病人临床表现之间必然联系的，在排除其他致病因素后，应当诊断为职业病。职业病确诊后，要出具职业病诊断证明书，诊断证明书应当由参与诊断的医师共同签署，并经承担职业病诊断的医疗卫生机构审核盖章。没有职业病诊断权的医务人员无权出具享受职业病待遇的诊断证明。当事人对职业病诊断有异议的，可以向承担职业病诊断的医疗卫生机构所在地卫生行政部门申请鉴定；职业病诊断争议由设区的市级以上卫生行政部门组织职业病诊断鉴定委员会进行鉴定。

2）诊断依据：职业病的诊断依据应包括以下三方面：职业和职业病危害接触史、现场危害调查与评价、临床表现与辅助检查结果。

患者的职业史：详细、可靠的职业史是职业病诊断的重要前提条件，没有职业病危害接触史者，诊断机构将不予受理。职业史内容主要包括：患者的工种和工龄；接触职业性有害因素的情况，目的是了解职业病危害的作用条件，主要包括所接触职业性有害因素的种类、接触机会、接触强度、防护情况等；同工种人群的发病情况和健康状况；非职业性接触和其他生活情况等，如家庭使用农药、装修情况、服药史等。另外，由于尘肺等职业病在脱离职业接触以后仍可发病，因而必要时还应当仔细询问既往职业史。

工作场所职业性有害因素检测与评价：职业卫生医师要亲自到现场对工作场所进行全面系统的调查，进一步了解和核实工作场所中存在的职业性有害因素种类、发生特点、工人的操作情况和接触机会等；同时调阅历年的有害因素监测档案，必要时进行现场测定，以了解工人的实际接触强度。

临床表现和医学检查结果：当作业场所存在多种职业性有害因素时，应全面了解患者在从业以后出现的临床症状和体征以及目前的情况，分析判断临床表现与哪种职业性有害因素有关；在了解临床表现时特别要注意接触职业性有害因素与症状和体征出现的时间顺序和时间间隔（即发病潜伏期）；同时要注意与临床表现相似的其他非职业性疾病的鉴别。还必须根据职业病诊断标准的要求进行一系列的实验室辅助检查，指标包括反映体内毒物负荷的吸收指标、反映毒物引起体内生化改变的效应指标和反映器质性改变的病损指标。如铅接触者，应检查尿铅、血铅、尿中的δ-氨基-γ-酮戊酸（ALA），红细胞计数和血红蛋白含量，并作肌电图检查等。

3）职业病的处理原则：对职业病的处理包括两方面的工作：一是对职业病患者的治疗；二是劳动能力鉴定。

职业病的治疗：大多数职业病没有特效治疗办法，一般采取综合性的治疗措施。包括病因治疗、对症治疗和支持疗法：

病因治疗：对职业中毒患者应及时使用特效解毒药。常用的有依地酸二钠钙治疗铅中毒；巯基络合剂如二巯基丙磺酸钠治疗汞、砷等金属中毒；亚硝酸钠-硫代硫酸钠治疗氰化物中毒；小剂量亚甲蓝（美蓝）治疗由化学毒物或药物引起的高铁血红蛋白血症；阿托品和解磷定、氯磷定治疗有机磷农药中毒等。

对症治疗：即针对患者的主要临床症状进行治疗，以减轻和消除患者的痛苦，维持机体的正常生理功能。尤其对急性患者，应千方百计维持呼吸、循环系统的功能。

支持疗法：主要包括休息、营养、合理的体育锻炼以及精心护理等措施，目的是提高机体抵抗力，促进康复。

劳动能力鉴定：对职业病患者进行积极治疗的同时，应根据患者健康恢复的程度，作出相应的劳动能力鉴定。对已确诊为职业病的患者应及时给予治疗,治疗期间可脱产亦可不脱产,视病情及有无脱产的可能,由医务人员与企业负责人共同商讨决定。根据情况建议其继续休息(如贰期、叁期矽肺)、调离原工作岗位(如放射性疾病)或不调离原工作岗位(如轻度中毒)。并根据定期复查结果及时作出新的鉴定。对尚不能确诊者,应在采取各种有效防治措施的同时,在医务人员的监督下继续进行观察。根据具体情况分别确定永久调离、暂时调离及暂不调离。

4) 职业病的报告及相关待遇:用人单位和医疗卫生机构发现职业病病人或者疑似职业病病人时,应当向所在地卫生行政部门报告。被诊断为职业病的,用人单位还应当向所在地劳动保障行政部门报告,并要按照《职业病防治法》的要求,落实职业病患者应享有的各种待遇。用人单位应当按照国家有关规定安排职业病患者进行治疗、康复和定期检查;职业病患者的诊疗、康复费用,伤残及丧失劳动能力的职业病患者的社会保障,按照国家有关工伤社会保险的规定执行;依照有关民事法律尚有获得赔偿权利的,有权向用人单位提出赔偿要求;用人单位对不适宜继续从事原工作的职业病患者,应当调离原工作岗位并妥善安置;职业病患者变动工作单位,其依法享有的待遇不变。

2. 工作有关疾病

又称职业性多发病。指职业因素并非是所患疾病唯一、直接的原因,而只是降低了机体的一般抵抗力,表现为特定职业人群中该病的患病率升高,潜伏的疾病发作或(和)现患疾病的病情加重等,这些疾病统称为工作有关疾病。

(1) 工作有关疾病的特点:① 工作有关疾病多为多病因的常见病,职业性有害因素只是该病发病的诸多因素之一,但不是唯一、直接的因素;② 由于职业性有害因素的影响,造成了机体的抵抗力降低而促使潜在疾病暴露或病情加重;③ 通过控制职业性有害因素和改善工作环境,可降低工作有关疾病的发病率,但不能杜绝;④ 工作有关疾病不属于我国现行的法定职业病范围,但它对职业人群健康的影响也不容忽视。

(2) 常见的工作有关疾病:① 呼吸系统疾病,如长期接触低浓度刺激性气体人员的慢性支气管炎、肺气肿等;② 慢性肌肉骨骼损伤,如不良体位作业者的腰背疼痛、肩颈疼痛等;③ 心血管疾病,如接触二硫化碳、一氧化碳等化学物质导致冠心病的发病率及病死率增高;④ 生殖功能损伤,如接触铅、汞及二硫化碳工业毒物可导致早产、流产、死胎和死产等异常妊娠结局的发生率增高;⑤ 消化道疾患,如高温作业、长途司机、煤矿井下作业可导致消化不良及溃疡病的发生率增高。

3. 职业性外伤

又称工伤,是指劳动者在劳动过程中,由于外部因素直接作用而引起机体组织的突发性意外损伤。工伤可造成缺勤及残废,重则导致死亡。导致工伤的主要原因有客观的因素,也有主观的因素,其中主要包括:生产设备本身有缺陷;防护设备缺乏或不全;劳动组织不合理或生产管理不善;个人因素,如患病或精神因素、年龄、性别、文化程度等不适合岗位的工作;操作环境的因素,如生产环境布局不合理、照明不良或不合理;企业领导不重视安全生产;劳动者缺乏必需的安全生产知识等。

此外,有些作用轻微的职业性有害因素可引起机体产生一些代偿性或适应性变化,如从事手工操作者的胼胝、接触红外线工人的皮肤色素增加等体表改变,以及吹号手的肺气肿等,这些改变尚在生理范围之内,称之为职业特征(occupational stigma)。

（二）职业性有害因素的致病模式

职业性有害因素是导致职业性损害的病原性因素，即职业性有害因素的存在是引起职业性损害的必要条件，否则就不会有职业性损害。但是，并非所有的接触者都会产生职业性损害，而是只有当职业性有害因素、作用条件和暴露者个体三者联系在一起，并且作用条件达到一定的水平，加上接触者个体具有某些易感特征时，才会引起职业性病损。职业性有害因素的致病模式如图 2-1-1所示。

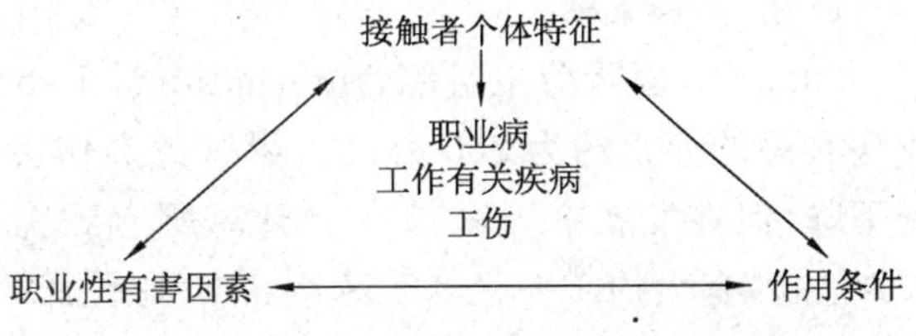

图 2-1-1　职业性有害因素的致病模式

1. 职业性有害因素作用条件

（1）接触机会：主要指劳动者在工作中接触某种职业性有害因素的频度，如在生产过程中是密切接触、经常接触，还是偶尔接触等，或用平均每天具体接触次数和接触时间表示。

（2）接触方式：指劳动者以什么方式接触职业性有害因素，接触方式主要影响职业性毒物进入人体的途径以及损伤部位。

（3）接触时间：包括短时间一次连续接触和长期累计接触时间。前者主要用于急性职业性损害；后者则主要用于慢性损害，如了解每周、每年，甚至一生中累积职业性有害因素的总时间。

（4）接触职业性有害因素的浓度（强度）：接触时间和接触浓度的乘积就是接触剂量即接触水平（exposure level），是决定机体是否会发生损害以及损害类型的主要因素。

2. 接触者个体特征

（1）遗传因素：指具有某些遗传缺陷或遗传特质。例如，有遗传性血清 α-抗胰蛋白酶（α-SAT）缺陷者，对于刺激性气体特别敏感；红细胞葡萄糖-6-磷酸脱氢酶（G-6-PD）缺乏者，接触具有氧化性的毒物会引起溶血；具有过敏体质者接触过敏原易引起过敏反应等。

（2）年龄和性别因素：未成年人可能会因体内某些代谢酶含量较少，各种生物膜（尤其是血脑屏障）的通透性较高，肝和肾的清除能力较差，因而对一些毒物的敏感性较高；老年人则可能因某些代谢酶活性降低等原因而对某些毒物的耐受性下降。

由于女性在机体的解剖结构、生理生化功能等方面与男性有所不同，因而对某些职业性有害因素的敏感性亦存在差异，如女性体脂比例较高，使苯等脂溶性毒物在体内的蓄积量增加和存留时间较长。

（3）营养因素：不合理的膳食结构一方面可降低机体的一般抵抗力，另一方面可因机体缺乏某种营养素而使其易受到某类有害因素的影响。如缺乏维生素 E 者对臭氧等氧化性物质的耐受性降低。

（4）患病状况：职业性有害因素通常有其主要的靶部位，当接触者该部位患有某种其他疾病时，往往会提高机体对有害因素的易感性。

（5）生活方式：如吸烟、酗酒、卫生习惯不良、不注意个人防护等，可增加毒物的摄入量或与毒物产生协同作用；缺乏锻炼、过度紧张等可降低机体对毒物的耐受性。

这些个体特征因素统称为职业性损害的“个体危险性因素”（host risk factor），具有这些个体特征的人群易受职业性有害因素的影响，故称为“易感人群”（vulnerable group）或

"高危人群"(high risk group)。

三、职业性损害的防治

(一) 全球策略

2005年,国际劳工组织(International Labor Organization, ILO)估计每年与工伤和职业病有关的死亡约为200万例。尽管此类伤害和疾病的年发生率在大多数发达国家正在缓慢下降,但在发展中国家却在上升。所有致命性和非致命性职业事故的年发生率估计为2.7亿起,有大约1.6亿名工人因工作关系而患病。由于赔偿、工作时间损失、生产的中断、培训、医疗费用以及诸如此类的费用造成的相关经济损失估计高达全球年度国民生产总值的4%。因此开展有效的职业性损害和职业卫生服务(occupational health service)是新世纪职业卫生服务面临的挑战,WHO提出了"人人享有职业卫生"的全球战略,并提出理想的"人人享有职业卫生"基本框架。WHO和ILO还对职业卫生与安全工作提出了5项原则:

(1) 健康保护与预防原则,即保护职工健康不受作业环境中有害因素的损害。

(2) 工作适应原则,即作业本身与环境应适合职工的作业能力。

(3) 健康促进原则,即优化职工的心理行为、生活及作业方式与社会适应状况。

(4) 治疗与康复原则,即减轻工伤、职业病及与工作有关疾病所致不良后果。

(5) 初级卫生保健原则,即就近为职工及其家属提供治疗与预防的一般卫生保健服务。

(二) 基本原则

职业卫生防治工作应遵循"三级预防"(three levels of prevention)的原则开展。

一级预防(primary prevention):病因预防,使劳动者尽可能不接触职业性有害因素,这包括:改善劳动条件使职业性有害因素控制在安全标准范围以内;筛选出高危人群,避免其从事有害因素的作业。

二级预防(secondary prevention):临床前期预防,通过早期发现、早期诊断、早期治疗的预防措施,争取好的治疗效果,防止疾病的发生。主要措施有:对特定的职业接触人群开展普查、筛检、定期健康检查、高危人群的重点项目检查等,及早发现、明确诊断,使患者得到及时的治疗和处理;定期和经常性地对生产作业场所进行卫生监督和环境监测,发现有害因素超过卫生标准时,及时采取相应措施,使其降低至国家规定的工作场所有害因素职业接触限值以内。

三级预防(tertiary prevention):临床预防,目的是使患者在明确诊断后得到及时、合理的处理,防止恶化及复发,防止劳动能力的丧失。对慢性职业病患者,可通过医学监护预防并发症和伤残,减少疾病的不良作用;对已经丧失劳动能力或伤残者,通过康复医疗,提倡社区卫生服务及家庭护理指导,开展功能性康复和心理康复,努力做到病而不残,残而不废,达到延长寿命的目的。

为做好三级预防,必须坚持"安全第一,预防为主"的原则。只有形成"企业负责,政府监察,行业管理,群众监督"的良好职业安全工作体制,才是消除和控制职业性损害的最有效方法。

(三) 防治措施

职业性损害的防治措施原则上应包括法律措施、组织措施、技术措施和卫生保健措施等几个方面。

1. 法律措施

职业卫生法律法规是保障从业人员在安全卫生条件下进行劳动的行政管理的基础。新中国成立半个多世纪以来，我国政府有关部门在职业卫生和职业病的防治方面发布了一系列的法律法规。特别是20世纪80年代开始，为了适应我国经济建设新形势的需要，最大限度地保护广大劳动者的利益和身心健康，国家卫生部及各有关部门、全国人大常委会法治工作委员会加快了有关法律法规的制定和修订工作，并于2001年10月27日第九届全国人大常委会第二十四次会议通过了《中华人民共和国职业病防治法》(2002年5月1日起实施)。国务院和卫生部又相继颁布了《职业病诊断与鉴定管理办法》、《国家职业卫生标准管理办法》等8个职业病防治法的配套法规，从多方面对职业病防治法中的条款进行了明确的规定。加上1987年颁布的《中华人民共和国尘肺病防治条例》、1988年颁布的《女职工劳动保护条例》等，共同构成了我国目前较为完备的职业卫生法律法规体系。这些具有约束力的法律法规为保护职业人群的健康提供了有力的保障。

职业卫生法律法规的执行由各级政府的卫生监督部门实施行政管理。行政执法的技术规范依据是各类职业卫生标准。迄今，我国已逐步形成了特有的职业卫生和职业病的标准系列。目前执行的是2002年4月卫生部以卫通[2002]8号令的方式发布的157项国家职业卫生标准，其中职业卫生标准47项，与职业病诊断有关的标准110项。2007年卫生部又发布卫通[2007]8号令以《工作场所有害因素职业接触限值 第1部分：化学有害因素》(GBZ 2.1—2007)和《工作场所有害因素职业接触限值 第2部分：物理因素》(GBZ 2.2—2007)代替《工作场所有害因素职业接触限值》(GBZ/T 2—2002)。同时，给出一系列工作场所物理因素测量的推荐性国家职业卫生标准。2010年卫生部又发布卫通[2010]2号令以《工业企业设计卫生标准》(GBZ 1—2010)代替《工业企业设计卫生标准》(GBZ 1—2002)。同时还发布了《职业卫生名词术语》(GBZ/T 224—2010)和《用人单位职业病防治指南》(GBZ/T 225—2010)。《职业病防治法》具体配套规章制度参见图2-1-2。

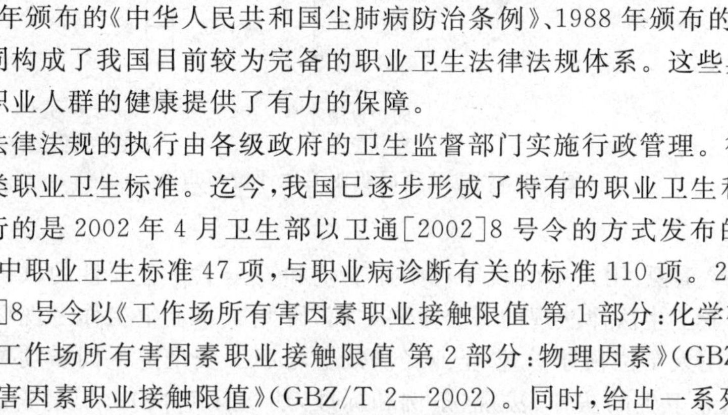

图 2-1-2　职业病防治法规章制度

职业卫生监督是依法对职业卫生和职业病防治进行管理的重要手段之一，按监督实施的阶段，可分为预防性卫生监督和经常性卫生监督两大项。

预防性卫生监督：属于预测和控制职业危害的前瞻性监督，指涉及所有生产设施的新建、改建、扩建，以及技术改造和技术引进项目，要求职业卫生设施必须与主题工程同时设计、同时施工、同时验收，并应符合国家卫生标准(图2-1-3)。对“三资”和个体民营企业的投资和引进项目，应加强实施预防性卫生监督，防止违反有关法规和职业病危害转嫁。

经常性卫生监督：包括对工作场所职业性有害因素和作业者接触水平的监测、监督，对健康监护制度、安全操作规程、个人防护用品使用，以及安全卫生设备维护、检修等情况的常规监督。

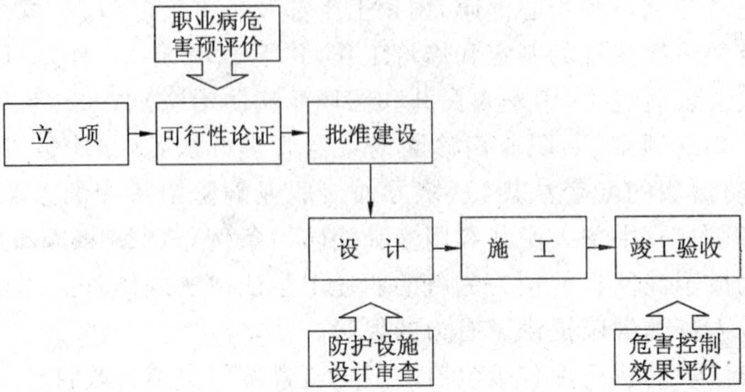

图 2-1-3　建设项目职业卫生评价与审查

2. 组织措施

(1) 单位领导重视：用人单位领导对职业卫生和安全工作重要性的认识程度是该单位能否顺利贯彻职业卫生法律法规的一个重要方面，因此职业卫生工作者现场工作的重要任务之一就是要让用人单位领导树立“企业经济效益与职工安全卫生同步发展”的观念，严格执行国家有关职业卫生的法律、法规、条例和标准，切实保障职工“人人享有职业安全与卫生”的合法权益。

(2) 加强专业人员培训：科学技术的高速发展要求各级从事职业卫生与职业病防治工作的专业人员的观念、知识、技能和管理水平不断更新和提高，以提高业务能力和管理水平，及时有效地做好职业病危害控制和职业性病损的防治工作。

(3) 职业健康教育：目的是让广大的劳动者了解其工作环境中的职业性有害因素种类及其对健康的影响和防护方法，并通过增强自我保护意识，主动积极地配合和参与职业病危害的控制工作。

(4) 建立健全合理的职业卫生制度：在组织劳动生产过程中，用人单位应根据有关的法律法规和单位的实际情况，建立合理的职业卫生和劳动制度。

3. 技术措施

(1) 改革工艺过程：消除或减少职业性有害因素对从业人员的危害。如在职业中毒的预防时，采用无毒或低毒的物质代替有毒或高毒物质，限制化学原料中有毒杂质的含量。油漆生产中可用锌白或钛白代替铅白；喷漆作业采用无苯稀料，并采用静电喷漆新工艺；在酸洗作业中限制酸中砷的含量；电镀作业采用无氰电镀工艺等。

(2) 尽可能采用机械化、自动化和管道化的生产过程，减少个人接触各种有害因素的机会和强度。同时要加强生产设备的管理、检查和维修，防止毒物的跑、冒、滴、漏和粉尘外逸，避免意外事故的发生。

(3) 合理设置工作场所的通风排毒、除尘设备。通常采用局部抽出式机械通风系统及净化装置排除毒物和粉尘，以降低工作场所空气中毒物或粉尘浓度。

(4) 厂房建筑和生产过程的合理设置。在生产性毒物逸出的车间、工段或设备，应尽量与其他车间、工段隔开，尽可能合理配置，以减少影响范围。厂房的墙壁、地面应以不吸收毒物和不易被腐蚀的材料制成，表面力求平滑和易于洗刷，以便经常保持清洁卫生。

(5) 其他技术措施：如矿山的掘进采用水风钻，石英粉厂的水磨、水筛，铸造厂的水爆清砂。在风道、排气管口等部位安排各种消声器，以降低噪声传播；用多孔材料装饰车间内表面，或在工作场所内悬挂吸声物体，吸收辐射和反射声，以降低工作环境噪声强度等。

4. 卫生保健措施

(1) 开展职业卫生技术服务：职业卫生与职业病防治机构、疾病预防控制机构、卫生监督机构等有关的医疗卫生机构，必须为用人单位提供良好的、合格的职业卫生技术服务，服务内容主要包括：

1) 职业病危害的评价：职业病危害评价包括预评价和控制效果评价。职业病危害预评价的目的是对建设项目可能产生的职业病危害因素及其对工作场所和劳动者健康的可能影响作出评价，确定危害类别和提出职业病危害控制措施；职业病危害控制效果评价的目的是对预评价所提出的各项职业病危害控制措施的落实情况和效果进行评价。

2) 工作场所职业病危害因素的检测与评价：其目的在于及时发现和动态掌握工作场所中职业性有害因素的种类、存在形式、强度、消长规律等，为改善劳动条件和实施有效的干预措施提供依据。

3) 职业健康监护(occupational health surveillance)：是指以预防为目的，对接触职业病危害因素人员的健康状况进行系统的检查和分析从而发现早期健康损害的重要措施。职业健康监护包括职业健康检查、职业健康监护档案的建立和管理等内容，其主要工作内容如下：

a. 职业健康检查：包括上岗前、在岗期间、离岗时及应急健康检查。

上岗前健康检查：指用人单位对准备接触职业性有害因素的劳动者在上岗前进行的健康检查。其目的主要有两个：一是掌握其上岗前的健康状况，找出职业禁忌证(occupational contraindication)，以确定该人员的健康状况能否从事该种作业；二是收集留取有关的健康基础资料，作为以后定期健康检查的对照，也可作为职业病诊断的参考依据，减少误诊和漏诊。职业禁忌证是指劳动者从事特定职业或接触特定职业性有害因素时，比一般人群更易于遭受职业病危害和罹患职业病或者可能导致自身疾病病情加重，或者在从事作业过程中诱发可能对他人生命健康构成危险的疾病的个人特殊生理或者病理状态。

在岗期间健康检查：又称定期健康检查(periodic health examination)，是指用人单位按一定时间周期对接触职业性有害因素的劳动者健康状况进行检查，目的是及时发现职业性有害因素对劳动者健康的早期损害或可疑征象，并为工作场所的防护措施效果评价提供资料。

离岗时健康检查：指用人单位在接触职业性有害因素的劳动者离岗时进行的健康检查，目的是确定将离岗的劳动者在本单位工作期间是否受到职业性有害因素的影响，以便及时发现和处理，并为劳动者健康状况的连续观察提供资料。

应急健康检查：劳动生产过程中某些特殊情况使劳动者遭受或可能遭受急性职业性有害因素的影响，如生产事故、毒物泄漏事件等，用人单位及时组织进行健康检查和医学观察，称为应急健康检查。

在进行各种职业健康检查时，检查的项目和周期可按职业健康监护管理办法中规定的《职业健康检查项目及周期》进行，并填写《职业健康检查表》。表 2-1-2 列出了几种常见职业病危害接触者的健康检查项目和职业禁忌证。

表 2-1-2　几种常见职业性有害因素的职业健康检查项目、周期及禁忌证

有害因素	上岗前检查内容	在岗期间检查内容	体检周期	职业禁忌证
铅及其化合物	(1) 体格检查 a. 内科常规检查 b. 神经系统常规检查 (2) 实验室和其他检查 a. 必检项目:血常规、尿常规、心电图、血清 ALT b. 选检项目:血铅或尿铅	(1) 体格检查 a. 内科常规检查 b. 神经系统常规检查 (2) 实验室和其他检查 a. 必检项目:血常规、尿常规、心电图、血铅或尿铅 b. 选检项目:尿 δ-ALA、血 ZPP 或 FEP、血清 ALT、神经-肌电图	一年	(1) 贫血 (2) 卟啉病 (3) 多发性周围神经病
汞及其化合物	(1) 体格检查 a. 内科常规检查 b. 口腔科常规检查,重点检查口腔黏膜、牙龈 c. 神经系统常规检查 (2) 实验室和其他检查 a. 必检项目:血常规、尿常规、心电图、血清 ALT b. 选检项目:尿 β_2-微球蛋白、尿视黄醇结合蛋白、尿汞	(1) 体格检查 a. 内科常规检查 b. 神经系统检查:常规检查及小脑功能、震颤(眼睑、舌、手指震颤) c. 口腔科常规检查,重点检查口腔及牙龈炎症 (2) 实验室和其他检查 a. 必检项目:血常规、尿常规、心电图、尿汞、尿 β_2-微球蛋白、尿浓缩试验 b. 选检项目:尿视黄醇结合蛋白	一年	(1) 慢性口腔炎 (2) 慢性肾脏疾病 (3) 中枢神经系统器质性疾病 (4) 各类精神病
锰及其化合物	(1) 体格检查 a. 内科常规检查 b. 神经系统检查:常规检查及四肢肌力、肌张力 (2) 实验室和其他检查 a. 必检项目:血常规、尿常规、心电图、血清 ALT b. 选检项目:尿锰、脑电图、颅脑 CT(或 MRI)	(1) 体格检查 a. 内科常规检查 b. 神经系统检查:常规检查及智力、定向力、语速、面部表情、反应能力、四肢肌力、肌张力、共济失调、肢体震颤 (2) 实验室和其他检查 a. 必检项目:血常规、尿常规、心电图、血清 ALT b. 选检项目:脑电图、颅脑 CT(或 MRI)、尿锰	一年	(1) 中枢神经系统器质性疾病 (2) 各类精神病 (3) 严重自主神经功能紊乱性疾病
氯气	(1) 体格检查 内科常规检查,重点检查呼吸系统 (2) 实验室和其他检查 a. 必检项目:血常规、尿常规、血清 ALT、心电图、胸部 X 射线检查、肺功能 b. 选检项目:血清免疫球蛋白 IgE	(1) 体格检查 a. 内科常规检查,重点检查呼吸系统和心血管系统 b. 眼科常规检查 (2) 实验室和其他检查 a. 必检项目:血常规、肝功能、胸部 X 线检查、心电图 b. 选检项目:血气分析	两年	(1) 慢性阻塞性肺病 (2) 支气管哮喘 (3) 慢性间质性肺病 (4) 支气管扩张
一氧化碳	(1) 体格检查 a. 内科常规检查,重点检查心血管 b. 神经系统常规检查 (2) 实验室和其他检查 必检项目:血常规、尿常规、心电图、血清 ALT	(1) 体格检查 a. 内科常规检查,重点检查心血管 b. 神经系统常规检查,重点检查意识、瞳孔和病理征 (2) 实验室和其他检查 a. 必检项目:血碳氧血红蛋白、血常规、尿常规、心电图 b. 选检项目:脑电图、颅脑 CT	两年	(1) 中枢神经系统器质性疾病 (2) 心肌病

（续表）

有害因素	上岗前检查内容	在岗期间检查内容	体检周期	职业禁忌证
苯	(1) 体格检查 内科常规检查 (2) 实验室和其他检查 a. 必检项目：血常规、尿常规、血清 ALT、心电图 b. 选检项目：溶血试验、肝脾 B 超	(1) 体格检查 内科常规检查 (2) 实验室和其他检查 a. 必检项目：血常规（注意细胞形态及分类）、尿常规、血清 ALT、心电图、溶血试验、肝脾 B 超 b. 选检项目：尿反-反黏糠酸测定、尿酚、骨髓穿刺	苯浓度超过国家卫生标准：一年一次；苯浓度符合国家卫生标准：两年一次	(1) 血常规检出有如下异常者： 白细胞计数低于 $4.5\times10^{9}/L$；血小板计数低于 $8\times10^{10}/L$；红细胞计数男性低于 $4\times10^{12}/L$，女性低于 $3.5\times10^{12}/L$ 或血红蛋白定量男性低于120g/L，女性低于 110g/L (2) 造血系统疾病如各种类型的贫血、白细胞减少症和粒细胞缺乏症、血红蛋白病、血液肿瘤以及凝血障碍疾病等 (3) 脾功能亢进
甲醛	(1) 体格检查 内科常规检查，重点检查呼吸系统 (2) 实验室和其他检查 a. 必检项目：血常规、尿常规、心电图、血清 ALT、肝脾 B 超、肺功能 b. 选检项目：胸部 X 射线检查、肺弥散功能、血清免疫球蛋白 IgE	检查内容同上岗前	两年	(1) 慢性阻塞性肺病 (2) 支气管哮喘 (3) 慢性间质性肺病 (4) 支气管扩张
苯的氨基与硝基化合物	(1) 体格检查 内科常规检查 (2) 实验室和其他检查 a. 必检项目：血常规、尿常规、血清 ALT、血清葡萄糖-6-磷酸脱氢酶测定、心电图、肝脾 B 超、乙肝表面抗原 b. 选检项目：尿 β_2-微球蛋白	检查内容同上岗前	两年	(1) 贫血 (2) 慢性肝炎 (3) 慢性肾炎 (4) 血清葡萄糖-6-磷酸脱氢酶缺乏症
有机磷	(1) 体格检查 a. 内科常规检查 b. 神经系统检查：常规检查及定向力、智力、四肢肌力、肌张力 c. 皮肤科常规检查 (2) 实验室和其他检查 a. 必检项目：血常规、尿常规、血清 ALT、心电图、全血或红细胞胆碱酯酶活性 b. 选检项目：神经-肌电图、胸部 X 线检查	检查内容同上岗前，实验室和其他检查，必检项目中血清 ALT 改为肝功能	两年	(1) 神经系统器质性疾病 (2) 全血胆碱酯酶活性明显低于正常者

(续表)

有害因素	上岗前检查内容	在岗期间检查内容	体检周期	职业禁忌证
矽尘	(1) 体格检查:内科常规检查,重点是呼吸系统、心血管系统 (2) 实验室和其他检查 必检项目:血常规、尿常规、血清 ALT、心电图、后前位X线高千伏胸片、肺功能	(1) 体格检查:内科常规检查,重点是呼吸系统和心血管系统 (2) 实验室和其他检查 a. 必检项目:后前位 X 线高千伏胸片、心电图、肺功能 b. 选检项目:血常规、尿常规、血清 ALT	二氧化硅浓度超过国家卫生标准:一年一次;二氧化硅浓度符合国家卫生标准:两年一次	(1) 活动性肺结核病 (2) 慢性阻塞性肺病 (3) 慢性间质性肺病 (4) 伴肺功能损害的疾病
高温	(1) 体格检查:内科常规检查,重点进行心血管系统检查 (2) 实验室和其他检查 a. 必检项目:血常规、尿常规、血清 ALT、心电图、血糖 b. 选检项目(有甲亢病史或检查有异常者):血清游离甲状腺素(FT_4)、血清游离三碘甲腺原氨酸(FT_3)、促甲状腺激素(TSH)	检查内容同上岗前	一年,应在每年高温季节到来之前进行	(1) Ⅱ期高血压 (2) 活动性消化性溃疡 (3) 慢性肾炎 (4) 未控制的甲亢 (5) 糖尿病 (6) 大面积皮肤疤痕
振动	(1) 体格检查:内科常规检查 重点检查手指有无肿胀、变白、变紫,指关节有无变形,指端感觉有无减退等 (2) 实验室和其他检查 a. 必检项目:血常规、尿常规、血清 ALT、心电图 b. 选检项目:根据体检情况,可有选择地进行下列试验:冷水复温试验、指端感觉、肌电图、手掌、指、腕和肘关节 X 线摄片、肌力、指甲压迫试验	(1) 体格检查:重点检查手指有无肿胀、变白、变紫,指关节有无变形 (2) 实验室和其他检查 a. 必检项目:血常规、冷水复温试验(有症状者) b. 选检项目:冷水复温试验(无症状者)、指端感觉、肌电图、指甲压迫试验	两年	(1) 周围神经系统器质性疾病 (2) 雷诺病
噪声	(1) 体格检查 a. 内科常规检查:注意甲状腺和心血管系统的检查 b. 耳科检查:主要是粗听力、外耳和鼓膜的检查,如是否因听力原因影响交谈,双侧耳廓有无畸形,外耳道有无畸形、狭窄、闭锁、阻塞,鼓膜有无穿孔、肥厚、钙化,内陷、粘连、溢液等 (2) 实验室和其他检查 a. 必检项目:纯音听阈测试、心电图、血常规、尿常规、血清 ALT b. 选检项目:声导抗、耳声发射	(1) 体格检查:同上岗前 (2) 实验室和其他检查 a. 必检项目:纯音听阈测试、心电图 b. 选检项目:血常规、尿常规、声导抗(鼓室导抗图,500Hz、1 000Hz同侧和对侧镫骨肌反射阈)、耳声发射(畸变产物耳声发射,或瞬态诱发耳声发射)	一年	(1) 各种原因引起永久性感音神经性听力损失(500Hz、1 000Hz和 2 000Hz 中任一频率的纯音气导听阈 $>$ 25dB HL) (2) 中度以上传导性耳聋 (3) Ⅱ期高血压和器质性心脏病

（续表）

有害因素	上岗前检查内容	在岗期间检查内容	体检周期	职业禁忌证
微波	(1) 体格检查 a. 内科常规检查 b. 眼科检查：常规检查及角膜、晶状体和眼底 (2) 实验室和其他检查 必检项目：血常规、尿常规、血清 ALT、心电图	检查内容同上岗前	三年	(1) 神经系统器质性疾病 (2) 白内障

b. 健康监护档案的建立和管理：用人单位应当建立职工的职业健康监护档案，以便于资料的整理和分析。

档案内容包括：劳动者职业史、既往史和职业性有害因素接触史；相应作业场所职业性有害因素的监测结果；职业健康检查结果和处理情况；职业病诊疗等劳动者健康资料等。职业健康监护档案应一人一册，用人单位应按规定妥善保存。

(2) 合理使用个体防护用具：针对职业性有害因素的技术性防护措施不够完善，特别是在事故抢修或进入设备内检修时，应当正确选用个体防护用具。个体防护用具主要有呼吸防护器、防护服装、防护眼镜及防护油膏等。其中呼吸防护器包括各种口罩和面具，防护服装包括安全帽（或头盔）、工作服、手套、围裙、长筒靴等。用人单位应按照规定给劳动者提供足够有效的个体防护用品，并在使用前进行培训，以达到个体防护用品最大的防护效果。

(3) 合理供应保健食品和饮料：如对接触职业性毒物的劳动者，应根据所接触毒物的毒作用特点，在保证平衡膳食的基础上，补充某些特殊需要的营养成分（如维生素、无机盐、蛋白质等）；对从事高温作业的劳动者应补充含盐饮料和高蛋白食品，并适量补充水溶性维生素等。

第二节 生产性毒物和职业中毒

【案例 2-2】

28 岁的小伙子小吴在一家知名的电子制造企业打工，他负责喷涂一种金属材料，每天在车间工作十几个小时。2007 年 7 月，小吴出现了严重的咳嗽、气喘，并伴有持续性的发烧。随即在当地医院住院进行治疗。CT 检查发现，小吴的肺部全是白色的粉尘颗粒。而医生取小吴肺部组织活检寻找病因，发现在患者的肺泡里有像牛奶一样的乳白色液体。医生将从患者肺部找到的白色粉尘颗粒送到某大学的实验室进行分析检测。检测报告显示，主要成分除了氧化硅和氧化铝外，还有一种重金属元素引起了专家们的注意，那就是“铟”。“铟”是一种稀有金属，是制作液晶显示器和发光二极管的原料，毒性比铅还强。

问题：

1. 小吴在生产过程中主要接触到哪些危害因素？
2. 根据我国职业病名单，小吴能否被诊断为职业病？

生产过程中存在的可能对人体健康产生有害影响的化学物质称为生产性毒物。劳动者在从事生产劳动过程中，由于接触生产性毒物而发生的中毒称为职业中毒。

(一) 生产性毒物的来源、存在状态

生产性毒物的来源可有多种形式,既可来自于原料、中间产品(中间体)、辅助原料、成品、夹杂物、副产品或废弃物;也可来自热分解产物及反应产物,如聚氯乙烯塑料加热至160～170℃时即可分解产生氯化氢;磷化铝遇湿则分解生成磷化氢。

在生产环境中,毒物可以气体、液体、固体或气溶胶的形式存在。

气体指在常温、常压下呈气态的物质,如氯气、一氧化碳、二氧化硫等;固体升华、液体蒸发或挥发可形成蒸气,前者如碘,后者如苯、甲苯等。凡沸点低、蒸气压大的液体都易产生蒸气。

雾为悬浮于空气中的液体微粒,常为蒸气冷凝或液体喷洒而成,如电镀铬时的酸雾,喷漆作业时的漆雾。

烟是指悬浮于空气中直径<0.1μm的固体微粒,主要为金属熔融时产生的蒸气在空气中迅速冷凝、氧化而成,如熔炼铅、铜时的铅烟、铜烟;有机物加热或燃烧时,也可形成烟。

固体物质经碾磨或机械粉碎时可产生粉尘,粉尘是指能较长时间悬浮在空气中的固体微粒,其粒子大小多在0.1～10μm。

飘浮在空气中的粉尘、烟和雾,统称为气溶胶(aerosol)。

生产性毒物主要经呼吸道吸收,其次为皮肤,经消化道吸收的职业卫生学意义不大。

(二) 接触机会

接触生产性毒物主要有两个环节,即原料的生产及其应用。这涉及原料的开采与提炼,材料的加工、搬运、储藏、加料和出料,以及成品的处理、包装等。在生产环节中,有许多因素可导致作业人员接触毒物,如化学管道的渗漏、化学反应控制不当或加料失误而引起的冒锅和冲料,化学物的包装或储存气态化学物钢瓶的泄漏,作业人员进入反应釜出料和清釜、物料输送管道或出料口发生堵塞、废料的处理和回收等。

另外,有些作业虽未应用有毒物质,但在一定的条件下亦可接触毒物,甚至引起中毒。例如,在有机物堆积且通风不良的狭小场所(地窖、矿井下废巷、化粪池等)作业,可发生硫化氢中毒;塑料加热可接触到热裂解产物。

(三) 职业中毒

职业中毒是一类常见的职业病。按其发病潜伏期可分为急性中毒、亚急性中毒和慢性中毒。一次性或短时间内重复接触高浓度(或大剂量)的毒物,在经过一个较短潜伏期后即出现临床症状者为急性中毒;长期反复接触较低浓度毒物,在体内毒物蓄积的基础上发病者,称为慢性中毒;介于两者之间,即较短时间内(通常指3个月左右)反复接触较高浓度的毒物而发病者,称为亚急性中毒。职业中毒以慢性中毒最为常见,生产环境极差或发生急性泄漏事故时,可发生急性中毒。按毒作用的表现可分为局部作用和全身中毒表现,如皮肤接触部位的红斑、肿痛,刺激性气体对眼结膜和呼吸道黏膜的刺激作用等属于局部作用;而全身中毒表现则为毒物被吸收后引起的全身性多器官、多系统的组织损害等。

一、金属中毒

(一) 铅中毒

【案例2-3】

也许您不知道,一个小小的铅元素就毁灭了一个国家——那就是古罗马帝国。公元前146年,古罗马人以铅为荣,铅成为罗马贵族生活的日常生活用品,例如,葡萄酿酒加铅后,不但可以去掉酸味，而且色彩鲜艳，酒味香甜；用含铅的粉美容可以使贵族夫人的脸变得洁白；蜂蜜在含铅的容器里加热变成了止泻剂。他们用铅做水管、水槽、容器，用铅做各种餐具、厨具、玩具、纪念品、戒指、钱币、化妆品、药品，甚至用铅来制造棺材……

但是他们哪里知道这些铅毒进入人体之后可损害人的消化系统、生殖系统、造血系统、神经系统、心脑血管系统。人们不但出现失眠、头痛、乏力、男性不育、妇女不孕，即使怀孕也会发生流产死胎。少数胎儿虽然成活，但由于神经系统的毒性作用，孩子出生后也会出现残疾、畸形、痴呆，大多数导致永久性的智力低下等各种各样的疾病，而且平均寿命都很短。据历史记载，古罗马特洛伊贵族区 101 名男子中，仅有 27 个子代，半数以上没有生育，其余的爵爷夫人虽然怀了孕，活下来的只有少数几个低能儿。皇帝几乎没有嫡生的子女接替皇位，因此安东尼斯皇帝提出一项补救措施，选拔健康又聪明的人为皇位继承人，可惜皇位传到马康斯奥理利斯皇帝时，由于皇后生了一个低能儿康莫达斯继承皇位。从此破坏了选拔制度，致使低能愚蠢者统治着古罗马，使一个横跨欧洲、亚洲和非洲的庞大帝国走向了毁灭。可以说这是铅中毒毁灭了罗马的文明、进步和人才。

问题：

根据上述事实，进一步了解铅接触的机会和途径。

1. 理化特性

铅(lead，Pb)为灰蓝色重金属，质地柔软易延展，常温下可轧成铅皮、铅箔。密度为 11.3 g/cm^3，熔点较低，为 327.4℃，沸点 1 525℃。加热至 400～500℃时即有大量铅蒸气逸出。逸出到空气中的铅蒸气可迅速被氧化为氧化亚铅(Pb_2O)，或冷凝为铅烟。随着熔铅温度升高，还可逐步生成氧化铅(密陀僧，PbO)、三氧化二铅(黄丹，Pb_2O_3)、四氧化三铅(黄丹，Pb_3O_4)(图 2-2-1)。金属铅可溶于硝酸和热浓硫酸。铅化合物在水中的溶解度不同，如醋酸铅、氯化铅、铅白[$PbCO_3 \cdot Pb(OH)_2$]易溶于水，而硫化铅、硅酸铅则难溶于水。

铅(Pb) $\xrightarrow{327\sim400℃}$ 氧化亚铅(Pb_2O) $\longrightarrow$ 氧化铅(PbO) $\xrightarrow[\text{铅烟的形成}]{450\sim500℃}$ 三氧化二铅(Pb_2O_3) $\xrightarrow{500℃以上}$ 四氧化三铅(Pb_3O_4)

图 2-2-1　铅系列氧化产物

2. 接触机会

职业性接触铅的行业主要有：铅矿的开采与熔炼，含铅金属的熔炼，蓄电池制造，旧印刷业的铸字和浇板，电缆包铅，机械工业铅预热处理，火车轴承挂瓦，自来水管道、罐头盒及电工仪表元件含铅焊锡，制造 X 线和原子辐射防护材料，拆修旧船、桥梁时的焊割。以上作业中铅以蒸气和烟尘形式逸散。各种铅化合物广泛用于油漆、颜料、橡胶、玻璃、陶瓷、釉料、药物、塑料、炸药等行业时，则以粉尘形式污染作业场所。

3. 毒理

(1) 吸收：在生产环境中铅及其无机化合物主要以铅尘或铅烟的形式经呼吸道吸入，少量经消化道摄入，卫生习惯不良者可增加消化道的摄入量。金属铅及其无机化合物难以经完整的皮肤吸收，但四乙基铅等有机铅则可迅速经皮肤吸收。无机铅在呼吸道主要通过肺泡弥散作用和吞噬细胞的吞噬作用而吸收，吸收速度和吸收量主要取决于含铅粉尘或铅烟的分散度、机体的换气速度和铅化合物在组织中的溶解度，其吸收率为 30%～50%。金属铅在消化道内的吸收率为7%～10%,但空腹时明显增加,机体或食物中缺乏铁、钙、磷时也可增加铅的吸收;无机铅化合物在消化道内的吸收速度和吸收率主要还与其溶解度有关,溶解度高则吸收速度快、吸收率高。如硫化铅(PbS)、铬酸铅($PbCrO_4$)等溶解度甚小,其毒性也较小;而三氧化二铅(Pb_2O_3)、氧化铅(PbO)、硝酸铅及醋酸铅等化合物易溶于水,其毒性也较大。另外,处于生长发育期的儿童对各途径铅的吸收率都高于成人。

(2) 分布:被吸收进入血液系统的铅90%以上与红细胞结合(包括红细胞膜和血红蛋白);其余部分在血浆中,血浆中铅大部分与血浆蛋白结合,另一部分以生物活性较大的可溶性磷酸氢铅($PbHPO_4$)和甘油磷酸铅形式存在。血中铅随血液循环可分布于全身,初期主要分布于肝、肌肉、皮肤、肾、脾、肺、脑等组织器官中,以肝、肌肉、肾含量较高,数周后进行第二次分布,铅由软组织转移到骨骼、牙齿、毛发、指甲等硬组织中,在骨中先进入骨小梁,而后进入骨皮质,主要以难溶性磷酸铅[$Pb_3(PO_4)_2$]形式沉积下来,其中大部分的生物半减期长达10年以上,血液和软组织中的可溶性磷酸氢铅和结合铅半减期为20～60天。

(3) 代谢:铅在体内的代谢与钙相似,可影响钙沉积和排出的因素同样可影响铅的沉积和排出。血中磷酸氢铅与贮存在骨骼中的磷酸铅保持动态平衡。在机体酸中毒、感染、烧伤、饥饿、酗酒、服用酸性药物等导致血液pH降低以及血钙降低时,可使骨内磷酸铅转化成可溶性磷酸氢铅而溶出,使血铅增高,常引起铅中毒的急性发作。

(4) 排出:进入体内的铅主要通过肾脏经肾小球滤过和肾小管排泌随尿排出,一部分由胆汁排入肠腔后随粪便排出,小部分随毛发、乳汁、唾液、汗腺、月经和指(趾)甲排出,铅还可通过胎盘屏障进入胎儿体内。

(5) 中毒机制:铅对全身各系统和器官均有毒性作用,主要累及神经、造血、消化、肾脏、肝脏及血管。其中毒机制尚未完全阐明,铅在体内可与含硫、氮、氧基团的物质结合,尤其是与巯基的亲和力较大,具有重要的毒理学意义,从而干扰相应物质的生物学活性或功能。铅的系统毒性作用主要有以下几方面:

1) 对造血系统的影响:

a. 影响血红蛋白合成:卟啉代谢障碍是铅对机体影响的早期变化之一。卟啉(porphyrin)是血红蛋白合成的中间产物,铅可抑制这一合成过程中的δ-氨基乙酰丙酸合成酶(δ-aminolevulinic acid synthetase)和δ-氨基乙酰丙酸脱水酶(δ-ALA dehydratase),致使尿中δ-氨基乙酰丙酸(δ-ALA)含量增高(图2-2-2),同时还抑制原卟啉(protoporphyrin)和铁结合,致使红细胞内原卟啉增多,粪卟啉(coproporphyrin)增加,血红蛋白合成减少,结果导致低血红蛋白性贫血。血红素合成酶(heme synthetase)受抑制后,体内的锌离子被络合于原卟啉Ⅸ中(protoporphyrin Ⅸ),形成锌原卟啉(Zn-protoporphyrin,Zn-pp),后者与球蛋白结合,形成Zn-pp球蛋白而积存于骨髓或随成熟红细胞而进入血液,另一部分Zn-pp可游离存在于红细胞中(free erythrocyte protoporphyrin,FEP),故有人认为测定Zn-pp及FEP可以作为诊断铅中毒的早期指标。由于血红蛋白合成障碍,导致骨髓内幼稚红细胞代偿性增生,使周围血中点彩、网织、碱粒红细胞增多。

b. 溶血:造成溶血的原因主要有两个方面:其一是铅抑制红细胞膜上Na^+,K^+-ATP酶的活性,使红细胞内K^+逸出,致细胞膜崩溃而溶血;其二是铅与红细胞表面的磷酸盐结合成不溶性的磷酸铅,使红细胞机械脆性增加,亦为溶血的原因。急性铅中毒时溶血作用较明显,慢性铅中毒时以影响卟啉代谢为主,溶血作用并不重要。

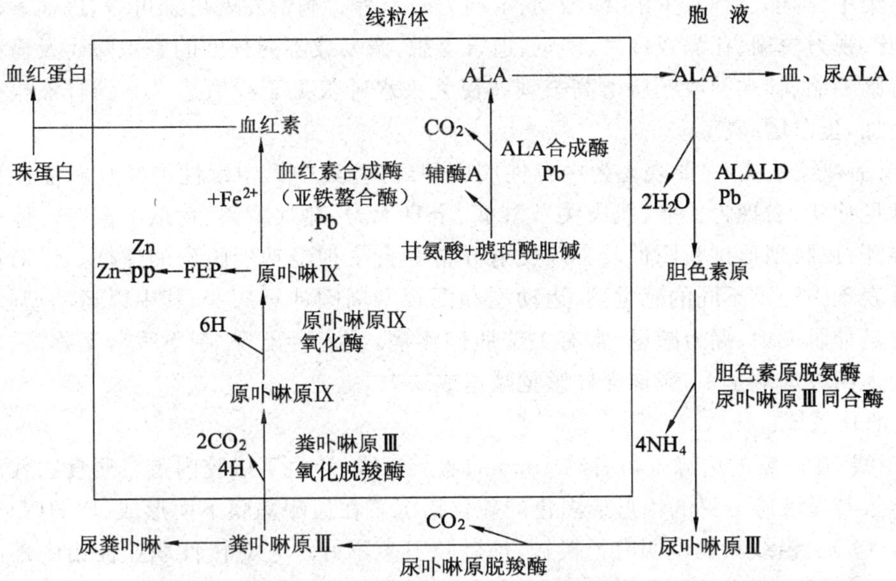

图 2-2-2　铅对血红素合成影响的示意图

资料来源：梁友信主编，《劳动卫生与职业病学》，2000 年。

2）对神经系统的影响：主要表现在影响大脑皮层兴奋和抑制的平衡及直接损伤周围神经。

铅影响卟啉代谢，引起体内 ALA 增多，ALA 可通过血脑屏障进入脑组织，由于 ALA 与 γ-氨基丁酸（GABA）化学结构相似，ALA 与 GABA 竞争突触后膜上的 GABA 受体，产生竞争性抑制作用，影响 GABA 的功能，引起神经行为学改变。由于血红素是合成细胞色素的辅基，铅干扰血红素合成，可导致脑内细胞色素 C 浓度降低，影响氧化磷酸化过程，干扰神经细胞的代谢。

铅对周围神经的损害主要是引起周围神经阶段性脱髓鞘病变，损害机制尚不十分清楚。

3）血管痉挛：铅可引起全身末梢小动脉痉挛，如腹腔内、皮下、肾内、肝内、眼底等部位的小动脉，导致相应损害表现。其可能的机制是铅抑制了平滑肌碱性磷酸酶和 ATP 酶活性，从而使平滑肌痉挛。

4. 临床表现

目前工业生产中急性中毒已少见，但职业性慢性中毒的发病率仍较高，非职业性慢性中毒也时有发生。慢性中毒的临床表现主要有以下几方面。

（1）神经系统：

1）中枢神经系统：中枢神经系统中铅的含量虽比肝、肾少得多，但其对铅的毒作用十分敏感。在中毒早期或轻度中毒时就可出现头昏、头痛、乏力、失眠、多梦、记忆力减退、肌肉关节酸痛等类神经症表现，此时脱离接触则症状可以消失；儿童对铅特别敏感，接触铅后可发生脑功能轻微障碍综合征（MBD），主要表现为多动和学习成绩差。

重症患者可发生铅中毒性脑病。职业性铅中毒性脑病目前已非常少见。此种情况多见于非职业性中毒，急性或慢性均可发生，如小儿捡食含铅油漆刷过的墙皮或咬涂有含铅油漆的玩具可引起中毒性脑病；长期饮用污染铅的饮料等，成人亦可发生。患者可先表现为反应迟钝、注意力不集中、抑郁、孤僻、少语、易激动、定向力减退等。病情发展可急可缓,进而表现为剧烈头痛、呕吐、视力模糊、狂躁或痴呆、幻觉、迫害妄想、谵妄或不同程度的意识障碍及癫痫样抽搐等。可有脑萎缩、脑水肿或颅压增高表现。视乳头水肿仅见于少数患者。脑脊液检查白细胞可轻度增加,蛋白增高。

2) 周围神经系统:主要表现为中毒性周围神经病,其中铅中毒性神经衰弱症候群是该病早期的常见症状,表现为头痛、肌肉关节酸痛、全身无力、睡眠障碍、食欲不振等。体格检查可见手心多汗,皮肤划痕试验阳性及心眼反射异常等自主神经功能障碍的体征。铅对周围神经的损害可表现为轻重不同的感觉型、运动型和混合型周围神经病变,其中以运动型较为常见,主要表现是伸肌无力、握力减退,常有关节肌肉疼痛,重症者出现"腕下垂",又称"铅麻痹";感觉型表现为四肢远端呈手套、袜套样感觉减退或缺失。

(2) 消化系统:

1) 铅线:在齿龈的边缘处可有约 1mm 的蓝灰色线,乃由于口腔内蛋白质食物残渣腐败后产生硫化氢与唾液腺分泌的铅形成黑色的硫化铅沉着在齿龈黏膜下而形成($PbHPO_4 + H_2S \rightarrow PbS + H_3PO_4$)。铅线只能说明有铅接触,且口腔卫生不好。它对慢性职业性铅中毒的诊断价值不大。急性铅中毒时较易见到,特别在有齿龈炎处。

2) 消化不良:铅中毒易引起消化系统分泌、运动功能异常。常有食欲不振、口内金属味、腹胀、便秘、恶心、腹部不定部位的隐痛等表现。

3) 腹绞痛:见于中等及较重的中毒病例。发作前可先有腹胀或顽固性便秘。多数为突然发作腹部绞痛(铅绞痛),剧烈难忍。部位多在脐周,亦可在上、下腹部。每次发作持续数分钟至数小时,有时为持续性疼痛伴阵发性加重。腹痛发作时面色苍白、焦虑、烦躁不安、出冷汗、蜷曲捧腹,按压腹部稍感缓解,腹壁可稍紧张,无固定压痛点,无明显反跳痛。肠鸣音可减弱、正常或阵发性增强。发作时可伴有呕吐、血压升高与眼底动脉痉挛。

(3) 血液系统:主要为红细胞系统改变,表现为贫血,由于铅对血红蛋白合成通路的抑制是非阻断性的,加之血红蛋白生成减少产生的反馈性调节作用,所以铅中毒性贫血一般只维持在轻度贫血水平,临床特征类似缺铁性贫血,多为低色素正细胞型贫血,也有低色素小细胞型,但铁剂治疗无效。外周血点彩红细胞、网织红细胞可有增多。

(4) 其他:肾脏可受到一定程度的损害,主要损伤肾小管功能,部分患者出现氨基酸尿、糖尿和磷酸盐尿,称为 Fanconi 综合征。少数较重者可出现蛋白尿、镜下血尿和管型尿。由于肾间质纤维化和铅中毒性血管痉挛等变化,肾血管的阻力增加,中毒晚期患者可出现难以恢复的肾性高血压。

铅还具有生殖发育毒性。女性对铅更敏感。铅可影响妇女生殖能力。接触大量铅的女工导致不孕、流产及畸胎等。铅能通过胎盘进入胎儿体内并通过乳汁引起婴儿中毒。铅亦可引起男性精子活动度减低及畸形精子增多。

儿童长期接触铅,在 X 线片上可见到长骨骨垢端有骨铅线,可反映体内铅的蓄积。

5. 诊断

慢性铅中毒的诊断应根据确切的职业史和以神经、消化、血液系统损害为主的临床表现及有关实验室检查、参考作业环境调查,进行综合分析后,方可诊断。我国现行《职业性慢性铅中毒诊断及分级标准》(GBZ37—2002)见表 2-2-1。

表 2-2-1　职业性慢性铅中毒诊断分级及处理原则

铅中毒分级	诊断标准	处理原则
观察对象	有密切铅接触史，无铅中毒的临床表现，具有下列表现之一者：① 尿铅≥0.34μmol/L (0.07mg/L)或 0.48μmol/24h (0.1mg/24h)；② 血铅≥1.9μmol/L(0.4mg/L)；③ 诊断性驱铅试验后尿铅≥1.4μmol/L(0.3mg/L)而<3.86μmol/L (0.8mg/L)者	可继续原工作，3～6 个月复查一次或进行驱铅试验明确是否为轻度铅中毒
轻度中毒	血铅 ≥ 2.9μmol/L (600μg/L) 或尿铅 ≥ 0.58μmol/L (0.12mg/L)且具有下列一项表现者，可诊断为轻度中毒：① 尿 δ-ALA ≥ 61.0μmol/L (8mg/L) 者；② FEP ≥ 3.56μmol/L(2mg/L)；③ Zn-pp≥2.91μmol/L (13.0μg/g Hb)；④ 有腹部隐痛、腹胀、便秘等症状。诊断性驱铅试验，尿铅 ≥ 3.86μmol/L (0.8mg/L) 或 4.82μmol/24h (1mg/24h)者，可诊断为轻度铅中毒	治愈后可恢复原工作，不必调离铅作业
中度中毒	在轻度中毒的基础上，具有下列一项表现者：① 腹绞痛；② 贫血；③ 轻度中毒性周围神经病	治愈后可恢复原工作，不必调离铅作业
重度中毒	具有下列一项表现者：① 铅麻痹；② 中毒性脑病	必须调离铅作业，并根据病情给予治疗和休息。如需劳动能力鉴定者按 GB/T16180 处理

6. 治疗原则

(1) 清除毒物：口服大量铅化合物所致急性铅中毒者，立即用 1%硫酸镁或硫酸钠溶液洗胃，导泻可给予硫酸镁。洗胃后灌以活性炭、牛奶或蛋清，保护胃黏膜。

(2) 驱铅治疗：常用的驱铅药物有依地酸二钠钙($CaNa_2$-EDTA)、二乙烯三胺五乙酸三钠钙($CaNa_3$-DTPA)、二巯丁二钠(Na-DMS)、二巯基丁二酸(DMSA)。① 依地酸二钠钙对铅中毒疗效好，为目前驱铅治疗的首选药物，1g 加入 5%葡萄糖液 250～500mL 静脉滴注，每日 1 次，连用 3 天，停药 4 天为一疗程。根据临床症状及驱铅情况决定是否进行下一疗程。依地酸二钠钙也可与体内的钙、铜、锌等离子形成稳定的络合物而排出，从而导致其他必需微量元素排出过多，长期用药可出现"过络合综合征"，患者自觉疲劳、乏力、食欲不振等。故有学者主张应同时给患者适当补充铜、锌等微量元素。② 二乙烯三胺五乙酸三钠钙($CaNa_3$-DTPA)每日0.5～1.0g，溶于 250mL 生理盐水，静脉滴注，疗程和间隔同依地酸二钠钙。其不良反应与依地酸二钠钙相似。③ 二巯丁二钠(Na-DMS)每日 1.0g，溶于 20～40mL 生理盐水或 5%葡萄糖溶液内，缓慢静脉注射，疗程和间隔同依地酸二钠钙。④ 二巯基丁二酸(DMSA))使用方便，可口服，每次 0.5g，每日 3 次，疗程和间隔同依地酸二钠钙。副作用有轻微恶心、腹胀、乏力、食欲不振。

(3) 对症治疗：根据病情给予对症治疗，如铅绞痛发作时，可静脉注射 10%葡萄糖酸钙 10～20mL 或皮下注射 0.5mg 阿托品，以缓解疼痛。

(二) 汞中毒

【案例 2-4】

历史学家记述牛顿的性格在 35 岁和 51 岁两次发生根本改变。现代人分析了牛顿的头发,发现异常增高的发汞水平。牛顿曾使用加热过的汞做了实验,后人推测大概是由于吸入了含汞的烟雾造成的。甚至在19世纪作家 Lewis Carroll 就知道汞是地球上最毒的物质之一。他通过他的小说《艾丽丝漫游仙境》中的人物 Mad Hatter 来间接地指出汞的危害。当 Lewis 写这本书时,制帽匠在制作帽子过程中使用汞。他们的一个职业疾病就是一种被称为“疯狂的制帽匠”的由汞引发的精神失常。现代的制造商已经认识到汞的这种危险了。

问题:

职业汞中毒与日本的水俣病是否为同一致病因素?

1. 理化特性

汞(mercury, Hg)俗称水银,为银白色液态金属。密度为13.6g/cm^3,熔点为-38.9℃,沸点为357℃,不溶于水,易溶于硝酸,能溶于脂肪。常温下即可蒸发,20℃时汞蒸气饱和浓度可达国家卫生标准的1 000倍以上,温度越高,蒸发量越大。汞蒸气较空气重6倍,故其蒸气多沉积在车间下方。汞蒸气很易被不光滑的墙壁、地面、天花板、工作台、工具及衣服所吸附。汞表面张力较大,若洒落在地面或桌面上,即可分散成许多小颗粒的汞珠,到处流散,无孔不入,不易清除。散成小汞珠后表面积增大,蒸发面也增大,蒸发速度加快,成为空气持续污染的来源。因此,及时清除汞污染,防止汞滴飞溅,对降低车间空气汞浓度有重要意义。

2. 接触机会

汞矿开采及冶炼;含汞仪器、仪表和电气器材的制造和维修。如水银温度计、气压计、汞整流器、荧光灯、石英灯、X线球管等;冶金工业用汞齐法提炼金、银;用汞齐镀金、镀银,原子能工业中汞作为钚反应堆的冷却剂;口腔医学中用银汞合金充填龋齿;化学工业中用汞作阴极电解食盐,生产烧碱和氯气,塑料、染料工业中用汞作催化剂;军工生产中,雷汞为重要的爆剂;轻工业中硝酸汞用于有机合成、毛毡制造,砷酸汞用于制造防火、防腐材料,氯化高汞用于印染、鞣革等。

3. 毒理

(1) 吸收:金属汞基本上不能经完整皮肤吸收,消化道吸收也极少,小于0.01%。汞主要以蒸气形式经呼吸道进入人体。由于汞蒸气具有高度弥散性和脂溶性,易透过肺泡壁吸收,吸收率可高达80%左右。汞的无机化合物除以气溶胶形式经呼吸道吸收外,还能经消化道吸收。经呼吸道吸收量不大,而经消化道吸收率取决于其溶解度。溶解度高的汞化合物吸收率可达30%,一般为7%~15%。经皮肤吸收量不大,但使用含汞油膏引起的中毒并不少见。有机汞由肠道吸收可达90%,同时也易经呼吸道和皮肤吸收。

(2) 分布及生物转化:汞进入血液后,最初以元素汞的形式溶于血浆,在红细胞内很快被氧化为二价汞离子,再次进入血浆,与血浆蛋白(主要为白蛋白)结合成结合型汞;而与含巯基化合物如半胱氨酸等以及与体液中的阴离子结合形成可扩散型汞,以这两种形式的汞随血液均匀地分布于全身各器官中,数小时后向肾脏集中,以肾脏含汞量最高,其次是脑、肠、睾丸。肾脏中汞可与多种蛋白结合,特别是与金属硫蛋白(metallothionein, MT)结合成较稳定的汞硫蛋白,主要贮存于近曲肾小管上皮细胞(金属硫蛋白是一种主要由肝脏合成的富含巯基的低分子蛋白,相对分子量为10 000~11 000)。汞以汞硫蛋白形式存在时一般不会对肾脏产生损害作用,因而对于汞在体内的解毒和蓄积具有很重要的意义。随着进入机体的汞量增加，肾脏内金属硫蛋白的含量与含汞量均见增高。待这种低分子蛋白与汞结合而耗尽时，汞即可对肾脏产生毒性，尿汞排泄量也随之降低。需要注意的是，尽管元素汞在血浆中的存在时间较短，但由于其高度的扩散性和强脂溶性使其能迅速大量透过血脑屏障进入中枢神经系统和胎盘。汞在脑内主要分布于灰质，脑干含量较高，其次为小脑、大脑皮质和海马回，引起汞中毒患者出现相应的神经系统损害。另外，哺乳动物体内存在将 Hg^{2+} 还原为 Hg^{0} 的机制，因而摄入无机汞化合物仍可引起神经系统损害。汞亦可分布在口腔和肠黏膜、唾液腺和皮肤，在向腔内分泌时可引起上皮细胞产生炎症性改变。

(3) 排泄：汞主要透过肾脏随尿排出，占排出总量的 50%～70%，其次是经肝胆系统随粪便排出，也可通过唾液、乳汁、毛发、月经血、呼出气排出少量。尿汞测定可以反映人体接触汞的程度，有助于汞中毒的诊断和驱汞疗效的观察。汞在体内生物半减期约为 60 天。

(4) 中毒机制：汞中毒的机制尚未完全清楚。一般认为 Hg—S 反应是其产生毒作用的基础，即汞主要是通过抑制体内多种含巯基酶的活性，影响机体代谢而产生毒作用；此外，它还可以与体内多种含硫、氧、氮等可作为电子供体的基团发生作用，如羧基、羰基、氨基、磷酸基等均可受其影响，使体内许多重要酶类活性被抑制；体内还有许多巯基，虽属非功能性的，但它是构成某些球蛋白的疏水部分，如果这部分与金属结合，则其体积缩减，分子结构扭曲变形，酶失去活性；还有研究表明，Hg^{2+} 可抑制 T 淋巴细胞功能，诱导自身免疫性疾患，高剂量 Hg^{2+} 还可直接引起肾小球免疫性损伤。

综上所述，汞可使细胞膜的酶功能与结构改变，使细胞膜受损；又可进入细胞内，干扰呼吸酶的活性，使组织的整个细胞出现功能和结构上的损害。

4. 临床表现

由于急、慢性汞中毒的靶器官不同，侵入途径及汞的化学形式也有影响，故急、慢性中毒的临床表现可有很大差异。

(1) 急性中毒：生产条件下，主要是因为短期吸入高浓度汞蒸气（$\geqslant 1.0mg/m^3$）所引起的急性中毒，重者可在数小时内发病；若浓度稍低，潜伏期长达 1～4 周者为亚急性中毒。主要表现为：

1) 全身症状：头痛、头晕、乏力、全身酸痛、寒战、发热（38～39℃）等表现。

2) 呼吸道系统：咳嗽、咳痰、胸痛、呼吸困难、紫绀；听诊可闻两肺不同程度的干、湿啰音；X 线胸片检查可见广泛性不规则阴影，甚至融合成点片状阴影，提示为化学性支气管肺炎或肺水肿。此外，尚有报道可引起肺间质纤维化。

3) 消化道系统：口腔炎表现十分突出。初为口干、流涎、唾液腺肿大，继而出现牙龈肿痛、溃疡、流血、化脓，齿龈交界处可见蓝黑色 HgS 沉积形成的“汞线”(mercury line)，牙齿松动甚至可脱落，严重者唇黏膜及颊黏膜均可出现溃疡；少数病例可有肝功能异常及肝脏肿大。

4) 泌尿系统：2～3 天后方出现，主要为急性肾小管坏死（ATN）所致，早期仅见尿成分异常（大量颗粒管型、肾小管上皮细胞、少量红细胞、蛋白）及肾小管功能障碍，严重者则进展为急性肾功能衰竭（ARF），甚至出现少尿、无尿、尿毒症等表现。

5) 皮肤表现：多在中毒 2～3 天后出现，多为红色斑丘疹，四肢及头面部分布较多，可融合成片或溃疡、感染，伴全身淋巴结肿大；严重者可有剥脱性皮炎表现。

(2) 慢性中毒：系长期接触低浓度汞蒸气所致，是职业性汞中毒的主要临床类型，其典型的、具有诊断价值的临床表现为脑衰弱综合征（过去称为易兴奋症）、汞毒性震颤和慢性口腔-牙龈炎。

1）脑衰弱综合征：早期即为一般的类神经症的一系列表现，如头晕、乏力、失眠、多梦、健忘、食欲减退等，可伴随有多汗、心悸、皮肤划痕试验阳性、性欲减退等表现，女性可出现月经失调；病情发展后由于中枢神经系统兴奋和抑制紊乱可引起情绪障碍及性格改变，表现为急躁、易激动或易怒、自信心下降、胆怯、羞涩、孤僻、抑郁、好哭、注意力不集中、情绪易波动，甚至可有幻觉。

2）汞毒性震颤：患者最初皆可见腱反射极度活跃，继而可见眼睑、舌、手指出现细微震颤，并向四肢发展，振幅也渐转粗大，患者书写、饮水、进食、穿衣、行路、登梯均受影响，甚至生活亦难自理；震颤为意向性，愈想加以控制，愈明显。当精神紧张和注意力集中时震颤加重，安静和睡眠时减轻。

3）口腔-牙龈炎：是汞随唾液排出和经口腔黏膜分泌过程中对口腔黏膜、牙龈造成的损害。早期多见有牙龈肿胀、酸痛、易出血、流涎、唾液腺肿大、口臭；继而发展为牙龈萎缩、牙齿松动，甚至脱落。口腔卫生不良者，可在齿龈缘出现蓝黑色“汞线”。

4）肾脏损害：肾脏损害一般情况下仅表现为近端肾小管功能障碍，如低分子蛋白尿、氨基酸尿、糖尿等；少数患者可出现肾小球免疫性损伤。汞所致肾脏损伤预后均较好，脱离接触及时治疗后多能康复。

5. 诊断

急性中毒根据大剂量汞接触史，以消化系统、泌尿系统为主的临床症状，诊断一般不困难，尿汞明显升高有重要的意义。慢性中毒主要根据职业史、汞毒性震颤、口腔炎等临床症状和体征、作业现场劳动卫生调查及尿汞测定值作出综合分析后，方可诊断。

根据我国卫生部 2007 年颁布的《职业性汞中毒诊断标准》(GBZ89—2007)诊断分级如表 2-2-2。

表 2-2-2 职业性汞中毒诊断分级及处理原则

汞中毒分级		诊断	处理原则
观察对象		尿汞增高，无汞中毒临床表现者	加强医学监护，可药物驱汞
急性中毒	轻度中毒	短期内接触大量汞蒸气，尿汞增高。可出现发热、头晕、头痛、震颤等全身症状，并具备下列表现之一者：① 口腔-牙龈炎或胃肠炎；② 急性支气管炎	轻度中毒治愈后仍可从事原工作
	中度中毒	在轻度中毒的基础上，并具备下列表现之一者：① 间质性肺炎；② 明显蛋白尿	中、重度中毒治愈后不宜再从事接触汞及其他有害物质的作业，如需劳动能力鉴定者按 GB/T16180 处理
	重度中毒	具备下列表现之一者：① 急性肾功能衰竭；② 急性中度或重度中毒性脑病	
慢性中毒	轻度中毒	具备下列表现之三项者：① 神经衰弱综合征；② 口腔-牙龈炎；③ 手指震颤，可伴舌、眼睑震颤；④ 近端紧小管功能障碍，如尿低分子蛋白含量增高；⑤ 尿汞增高	同急性中毒
	中度中毒	在轻度中毒基础上，具备下列一项者：① 性格情绪改变；② 上肢粗大震颤；③ 明显肾脏损害	
	重度中毒	慢性中毒性脑病	

6. 治疗

(1) 口服汞盐患者不应洗胃，须尽快灌服鸡蛋清、牛奶或豆浆，使汞与蛋白质结合，以保护胃壁；也可用0.2%～0.5%的活性炭吸附汞。

(2) 驱汞治疗：驱汞治疗的药物主要为巯基络合剂，它既可保护人体含巯基酶不受汞的毒害，又可竞争性争夺与巯基酶结合的汞离子，使酶恢复活性，巯基络合剂与汞结合后可由肾脏排出。首选的药物为二巯基丙磺酸钠，剂量为5mg/kg肌肉注射，1次/天，连用3天，间歇4天，再重复用药。二巯丁二钠剂量为1.0g，静脉注射，每日一次，疗程同上。该药应现用现配，不能久置空气中。也可用二巯基丁二酸，口服，每次0.5g，每日2次，疗程同上。急性中毒时，可用二巯基丙磺酸钠(2.5～5.0mg/kg肌肉注射)、二巯丁二钠(15～20mg/kg缓慢静脉注射)，每6～8h一次，2天后改为每日一次，6天为一个疗程，4天后按慢性中毒疗法进行。出现急性肾功能衰竭时，在血液透析配合下进行驱汞治疗。

(3) 对症治疗：口腔炎可用0.02%氯乙定漱口液，神经系统症状可用镇静安神药物，震颤可用安坦，严重皮疹可用糖皮质激素治疗等。

(三) 其他常见金属与类金属

生产中常见其他金属与类金属的毒理、中毒后表现及治疗要点见表2-2-3。

表2-2-3　其他金属与类金属的毒理、中毒后表现及治疗要点

名称	理化性质	接触机会	毒理	毒作用表现	治疗要点
镉	银白色，质软。熔点320.9℃；沸点767℃；密度8.65g/cm³。能与多种金属形成合金	电镀，制作颜料、合金、焊条及镍镉或银镉电池等	经呼吸道和消化道吸收。金属镉属微毒类。镉化合物中的氧化镉、硝酸镉等属中等毒。主要分布于肝、肾中，排出途径以肾为主。大鼠注射或吸入染毒，镉化合物均有致癌性。镉已被国际癌症研究机构列为人类致癌物	高浓度的镉烟尘可致金属烟雾热、化学性肺炎，严重者可出现肺水肿。长期接触低浓度镉烟尘，可损伤肾、肺及骨骼	急性中毒：迅速脱离中毒现场，卧床休息、吸氧、依地酸二钠钙驱镉治疗。慢性镉中毒以对症治疗为主，依地酸二钠钙慎用。肾病变明显者忌用
锰	浅灰色，质脆。熔点1 244℃；沸点1 962℃；密度7.2g/cm³。溶于稀酸。二价盐类和二氧化锰最稳定	锰矿开采冶炼、加工，电焊条的制造与使用，干电池生产，油漆的催化剂，染料的色料等	经呼吸道进入体内。早期主要分布于肝、肾，随后脑中锰含量逐渐增加。排出途径以肠道为主。低价锰化合物的毒性大于高价锰化合物。锰是一种神经毒物，主要损害锥体外系	大量吸入新生的氧化锰烟雾后，可致金属烟雾热。慢性锰中毒，早期有神经衰弱样症状和自主神经功能障碍。继而出现锥体外系神经损害症状。严重时可表现为帕金森综合征和中毒性精神病	选用依地酸二钠钙、二巯丁二钠进行驱锰治疗。出现明显的锥体外系损害时，使用左旋多巴、5′-羟色氨酸等药物，以缓解肌张力增高
铬	银灰色，坚硬而脆。密度7.2g/cm³；熔点1 890℃；沸点2 482℃。溶于稀盐酸及硫酸	开采、冶炼。镀铬，制作颜料、油漆、染料，用于鞣皮及照相感光剂等	经呼吸道、皮肤、消化道吸收，靶器官为肝、肾。尿是主要的排出途径。六价铬毒性较三价铬大。低浓度有致敏作用，高浓度对皮肤有刺激作用和腐蚀作用，铬化合物可致肺癌	急性吸入中毒，可出现呼吸道炎症、哮喘及铬溃疡等表现。口服中毒，以胃肠道症状为主。严重者可发生肝、肾损害。长期接触铬酸盐工人可出现铬鼻病和鼻中隔穿孔、接触性皮炎及肝、肾损害	迅速脱离中毒现场。5%碳酸氢钠雾化吸入；用清水清洗污染的皮肤；口服者立即给予洗胃。使用解毒剂硫代硫酸钠、二巯基丙磺酸钠、二巯丁二钠

(续表)

名称	理化性质	接触机会	毒理	毒作用表现	治疗要点
镍	银白色。熔点1 453℃;沸点2 732℃;密度8.9g/cm³。可溶于硝酸,镍可形成液态的碳基镍	冶炼。制造合金、镍镉电池,镀镍,碳基镍用于精炼	镍盐的毒性明显大于金属镍。碳基镍属高毒类,镍化物能致肺癌、鼻咽癌。除羰基镍外,镍及其化合物经呼吸道吸收速度较慢,镍盐也可经消化道吸收。肾、肺中含量最高。主要经尿排出,但经消化道进入的镍主要由粪便排出	接触镍及其化合物可引起过敏性皮炎和湿疹、支气管哮喘。高浓度的镍气溶胶可致急性呼吸道化学性炎症,甚至肺水肿。长期接触者有鼻炎、鼻窦炎、鼻中隔穿孔等表现	镍中毒治疗用依地酸二钠钙、二乙烯三胺五乙基二钠钙或二乙基二硫代氨基甲酸钠,后者驱镍效果较好。镍皮炎,局部外用10%二乙基二硫代氨基甲酸钠软膏
锌	银白色。密度7.14g/cm³;熔点419.4℃;沸点907℃。不溶于水,溶于强酸或碱液中	冶炼锌和有色金属铜、镍、铅。镀锌,电镀,电池、颜料、油漆的生产和使用	为必需微量元素,经呼吸道进入体内,初期主要集中于肝,随后肌肉和骨骼中锌含量逐渐增高。粪是锌的主要排出途径。锌及锌盐属低毒到中等毒类	可致金属烟雾热甚至发生化学性肺炎。硫酸锌和氯化锌可致结膜角膜炎、皮炎及溃疡等。食用镀锌器皿存放的酸性食物、饮料,是食物性锌中毒的常见原因,表现为急性胃肠炎症状	口服中毒,应立即用清水洗胃,口服牛奶、豆浆。依地酸二钠钙有促排锌的作用
砷	银灰色。密度5.73g/cm³;熔点817℃,615℃升华。不溶于水,溶于硝酸和王水,在潮湿空气中易氧化	铅、锌、铜等含砷的金属冶炼,农药、颜料及防腐剂生产和使用,制药	经呼吸道、消化道、皮肤吸收,但经皮肤吸收较慢。砷可长期蓄积在毛发、指甲的角蛋白中。砷经甲基化进行解毒、代谢物主要随尿排出。元素砷疾病无毒,砷的氧化物和盐类多属高度类,三价砷毒性较五价砷为高。三氧化二砷毒性最强。人口服致致死量为0.06～0.6g。砷是一种原生质毒	急性中毒表现为接触性皮炎及皮肤、黏膜刺激症状。口服中毒时,以胃肠炎为主。但也可出现中毒性心肌损害甚至延髓衰竭。慢性中毒,可引起多发性神经炎及皮肤黏膜病变如色素沉着、角化过度、疣状增生和溃疡。砷能致皮肤癌、肺癌	口服中毒者应用温水、生理盐水或1%碳酸氢钠溶液洗胃,随后由胃管内注入活性炭30g及氧化镁10g,除去残余的砷化物。二巯基丙磺酸钠、二巯丁二钠驱砷。5%二巯丙醇油膏、可的松软膏外用
磷	有四种同素异构体,黄磷、红磷、紫磷及黑磷。黄磷为黄白色,有蒜臭味。蒸气密度4.42g/cm³;熔点 44.1℃;沸点286℃;燃点30℃。易溶于二硫化碳、氯仿和苯	黄磷用于制造磷酸、红磷、炸药、燃烧弹、化肥、农药、染料	黄磷经呼吸道、消化道及皮肤进人体内,主要贮存于肝和骨骼中,黄磷的排出慢,以磷酸盐的形式随尿排出。黄磷及磷化氢属高毒类。红磷毒性较小,紫磷及黑磷毒性很小。黄磷,人吸收量达1mg/kg即可致死	急性黄磷中毒主要损害肝、肾功能及灼伤皮肤。皮肤苍白、水肿甚至发生坏死。呼吸道吸入主要是刺激症状和急性肺水肿。长期吸入低浓度的黄磷蒸气,除可致气管炎、肺炎外,常见磷毒性颌骨坏死	黄磷烧伤皮肤后,立即用清水冲洗,灭磷火,彻底消除嵌入皮肤内的黄磷颗粒,用2%～3%硝酸银溶液清洗创面

二、有机溶剂

【案例 2-5】

2010 年，在江苏省至少有 62 名工人在生产 iPhone 轻触式屏幕时，因使用有毒化学物正己烷(n-Hexane)清洁屏幕而中毒入院，部分人要留院多月。苹果 iPhone 4G 狂热背后，有人付出了健康的代价。

直至 2010 年 8 月，院方证实这些工人因直接使用正己烷导致中毒，厂方才停止使用正己烷。据悉，该厂经理利用正己烷干得较快这一优点而弃用酒精，并让员工在通风不足的地方直接使用正己烷。厂方已解雇这名经理，并向工人支付医药费。

一名仍留院女工表示，她在台资工厂工作，去年春季健康突然转差，手部麻痹，走路无法平衡，夏季被送院治疗。同一房间的其他工人也出现相同症状，感到头痛、头昏眼花、手脚痛楚等。

专家指出，长期暴露于正己烷，会严重损害周围神经系统，并延伸至脊髓，导致肌肉萎缩甚至瘫痪。

问题：

当今社会，有机溶剂应用广泛，由有机溶剂的生产和使用所产生的健康问题也在受到人们关注，了解主要有机溶剂所产生的健康危害。

(一) 概述

1. 理化特性和毒作用特点

有机溶剂在常温常压下多为液体，生产条件下主要用于清洗、去油污、稀释和提取等，也可用做其他化学物的生产原料。有机溶剂的种类繁多，有 30 000 余种，其理化特性和毒作用特点有相似处，也有不同点，概括如下：

(1) 挥发性、可溶性和易燃性：有机溶剂的挥发性通常都较高，一般沸点愈低，挥发性愈高，因此进入机体的途径以吸入为主，提示呼吸道是防护重点；有机溶剂的溶解性特点是大多具有较高的脂溶性，因而与神经组织的亲和力较强、易透过血-脑屏障，从而产生神经系统损害效应；有机溶剂的水溶性有一定差异，兼具一定水溶性者经皮吸收的能力就较强，水溶性很低者经皮吸收量不会很大；多数有机溶剂具有可燃性，可用做燃料，作业场所应配备防火和灭火设施；也有一些属非可燃物，如四氯化碳，可用做灭火剂。

(2) 结构类型：按其化学结构不同可分为脂肪族、脂环族和芳香族，按其饱和程度和侧链基团的不同又可分出不同的亚类。同类毒物的毒性和毒作用特点一般相近，如三氯甲烷等氯代烃类多具有肝脏毒性，甲醛等醛类具有刺激性等。

(3) 吸收与分布：不同有机溶剂经呼吸道的吸收量和速度主要与肺泡内吸入气中该物质的分压大小、在血液中的溶解度、劳动强度以及接触时间有关；由于血-组织屏障富含脂肪，因而吸收后的有机溶剂可分布于全身，其中富含脂类和类脂质的组织含量较高，如脂肪组织、神经组织、肝脏等，同时在这些组织中的滞留时间也较长；另外，大多数有机溶剂可透过胎盘屏障，也可进入乳汁，从而对胎儿和婴儿健康产生影响。

2. 有机溶剂对健康的影响

(1) 神经系统：几乎所有的脂溶性有机溶剂都能对神经系统产生急性或慢性的损害效应。

1) 中枢神经系统:急性有机溶剂中毒主要引起中枢神经系统的麻醉作用,其症状与乙醇中毒相似,通常表现为先兴奋后抑制效应。中毒轻症或初期表现兴奋、欣快感、皮肤潮红等,进而出现头痛、眩晕、步态不稳、言语不清、易激怒、定向力障碍、意识障碍等,甚至因呼吸抑制而死亡。

较低浓度长期接触主要可导致神经行为改变,例如,抑郁、焦虑等性格或情感改变,短期记忆力丧失、注意力不集中等智力功能失调;还可能累及小脑而导致前庭-动眼功能失调。

2) 周围神经和脑神经:有机溶剂可以引起周围神经损害,但大多数属于非特异性损害。例如,二硫化碳、正己烷能损害四肢远端轴突,以混合型周围神经炎为多见,主要表现为两侧对称性呈手套或袜套样分布的感觉减退或异常,有时可见肌肉疼痛或抽搐,检查常见远端反射抑制;三氯乙烯能引起三叉神经麻痹。

(2) 呼吸系统:各种有机溶剂蒸气可归类于刺激性气体,对呼吸道均有不同程度的刺激作用,可引起呼吸道的急慢性损害,其损害效应与溶解度、接触浓度和接触时间有关。

(3) 皮肤:几乎所有的有机溶剂都能使皮肤脱脂或使脂质溶解而造成皮肤急慢性炎症性损害改变,引起的皮炎约占职业性皮炎的 20%,大多数属于刺激性皮炎,少数为过敏性皮炎、三氯乙烯等个别有机溶剂甚至可引起剥脱性皮炎。

(4) 肝脏:各种有机溶剂在大剂量情况下均能导致肝细胞损害,其中一些有卤素或硝基取代基团的有机溶剂肝脏毒性较大,如四氯化碳、硝基苯等;而苯及其氨基化合物的肝脏毒性较弱。

(5) 其他:有些有机溶剂能通过提高心肌对内源性肾上腺素的敏感性而引起心律不齐,甚至猝死;四氯化碳等可以引起急慢性肾脏损害;苯可损害造血系统,引起白细胞或全血细胞减少症、再生障碍性贫血,甚至白血病。

(二) 苯中毒

【案例 2-6】

35 岁的盖某是一支家装队的小头目,从事室内装修已经六个年头,前段时间,他出现面色苍白、头晕、乏力等症状,经医院检查确诊为白血病。记者采访发现,装修行业罹患白血病者大有人在。烟台市卫生监督所发布警示,提醒装修从业人员谨防职业病。

问题:

盖某的白血病是否与其所从事的装修工作有关?主要是何原因导致?

1. 理化特性

苯(benzene,C_6H_6)为一种在常温下无色透明的、具有特殊芳香味的无色液体。苯的沸点为 80.1℃,易挥发和燃烧,蒸气密度 2.77g/cm^3,因而在空气相对静止的窄小空间里可沉积于空气下方。苯微溶于水,易溶于乙醇、乙醚、氯仿、汽油、丙酮和二硫化碳等有机溶剂。

2. 接触机会

苯在工业中用途很广泛:① 苯的制造,由焦炉气(煤气)和煤焦油的提炼或石油裂解重整而获得;② 作为化工原料,如制造苯酚、苯乙烯、药物、农药、塑料、合成纤维、合成洗涤剂、合成染料和炸药等;③ 作为溶剂、稀释剂和萃取剂,如用于油墨、油漆、树脂、橡胶、人造革、黏胶制造及生药的浸渍、提取、重结晶;用做燃料,工业汽油中苯的含量高达 10%。

3. 毒理

(1) 吸收：生产作业场所苯主要以苯蒸气形式经呼吸道进入人体，完整皮肤直接接触可吸收微量，消化道吸收很完全，但该途径在职业中毒中意义不大。经呼吸道吸收速率与生产场所空气中苯浓度和接触时间有关，苯蒸气浓度愈高，吸收愈快；刚开始接触时，吸收速度很快，随着接触时间的延长和血中苯水平升高，吸收速率逐渐减慢。

(2) 分布：苯的强脂溶性特性使苯在被吸收后能快速分布在骨髓、脂肪、心脏、脑等富含脂肪和类脂质的组织中，而且在这些组织中滞留时间较长。

(3) 代谢：进入体内的苯，约有50%以原形由呼吸道呼出。40%左右在肝微粒体内被混合功能氧化酶系代谢(图 2-2-3)：一部分首先氧化成环氧化苯或苯甲醇，进一步被转化成酚、对苯二酚(氢醌)、邻苯二酚等，所形成的酚及对苯二酚与硫酸根及葡萄糖醛酸结合随尿排出；邻苯二酚则再经氧化断环形成黏糠酸，然后分解为 CO_2 和水排出体外；也有极少部分邻苯二酚氧化成1,2,4-苯三酚由尿排出。少部分环氧化苯以及小部分苯可直接与谷胱甘肽结合形成苯基硫醚氨酸经尿排出。约10%的苯以原形蓄积在体内，主要分布在骨髓、腹腔脂肪、脑丛神经系统等富含类脂质的组织，尤以骨髓中含量最多，约为血液中的20倍。

(4) 排出：蓄积在体内的苯，可逐渐转化为上述代谢产物(图 2-2-3)最终与葡萄糖醛酸根、硫酸根及某些氨基酸结合后主要经肾脏排出；水和二氧化碳经肾和肺排出；体内负荷的40%～60%以原形经肺脏呼出，约10%以原形在体内蓄积，并逐步代谢排出，因而多次反复接触苯体内可有相当量的蓄积。

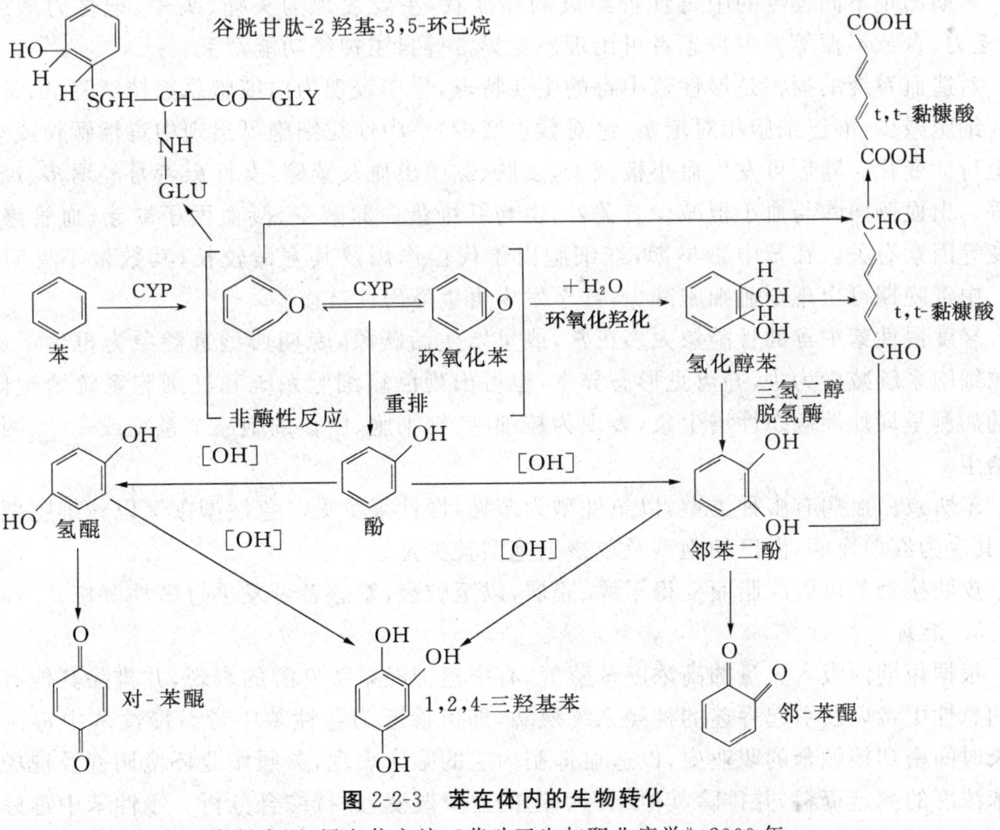

图 2-2-3　苯在体内的生物转化

资料来源：梁友信主编，《劳动卫生与职业病学》，2000 年。

酚类化合物是苯在体内的主要代谢产物,故测定尿酚的量可反映近期体内苯吸收的情况。由于尿酚排出量多在接触后 3h 下降,故应在工作时或下班后立即收集尿样。

(5) 中毒机制:苯的急性毒作用主要表现为对中枢神经系统的麻醉作用。苯的慢性毒作用主要损害造血系统的功能。目前多认为主要是由苯的代谢产物酚类所引起的。其作用机制有以下几种观点:

1) 酚类化合物特别是氢醌和邻苯二酚为原浆毒,可直接抑制造血细胞的核分裂,对骨髓中分裂最活跃的原始细胞具有明显的毒作用,在细胞形态上可见到核浓缩,胞浆中出现毒性颗粒和空泡。

2) 苯及其代谢产物具有损伤造血干细胞及骨髓间质细胞的作用,引起造血干细胞复制减少及影响造血微环境,从而干扰造血细胞生成,引起造血功能障碍。

3) 苯的活性代谢产物氢醌和邻苯二酚等与 DNA 共价结合,因而抑制了 DNA 的转录作用,抑制了细胞增殖。

4) 苯及其代谢产物损伤 DNA,诱发突变或染色体损伤。

4. 临床表现

(1) 急性中毒:短时间内吸入大量苯蒸气而引起。主要表现为中枢神经系统损害的症状,轻者出现黏膜刺激症状、皮肤潮红、兴奋、醉酒状态及眩晕,随后有恶心、呕吐及步态不稳。严重中毒时发生昏迷、抽搐、血压下降,以至呼吸和循环衰竭。

(2) 慢性中毒:以造血系统的损害为主。

早期出现不同程度的中毒性神经衰弱样症状,主要表现为头痛、头晕、记忆力减退、失眠、乏力、食欲不振等。少数患者可出现感觉异常等自主神经功能紊乱。

对造血系统的损害是慢性苯中毒的主要特点,早期表现为白细胞总数持续降低,常为中性粒细胞减少,淋巴细胞相对增多(绝对数也减少)。中性粒细胞可出现中毒性颗粒或空泡,有退行性变化。随后可发生血小板减少,皮肤、黏膜出血及紫癜,女性患者月经增多、产后出血等。出血倾向除与血小板减少有关外,也与纤维蛋白原减少、凝血因子缺乏、血管渗透性改变等因素有关。在苯中毒早期,红细胞由于代偿作用及其寿命较长,其数量不见明显减少。中毒晚期可出现全血细胞减少,甚至发生再生障碍性贫血。

轻度慢性苯中毒的骨髓象大多正常,或呈增生活跃象,晚期典型骨髓象为再生不良型,以粒细胞系统减少为主,并可见形态异常,也可出现巨核细胞系统和红细胞系统增生低下。有的病例呈局灶性病态性增生象,表现为粒细胞、红细胞、巨核细胞三个系统或一个、两个系统增生。

苯所致白血病有多种类型,以急性型为多见,慢性很少见。急性型中又以粒细胞型较多见,其次为红白血病,淋巴细胞型及单核细胞型较少见。

皮肤接触苯可因脱脂而变得干燥、脱屑,以至破裂,敏感者可发生过敏性湿疹。

5. 诊断

根据短期内吸入大量的高浓度苯蒸气,有中枢神经系统麻醉的表现,并排除其他有机溶剂的急性中毒以及引起昏迷的神经系统疾病,即可诊断为急性苯中毒。慢性苯中毒应根据较长时间密切接触苯的职业史,以造血抑制为主的临床表现,参照作业环境调查及现场空气中苯浓度的测定资料,并排除其他原因引起的血象改变,进行综合分析。慢性苯中毒诊断及分级标准(GBZ68—2008)如表 2-2-4 所示。

表 2-2-4　职业性慢性苯中毒诊断分级及处理原则

苯中毒分级	诊断标准	处理原则
观察对象	苯作业人员的血液检验发现有以下改变之一者，在3个月内每1～2周复查一次仍无好转，且不能找到其他原因者，可列为观察对象： ① 白细胞计数波动于(4～4.5)×10^9/L； ② 血小板计数波动于(60～80)×10^9/L； ③ 周围血细胞计数增高或细胞形态异常	根据职业禁忌证，应调离苯作业岗位
轻度中毒	常有头晕、头痛、乏力、失眠、记忆力减退等症状。在3个月内每1～2周复查一次，符合下列之一者： ① 白细胞计数持续或基本低于4×10^9/L或中性粒细胞低于2×10^9/L； ② 血小板计数大多低于60×10^9/L	一经确定诊断，应立即调离苯及其他有毒物质作业的工作，需进行劳动能力鉴定者，按GB/T16180处理
中度中毒	在轻度中毒基础上，符合下列之一者： ① 白细胞计数低于4×10^9/L或中性粒细胞低于2×10^9/L，伴血小板计数低于60×10^9/L； ② 白细胞计数低于3×10^9/L或中性粒细胞低于1.5×10^9/L； ③ 血小板计数低于40×10^9/L	同轻度中毒
重度中毒	出现下列之一者： ① 全血细胞减少症；② 再生障碍性贫血；③ 骨髓增生异常综合征； ④ 白血病	同轻度中毒

6. 治疗与处理原则

(1) 急性苯中毒：应迅速将病人移至空气新鲜的场所，立即脱去被污染的衣服、清洗皮肤，绝对卧床休息，防止引发心室颤动；注意保温及保持呼吸道畅通。轻度中毒者经上述处理后，多可恢复。中毒较重者予以氧气吸入，并予静脉注射葡萄糖醛酸和维生素C，忌用肾上腺素。

(2) 慢性苯中毒：治疗重点是恢复造血功能。给予多种维生素、核苷酸类药物以及皮质激素、丙酸睾酮等。此外，如中性粒细胞过少(<1.0×10^9/L)并伴有继发感染时，可给粒细胞集落刺激因子(GCSF)，如因血小板少(<20×10^9/L)并伴有明显出血倾向，可用浓缩血小板成分输血。苯中毒引起的白血病、再生障碍性贫血的治疗原则同一般内科治疗。

(三) 其他常见有机溶剂

甲苯、二甲苯、二硫化碳、正己烷及汽油等也是较为常见的职业性毒物(表2-2-5)。

表 2-2-5　甲苯、二甲苯、二硫化碳、正己烷及汽油中毒

名称	理化性质	接触机会	毒理	毒作用表现	治疗要点
甲苯	无色、芳香气味、易挥发液体。沸点110℃，蒸气密度3.9g/cm^3。不溶于水，易溶于乙醇、乙醚、苯和二硫化碳	煤焦油分馏或石油裂解，制造炸药、苯甲酸、染料、合成树脂及涤纶等，喷漆、橡胶、染料、印刷等作业用做稀释剂和溶剂	主要经呼吸道吸入，蓄积于含类脂质较丰富的组织。尿中马尿酸可作为接触指标。属低毒类。大鼠经口LD_{50}为1g/kg	急性中毒主要表现为中枢神经系统的麻醉作用和皮肤、黏膜刺激症状，重者甚至出现抽搐、神志不清等表现。长期接触甲苯常出现神经衰弱样症状、角膜炎、慢性皮炎及皮肤皲裂	急性中毒的治疗同苯。慢性中毒给予对症治疗

(续表)

名称	理化性质	接触机会	毒理	毒作用表现	治疗要点
二甲苯	性质同甲苯。蒸气密度 3.66 g/cm³。沸点 138.33～144.4℃。有邻、对、间二甲苯三种异构体,其理化性质近似	煤焦油分馏或石油裂解,制造合成染料、合成纤维等,与甲苯相同,作为溶剂和稀释剂	主要经呼吸道吸入,蓄积于含类脂质较丰富的组织。尿中甲基马尿酸可作为接触指标,属低毒类,大鼠经口 LD_{50} 为 2～4.3g/kg	同甲苯	同甲苯
二硫化碳	易挥发的液体。纯品为无色,具醚样气味。工业品为黄色,烂萝卜气味。沸点 46.3℃。蒸气密度 2.6g/cm³。几乎不溶于水,易溶于乙醇、苯和醚中,是易燃、易爆的化学物	黏胶纤维生产,橡胶硫化,谷物蒸熏,石油和石蜡精制。制造四氯化碳和玻璃纸等	经呼吸道、消化道、皮肤吸入。皮肤吸收量较少。与富含类脂质的组织、器官亲和力强。尿中主要代谢产物为 2-硫代-噻唑烷-1-羧酸(TTCA),可作为二硫化碳的生物学监测指标	急性中毒主要为神经精神症状,兴奋、易激怒、幻觉妄想等。严重者出现谵妄、抽搐及昏迷。长期接触低浓度二硫化碳,可出现神经精神障碍、多发性周围神经炎,视力及视野障碍甚至视神经萎缩、视网膜微动脉瘤,动脉粥样硬化等表现	确诊为慢性中毒者,应调离二硫化碳的接触作业,给予对症支持疗法
正己烷	常温下为略有异臭的液体,易挥发。蒸气密度 2.97g/cm³。沸点 68.74℃。几乎不溶于水,易溶于氯仿、乙醚、乙醇	石油分馏及天然气分离,植物油提取,合成橡胶的溶剂;化学试剂和低温温度计的制造	经呼吸道、皮肤、消化道进入,分布于脂肪含量高的器官,在肝内转化,代谢产物由尿排出。属低毒类,大鼠经口 LD_{50} 15～30g/kg	急性中毒可出现眼、呼吸道黏膜刺激症状及中枢神经系统麻醉作用。慢性中毒,有多发性周围神经炎、心律不齐、心室颤动等表现	脱离接触,对症治疗
汽油	无色或淡黄色、易燃、易挥发、具特殊臭味的液体。沸点 40～100℃。蒸气密度为 3～3.5g/cm³。不溶于水,易溶于苯等有机溶剂,极易溶于脂肪。其主要成分是 $C_{4\sim12}$ 脂肪烃和环烃类	汽油的炼制,橡胶、油漆、制鞋、染料、颜料、印刷等工业用做溶剂和清洗剂,发动机燃料	以蒸气经呼吸道吸收,汽油液体可经消化道吸收。以原形从肺排出。毒性因其成分或品种不同而异,小鼠 LD_{50}(2h)70.5～103.0 mg/m³	急性中毒主要表现为中枢神经系统麻醉症状及吸入性肺炎。慢性中毒主要有神经衰弱样症状及自主神经功能紊乱、中毒性脑病、中毒性精神病及多发性周围神经病,皮肤干燥、皲裂、角化等	迅速脱离现场,清洗污染皮肤;严重者按急性中毒性脑病进行抢救;吸入性肺炎给予短程糖皮质激素治疗。慢性中毒以对症治疗为主

三、苯的氨基和硝基化合物

【案例 2-7】

上海市闵行区某乡办精细化工厂主要生产化妆品增白剂,需用苯胺作原料。曾先后发生多起急性职业性苯胺中毒事故:1994 年 12 月 1 日,增白剂车间操作工刘某,在打开原料苯胺容器桶时,气体冲出,立即用水冲洗,并送入医院,主要症状为紫绀,诊断为急性苯胺中毒。1997 年 9 月 19 日上午 9 时(上班后 1.5h),增白剂车间职工赵某在抽苯胺时,聋哑人张某出于好奇凑上去观看,时间约 1min,当赵某发现后马上令张某离开,当时张某没有不适。中午12时许，赵某看到张某时感觉其面色不对，嘴唇有发黑现象，当时未引起警觉，直至第二天上午10时因支持不住张某才由其兄陪同下去医院就诊，诊断为急性苯胺中毒。1997年9月28日上午9时30分，增白剂车间作业班长杨某在进行苯胺手工投料时不慎料桶跌落，苯胺溅出，皮肤沾染而致中毒，出现面色发黑，唇、指紫绀，头晕、乏力等一系列症状，送医院急诊治疗，诊断为急性苯胺中毒。

问题：

请分析引起苯胺中毒发生的条件有哪些？

苯的氨基或硝基化合物是指苯环上一个或几个氢原子被氨基（$—NH_2$）或硝基（$—NO_2$）取代而生成的一类衍生物。氨基或硝基亦可与卤素（主要是氯和溴）、烃基（甲基、乙基等）或羟基共存于苯环上，因此，可以形成很多种化合物。但最基本的化合物是苯胺和硝基苯。

（一）理化特性和主要接触作业

苯的氨基、硝基化合物大多属于沸点高、挥发性低的液体或固体，难溶或不溶于水，易溶于脂肪和有机溶剂。

苯的氨基、硝基化合物是化工生产的重要原料或中间体，广泛应用于染料、炸药、农药、橡胶、塑料、油漆、合成树脂、合成纤维等工业。苯胺还应用于制药工业，三硝基甲苯作为炸药广泛应用于国防、采矿、开掘隧道。

（二）毒理

1. 吸收、代谢和排出

这类化合物大多为脂溶性的，故易经皮肤吸收。气温升高、皮肤出汗时吸收更为迅速。有的化合物以粉尘或蒸气形态存在于空气中，亦可经呼吸道吸收。

进入体内后，氨基化合物被氧化，硝基化合物被还原，两者最终大部分转化为水溶性代谢物而经尿排出。仅少量以原形经尿排出。苯胺和硝基苯在体内的转化过程见图2-2-4。三硝基甲苯（trinitrotoluene，TNT）在体内的代谢过程迄今尚未完全清楚。一般认为，进入体内的三硝基甲苯，一部分以原形排出，另一部分被还原成氨基类代谢物（主要为2,6-二硝基-4-氨基甲苯）经尿排出。

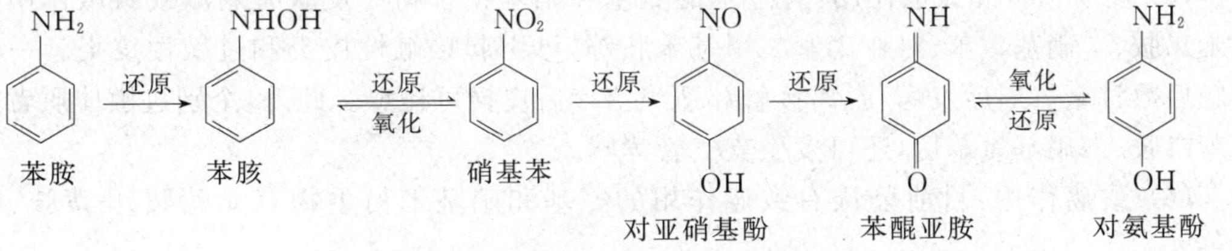

图2-2-4　苯胺、硝基苯在体内的代谢

工人尿中对氨基酚、对硝基酚含量可分别反映接触苯胺和硝基苯的程度。尿中2,6-二硝基-4-氨基甲苯含量则可反映接触三硝基甲苯的程度。

2. 中毒机制

这类化合物种类很多，它们对机体都有一定的毒性作用，有共同的特点，也有其各自较为突出的方面，如硝基苯对神经系统的损害比较明显，三硝基甲苯能产生严重的肝损害和晶体病变，而联苯胺及β-萘胺则可致膀胱癌等。就其毒性而言，一般取代的氨基或硝基的数目

愈多,则毒性也愈大。现将其共同的几项主要毒作用分述如下:

(1) 形成高铁血红蛋白:这是这类化合物的主要毒作用之一,以苯胺和硝基苯为最典型。在正常情况下,血红蛋白内含有二价铁(Fe^{2+}),能与氧结合成氧合血红蛋白,故有携带氧的功能。当苯胺等毒物进入血液后,则可使血红蛋白的二价铁氧化成三价铁并与羟基牢固结合而不易分离,这样就不能把氧释放到组织中去,同时也阻止了氧与血红蛋白的结合,使血红蛋白的运氧功能受到影响而造成机体组织缺氧。因为血红蛋白分子内只要有一个三价铁(Fe^{3+})存在,就可使其他二价铁对氧的亲和力大大加强,使氧不能从血红蛋白中转移到组织中去。形成高铁血红蛋白(metahemoglobin)的机制尚不十分清楚,这类化合物中多数为间接高铁血红蛋白形成剂,即在体内须经生物转化形成某些中间产物后才有此作用;仅有少数如对氯硝基苯、对氨基酚等才直接形成高铁血红蛋白。一般认为,苯胺和苯醌亚胺都有较强的高铁血红蛋白形成能力,这些代谢产物在高铁血红蛋白形成过程中有一定作用。这类化合物形成高铁血红蛋白的能力差异很大。以猫的实验为例,苯胺比硝基苯大两倍左右,邻二硝基苯比苯胺小,而间二硝基苯比苯胺大两倍,对二硝基苯则相当于苯胺的 20 倍以上。此外,有些品种如二硝基酚、联苯胺等则不能形成高铁血红蛋白。体内已形成的高铁血红蛋白可被重新还原,故停止接触或经积极治疗后可以逐渐恢复。

(2) 溶血作用:苯的氨基、硝基化合物在体内经生物转化而形成的氧化性中间物可使还原型谷胱甘肽减少,从而引起红细胞膜破裂而溶血。此外,这些氧化性中间物还可作用于珠蛋白分子中的巯基,使珠蛋白变性,形成沉淀物而出现于红细胞中,即“变性珠蛋白小体”,亦称赫恩滋小体(Heinz body)。含该小体的红细胞极易破裂,这是溶血的又一原因。赫恩滋小体是直径 1～2μm 的折光颗粒,圆形或椭圆形,常位于红细胞边缘,也可在浆内见到,多为 1～2 个。它出现的多少和早晚,常与毒物性质和中毒的严重程度有一定联系。

(3) 肝损害:有些苯的氨基、硝基化合物可引起中毒性肝病。此外,由于溶血而致大量血红蛋白及含铁血黄素等沉积于肝,继发肝损害,但较易恢复。

(4) 泌尿系统损害:接触某些苯的氨基化合物后部分人可出现急性化学性膀胱炎,表现为尿急、尿频、排尿后烧灼感等。邻、对甲苯胺可引起出血性膀胱炎。急性中毒者还可有肾实质损害,出现蛋白尿、血尿、少尿,甚至闭尿等。这种肾损害也可能是继发于溶血。

(5) 皮肤损害和致敏作用:有些苯的氨基和硝基化合物对皮肤有刺激或致敏作用。如对苯二胺、二硝基氯苯、对亚硝基二甲基苯胺等,可引起接触性皮炎和过敏性皮炎。一般在接触后数日至数周后发病,脱离接触和适当治疗后皮损可痊愈。此外,个别过敏体质者接触对苯二胺、二硝基氯苯后,还可发生支气管哮喘。

(6) 致癌作用:目前公认有致癌作用的氨基和硝基苯衍生物有 α-萘胺、β-萘胺、联苯胺等。

(7) 晶体损害:三硝基甲苯、二硝基酚等可引起中毒性白内障(toxic cataracta),毒物经血液进入晶状体后,使晶状体发生混浊。

(三) 常见苯的氨基、硝基化合物

1. 苯胺

(1) 理化性质:苯胺又称阿尼林(aniline),纯苯胺为无色油状液体,有特殊臭味,久置颜色可变为褐色。熔点 −6.2℃,沸点 184.4℃,蒸气密度 3.22g/L,易挥发。稍溶于水,易溶于乙醚、乙醇、苯、氯仿等有机溶剂中。

(2) 接触机会：苯胺是以硝基苯为原料制成的，主要用于染料的制造、印染、照相显影剂、橡胶促进剂和抗氧化剂、药物的合成、香水、塑料及树脂等工业。

(3) 毒理：苯胺可经呼吸道、皮肤和消化道进入体内，经皮肤吸收是引起工业中毒的主要原因。液体及其蒸气都可经皮肤吸收，随着气温、气湿的升高，其吸收率也随着增加。吸收后的苯胺有 15%～60%氧化为对氨基酚，与葡萄糖醛酸和硫酸结合后经尿排出。少量的苯胺以原形从尿和呼出气排出。在接触苯胺作业的工人中，尿中对氨基酚量常与血中高铁血红蛋白的量呈平行关系，因此，尿中对氨基酚可作为接触苯胺工人的生物监测指标。

苯胺毒作用的特征为形成高铁血红蛋白和赫恩滋小体。由于血红蛋白变成高铁血红蛋白，造成机体各组织缺氧，引起中枢神经系统、心血管系统及其他脏器的一系列损害。

(4) 临床表现：

急性中毒：短时间内吸入较大量苯胺所引起，以夏季为多见。主要表现为高铁血红蛋白血症引起的缺氧和紫绀，先见于口唇、指端、耳垂等部位，呈蓝灰色，与一般缺氧所见的紫绀不同，称为化学性紫绀。中毒后 4 天左右出现溶血性贫血，中毒后 2～7 天发生肝、肾，心脏损害及中枢神经系统症状，出现黄疸、中毒性肝病和膀胱刺激症状等。严重者可发生肾功能衰竭。

慢性中毒：主要表现为头昏、头痛、失眠、乏力、多梦等中毒性神经衰弱样症状和自主神经紊乱症状，轻度发绀、贫血和肝脾肿大，红细胞内出现赫恩滋小体，皮肤出现湿疹、皮炎等。

(5) 诊断：有接触苯胺的职业史，并以高铁血红蛋白血症产生的缺氧和紫绀为主的临床表现，结合现场劳动卫生调查，参照职业病诊断标准，一般可以确诊。职业性急性苯的氨基、硝基化合物(三硝基甲苯除外)中毒诊断标准及处理原则(GBZ30—2002)见表 2-2-6。

表 2-2-6　职业性急性苯的氨基、硝基化合物中毒诊断标准及处理原则

分　级	诊断标准	处理原则
接触反应	接触苯的氨基、硝基化合物后有轻度头晕、头痛、乏力、胸闷，高铁血红蛋白低于 10%，短期内可完全恢复	从事原工作
轻度中毒	口唇、耳廓、舌及指(趾)甲轻度紫绀，可伴有头晕、头痛、乏力、胸闷。高铁血红蛋白在 10%～30%。一般在 24h 内恢复正常	治愈后可恢复原工作
中度中毒	具备以下任何一项者，可诊断为中度中毒：① 皮肤、黏膜明显紫绀，可出现心悸、气短、食欲不振、恶心、呕吐等症状，高铁血红蛋白在 30%～50%；② 轻度溶血性贫血，赫恩滋小体可高于 20%；③ 化学性膀胱炎	治愈后可恢复原工作
重度中毒	具备以下任何一项者，可诊断为重度中毒：① 重度紫绀，皮肤、黏膜呈铅灰色，出现意识障碍，高铁血红蛋白高于 50%；② 严重溶血性贫血，赫恩滋小体可高于 50%；③ 较严重的肝、肾损害	视疾病恢复情况可考虑调离原工作。需劳动能力鉴定者按 GB/T16180 处理

2. 三硝基甲苯

(1) 理化性质：三硝基甲苯有六种同分异构体，通常所指的是2,4,6-三硝基甲苯。本品呈灰黄色晶体，熔点 82℃，密度 1.65g/cm^3，沸点 240℃。极难溶于水，易溶于苯、乙醚、丙酮及各种有机溶剂，突然受热易引起爆炸。

(2) 接触机会：在制造 TNT 炸药时，粉碎、球磨、过筛、配料及装药等生产过程中，均可接触大量TNT粉尘或蒸气。TNT作为炸药,广泛用于采矿、开凿隧道、国防工业中,在使用TNT炸药时也可接触到TNT粉尘。

(3) 毒理:生产环境中的TNT主要以粉尘、蒸气形式经皮肤、呼吸道进入人体。TNT具有亲脂性,很容易吸附于皮肤表面,尤其在夏季,气温高、湿度大,工人暴露的皮肤面积大,加上有汗液,更易经皮肤吸收。经皮肤吸收是TNT慢性中毒的主要原因。

进入体内的TNT除一部分以原形经尿液排出体外,主要在肝微粒体和线粒体中酶的参与下,通过氧化、还原、结合等方式进行代谢。TNT多种代谢产物与葡萄糖醛酸结合后经尿液排出。尿中主要的代谢产物为4-氨基-2,6-二硝基甲苯(4A),故尿中4A和TNT含量可作为职业接触的生物监测指标。

TNT毒作用机制还未完全阐明。目前认为,TNT可在体内多种组织和器官内接受还原型辅酶Ⅱ(NADPH)的一个电子,被还原活化为二硝基甲苯硝基阴离子自由基,在组织内产生大量的活性氧(超氧阴离子自由基、单线态氧、过氧化氢、羟基自由基等)。TNT硝基阴离子自由基、活性氧可诱发脂质过氧化、降低体内还原性物质如谷胱甘肽、还原型辅酶Ⅱ等含量及与生物大分子共价结合引起细胞内钙稳态紊乱,从而导致细胞膜结构和功能破坏,细胞内代谢紊乱,进而对机体产生损伤作用。

(4) 临床表现:

1) 急性中毒:短期内接触大量TNT可发生急性中毒。在生产条件下,急性TNT中毒很少见。主要表现为头晕、头痛、恶心、呕吐、食欲不振、上腹部疼痛等,口唇、指端、耳壳等部位紫绀及出现胸闷、呼吸困难等高铁血红蛋白血症的症状。严重者尚可出现意识不清,呼吸浅表、频速,大小便失禁,瞳孔散大,对光反应消失,角膜及腱反射消失,可因呼吸麻痹而死亡。

2) 慢性中毒:主要损害肝、眼晶状体、血液等器官和组织。

中毒性肝损害:患者除出现乏力、纳差、恶心、呕吐、厌油等症状外,还有肝肿大、肝区疼痛、肝功能试验异常等表现,但肝功能常规检查一般不敏感,而血清甘胆酸(CG)、血清转铁蛋白(TF)等试验阳性率较高。

中毒性白内障:是慢性TNT中毒的特征性改变。开始于双眼晶状体周边呈环状混浊,环为多数尖向内、底向外的楔形混浊融合而成。进一步发展,在晶状体中央部出现盘状混浊,视力则明显减退。TNT白内障的发病特点为,发病随接触工龄的延长而增多、增重。晶状体损害一旦形成,虽然脱离接触仍可继续发展。

血液系统的改变:TNT可引起血红蛋白、血小板和中性粒细胞减少,出现贫血、赫恩滋小体,严重者可发展为再生障碍性贫血,但在目前生产条件下,血液系统的损害已极少发生。

生殖功能影响:接触TNT的男性有性功能低下,如性欲降低、早泄、阳痿,精液量减少,精子活动度及精子形态等异常检出率增加。女性则表现为月经周期异常、月经过多或过少、痛经等。

其他:接触TNT的工人可出现细胞免疫功能低下,心肌及肾损害,尿蛋白含量明显增高。心电图示心动过缓及不齐、P-R间期延长、左室高电压等改变。

(5) 诊断及处理原则:急性TNT中毒,根据接触史、临床表现,特别是口唇、耳壳及指端发绀,血中查出赫恩滋小体和高铁血红蛋白,诊断不难确立。但慢性TNT中毒应根据接触史、肝和晶状体损害和尿中TNT及其代谢物的检查结果,结合现场劳动卫生调查,并排除其他病因引起的肝损害、眼及血象改变,方可诊断。根据TNT的危害,我国分别颁布了《职业性慢性三硝基甲苯中毒诊断标准》(GBZ69—2011)和《职业性三硝基甲苯白内障诊断标准》(GBZ45—2010)。其中职业性慢性三硝基甲苯中毒诊断标准及处理原则见表 2-2-7。

表 2-2-7　慢性三硝基甲苯中毒诊断标准及处理原则

分　级	诊断标准	处理原则
轻度中毒	有乏力、食欲减退、恶心、厌油、肝区痛等症状持续三个月以上,伴有至少一项肝功能生化指标异常且具有下列表现之一者,可诊断为轻度中毒:① 肝肿大、质软,有压痛或叩痛;② 肝功能试验异常;③ 腹部超声图像提示慢性肝病改变;④ 神经衰弱症状伴肝功能指标任意二项异常改变	宜进清淡而富有营养的饮食,禁止饮酒和使用损害肝功能的药物。使用保肝降酶药物
中度中毒	在轻度中毒基础上,具有下列表现之一者,可诊断为中度中毒:① 肝功能试验中度异常;② 腹部超声图像提示肝硬化改变;③ 脾肿大;④ 出现肝硬化并发症食管胃底静脉曲张;⑤ 溶血性贫血	同轻度中毒
重度中毒	在中度中毒基础上,具有下列表现之一者,可诊断为重度中毒:① 肝功能试验重度异常;② 腹部超声图像提示肝硬化伴大量腹水;③ 出现肝硬化并发症食管胃底静脉曲张破裂、肝性脑病、自发性细菌性腹膜炎中一项者	重症患者出现肝功能衰竭时,建议采用专科对症治疗

(四) 治疗与处理

(1) 迅速将急性中毒患者移至空气新鲜处,脱去被污染的衣服、鞋袜。立即用 5%醋酸溶液或 75%乙醇清洗污染的皮肤,再用大量肥皂水和清水(勿用热水)反复清洗皮肤。

(2) 特殊解毒剂——美蓝。在葡萄糖脱氢过程中,还原型辅酶Ⅱ的氢被传递给美蓝,使之变成白色美蓝,后者再将氢传递给高铁血红蛋白,使之还原成血红蛋白,达到解毒的目的。解毒时,应给予小剂量(1～2mg/kg)美蓝。若快速、大剂量美蓝进入体内,由于还原型辅酶Ⅱ不能提供足够的氢离子使美蓝全部还原为白色美蓝,此时过量的美蓝则成为氧化剂,使血红蛋白氧化为高铁血红蛋白,反而加重中毒症状。1%美蓝 5～10mL(1～2mg/kg),加入 25%的葡萄糖溶液 20～40mL,于 10～15min 内缓慢静脉注射,必要时在 1～2h 后重复给药,一般用 1～2 次。

大剂量维生素 C、辅酶 A、细胞色素 C 等与美蓝有协同作用。血液中高铁血红蛋白浓度在 30%以下者,可不必使用美蓝,用大量维生素 C 及含糖饮料即可。

(3) 对症治疗:中毒性神经衰弱样症状、溶血性贫血及中毒性肝损害等的治疗同内科。

四、刺激性气体

【案例 2-8】

2003 年 8 月 18 日 17 时,南靖县某台资食品工业有限公司原料处理车间 10 名工人开始清理公司用于腌渍青长豆的腌菜池及周围环境卫生,先是卢某和李某下去清理池底,30min 后蔡某下去帮忙。在清理废弃物时蔡某闻到一股好似烂青豆的气味,约 20 min 后便感觉头晕、恶心、呕吐、四肢乏力、呼吸困难,随即昏倒。此时在池面上的车间主任吴某发现情况,认为天气炎热,蔡某中暑了,就下去救人,到池底转身发现另一角落的卢某、李某也倒在池底。吴某随即呼叫池面上的工人拿绳子来拉人,与此同时自己感到头晕、恶心、乏力。池面上的 2 名年轻女工见状立即下去帮忙救人,在池底也闻到烂菜豆味,并出现相同的症状。最后,在公司工人的积极抢救下,6名下池工人及时送往距离4km的县医院抢救。蔡某、李某于第2天出院,卢某转送市级医院抢救,第3天痊愈出院。

现场职业卫生调查:

发生中毒的腌菜池呈长方形,池底低于地面2m。池长3m,宽2m,深2.2 m,体积13.2m^3。池面上有铁架支撑,呈三角形,顶棚用铁皮防雨,池面通风良好,池底静风。

问题:

根据上述事实,请初步分析事故发生的原因。

刺激性气体是工业生产中最常见的一类有害气体。它们对机体作用的共同点是对皮肤、眼、呼吸道黏膜有刺激作用。由于刺激性气体多具有腐蚀性,在生产过程中,常因设备、管道被腐蚀而发生跑、冒、滴、漏现象,或因管道、容器压力增高致使气体大量外逸,造成急性中毒事故。其危害不仅限于工厂、车间,也可造成周围人群的急性中毒。长期接触较低浓度的刺激性气体,可产生慢性影响。

(一) 刺激性气体的种类

刺激性气体种类繁多,有些物质在常态下虽非气体,但可以通过蒸发、升华及挥发后的蒸气和气体作用于机体。大致可分为以下几类:

酸类:硫酸、盐酸、硝酸、铬酸;

成酸氧化物:二氧化硫、三氧化硫、二氧化氮、铬酐;

成酸氢化物:氯化氢、氟化氢、溴化氢;

卤族元素:氟、氯、溴、碘;

无机氯化物:二氯亚砜、三氯化磷、三氯化硼、二氯氧磷、二氯化砷、三氯化锑、四氯化硅、光气;

卤烃类:溴甲烷、氯化苦;

醚类:氯甲基甲醚;

酯类:二异氰酸甲苯酯、甲酸甲酯、硫酸二甲酯;

醛类:甲醛、乙醛、丙烯醛;

有机氧化物:环氧氯丙烷;

成碱氢化物:氨;

强氧化剂:臭氧;

金属化合物:氧化镉、硒化氢、羰基镍;

常见的刺激性气体有氯、氨、氮氧化物、光气、氯化氢、二氧化硫和三氧化硫等。

(二) 毒理

1. 刺激性气体损害机制

刺激性气体常以局部损害为主,但在刺激作用过强时可引起全身反应。损害程度主要与毒物的浓度和接触时间有关,而病变的部位和临床表现与毒物的水溶性有关。水溶性大的刺激性气体如氯、氯化氢、氨、二氧化硫、氟化氢等,一接触到湿润的球结膜及上呼吸道黏膜时,立即附在局部产生刺激作用,易使人警觉,较少发生严重急性中毒。只有在意外事故下高浓度吸入才可侵犯全呼吸道,引起支气管炎、化学性肺炎及肺水肿,甚至喉、支气管痉挛或反射性呼吸中枢抑制。水溶性小的刺激性气体如氮氧化物、光气等，通过上呼吸道黏膜时，很少溶解，故对上呼吸道刺激性小，吸入后往往不易发觉，易进入呼吸道深部并逐渐与水分作用而对肺产生刺激和腐蚀作用，引起化学性肺炎和肺水肿。肺水肿是刺激性气体引起的最常见和最严重的病变之一。

2. 化学性肺水肿发生机制

化学性肺水肿的发生主要取决于刺激性气体的毒性、溶解度、浓度、作用时间以及机体应激能力。发病机制有以下几种：

(1) 肺泡及肺泡毛细血管通透性增加：刺激性气体可损伤肺泡上皮细胞，肺泡上皮Ⅰ型细胞受损后，可发生肿胀、坏死、脱落；Ⅱ型细胞受损后，肺泡表而活性物质合成减少，活性降低，使肺泡气液面表面张力增加，肺泡塌陷，体液渗出增多，水分进入肺泡。同时刺激性气体也可破坏毛细血管内皮细胞，使内皮细胞突起回缩、裂隙增宽，体液由毛细血管壁渗出，导致肺泡间质液体增多。

(2) 血管活性物质释放：刺激性气体中毒时体内释放大量的血管活性物质，如5-羟色胺、缓激肽、组织胺和前列腺素等，这些物质可增加血管的通透性，使液体渗出增多。

(3) 肺淋巴循环梗阻：毛细血管渗出液的回流与淋巴循环有关。刺激性气体作用下交感神经兴奋性增高，促使右淋巴导管痉挛，引起肺淋巴循环梗阻，加重肺水肿。

(4) 缺氧因素：刺激性气体对支气管及肺泡上皮细胞产生刺激作用，使上皮细胞充血、水肿，引起气道管腔狭窄，造成通气不足和弥散障碍，机体缺氧。缺氧状态又可通过神经体液反射，使部分毛细血管痉挛，而未痉挛毛细血管的血流量和流体静力压增高。当肺毛细血管内流体静力压超过胶体渗透压时，液体从毛细血管渗出，从而又加重肺水肿。

(三) 临床表现

1. 急性中毒

(1) 局部刺激症状：出现流泪、畏光、结膜充血、流涕、喷嚏、咽部充血疼痛、声音嘶哑、呛咳、胸闷等。

(2) 喉痉挛或水肿：吸入高浓度的刺激性气体所引起。发病突然，出现呼吸急促和喉鸣。由于缺氧、窒息而发生紫绀甚至猝死。喉头水肿发生缓慢，持续时间较长。

(3) 化学性气管、支气管炎及肺炎：剧烈咳嗽、胸闷、气促。肺部可有散在干、湿啰音，体温及白细胞均可增高。支气管黏膜损伤严重时，恢复期可发生黏膜坏死脱落，突然出现呼吸道阻塞而窒息。

(4) 化学性肺水肿：临床表现可分为以下四期：

1) 刺激期：吸入刺激性气体后出现呛咳、流涕、咽痛、头晕、胸闷、呕吐等症状。此期症状并不突出。

2) 潜伏期：刺激期后，患者自觉症状减轻或消失，但肺部潜在病理变化仍在进行，经过一段时间发生肺水肿。潜伏期一般2～6h，甚至长达72h。潜伏期的长短主要取决于毒物的溶解度和浓度。水溶性大、浓度高的刺激性气体潜伏期短，反之，水溶性小的刺激性气体潜伏期长。潜伏期症状不多，但X线胸片可有一些异常改变。

3) 水肿期：潜伏期过后，患者症状突然加重，表现为剧咳、吐粉红色泡沫痰、呼吸困难、烦躁、大汗淋漓。体检可见紫绀、血压下降、白细胞增高及两肺可闻湿啰音。胸部X线可见两肺广泛分布的片絮状阴影，边缘不清。

4) 恢复期:如无并发症,经正确治疗,肺水肿可在2～3天内控制,症状、体征逐渐消失。X线变化约在1周内可恢复。多无后遗症。

刺激性气体中毒引起的肺水肿,其临床表现、严重程度及预后随毒物种类、吸入剂量、个体差异、潜伏期所给予处理的不同而异。如吸入剂量较小,处理适当,就可不发生或仅发生轻度肺水肿;反之,可发生严重肺水肿,甚至发展为成人呼吸窘迫综合征(ARDS)。

(5) ARDS:是严重创伤、中毒、休克、烧伤、感染等疾病过程中继发的以进行性呼吸窘迫、低氧血症为特征的急性呼吸衰竭。呼吸频率>28次/min,两肺满布湿啰音,明显低氧血症,动脉血氧分压<8kPa(60mmHg),胸部X线出现边缘模糊的斑片状或大片状密度均匀的阴影。一般氧疗难以缓解,预后较差。由于刺激性气体所致的ARDS一般无其他重要器官的原发病,预后较有原发病变合并ARDS的病人好。

2. 慢性影响

长期接触低浓度刺激性气体,可致慢性眼结膜炎、鼻炎、支气管炎、牙齿酸蚀症,尚可伴有神经衰弱样症状和胃肠功能紊乱。急性氯气中毒后可遗留支气管哮喘。有些刺激性气体,如甲苯二异氰酸酯有致敏作用。

(四) 诊断

明确的刺激性气体接触史、呼吸道刺激症状及肺部体征,结合X线胸片,排除其他引起支气管炎、肺炎、肺水肿的疾病,则可作出刺激性气体中毒的诊断。现有职业病诊断标准中已有职业性急性氨中毒诊断标准(GBZ14—2002)、职业性急性氮氧化物中毒诊断标准(GBZ15—2002)、职业性急性光气中毒诊断标准(GBZ29—2002)和职业性急性氯气中毒诊断标准(GBZ65—2002)等常见刺激性气体急性中毒诊断标准,也可以依据职业性急性化学物中毒性呼吸系统疾病诊断标准(GBZ73—2009)进行诊断。

(五) 治疗与处理

刺激性气体的主要危害是肺水肿,积极防治肺水肿是抢救刺激性气体中毒的关键。

1. 处理灼伤,预防肺水肿

(1) 防止毒物继续吸收:立即将患者撤到空气新鲜处,脱去污染衣服,彻底清洗污染部位,但一些无机氯化物遇水可产生氯化氢和大量的热,可加重灼伤,应先用布类吸去液体,再用水彻底清洗。使用中和剂,如酸性气体可用5%碳酸氢钠溶液,碱性气体用2%～4%硼酸或5%醋酸溶液冲洗。呼吸道可用中和剂3～5mL雾化吸入。眼烧伤立即用清水或生理盐水冲洗,滴1%丁卡因止痛,滴抗生素和可的松眼药水,并用玻璃棒分离结膜囊,以防睑球粘连。

(2) 意外吸入可致肺水肿毒物的接触者,即使检查时未发现明显体征,也应积极采取以下措施预防肺水肿的发生:

1) 留院密切观察24～72h(根据接触剂量、毒物种类),观察期间应避免体力活动,绝对卧床休息;

2) 早期、足量、短程使用糖皮质激素,每日给予地塞米松20～60mg,以增强机体的应激能力、改善毛细血管通透性,并可提高细胞对缺氧的耐受力和防止细胞溶解、坏死;

3) 限制静脉补液量,静脉补液量以不加重肺水肿为原则,一般要保持出入量负平衡,并尽量通过消化道给予;

4) 对于高度怀疑可能会发生肺水肿的患者,视病情可给予利尿剂和脱水剂。

(3) 对症治疗：根据病情给予相应的镇静、解痉、止咳、化痰等对症处理。

2. 肺水肿与 ARDS 肺水肿的治疗

(1) 及早吸氧，纠正缺氧。鼻导管或面罩给氧时，氧浓度可达50%，适用于轻度肺水肿。重症时给予加压给氧。使用呼气末正压呼吸(PEEP)。PEEP 的压力宜从低水平开始，不宜超过 0.98kPa，否则可致自发性气胸、纵隔气肿。此外，对低血容量及大量泡沫痰的患者应慎用。

(2) 降低肺毛细血管通透性，改善肺循环。早期、短期、足量应用肾上腺糖皮质激素是治疗肺水肿的关键。氢化可的松每日 200～600mg 或地塞米松每日 10～20mg 静脉滴注或静脉注射(用量取决于病情)。当症状改善后逐渐减量。

低分子右旋糖酐有增加血容量、防止微血栓形成及促进利尿等作用，每日一次，500mL 静脉滴注。

(3) 解痉消泡、保持呼吸道通畅。应用去泡沫剂 1%二甲硅油(消泡净)雾化吸入，以消除呼吸道水泡，可重复使用，效果较好。并可雾化吸入支气管解痉药如氨茶碱等，必要时进行支气管切开吸痰及取出大片气道黏膜脱落物。

(4) 限制静脉补液量。要保持出入量为负平衡(相差 500～1 000mL)。补液量以不加重肺水肿为原则。

(5) 积极治疗并发症。不管有无感染，均宜及早使用抗生素。维持水、电解质及酸碱平衡。如并发气胸或纵隔气肿，应绝对卧床休息，避免增加胸腔压力的一切活动，给予镇咳及适当镇静药物。

五、窒息性气体

窒息性气体是指以气态吸入而直接引起血液的氧分压降低、运氧能力或组织利用氧的能力发生障碍，造成组织缺氧的一类有害气体。根据毒作用机制不同，可分为两类：一类为单纯性窒息性气体，例如，氮气、甲烷和二氧化碳等本身毒性很低的气体或惰性气体。如果它们在空气中浓度很高，使氧含量明显降低，随之动脉血氧分压下降，引起机体缺氧窒息；另一类为化学性窒息性气体，如一氧化碳、硫化氢、氰化氢等，进入机体后，对血液或组织产生特殊的化学作用，使血液的运氧能力和组织利用氧的能力发生障碍，导致组织缺氧，引起"细胞内窒息"。在工业生产中，后一类较多见。

【案例 2-9】

1983 年月 25 日上午 8 时左右，某钢铁厂第一薄板车间检修工王某对煤气退火炉进行检修，王某在检修完毕后开始调试时，阀门突然漏气，大量煤气从其上方逸出，王某因吸入过量煤气而引起一氧化碳中毒，被送入医院急救后脱险。

同年 11 月 9 日下午 18 时左右，该厂耐火车间焙烧工忻某在打开焙烧炉看火时，因炉中燃烧不完全，致使一氧化碳逸出，忻某因吸入过量一氧化碳而引起急性中毒。

1987 年 4 月 7 日上午 9 时左右，另一家钢铁厂新建热风化铁炉试炉时发现炉门处有一漏洞，厂方立即派热风化铁炉泥工刘某进行补漏，刘在补漏时未使用个体防护装备，因吸入大量炉内外逸的一氧化碳而中毒晕倒。

问题：

分析引起一氧化碳中毒发生的条件。

(一) 一氧化碳

1. 理化特性

一氧化碳(carbon monoxide,CO)为一种无色、无臭、无味、无刺激性的气体,密度为 0.967g/cm^3,微溶于水,易溶于氨水。空气中含量达 12.5%时可发生爆炸。

2. 接触机会

含碳物质的不完全燃烧均可产生 CO,如冶金工业的炼焦、炼钢、炼铁;机械工业的锻造、铸造;采矿的爆破作业;化学工业中用 CO 作原料制造甲醛、丙酮等各种化工产品;工业生产中使用的各种锅炉、加热窑炉等。此外,家用煤炉、燃气热水器和汽车发动机尾气产生的 CO,在通风不良或气体泄漏时可发生生活性 CO 中毒。

3. 毒理

CO 经呼吸道吸收,透过肺泡迅速弥散入血,80%~90%与 Hb 可逆性地结合,形成碳氧血红蛋白(HbCO),约 10%与肌红蛋白可逆性地结合。由于 CO 与血红蛋白的亲和力比氧与血红蛋白的亲和力大 210 倍,而且碳氧血红蛋白的离解速度比氧合血红蛋白(HbO)慢 3 600 倍,同时 HbCO 的存在还影响 HbO 的解离,阻碍氧的释放,从而导致低氧血症,引起组织缺氧。吸收后的 CO 大部分以原型由肺排出,不足 1%的 CO 被氧化成 CO_2 排出体外。CO 的吸收与排出,主要取决于空气中氧和 CO 的分压。空气中 CO 分压愈高,则吸收也愈快,血液中 HbCO 的饱和度也愈高。吸入空气中氧的分压增高,则可加速碳氧血红蛋白的离解及 CO 的排出。所以,高压氧是治疗 CO 中毒的有效方法。

此外,CO 还可直接引起细胞缺氧,这在 CO 中毒中,具有更重要意义。由于 CO 与线粒体中细胞色素 a3 结合,可阻断电子传递,延缓还原型烟酰胺腺嘌呤二核苷酸(NADH)的氧化,抑制细胞呼吸。同时,CO 可使血小板释放大量的 NO·自由基。由NO·衍生的氧化剂可抑制线粒体酶,阻碍电子传递。脑中含铁多的区域如苍白球、黑质网状带中的细胞色素氧化酶可明显地受到 CO 抑制。

有研究发现,CO 可使粒细胞附着于脑微血管的内皮上,继而释放粒细胞蛋白酶,使黄嘌呤脱氢酶转化为黄嘌呤氧化酶。后者可生成氧自由基,引起脑细胞脂质过氧化。此外,动物实验观察到兴奋性氨基酸受体阻滞剂可减轻 CO 所致小鼠海马细胞的变性,提示兴奋性氨基酸也可能参与 CO 的神经毒作用机制。

中枢神经系统对缺氧最为敏感,CO 中毒后,由于血液携氧和脑组织利用氧的障碍,而导致中枢神经系统缺氧,产生细胞性脑水肿和血管源性脑水肿,最后引起颅内压增高、脑血液循环障碍和脑功能衰竭等中毒性脑病。

4. 临床表现

(1) 急性中毒:急性 CO 中毒是我国发病和死亡人数最多的急性职业中毒。它以急性脑缺氧的症状与体征为主要表现,如头痛、头晕、恶心、心悸、意识障碍及昏迷或呈植物人状态等。重度中毒时,还可出现其他脏器的缺氧性改变或并发症,如心肌损害、肝大、肺水肿、休克及上消化道出血等。少数患者可发生迟发性脑病,其发病机制还有待研究,可能与患者的年龄、昏迷时间、高血压史、脑力劳动、恢复期头晕、乏力持续时间及有精神刺激等因素有关。

(2) 慢性影响:长期接触低浓度的 CO 是否可引起慢性中毒,至今尚有争论。近年来的研究认为,长期接触低浓度的 CO 可引起神经衰弱样症状、神经行为功能异常,心血管系统可出现心律失常、心电图 ST 段下降、QT 间期延长、右束支传导阻滞等，血清乳酸脱氢酶(LDH)、肌磷酸激酶(CKP)增高等改变。

5. 诊断及处理原则

根据现场接触 CO 情况与急性 CO 中毒的临床表现，血中碳氧血红蛋白浓度(或同一现场有其他人也出现类似症状)，并排除可以引起昏迷的其他疾病，即可诊断。职业性急性 CO 中毒诊断按 GBZ23—2002 标准进行(表 2-2-8)。

表 2-2-8 职业性急性一氧化碳中毒诊断标准

分级	诊断标准	处理原则
接触反应	出现头痛、头昏、心悸、恶心等症状，吸入新鲜空气后症状可消失	从事原工作
轻度中毒	具有以下任何一项表现者：① 出现剧烈的头痛、头昏、四肢无力、恶心、呕吐；② 轻度至中度意识障碍，但无昏迷者，血液碳氧血红蛋白浓度可高于 10%	经治愈后仍可从事原工作
中度中毒	除有上述症状外，意识障碍表现为浅至中度昏迷，经抢救后恢复且无明显并发症者。血液碳氧血红蛋白浓度可高于 30%	经治疗恢复后，应暂时脱离一氧化碳作业并定期复查，观察 2 个月，如无迟发脑病出现，仍可从事原工作
重度中毒	具备以下任何一项者：① 意识障碍程度达深昏迷或去大脑皮层状态。② 患者有意识障碍且并发有下列任何一项表现者：a. 脑水肿；b. 休克或严重的心肌损害；c. 肺水肿；d. 呼吸衰竭；e. 上消化道出血；f. 脑局灶损害如锥体系或锥体外系损害体征。碳氧血红蛋白浓度可高于 50%	经治疗恢复后，应调离一氧化碳作业。治疗半年仍遗留恢复不全的器质性神经损害时，应永远调离接触一氧化碳及其他神经毒物的作业。视病情安排治疗和休息
急性一氧化碳中毒迟发脑病(神经精神后发症)	急性一氧化碳中毒意识障碍恢复后，经 2～60 天的“假愈期”，又出现下列临床表现之一者：a. 精神及意识障碍呈痴呆状态，谵妄状态或去大脑皮层状态；b. 锥体外系神经障碍，出现帕金森综合征的表现；c. 锥体系神经损害(如偏瘫、病理反射阳性或小便失禁等；d. 大脑皮层局灶性功能障碍，如失语、失明等，或出现继发性癫痫。头部 CT 检查可发现脑部有病理性密度减低区；脑电图检查可发现中度及高度异常	同重度中毒

CO 中毒的处理原则如下：

(1) 脱离中毒现场：迅速将中毒患者移至通风处，解开衣领，注意保暖，密切观察意识状态。

(2) 吸氧：根据中毒程度决定吸氧的方式。轻度中毒可给予氧气吸入，中度及重度中毒者，常压口罩吸氧，有条件时，尽早进行高压氧治疗，直至患者神志完全清醒。急性 CO 中毒早期进行高压氧治疗的有效率可高达 95%。

(3) 对症及支持治疗：① 消除脑水肿：高渗脱水剂、利尿剂、糖皮质激素等；② 止痉、镇静：对躁动、极度兴奋或痉挛患者给予抗癫痫药或安定药物；③ 保护、恢复脑功能：使用改善脑组织代谢药物，如辅酶 A、细胞色素 C、ATP、牛黄丸等；④ 改善脑血液循环：给予钙通道阻滞剂，如尼莫地平等扩血管药物；⑤ 维持呼吸循环功能，纠正酸中毒；⑥ 恢复期应严密观察患者，避免精神刺激以预防迟发性脑病发生。一旦出现迟发性脑病，可给予高压氧、糖皮质激素、血管扩张剂或抗帕金森综合征药物等。

(二) 氰化氢(氢氰酸)

氰化物种类繁多。常见的氰化物有无机氰化物,如氢氰酸及其金属盐类、亚铁氰化物、卤族氰化物等;有机氰化物,如脂类、异氰酸酯、硫氰酸酯等。凡能在空气中或人体组织内释放出氰离子的,都具有与氰化氢共同的毒性,因此,以氰化氢为例,介绍如下。

1. 理化特性

氰化氢(hydrogen cyanidc,HCN)为无色具有苦杏仁味的气体,密度 0.93g/cm^3,易在空气中扩散。易溶于水,其水溶液为氢氰酸;也可溶于脂肪及有机溶剂。

2. 接触机会

化工生产是氰化氢最主要的接触机会,如氰化氢的制备、合成丙烯腈以及作为化工生产反应的副产物;电镀业镀金、镀铜等;冶金工业中钢铁热处理、贵重金属的提炼。氢氰酸还可用作灭鼠剂、杀虫剂。

3. 毒理

生产环境中的氰化氢气体或氰化物盐类粉尘主要经呼吸道吸入,氢氰酸和高浓度氰化氢也可经皮肤吸收,误服后可经消化道吸收。进入体内的氰化氢可通过多种方式进行代谢、转化和排泄:① 部分以原形由肺随呼气排出;② 可与羟钴胺结合生成氰钴胺,参与维生素 B_{12} 的代谢;③ 可被氧化为甲酸由尿排出或参与一碳化合物的代谢;④ 少量氰化氢尚可分解为二氧化碳和氨从呼气中排出;⑤ 小部分与葡萄糖醛酸结合形成无毒腈类从尿中排出;⑥ 大部分在肝脏通过硫氰酸生成酶的作用,与胱氨酸、半胱氨酸、谷胱甘肽等巯基化合物结合,转化为无毒的硫氰酸盐经肾脏随尿排出。但此过程可被硫氰酸氧化酶缓慢逆转,故在解毒早期,偶可见到中毒症状的复现。前 5 种途径可能是低剂量氰化物在体内主要的代谢方式,而最后一种途径则是大剂量氰化物在体内主要的解毒途径(图 2-2-5)。

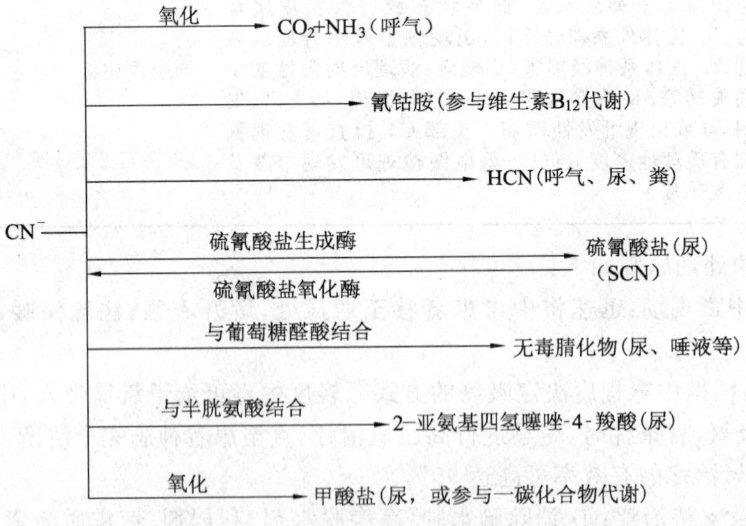

图 2-2-5 氰化物体内代谢途径示意图

氰离子(CN^-)可抑制 42 种酶的活性,但它与细胞呼吸酶的亲和力最强。与氧化型细胞色素氧化酶迅速结合,阻止三价铁离子还原成二价铁离子,阻断生物氧化过程中的电子传递,使组织细胞不能摄取和利用氧,引起细胞内窒息。此外,CN^- 还可使含有巯基或硫的酶失活，从而加强其毒性。此时，血液中虽然有足够的氧，但不能为组织细胞所利用，静脉血呈鲜红色，动静脉血氧差由正常的4%～6%降至1%～1.5%，所以氰化物中毒时，患者皮肤、黏膜呈鲜红色。

4. 临床表现

(1) 急性中毒：急性中毒多由于意外事故或误服而引起。吸入高浓度氰化氢可引起"电击样"骤死：即在10～60s内可无预兆地突然昏倒，2～3min内呼吸停止而死亡，但在工业生产中并不多见。如接触浓度相对较低，未瞬间死亡者，其临床经过可分为以下四期：

1) 前驱期：先出现眼、咽喉及上呼吸道黏膜刺激症状，且伴有逐渐加重的全身症状，剧烈的头痛，呼出气中有苦杏仁味等。此期很短。

2) 呼吸困难期：此期的特点是呼吸困难十分明显，呼吸频数急促和节律不齐。患者有恐惧感，伴有听力、视力减退。如能在此期脱离接触，迅速治疗，预后仍较好。

3) 痉挛期：意识丧失，牙关紧闭，不断出现全身阵发性、强直性抽搐，甚至角弓反张，大小便失禁，大汗，血压下降，呼吸表浅，各种反对均消失。但皮肤黏膜常呈鲜红色，为一重要的临床特点。

4) 麻痹期：深度昏迷、全身肌肉松弛，反射完全消失，呼吸停止，随后心脏停止跳动。

临床上多将未出现抽搐、痉挛而仅有呼吸困难者列为轻度中毒，出现痉挛、昏迷等并发症者列为重度中毒。

(2) 慢性作用：长期接触低浓度氰化氢，可出现神经衰弱样症状，以腰背肌为主的骨骼肌酸痛和运动功能障碍。长期接触氰化氢的工人中慢性结膜炎、慢性鼻炎、慢性咽炎等发病率较高。

5. 诊断

根据接触史及特征性的临床表现，如极度呼吸困难、强直性痉挛、呼出气中有苦杏仁味、皮肤黏膜呈鲜红色以及尿中硫氰酸盐大量增加，急性中毒诊断并不困难。目前我国尚无氰化物中毒的诊断标准。我国《职业性急性氰化物中毒诊断标准》(GBZ209—2008)，参见表2-2-9。

表2-2-9　职业性急性氰化物中毒诊断标准

分　级	诊断标准	处理原则
接触反应	短时间内接触氰化物后出现轻度头晕、头痛、胸闷、气短、心悸，可伴有眼刺痛、流泪、咽干等眼和上呼吸道刺激症状，一般在脱离接触后24h内可恢复	从事原工作
轻度中毒	明显头痛、胸闷、心悸、恶心、呕吐、乏力、四肢麻木，尿中硫氰酸盐浓度往往增高，并出现下列情况之一者：① 轻度至中度意识障碍；② 呼吸困难；③ 动—静脉血氧浓度差<4%和(或)动—静脉血氧分压差明显减小；④ 血浆乳酸浓度>4mmol/L	痊愈后可恢复原工作
重度中毒	出现下列情况之一者：① 重度意识障碍；② 癫痫大发作样抽搐；③ 肺水肿；④ 猝死	经治疗恢复后应调离原工作岗位。如需劳动能力鉴定者按GB/T16180处理

6. 治疗与处理

氰化氢急性中毒发展很快,必须争分夺秒就地抢救。

(1) 迅速脱离中毒现场:将患者立即转移至空气新鲜处,进行抢救。脱去污染的衣服,用肥皂水或清水洗净污染的皮肤,静卧保暖。如经消化道摄入,应迅速彻底洗胃,用5%的硫代硫酸钠或0.2%的高锰酸钾溶液洗胃。洗液量不得少于10 000 mL。

(2) 吸氧:应尽早吸氧如氧帐、面罩等吸氧方式,重度中毒者宜早用高压氧治疗,但吸入高浓度的氧(>60%)持续时间不应超过24h,以免发生氧中毒。

(3) 解毒剂:常用的特效解毒剂有下面三种。

亚硝酸钠-硫代硫酸钠:缓慢静脉注射3%亚硝酸钠10mL(1～2mL/min),注射时密切观察血压变化,再用同一针头缓慢注入20%硫代硫酸钠75～100mL(10mL/min),必要时,1h后重复半量。其作用机制主要是:亚硝酸钠是一种高铁血红蛋白生成剂,它能使血液中血红蛋白转化为高铁血红蛋白,CN^-则可与高铁血红蛋白结合形成氰化高铁血红蛋白,夺取已与细胞色素氧化酶结合的CN^-,从而恢复细胞色素氧化酶的活性。但由于氰化高铁血红蛋白不稳定,可再离解出CN^-,故须立即使用硫代硫酸钠,使其与CN^-结合形成稳定的硫氰酸盐从尿中排出。该疗法至今仍为重度氰化物中毒最有效的治疗方法之一。

4-二甲氨基苯酚(4-DMAP)和对氨基苯丙酮(PAPP):4-DMAP是一种新型高铁血红蛋白生成剂,形成高铁血红蛋白的速度比亚硝酸钠快,不引起血压下降且给药方便。10%4-DMAP 2mL肌肉注射,接着缓慢静脉注射20%硫代硫酸钠75～100mL,必要时1h后重复半量。4-DMAP作用快,药效短,PAPP作用慢,药效持久。

对仅有前驱期症状的患者,一般采用吸氧及给予亚硝酸异戊酯吸入,病情基本能控制;凡出现呼吸困难者,必须使用亚硝酸钠-硫代硫酸钠疗法。

(4) 对症支持治疗:积极防治脑水肿、肺水肿、心力衰竭等并发症。

(三) 硫化氢

1. 理化特性

硫化氢(hydrogen sulfide,H_2S)为无色气体,具有腐败臭蛋味。密度1.19g/cm^3,沸点−60.7℃,易溶于水生成氢硫酸,亦溶于乙醇、汽油等。

2. 接触机会

硫化氢多属于生产过程中排放的废气。其主要的接触机会有含硫矿石冶炼和石油开采、提炼及使用,许多化学生产过程如硫化染料、人造纤维、合成橡胶等;制革中用硫化钠脱毛;以动、植物为原料的一些生产过程,如造纸、制糖、酱菜等生产;下水道疏通、粪坑清除等作业。

3. 毒理

硫化氢主要经呼吸道进入机体。虽可经皮肤吸收,但吸收很慢。硫化氢在体内无蓄积作用,进入体内后迅速氧化为无毒、低毒的硫代硫酸盐、硫酸盐及小部分硫化物,由尿排出,小部分以原形经呼气排出。

硫化氢的中毒机制有以下几点:① 硫化氢是细胞色素氧化酶的抑制剂。它进入细胞后与线粒体内的细胞色素a3结合,阻断了细胞的内呼吸而造成组织缺氧。② 中枢神经抑制作用。高浓度的硫化氢对嗅神经、呼吸道黏膜的神经末梢以及颈动脉窦和主动脉体的化学感受器有强烈刺激性,首先表现为呼吸中枢兴奋,然后迅速进入超限抑制,发生呼吸麻痹或“猝死”。③ 强烈的刺激性。硫化氢进入体内后可与黏膜表面的钠作用生成硫化钠和氢硫酸，对眼和呼吸道产生强烈的刺激和腐蚀性。

4. 临床表现

生产中多发生急性中毒，临床表现有下面三种情况。

(1) 中枢神经系统损害：头痛、头晕、恶心、呕吐、烦躁、意识障碍、昏迷甚至猝死。

(2) 心肌损害：心电图有节律紊乱、传导障碍、心肌缺血性改变等。

(3) 眼、呼吸道刺激作用：眼刺痛、流泪、视物模糊、结膜水肿、角膜溃疡，重者可出现化学性肺炎、化学性肺水肿等。

长期接触硫化氢可致神经衰弱样症状及自主神经功能紊乱。

5. 诊断及处理原则

根据短时间内大量接触硫化氢的职业史，迅速出现不同程度的中枢神经系统、呼吸系统和眼结膜损害的临床表现，结合现场劳动卫生调查资料，排除其他病因引起的类似疾病后，方可诊断。我国《职业性急性硫化氢中毒诊断标准》(GBZ31—2002)见表 2-2-10。

表 2-2-10　职业性急性硫化氢中毒诊断标准

分　级	诊断标准	处理原则
接触反应	接触硫化氢后出现眼刺痛、畏光、流泪、结膜充血、咽部灼热感、咳嗽等眼和上呼吸道刺激表现，或有头痛、头晕、乏力、恶心等神经系统症状，脱离接触后在短时间内消失者	从事原工作
轻度中毒	具有下列情况之一者：① 明显的头痛、头晕、乏力等症状并出现轻度至中度意识障碍；② 急性气管、支气管炎或支气管周围炎	痊愈后可恢复原工作
中度中毒	具有下列情况之一者：① 意识障碍表现为浅至中度昏迷；② 急性支气管肺炎	痊愈后可恢复原工作
重度中毒	具有下列情况之一者：① 意识障碍程度达深昏迷或呈植物状态；② 肺水肿；③ 猝死；④ 多脏器衰竭	经治疗恢复后应调离原工作岗位。如需劳动能力鉴定者按 GB/T16180 处理

6. 治疗

由于硫化氢代谢快，在体内几乎不蓄积，且生成的硫化高铁血红蛋白又不易分解，因此，硫化氢中毒一般不主张使用高铁血红蛋白形成剂，而以对症治疗及支持疗法为主。

(1) 迅速将患者搬离现场，移至空气新鲜处复苏。注意保持呼吸道通畅。

(2) 吸氧，重度中毒可采用高压氧治疗。

(3) 防治肺水肿、脑水肿。宜早期、足量、短程应用糖皮质激素。

(4) 眼部刺激处理：先用自来水或生理盐水冲洗眼睛，然后局部用红霉素眼药膏和氯霉素眼药水，每 2h 一次，以预防和控制感染，同时局部滴鱼肝油以促进上皮生长。

六、农药

【案例 2-10】

“美国中部曾经有过一个美丽的城镇，那里的生物原本生活得很和谐：繁花似锦、果树成林，鸟儿鸣唱，狐狸在小山上叫着，小鹿穿过原野，人们常常到小溪边捕鱼。但是，一片片从天而降的白色粉剂导致了一场瘟疫：植物枯萎了，鸟儿消失了，鱼儿死光了，母鸡孵不出小鸡,新生的猪仔活不了几天,花丛中没有蜜蜂,苹果花得不到授粉,也没有果实,大人和孩子得了奇怪的疾病。这是一个没有生机的春天,只有一片寂静覆盖着田野、树林和沼泽。"

这是美国海洋生物学家和生态文学作家蕾切尔·卡逊(1907—1964)在她的名著《寂静的春天》里为我们描绘的一则"明天的寓言"。DDT又叫滴滴涕或二二三,自从1939年被瑞士化学家米勒发现后,曾在世界范围内广泛使用。1962年,美国科学家卡逊在其著作《寂静的春天》中怀疑,DDT进入食物链,是导致一些食肉和食鱼的鸟接近灭绝的主要原因。最终,这种曾获诺贝尔化学奖的药物于1972年在美国被禁用。我国20世纪60～70年代曾大量使用这种农药,在1983年停止了DDT的使用。

问题:

通过学习了解农药是一类什么物质,了解农药的用途、农药对环境的影响,以及在生产过程中农药的毒作用。

农药(pesticide)是指农业生产过程中用于消灭、控制危害农作物的害虫、病菌、鼠类、杂草及其他有害动植物和调节植物生长的各种药物,包括提高农药药效的辅助剂、增效剂等。农药广泛应用于农、林、畜牧、渔业、卫生等行业,特别是杀虫剂的使用已普及到千家万户。农药的使用促进了农作物增产丰收,但农药对人、畜都有不同程度的毒性。因此,在生产、运输、贮存及使用过程中,必须采取有效措施,防止农药中毒的发生。

农药的品种繁多,分类方法有多种。按其用途可分为杀虫剂(insecticide)、杀鼠剂(rodenticide)、杀螨剂(miticide)、杀菌剂(fungicide)、除草剂(herbicide)、脱叶剂(defoliant)以及植物生长调节剂等,其中以杀虫剂品种最多,用量最大。按化学结构可分为有机磷、氨基甲酸酯类、拟除虫菊酯类、有机氟等;按毒性可分为剧毒、高毒、中等毒及低毒农药;按剂型可分为乳油剂、粉剂、颗粒剂、喷雾剂、熏蒸剂等;按作用方式可分为胃毒剂、不育剂、拒食剂、触杀剂、杀虫增效剂等。

除微生物杀虫剂和抗生素等基本无毒外,农药大多数具中毒或低毒,部分品种属高毒或剧毒,有些农药毒性虽不大,但有蓄积作用,对人体可能有慢性作用。

职业性农药中毒主要发生于农药生产和施用过程中。在农药合成、加工、包装等过程中,尤其是出料、分装以及检修时,车间空气中农药浓度较高,皮肤接触机会较多,易发生中毒。在使用农药的过程中,配制不当、违反操作规程或个人防护不够等,是造成农药中毒最常见的原因。此外,农药保管不当、管理不严等也可引起非职业性农药中毒。

农药除急性中毒外,还可引起慢性危害,主要包括蓄积毒性和远期作用,如生殖发育毒性、致癌、免疫功能损伤等。有机氯等农药还可长期在作物和环境中残留,造成环境污染。

为提高农药杀虫效力,将两种以上农药混合配制成农药混合剂。我国发展的混配农药多以有机磷为主体,配以拟除虫菊酯、氨基甲酸酯等其他杀虫剂制成的二元混合剂。混配农药的毒性大多呈相加作用,少数为相乘作用。随着农药混合剂的普遍使用,混配农药中毒人数有增长的趋势,应加强混配农药的管理。

(一)有机磷农药

有机磷农药(organophosphorus pesticide)多为广谱、高效、低残留的杀虫剂,其中以对硫磷、内吸磷、马拉硫磷、乐果、敌敌畏、敌百虫等常见。此外,少数品种为杀菌剂(如稻瘟净、克瘟散等)、杀鼠剂、脱叶剂、除草剂及植物生长调节剂。有机磷是我国使用最广、用量最大的一种农药。我国每年农药中毒人数为5万～10万,其中有机磷农药中毒占70%以上,病死率在10%左右(包括生活性中毒)。

1. 理化特性

有机磷农药多为磷酸酯类或硫代磷酸酯类化合物,其结构通式为：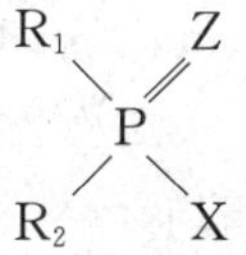。式中R_1及R_2多为甲氧基($CH_3O—$)或乙氧基($C_2H_5O—$)等碱性基团；Z为氧或硫原子；X为烷氧基、芳氧基或其他酸性基团。由于代入基团的不同,可形成多种化合物。有机磷农药的结构与其生物活性有一定关联,如碱性基团中乙氧基比甲氧基毒性大;酸性基团中强酸根比弱酸根毒性大;Z为氧原子者可直接与胆碱酯酶共价结合,毒作用迅速,而为硫原子者,须经代谢、氧化脱硫才能与胆碱酯酶结合发挥毒作用。毒作用出现较慢,但往往持续时间较长。

有机磷农药除敌百虫外多为油状液体。工业品呈黄色至棕色,有类似大蒜臭味,微溶于水,易溶于有机溶剂或动植物油,对光、热、氧均较稳定,遇碱易分解。敌百虫为白色粉末状结晶,易溶于水,在碱性溶液中可生成毒性较大的敌敌畏。

2. 毒理

有机磷农药可经呼吸道、消化道以及完整的皮肤与黏膜吸收。经呼吸道或消化道吸收迅速而完全。经皮吸收是职业性中毒的主要途径。

有机磷农药被吸收后,迅速随血液分布到全身各组织器官,肝脏中含量最高,肾、肺、脾次之。至于脑内含量取决于有机磷农药的品种,具有氟、氰等基团的有机磷农药其穿透血脑屏障能力较强。部分品种还能通过胎盘屏障到达胎儿体内。进入体内的有机磷农药一般都能被迅速代谢转化,无明显蓄积作用。代谢产物主要经肾随尿排出,小部分随粪排出。

有机磷农药在体内的代谢有氧化和水解两种方式。通常氧化产物毒性增强,而水解产物毒性减低。如对硫磷在体内经肝细胞微粒体氧化酶的作用,先被氧化为毒性较大的对氧磷,后者又可被磷酸酯酶水解为对氨基酚随尿排出。马拉硫磷在体内被氧化为马拉氧磷,毒性增高。同时又可被按羧酸酯酶水解而失去毒性。哺乳动物体内含有丰富的羧酸酯酶,其水解作用大于氧化作用,而在昆虫体内代谢特性与哺乳动物相反,故马拉硫磷是一种对人、畜低毒的高效杀虫剂。敌百虫在哺乳动物体内大部分被水解成无毒的二甲基磷酸酯和三氯乙醇,随尿排出,而在昆虫体内则经脱氯化氢作用形成毒性更大的敌敌畏,故杀虫力强。

有机磷农药的毒作用机制主要是抑制体内胆碱酯酶(cholinesterase,ChE)活性,使其失去水解乙酰胆碱(Ach)能力,引起Ach蓄积而产生一系列临床症状。正常生理情况下,作为神经递质的乙酰胆碱完成生理作用后,在胆碱酯酶作用下,迅速水解为乙酸和胆碱,以维持生理平衡。由于有机磷农药在化学结构上与乙酰胆碱相似,可迅速与体内ChE结合,形成磷酰化胆碱酯酶,使之失去分解乙酰胆碱的能力,造成乙酰胆碱在生理部位积聚,作用于器官组织,产生与胆碱能神经过度兴奋相似的症状,如毒蕈碱样症状、烟碱样症状和中枢神经系统症状。出现毒蕈碱样症状,是由于乙酰胆碱与副交感神经节后纤维支配的效应器细胞膜上M型受体结合,引起效应器兴奋。出现烟碱样症状,是由于乙酰胆碱与交感及副交感神经节的突触后膜和神经肌肉接头的终板后膜上的N型受体结合,对节后神经元和骨骼肌神经终板小剂量引起兴奋、大剂量引起抑制作用所致。磷酰化胆碱酯酶虽然相当稳定,但仍能部分地缓慢水解,恢复其活性。但随着中毒时间的延长,磷酰化胆碱酯酶可发生"老化"(aging),老化酶不易再活化,故有机磷中毒后,应及早地使用胆碱酯酶复能剂。

对硫磷、乐果、氧化乐果、敌百虫、敌敌畏、甲胺磷、马拉硫磷、丙氟磷等急性中毒症状消失后还可出现有机磷引起的迟发性多发性神经毒作用(organophosphate induced delayed polyneuropathy, OPIDP)。通常先累及感觉神经,后发展到运动神经;开始多见于下肢远端部分,后可波及上肢,并向肢体近端延伸。这种现象不能用胆碱酯酶活性受抑制来解释。OPIDP的病理变化主要为周围神经及脊髓长束的轴索变性,轴索内聚集管囊样物质继发脱髓鞘改变。长而粗的轴索最易受损害,且以远端为重。OPIDP的发生与神经病靶酯酶(neuropathy target esterase,NTE)和有机磷农药结合后,形成磷酰化NTE,继之老化而失去活性有关;另一种学说(Abou和Donia等)认为,有机磷农药使神经轴突内钙稳态失调,骨架蛋白分解,导致轴突变性。

久效磷、乐果、氧化乐果、敌敌畏、甲胺磷、倍硫磷等急性中毒时,在急性期之后,OPIDP发病之前,可出现中间型综合征(intermediate syndrome, IMS)。IMS的病理变化主要为神经肌接头突触后传递功能的障碍。其主要特点为肌无力,轻者可累及肢体近端肌肉或屈颈肌和第Ⅲ～Ⅶ对颅神经所支配的肌肉,重者第Ⅸ～Ⅹ对颅神经支配的肌肉以及呼吸肌常受累。其发病机制尚未完全阐明,可能与急性期治疗不够及时、充分或有机磷农药中含杂质有关。

有机磷农药的毒性作用还与产品的质量、纯度、剂型、助剂以及进入机体途径等有关。

3. 临床表现

(1) 急性中毒:潜伏期长短取决于有机磷农药的毒性、剂量、侵入途经及机体健康状况等。

1) 毒蕈碱样症状:此类症状出现较早。主要表现为食欲减退、恶心、呕吐、腹痛、腹泻、流涎、多汗、视物模糊、瞳孔缩小、呼吸道分泌物增多,支气管痉挛、呼吸困难,心动过缓、血压偏低及心律失常等。严重者可出现肺水肿、大小便失禁等。瞳孔缩小为有机磷农药中毒的典型体征。

2) 烟碱样症状:患者出现全身紧束感、动作不灵活、发音不清、胸部压迫感,胸部、上肢和颈面等部位肌束震颤、肌肉痉挛,进而发展为肌无力、肌麻痹等。严重者可出现呼吸肌麻痹。心动过速和血压升高常掩盖毒蕈碱样作用下的血压偏低及心动过缓。

3) 中枢神经系统症状:早期出现头昏、头痛、乏力等,随后出现烦躁不安、言语不清、意识障碍。严重者可出现昏迷、抽搐,甚至呼吸中枢麻痹而死亡。

(2) 中间期肌无力综合征:少数重症患者在胆碱能危象消失之后1～4天,突然出现呼吸困难、紫绀、声音嘶哑、吞咽困难、眼球活动受限、四肢肌力减退、抬头困难、腱反射消失或减弱,但神志清楚,感觉正常。轻者经治疗肌无力多能恢复,严重者可因呼吸肌麻痹而死亡。

(3) 迟发性多发性神经病:少数患者在急性中毒恢复后,经2～4周潜伏期,出现以下肢远端弛缓性瘫痪(垂足、垂腕)为特征的周围神经症状。肢端感觉异常如麻木、疼痛等,逐渐出现肢体无力、共济失调、四肢肌肉萎缩等,严重者还可累及上肢、双手。麻痹恢复较慢。

(4) 慢性中毒:多见于长期接触低水平有机磷农药的生产工人,其主要临床表现为胆碱酯酶活力明显降低,但症状较轻,以中毒性神经衰弱样症状为主,少数患者可出现视觉、神经-肌电图等改变。

4. 诊断及处理原则

根据短时间接触大剂量有机磷农药职业史，出现相应临床表现，结合全血胆碱酯酶活性降低，参考作业环境的劳动卫生调查资料和皮肤污染情况进行综合分析，排除其他疾病后，方可诊断。《职业性急性有机磷杀虫剂中毒诊断标准》(GBZ8—2002)如表 2-2-11 所示。

表 2-2-11 职业性急性有机磷杀虫剂中毒诊断标准

分级	诊断标准	处理原则
接触反应	具有下列表现之一者：① 全血或红细胞胆碱酯酶活性在 70%以下，尚无明显中毒的临床表现；② 有轻度的毒蕈碱样自主神经症状和(或)中枢神经系统症状，而全血或红细胞胆碱酯酶活性在 70%以上。	应暂时调离有机磷作业 1～2 周，并复查全血或红细胞胆碱酯酶活性
急性轻度中毒	短时间内接触较大量有机磷杀虫剂后，在 24h 内出现较明显的毒蕈碱样自主神经和中枢神经系统症状，如头晕、头痛、乏力、恶心、呕吐、多汗、胸闷、视物模糊、瞳孔缩小等。全血或红细胞胆碱酯酶活性一般在 50%～70%。	治愈后 1～2 个月内不宜接触有机磷杀虫剂
急性中度中毒	在轻度中毒的基础上，出现肌束震颤等烟碱样表现。全血或红细胞胆碱酯酶活性一般在 30%～50%	治愈后 1～2 个月内不宜接触有机磷杀虫剂
急性重度中毒	除上述胆碱能兴奋或危象的表现外，具有下列表现之一者，可诊断为重度中度：① 肺水肿；② 昏迷；③ 呼吸衰竭；④ 脑水肿。全血或红细胞胆碱酯酶活性一般在 30%以下	治愈后 3 个月内不宜接触有机磷杀虫剂
中间期肌无力综合征轻型	在急性中毒后 1～4 天，胆碱能危象基本消失且意识清晰，出现肌无力为主的临床表现者。具有下列肌无力表现之一者：① 屈颈肌和四肢近端肌肉无力，腱反射可减弱；② 部分脑神经支配的肌肉无力	治愈后 1～2 个月内不宜接触有机磷杀虫剂
中间期肌无力综合征重型	在轻型中间期肌无力综合征的基础上或直接出现下列表现之一者：① 呼吸肌麻痹；② 双侧第Ⅸ对及第Ⅹ对脑神经支配的肌肉麻痹造成上气道通气障碍者。高频重复刺激周围神经的肌电图检查，可引出肌诱发电位波幅呈进行性递减。全血或红细胞胆碱酯酶活性多在 30%以下	治愈后 3 个月内不宜接触有机磷杀虫剂
迟发性多发性神经病	在急性重度和中度中毒后 2～4 周，胆碱能症状消失，出现感觉、运动型多发性神经病。神经—肌电图检查显示神经源性损害。全血或红细胞胆碱酯酶活性可正常	应调离有机磷作业。根据恢复情况，安排工作或休息。如需进行致残鉴定，按 GB/T16180—1996 处理

5. 治疗

(1) 清除毒物：立即将患者脱离中毒现场，脱去污染衣服，用肥皂水彻底清洗皮肤、头发、指甲，水温不宜太高。眼部污染应迅速用清水或 2%碳酸氢钠溶液冲洗。洗后滴入 1%后马托品数滴。口服中毒者，用温水或 2%碳酸氢钠(敌百虫忌用)彻底洗胃。为减少有机磷吸收，洗胃前应先抽出胃内存物。第一次洗胃液中可加 5～8mg 去甲肾上腺素。每次注入洗胃液不宜大于 500mL，应反复灌洗至洗出液无气味为止。

(2) 特效解毒药物：迅速给予解毒药。

1）乙酰胆碱拮抗剂：阿托品能拮抗乙酰胆碱蓄积所引起的副交感神经和中枢神经的作用。并能兴奋呼吸中枢，可消除或减轻毒蕈碱样症状相中枢神经系统症状。阿托品使用应“早期、足量、反复给药”，直到毒蕈碱样症状明显好转或轻度“阿托品化”症状出现，此后再改用维持量或停药观察。

2）复能剂：中、重度中毒者，须联合使用阿托品和胆碱酯酶复能剂。复能剂主要是吡啶醛肟类药物。我国常用的有解磷定（2-PAM）和氯磷定（2-PAM-Cl），以氯磷定为首选。联合用药时，阿托品用量应酌减，以免发生阿托品中毒。胆碱酯酶复能剂能夺取磷酰化胆碱酯酶分子中的磷酸基，使失活的胆碱酯酶恢复活性。其对解除烟碱样症状效果较佳。但肟类复能剂对已老化的胆碱酯酶无复能作用，故应尽早使用。复能剂过量使用也会发生复能剂中毒而加重病情，应酌情掌握用药剂量。

复能剂对乐果、敌百虫、敌敌畏、马拉硫磷中毒的复能效果差，对二嗪农、谷硫磷不仅无效，而且有不良作用。此类中毒治疗应以阿托品为主。

（3）对症治疗：急性有机磷农药中毒病死率高，重度中毒者在抢救早期可因成人型呼吸窘迫综合征、脑水肿、中枢型呼吸衰竭及中毒性心肌损害等并发症而猝死。因此，治疗期间应密切观察病情，积极防治并发症，处理原则同内科。注意保持呼吸通畅通，出现呼吸衰竭或呼吸麻痹时，立即施用机械通气。

（4）OPIDP 和 IMS 的防治：急性中毒者临床症状消失后仍须观察 2～3 天，尤其是乐果、马拉硫磷、久效磷中毒者，应延长治疗观察时间。重度中毒者避免过早活动。一旦出现 OPIDP 和 IMS，以对症及支持治疗为主。

（二）氨基甲酸酯类农药

氨基甲酸酯类（carbamates）农药易分解，在环境中残留时间短、速效，对人畜毒性较有机磷低。

1. 理化持性

氨基甲酸酯类的基本结构为：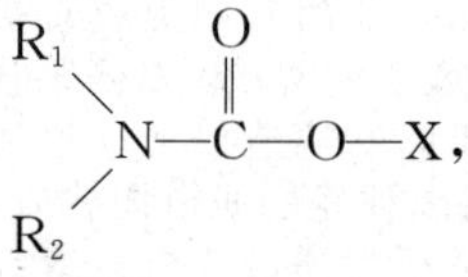，其中的 R_1、R_2 和 X 取代基团不同，可形成多种化合物。其多数品种为杀虫剂，如西维因（sevin）、速灭威、害扑威、残杀威、卡巴呋喃等。另有一些品种用做除草剂，如灭草灵、燕麦灵等，也有些品种用做杀菌剂，如多菌灵等。最常用品种为西维因，又名息瘟或胺甲萘（carbaryl）。其有效成分为 1-萘基-N-甲基氨基甲酸酯（$C_{10}H_7OCONHCH_3$），系白色结晶固体，熔点 142℃，难溶于水，易溶于有机溶剂，对光、热及酸性物质稳定，遇碱易分解。

2. 毒理

该类农药主要经呼吸道和消化道吸收，在胃肠道几乎完全吸收。多数品种经皮肤吸收缓慢，吸收量低。在体内分解和代谢迅速。其主要被水解成氨基甲酸及其他含碳基团，后者再进一步氧化成二氧化碳。氨基甲酸酯类农药的代谢产物均较原形的毒性低。其原形及其代谢产物以游离状态或与葡萄糖醛酸、硫酸根结合形式，较快地从尿中排泄。

氨基甲酸酯杀虫剂的毒性相差很大，多数属中等毒。其对人的毒性作用与有机磷农药类似，主要抑制胆碱酯酶活性。所不同的是它无需经体内代谢活化，即可直接与胆碱酯酶可逆地结合，形成疏松的氨基甲酰化胆碱酯酶复合体，使胆碱酯酶失去水解乙酰胆碱的能力，故中毒潜伏期短。由于氨基甲酸酯与乙酰胆碱酯酶的结合是可逆的，再则所形成的复合体可自行迅速水解，因此中毒程度较轻，持续时间较短并有自行恢复趋向。

3. 临床表现

急性氨基甲酸酯农药中毒的临床表现与有机磷农药中毒相似，但又有其特点。通常发病急，职业性接触发病潜伏期一般为2～4h，快则0.5h，口服中毒多在10～30min。病情较轻，通常无反复。病程短，恢复较快。全血胆碱酯酶活性呈轻度下降。

轻度中毒时有较轻的中枢神经系统和毒蕈碱样症状，有的病例可伴有肌束震颤等烟碱样症状，但持续时间短。若停止接触并清除污染，经2～3h即可逆转恢复。重度中毒可出现肺水肿、脑水肿、昏迷及呼吸抑制等症状而危及生命。职业性中毒多为轻度，重度中毒一般为口服中毒者。

残杀威、燕麦灵等品种可引起皮肤瘙痒、潮红、皮疹等接触性皮炎。高浓度的西维因也有类似作用。氨基甲酸酯农药无慢性毒性。

4. 诊断

根据接触史，迅速出现的毒蕈碱样、烟碱样及中枢神经系统症状与体征，结合全血胆碱酯酶活性的降低，并排除有机磷农药中毒、心脑血管病、急性胃肠炎等后，氨基甲酸酯类农药急性中毒的诊断并不困难。

5. 治疗

(1) 消除毒物、阻止毒物继续吸收：脱离中毒现场，脱去污染衣物。有皮肤污染者可用肥皂水或温水清洗，口服者应彻底洗胃，具体方法与枪救急性有机磷中毒相同。

(2) 特效解毒剂：阿托品为首选解毒药物。轻度中毒者用少量阿托品，0.5～1.0mg肌内注射，必要时重复1～2次，但不必阿托品化。严重中毒者，静脉注射阿托品，尽快达到阿托品化，但其总剂量远比有机磷农药中毒低。因肟类复能剂可增加氨基甲酸酯的毒性，而且会降低阿托品疗效，因此单纯氨基甲酸酯类农药中毒不用肟类复能剂。氨基甲酸酯与有机磷混配农药中毒，可先用阿托品治疗。以后视病情在严密观察下酌情适量使用肟类复能剂。

(3) 对症治疗和支持治疗：重度中毒时特别注意心肺功能，防止肺水肿，控制输液量，抢救中不宜使用吗啡、利血平、酚噻嗪。

（三）拟除虫菊酯类农药

拟除虫菊酯(pyrethroids)是仿天然除虫菊的化学结构的合成农药，是一类高效、广谱、低毒、低残留杀虫剂，对人畜的毒性比有机磷杀虫剂低，在环境中残留时间较短。此类农药除具杀虫作用外，还兼有杀螨、杀菌和抑制霉菌作用。我国现使用的该类农药有20多种，使用量仅次于有机磷，以溴氰菊酯、氰戊菊酯、氯氰菊酯、氯菊酯应用较多。

1. 理化特性

拟除虫菊酯类农药可分为含氰基的化合物(Ⅱ型)和不含氰基的化合物(Ⅰ型)。目前以Ⅱ型使用较多，用做农业杀虫剂，而Ⅰ型主要用做卫生杀虫剂，常配制成气雾或电烤杀蚊剂。

拟除虫菊酯类农药绝大多数为黏稠油状液体，呈黄色或黄褐色，少数为白色结晶如溴氰菊酯，易溶于多种有机溶剂，难溶于水，在酸性溶液中稳定，遇碱易分解，宜避光保存。

2. 毒理

此类农药可经呼吸道、皮肤、消化道吸收。经皮肤吸收是职业中毒的主要途径。进入体内的拟除虫菊酯代谢转化快,主要在肝内酯酶和混合功能氧化酶作用下水解、氧化。其代谢产物与葡萄糖醛酸、硫酸根结合为水溶性产物由尿液排出。

拟除虫菊酯类农药Ⅱ型属中等毒,Ⅰ型毒性较低。该类农药是一种神经毒物。其毒作用机制目前尚不完全明了。一般认为,拟除虫菊酯作用于神经细胞膜的钠离子通道,使去极化后的离子通道 m 闸门关闭延缓,去极化期延长,周围神经出现重复的动作电位,而导致感觉神经不断传入向心冲动,肌肉则持续收缩,并由痉挛到麻痹。此外,该类农药还能抑制神经细胞微粒体上 Ca^{2+}/Na^{+}-ATP 酶和 Na^{+}/K^{+}-ATP 酶活性,影响细胞膜内外离子(Ca^{2+}、Na^{+})主动运输,导致细胞内 Ca^{2+}、Na^{+} 浓度增加,从而影响神经的兴奋性。

3. 临床表现

(1) 急性中毒:主要表现为皮肤、黏膜刺激症状和全身症状。

1) 皮肤和黏膜刺激症状:患者在接触拟除虫菊酯 4～6h 后出现流泪、眼病、畏光、眼睑红肿、球结膜充血、水肿等症状。面部或其他皮肤接触部位出现瘙痒感、蚁走感、烧灼感等,少数患者皮肤出现红色丘疹伴痒感。

2) 精神兴奋异常为主的全身症状:轻者有头晕、头痛、乏力、恶心、多汗、精神萎靡等中毒症状,较重者还可出现流涎、呕吐、四肢肌束震颤、视物模糊等。严重者可出现肺水肿、阵发性抽搐及意识障碍或昏迷,最后可因呼吸循环衰竭而死亡。

(2) 变态反应:除接触性皮炎外,溴氰菊酯还可以引起类似枯草热症状,也可诱发过敏性哮喘。

拟除虫菊酯与有机磷混配农药所致中毒常以有机磷中毒症状为明显。但起病较单纯有机磷中毒者急,且更易发生呼吸、循环衰竭。

4. 诊断及处理原则

根据短期内密切接触大量拟除虫菊酯职业史,出现以神经系统兴奋性异常为主的临床表现,结合现场劳动卫生学调查,排除有类似临床表现的其他疾病后,方可诊断。尿中拟除虫菊酯原形或其代谢物可作为接触指标。我国现行《职业性急性拟除虫菊酯中毒诊断标准》(GBZ43—2002)如表 2-2-12 所示。

表 2-2-12 职业性急性拟除虫菊酯中毒诊断标准

分级	诊断标准	处理原则
观察对象	接触后出现面部异常感觉(烧灼感、针刺感或紧麻感)、皮肤黏膜刺激症状,而无明显全身症状者	立即脱离接触,密切观察
轻度中毒	除上述临床表现外,出现明显的全身症状,包括头痛、头晕、乏力、食欲减退、恶心、呕吐,并有精神萎靡,口腔分泌物增多或肌束震颤者	治愈后可从事原工作
重度中毒	除上述临床表现外,具有下列症状之一者:① 阵发性抽搐;② 重度意识障碍;③ 肺水肿	根据病情安排休息,治愈后可从事原工作

5. 治疗

(1) 立即脱离现场:有皮肤污染者,立即用肥皂水或清水彻底冲洗,口服中毒须尽快用清水或 2%～4%碳酸氢钠溶液充分洗胃。

(2) 对症和支持治疗:目前拟除虫菊酯类农药中毒无特殊解毒剂,以对症、支持治疗为主，积极防治脑水肿、肺水肿等。阿托品虽可减轻流涎、肺水肿，但用量不宜过大，以免引起阿托品中毒。出现抽搐者可给予抗惊厥药物如安定、巴比妥类或舒筋灵等。

七、职业中毒预防

职业中毒的预防原则与职业病预防一致，即必须从法律措施、组织措施、技术措施和卫生保健措施 4 个大方面进行，但由于毒物种类繁多，因而在技术措施和卫生保健措施方面应有相应具体的方法。

（一）消除或控制职业性毒物

(1) 用无毒或低毒的物质替代有毒或毒性较强的物质，限制原料中有毒杂质的含量。如在油漆生产中用锌白或钛白替代铅白、喷漆作业采用无苯稀料等。

(2) 改革生产工艺过程。如镀锌作业过程中采用无氰电镀工艺、用离子膜电解盐代替汞作为电机的电解真空灌汞工艺、喷漆作业采用静电喷漆新工艺等。

(3) 生产过程机械化、自动化和密闭化。如有毒物质的加料、搅拌、搬运、包装等过程应尽可能机械化、自动化和密闭化，防止毒物跑、冒、滴、漏。

(4) 厂房建筑和生产过程的合理安排。如有毒作业工段应与其他工段有效地隔离，其车间的墙壁、地面应选用不吸收该物质和不易被腐蚀的材料，且表面光滑、平整，易于清洗。

(5) 加强通风排毒和净化回收。厂房或车间内产生有毒气体、蒸气或气溶胶的地点，可采用局部抽出式的机械通风系统来排除毒物，以降低作业场所空气中的毒物浓度，该通风系统由排气罩、通风管、通风机和净化回收装置组成。

（二）合理使用个人防护用品

目前，有些厂矿企业的劳动条件仍较差，由于经济和技术上的原因，在短期内无法采用技术性控制措施来使作业场所的卫生条件达到国家卫生标准的要求，特别是事故的抢修或进入设备内检修时，应合理使用个人防护用品。个人防护用品主要包括呼吸防护器和防护服。

呼吸防护器根据其作用原理分为两种，即过滤式呼吸防护器和隔离式呼吸防护器。在实际工作中应根据具体情况选择使用。前者用于空气中有害物质的浓度不很高且空气中的氧含量不低于 18%的场合；后者在现场空气中毒物浓度较高或（和）氧含量较低时采用，其呼吸所需的空气（或氧气）并非经净化的现场空气，而是另行供给。

防护服装主要用于防止酸、碱等对皮肤的刺激或腐蚀作用以及毒物经皮吸收。常用的防护服装包括工作服、手套、围裙、长筒靴等。防护服装应根据其防护目的，选用相应的质料和式样。对毒物溅入眼内有灼伤危险的作业，应给予防护眼镜。

（三）加强健康教育和做好职业卫生服务工作

1. 加强卫生宣传教育，普及职业卫生知识

制定和遵守安全操作过程，建立健全卫生制度，养成良好的卫生习惯；对接触有毒工种的工人进行职业安全宣传教育，增强健康保护意识，预防和减少毒物对健康的危害。

2. 做好生产环境检测

定期和经常进行生产环境的卫生检查和空气中有毒物质浓度监测，及时发现和查明有毒物质造成污染的原因、程度和变化规律，以便采取有效措施降低车间空气中有毒物质的浓度，使之不超过国家规定的职业接触限值。职业接触限值（occupational exposure limit，OEL）是为保护作业人员健康而规定的工作场所有害因素的接触限量值。我国对化学因素

的职业接触限值包括以下3个具体限值:① 最高容许浓度(maximum allowable concentration, MAC):指工作地点,在一个工作日内,任何时间内均不应超过的有害化学物质的浓度。该职业接触限值是对急性作用大:刺激作用强和(或)危害较大的有毒物质制定的最高容许接触限值;② 时间加权平均容许浓度(permissible concentration-time weighted average, PC-TWA):指以时间为权数规定的8h工作日的平均容许浓度。要求采集有代表性样品,按8h工作日内各个接触持续时间与其相应浓度乘积之和除以8,得出8h的时间加权平均浓度;③ 短时间接触容许浓度(permissible concentration-short term exposure limit, PC-STEL):指一个工作日内,任何一次接触不得超过的15min时间加权平均的容许接触水平。该职业接触限值旨在防止劳动者接触过高的波动浓度,避免引起刺激、急性作用或有害健康影响。它是与PC-TWA相配套的一种短时间接触限值。我国现行规定的"工作场所空气中有毒物质的容许浓度"(GBZ2.1—2007)包括了329种化学物质。

3. 做好健康监护工作

根据国家规定项目和时间,认真做好上岗前和在岗期间健康检查,建立职工健康监护档案,及时发现高危人群,及早预防。

4. 合理供应保健食品

根据所接触毒物的毒作用特点,在保证平衡膳食的基础上,选择某些特殊需要的营养素(如维生素、无机盐、蛋白质等)予以补充。

(四) 消除和控制环境污染,使其排出量低于国家标准

(五) 加强毒品的安全保护工作,防止误服或他人用来自杀和他杀

第三节 生产性粉尘接触及其对健康的危害

【案例 2-11】

河南新密市人张海超曾在某耐磨材料有限公司务工,2004年8月被多家医院诊断出患有"尘肺",但由于这些医院不是法定职业病诊断机构,所以诊断"无用"。而由于原单位拒开证明,他无法拿到法定诊断机构的诊断结果,最终只能以"开胸验肺"的方式进行验肺,为自己证明。这个事件被称为"开胸验肺事件"。

2007年10月,X胸片显示张海超双肺有阴影,此后经多家医院检查,诊断其患有尘肺病。2009年1月,北京多家医院确诊其为尘肺病。2009年6月,张海超主动爬上手术台"开胸验肺"。2009年7月15日,媒体介入报道。2009年7月27日,确诊张海超为三期尘肺病。

问题:

通过学习了解尘肺病的诊断依据。

一、生产性粉尘的健康危害及其控制

生产性粉尘是指在生产过程中产生的能较长时间飘浮在作业场所空气中的固体微粒。劳动者长期吸入生产性粉尘所引起的以肺组织慢性进行性纤维化为主的全身性疾病称为尘肺(pneumoconioses)。

（一）粉尘的分类

生产性粉尘接触十分广泛，是我国最常见也是危害最严重的职业性有害因素。其中，煤炭工业、金属冶炼、铁路工程、建筑材料生产等一直是职业性尘肺发生较多的行业。接触职业性粉尘的工种繁多，如矿山开采、隧道开凿中的打眼和爆破，煤炭的井下开采，矿石粉碎和筛选，铸造行业中的喷砂、清砂，水泥、玻璃、陶瓷及耐火材料生产中的原料加工，农业生产中的粮食收获与加工，化学工业中的有机固体原料的加工、包装等工种均可有粉尘接触。在各种不同的生产环境中，接触到的粉尘性质往往不同，如在采矿、凿岩、建筑施工、机械铸造、耐火材料及陶瓷等行业，主要接触石英及含石英的混合粉尘；在石棉开采、加工制造石棉制品时，主要接触的是石棉或含石棉的混合粉尘；焊接、金属加工、冶炼时，主要接触金属性粉尘；农业、农副产品加工、制糖工业、动物管理及纺织工业等，接触有机粉尘为主。

尽管生产性粉尘来源很广、种类繁多，但按其性质，一般分成以下几类。

1. 无机性粉尘(inorganic dust)

(1) 金属性粉尘：如锰、铅、铝、铁、锡、锌等金属及其氧化物粉尘。

(2) 非金属粉尘：如石英、石棉、滑石、煤尘等。

(3) 人工无机粉尘：如水泥、玻璃纤维、金刚砂尘等。

2. 有机粉尘(organic dust)

(1) 动物性粉尘：如动物的皮毛、羽毛、角质、骨质等粉尘。

(2) 植物性粉尘：如木尘、棉、麻、谷物、茶、亚麻、甘蔗、烟草等粉尘。

(3) 人工有机粉尘：如有机农药、染料、合成橡胶、合成树脂、合成纤维等粉尘。

3. 混合性粉尘(mixed dust)

无机性粉尘和有机粉尘同时混合存在。在作业环境中，这种情况最为常见。

（二）影响粉尘对人体危害作用的因素

1. 粉尘的化学成分、浓度与接触时间

作业场所空气中粉尘的化学成分和浓度是决定其对人体危害性质和严重程度的最重要因素。根据化学成分的不同，粉尘可以引起人体呼吸道或皮肤刺激症状，机体中毒、过敏或尘肺。例如，含游离二氧化硅高的粉尘可以引起肺纤维化，而铅尘可引起铅中毒等。同一种粉尘，作业环境空气中浓度愈高，人体暴露的时间愈长，则危害愈严重。

2. 粉尘的分散度

分散度是指物质被粉碎的程度，以各种颗粒直径大小(μm)粉尘的数量或质量的构成百分比来表示。前者称为粒子分散度，后者称为质量分散度。粒径较小的粉尘所占的比例愈大，则表示粒子的分散度愈大，粉尘分散度愈高，其在空气中飘浮的时间愈长，沉降速度愈慢，被人体吸入的机会也就愈多，而且比表面积也愈大，愈易参与理化反应，因此对人体危害就愈严重。直径等于或大于 15μm 的尘粒称为非吸入性粉尘(non-inhalable dust)；直径小于 15μm 的尘粒称为可吸入性粉尘(inhalable dust)；直径在 5μm 以下的尘粒可达呼吸道深部和肺泡，因此被称为呼吸性粉尘(respirable dust)。由此可见，粒子分散度具有重要的卫生学意义。不过，在尘粒分散度相同的情况下，粉尘的质量愈高，致病力愈强。因为，在尘肺发病过程中，尽管粒子直径大小很重要，但进入肺中的粉尘绝对质量起着更为重要的作用。这一点表明了质量分散度的重要性。

3. 粉尘的硬度、形状和密度

坚硬的尘粒更易引起呼吸道黏膜或肺泡细胞的机械性损伤。密度愈大、愈接近球型，沉降速度越快，粉尘进入人体的机会相对越小，危害性也相对减小。

4. 粉尘的溶解度

某些有毒粉尘可在呼吸道溶解吸收，如铅、砷等，随溶解度增加，对人体的危害增强。这是由于毒物吸收进入血液循环所致。相反，无毒或毒性低的粉尘如面粉、糖等的溶解度高，易吸收，并被机体代谢后排出，故可减轻对人体的危害。

5. 粉尘的荷电性

粉尘在生产过程中由于相互摩擦或吸附空气中的离子而带电。带同性电荷的粉尘相斥，增强了它在空气中的稳定程度。带异性电荷的粉尘相吸，尘粒在撞击中易凝集在一起而沉降。另外，一般来说，带电荷的粉尘在体内更易被阻留。

6. 可爆炸性粉尘

可氧化的粉尘如煤、糖、面粉、硫黄等，在一定的浓度下(如煤尘达 $35g/m^3$，糖 $10.3\ g/m^3$，面粉、硫黄 $7g/m^3$)，一旦遇到明火、电火花和放电时，即会发生爆炸。

7. 其他

作业场所卫生工程技术措施和个人防护措施的实施情况，如通风除尘、湿式作业情况，劳动者个人防护服、防护口罩佩戴情况等，都会对粉尘的人体危害作用产生直接影响。

(三) 粉尘对人体健康的危害

如前所述，粉尘本身的化学成分及物理特性不同，其人体危害的种类也不同。一般来说，生产性粉尘可引起的人体疾患主要包括下列几个方面。

1. 引起呼吸系统疾病

(1) 尘肺：尘肺是由于在职业活动中长期吸入生产性粉尘并在肺内滞留而引起的以肺组织弥漫性纤维化为主的全身性疾病。我国 2002 年公布实施的《职业病目录》中，尘肺共有 13 种，如矽肺、煤工尘肺、石墨尘肺、炭黑尘肺、石棉肺、滑石尘肺、水泥尘肺、云母尘肺、陶工尘肺、铝尘肺、电焊工尘肺及铸工尘肺等。尘肺中以矽肺(silicosis)病变最为严重，其次为石棉肺(asbestosis)。

(2) 粉尘沉着症：某些生产性粉尘(如铅、钡、铁等)吸入后，沉积于肺组织中呈现一般异物反应，可继发轻微的纤维性改变，对人体健康危害较小或无明显影响，脱离接尘工作后，病变可无进展或 X 线胸片阴影可逐渐消退。

(3) 有机粉尘引起的肺部病变：如吸入棉尘可引起棉尘症(byssinosis)；吸入被霉菌、细菌或血清蛋白污染的有机粉尘可引起职业性变态反应性肺泡炎(occupational allergic alveolitis)，吸入人造纤维、聚氯乙烯等粉尘可引起非特异性慢性阻塞性肺病等。

(4) 粉尘性支气管炎、肺炎、支气管哮喘等：如长期吸入较高浓度的煤尘、谷草尘、电焊尘等可造成支气管上皮损伤，出现粉尘性支气管炎。

(5) 呼吸系统肿瘤：如石棉、放射性矿物或金屑(如镍、铬、砷等)等粉尘尚可引起肺部肿瘤。

2. 局部刺激损伤作用

粉尘作用于呼吸道黏膜后，开始先引起黏膜细胞功能亢进，表现为充血，毛细血管扩张，分泌液增加，久之可引起肥大性病变。之后，由于黏膜上皮细胞营养不足，最后可出现萎缩性改变。粉尘还可引起皮肤、耳、眼的疾病，如堵塞性皮脂炎、粉刺、毛囊炎、脓皮病；金属粉尘可引起角膜外伤，导致角膜感觉迟钝和角膜混浊等。另外，沥青粉尘还可引起接触局部光感性皮炎。

3．全身中毒作用

吸入铅、锰、砷等毒物粉尘后，由于该类物质在肺中可以通过血液或淋巴循环吸收入血，由此可以导致中毒。

二、矽肺

矽肺是由于长期吸入游离二氧化硅（SiO_2）含量较高的粉尘所致的以肺组织纤维化为主的全身性疾病。矽肺是尘肺中危害最大、最严重的一种，病人约占尘肺总患病人数的一半。因此，矽肺防治直到目前仍然是我国职业病防治的重点。从世界范围来看，矽肺也是重要的职业卫生问题之一。1994 年 4 月国际劳工组织（ILO）和世界卫生组织（WHO）职业卫生联合委员会提出了一项“ILO/WHO 全球消除矽肺的国际计划”，目标是争取在 2005 年明显降低矽肺发病率，到 2015 年消除矽肺这一职业卫生问题。但从我国目前的发病现状来看，形势不容乐观。因为据统计，我国目前每年仍有很多新的矽肺病例发生，防治任务十分艰巨。

（一）发生矽肺的常见作业

含游离二氧化硅（SiO_2）的粉尘，俗称矽尘，以石英为代表。游离二氧化硅在自然界中分布很广，是地壳的主要成分，约 95%的矿石中含有数量不等的游离二氧化硅。如石英中游离二氧化硅含量可高达 99%。在职业卫生实践中，一般将接触含有 10%以上游离二氧化硅的粉尘作业，称为矽尘作业。常见的有矿山开采、开山筑路、修建水利工程及开凿隧道，玻璃、石粉或耐火材料厂中的矿石原料破碎、碾磨、筛选、配料，机械制造业中铸造车间的原料粉碎、配料、型砂调制、型砂制作、铸件开箱、喷砂及清砂等作业，均可产生大量的含游离二氧化硅的粉尘，这些是矽肺发生的最常见的作业工种。

（二）影响矽肺发病的主要因素

上述影响粉尘对人体危害作用大小的因素同样也是影响矽肺发病的因素。除此之外，矽肺的发生还与游离二氧化硅的含量以及二氧化硅的类型有直接的关系。接尘量一定，粉尘中游离二氧化硅的含量越高，发病时间越短，病情越重；结晶型游离二氧化硅粉尘的致病作用大于隐晶型和无定型，各种不同石英变体致肺纤维化的能力依次为：鳞石英＞方石英＞石英＞柯石英＞超石英。矽肺的发病是一个缓慢过程，一般在接触矽尘 5～10 年后开始逐渐发病，有的可长达 5～20 年或以上才发病。一旦发生矽肺，即使脱离接尘作业，病变仍会继续发展。持续吸入高浓度、高游离二氧化硅含量的粉尘，经 1～2 年即可发病，这种情况称为速发型矽肺（acute silicosis）。相反，有些矽尘作业工人接触较高浓度粉尘时间不长即脱离矽尘作业，当时 X 线胸片未发现矽肺的征象，但若干年后发现矽肺，称为迟发型矽肺（delayed silicosis）。另外，机体的易感程度也是影响矽肺发病的重要因素。凡伴有慢性呼吸道炎症、呼吸系统感染尤其是肺结核的患者易发生矽肺，并可促使矽肺病程迅速进展和加剧。个体因素如年龄、身体素质、行为生活方式、营养状况等也是影响矽肺发病的重要条件。影响矽肺发病的因素参见图 2-3-1。

- 矽肺发病
  - 粉尘滞留量
    - 吸入量
      - 粉尘浓度
      - 粉尘分散度
      - 接尘时间
      - 防尘措施
    - 机体清除机制
      - 肺黏膜上皮纤毛装置
      - 巨噬细胞吞噬作用
  - 粉尘致纤维化能力
    - 游离 SiO_2 含量
    - 游离 SiO_2 类型：结晶型、隐晶型、不定型

图 2-3-1 影响矽肺发病的因素

(三) 矽肺的病理改变

尸体解剖肉眼观察，可见矽肺患者的肺体积增大，但重症型患者晚期肺体积缩小。肺呈灰白色或黑灰色，晚期呈花岗岩样，肺脏重量增加，入水下沉；用手触摸肺表面有散在、孤立的结节如砂粒状，融合团块处则质硬似橡皮；肺组织弹性丧失；有广泛胸膜增厚和粘连。在肺门和支气管分叉处可见淋巴结肿大，色黑灰。

矽肺的病理改变可分为结节型、弥漫纤维化型和团块型。

1. 结节型矽肺

吸入游离二氧化硅含量高的粉尘所引起的矽肺，其典型病理改变是肺组织内有特征性的矽结节(silicotic nodule)形成。尸检时，在肺脏的表面可见直径为1～5mm散在的半球形隆起，此即是所谓的矽结节。镜下在肺组织中可见到各种不同发展阶段和类型的矽结节。典型的矽结节是由多层排列的胶原纤维构成，其中心或边侧往往可见到闭塞的小血管或小支气管，横断面似洋葱头横切面状。早期矽结节胶原纤维细，而且排列疏松，间有大量的尘细胞和成纤维细胞。结节成熟后，胶原纤维变得粗大而密集，胶原纤维可发生透明性变。进一步发展，矽结节增多、增大，进而融合形成团块状。

2. 弥漫纤维化型矽肺

接触游离二氧化硅含量较低的粉尘，或虽吸入游离二氧化硅含量高的粉尘，但吸入量少时，矽肺发展缓慢，其病变多呈弥漫性间质纤维化型。病理特点为肺泡和肺小叶间隔以及小血管和呼吸性支气管周围纤维组织弥漫性增生，相互连接呈放射状、星芒状。这就是X线胸片下所见的“毛玻璃状”改变的病理基础。

3. 团块型矽肺

上述两种矽肺，当病灶出现局部融合，即可形成团块状病变。融合团块多发生在两肺上叶后段和下叶背段。肉眼见团块呈黑色或灰黑色，切面可见呈条索状、圆锥形、梭形或不规则形。镜下除可见到结节型、弥漫性间质纤维化型病变以及胶原纤维增生和玻璃样透明样变外，还可观察到被挤压的神经和血管由于营养不良而出现的坏死，有薄壁空洞及钙化灶。萎缩的肺泡腔内充满尘细胞和粉尘。团块周围的肺泡组织出现代偿性肺气肿，贴近胸壁处可形成肺大泡、胸膜增厚、广泛粘连。有时矽肺合并结核感染，可形成矽肺结核病灶。

(四) 矽肺的发病机制

迄今为止，虽然世界各国学者提出过许多学说，常见的如机械刺激学说、化学中毒学说、硅酸聚合学说等，但这些学说单独都无法对矽肺的发病机制做出满意的解释。随着生物科学技术的不断发展，矽肺发病机制的研究正在逐步深入。近年来，在探讨石英粉尘致肺内巨

噬细胞崩解死亡直至最终肺组织纤维化和矽结节形成的整个病理过程取得了一些新的进展。

1. 尘细胞的损伤与死亡

进入肺内的石英粉尘首先被巨噬细胞吞噬，吞噬了粉尘的巨噬细胞称为尘细胞。由于石英粉尘不像糖尘等可以被消化分解，而是可以使巨噬细胞崩解死亡。石英粉尘产生细胞毒性的机制可能通过以下三个方面起作用：① 石英颗粒表面的羟基活性基团，即硅烷醇基团(silanol group)，具有与细胞或组织构成氢键、产生氢的交换和电子传递等特性，使细胞膜或溶酶体膜等通透性增加、流动性降低、功能改变，进而破裂，产生病理改变；② 石英颗粒对巨噬细胞等产生直接机械损伤作用，破坏细胞膜的完整性或增加膜的通透性，促使细胞外钙离子内流，细胞内钙离子浓度过高，也可造成巨噬细胞损伤甚至死亡；③ 石英粉尘引起生物膜脂质过氧化反应也参与巨噬细胞膜的损伤过程。

2. 胶原纤维增生和矽结节形成

一般来说，这是一个很缓慢的形成过程，其发病机制可归纳为四个方面：① 异物反应：沉积在肺泡内的粉尘、巨噬细胞和尘细胞等的长期存在，可使其沉积部位的肺组织发生异物反应性改变，亦可引起轻微的肺组织纤维化，但一般不再持续增生；② 炎症反应：粉尘使巨噬细胞的结构和功能受到损害后，释放出各种活性物质，如白细胞介素 1(IL-1)、纤维粘连蛋白(FN)、肿瘤坏死因子(TNF)等，可引起成纤维细胞增生，进而导致肺组织纤维化；③ 细胞毒性：游离二氧化硅能使巨噬细胞膜的类脂质发生过氧化反应，产生自由基，使膜的通透性发生改变，继而引起细胞死亡，释放出致纤维化因子，导致肺组织纤维化；④ 免疫反应：粉尘引起巨噬细胞功能和结构的破坏，诱发一系列的免疫反应，如抗原抗体复合物沉积于胶原纤维上形成透明样变。上述四方面均在不同时间或不同程度上参与了粉尘致肺组织纤维化过程中的反应。胶原纤维在肺组织中某些部位的大量异常增生便是该部位矽结节形成的物质基础。

(五) 矽肺的临床表现与诊断

1. 症状和体征

多数患者早期并无明显症状，随病情的进展，或有合并症时，可逐渐出现气短、胸闷、胸痛、咳嗽、咳痰、心悸等症状和体征。当活动或病情加重时，呼吸困难可加重。

早期患者并发慢性阻塞性支气管炎时可听到哮鸣音，合并感染可听到有湿啰音，若有肺气肿，则呼吸音降低。严重时，可导致右心衰竭、呼吸困难、不能平卧。由于肺有很强的代偿功能，所以症状的多少和严重程度与X线胸片所见的严重程度往往并不一定呈平行关系。

2. X线表现

(1) X线胸片表现：X线胸片上表现为肺纹理增多、增粗，出现圆形或不规则小阴影。晚期X线胸片上显示融合块状大阴影。小阴影和大阴影是矽肺X线诊断的主要依据。小阴影按其形态分为圆形和不规则形两类。圆形小阴影呈圆形或近似圆形，边缘整齐或不整齐，直径小于10mm。按直径大小分成 p(＜1.5mm)、q(1.5～3.0mm)和 r(3.0～10mm)三种类型。圆形小阴影系多个矽结节重叠形成。不规则阴影是指粗细、长短、形态不一致的致密阴影，它们之间可互不相连，或杂乱无章地交织在一起，呈网状或蜂窝状，其病理基础是肺间质纤维化。按直径大小分成 s(＜1.5mm)、t(1.5～3.0mm)和 u(3.0～10mm)三类。大阴影是指其长径 10mm 以上的阴影。大阴影是晚期矽肺的主要 X 线表现,其病理基础是肺组织内团块状纤维化。综合分析上述 X 线胸片改变的分布范围及病变程度,结合 X 线胸片的肺门改变、肺纹理和胸膜改变及肺气肿等影像改变,才能对矽肺的期别作出全面合理正确的诊断。

(2) 肺门改变:尘细胞在肺门淋巴结积聚可造成纤维组织增生,早期肺门阴影扩大,密度增高。晚期由于肺部纤维组织收缩和团块的牵拉,使肺门上举外移,X 线胸片的肺纹理呈"垂柳状"。肺气肿加重使肺纹理相对减少,肺门阴影可呈"残根状"改变。如果淋巴结包膜下有钙质沉着还可见其呈蛋壳样钙化。

(3) 胸膜改变:淋巴管阻塞致淋巴阻滞和逆流而累及胸膜,可引起胸膜广泛纤维性变而增厚,以肋膈角变钝或消失最常见。晚期由于肺部纤维组织收缩牵拉和膈胸膜粘连,横膈可呈现"天幕状"影像。

3. 肺功能改变

早期矽肺患者病变轻微,肺功能影响不明显。随着病变的进展,肺组织纤维化增多,肺功能检查时可见肺活量和肺总量有一定程度减低,病变进一步发展至弥漫性结节性纤维化和并发肺气肿时,肺活量降低明显。当肺泡大量损害和肺泡毛细血管壁因纤维化而增厚时,可引起肺弥散功能障碍。

4. 并发症

矽肺病人的主要并发症有肺结核、肺及支气管感染、自发性气胸及肺源性心脏病等,其中最常见的并发症是肺结核。

5. 矽肺的诊断

《尘肺病诊断标准》(GBZ70—2009)于 2009 年 3 月 6 日发布,2009 年 11 月 1 日实施。适用于国家法定《职业病目录》中所规定的包括矽肺在内的各种尘肺病。

(1) 诊断原则:根据可靠的生产性粉尘接触史,以 X 射线后前位胸片表现为主要依据,结合现场职业卫生学、尘肺流行病学调查资料和健康监护资料,参考临床表现和实验室检查,排除其他肺部类似疾病后,对照尘肺病诊断标准片小阴影总体密集度至少达到 1 级,分布范围至少达到 2 个肺区,方可作出尘肺病的诊断。

(2) 观察对象:粉尘作业人员将健康检查发现 X 射线胸片有不能确定的尘肺样影像学改变,其性质和程度需要在一定期限内进行动态观察者。

X 射线胸片表现分期:① 壹期尘肺:有总体密集度 1 级的小阴影,分布范围至少达到 2 个肺区。② 贰期尘肺:有总体密集度 2 级的小阴影,分布范围超过 4 个肺区;或有总体密集度 3 级的小阴影,分布范围达到 4 个肺区。③ 叁期尘肺:有下列三种表现之一者:a. 有大阴影出现,其长径不小于 20mm,短径不小于 10mm;b. 有总体密集度 3 级的小阴影,分布范围超过 4 个肺区并有小阴影聚集;c. 有总体密集度 3 级的小阴影,分布范围超过 4 个肺区并有大阴影。

(六) 矽肺的防治

1. 治疗

到目前为止,矽肺尚无根治方法。治疗应采取综合措施,原则包括以下几个方面:① 增强体质,加强营养,以提高患者的抗病能力;② 预防肺内感染,积极防治并发症,如肺结核等;③ 消除、减轻症状和改善病情,延缓病情的发展;④ 减轻病人痛苦,提高生活、生命质量，延长生存时间。药物治疗上可酌情选用克矽平（聚2-乙烯吡啶氮氧化物，俗称P_{204}）、汉防己甲素、磷酸哌喹及柠檬酸铝、糖皮质激素等。至于上述各种药物的疗效，各地报道看法不一。

2. 预防

由于至今尚未找到治愈矽肺病变的有效办法，因此，防治矽肺危害的关键在于采取综合措施预防其发生，包括法律措施、技术措施及卫生保健措施等。具体预防措施内容将在尘肺防治措施部分介绍。在预防措施（主要是指防尘措施）不能有效预防矽肺发生时，应做到尽可能早期发现（通过定期体检），以便及时采取措施。矽肺病人一旦确诊，应立即脱离粉尘作业，并做劳动能力鉴定，根据患者全身状况、X线胸片诊断分期并结合肺功测定结果，适当安排其他工作或休息。

三、其他尘肺

在我国现行职业病名单中，职业性尘肺部分总共13种。除矽肺外还包括石棉肺、煤工尘肺、石墨尘肺、炭黑尘肺、滑石尘肺、水泥尘肺、云母尘肺、陶工尘肺、铝尘肺、电焊工尘肺、铸工尘肺及其他尘肺。现以表格的形式列举其主要接触机会及临床表现等（表2-3-1）。

表2-3-1 其他几种粉尘的性质及所致尘肺

尘肺名称	粉尘性质、用途、接触机会	临床表现	X线胸片表现
石棉肺	石棉是一种只有纤维状结构的硅酸盐矿物，含有镁和少量铁、铝、钙、钠等。石棉有良好的物理性能，其用途有千余种。广泛用于制造耐酸碱、耐热、防腐蚀、绝缘等制品。主要接触作业是石棉的加工和处理，其次是石棉矿的开采和选矿等。其中尤以石棉加工厂中开包、扎棉、梳棉接触最为严重	石棉肺发病工龄一般为5～15年，不足5年者较少见。尽管病程缓慢，但自觉症状出现较早，主要有咳嗽和呼吸困难。往往在X线胸片未显示石棉肺之前，肺活量就开始下降。肺活量进行性降低是石棉肺肺功能损害的特征。石棉肺有致恶性肿瘤作用，接触者中的肺癌和胸、腹膜间皮瘤患病率明显增高	主要表现为不规则小阴影和胸膜改变。其中不规则小阴影是我国石棉肺诊断的主要依据。有的也可见圆形小阴影，这多发在开采工，其接触的石棉尘中混有游离SiO_2。胸膜改变也是石棉肺的特征，包括胸膜增厚、胸膜斑和胸膜钙化。晚期可因纵隔胸膜增厚并与心包膜和肺组织纤维化交错重叠，致使心缘不清，甚至形成"蓬发状心影"，此为"叁型"石棉肺的主要诊断依据
煤工尘肺	煤炭开采中产生的含有5%以下游离SiO_2的煤尘称为单纯性煤尘。由于煤层和岩层经常交错存在煤矿层中，游离SiO_2含量有时可达40%以上，被称为煤矽尘。煤炭用途广泛，可用于炼钢、炼铁、取暖等。煤矿开采工、选矿工、装卸工、煤球制造工均可接触煤尘或煤矽尘	长期吸入煤尘可引起肺组织纤维化，称为煤工尘肺。其发病工龄多在20～30年或以上。病情进展缓慢，危害较轻；吸入煤矽尘（煤尘中混有矽尘）引起的以肺组织纤维化为主的疾病称为煤矽肺，是煤矿工尘肺中最常见的发病形式。煤工尘肺是煤肺和煤矽肺的总称。患者早期多无明显症状，晚期出现咳嗽、咳痰、胸闷、气短，这是煤工尘肺患者的主要症状	X线胸片表现的差异可以反映出接触粉尘成分性质的不同。主要可见类圆形小阴影、不规则形小阴影和大阴影。类圆形小阴影多见。多为p或q类，其病理基础是矽结节、煤矽结节和煤尘纤维灶。不规则形小阴影呈网状或蜂窝状，致密度不高。其病理基础是间质纤维化、细支气管扩张、肺小叶中心性肺气肿。大阴影多出现在两肺上、中区，左右对称，是由小阴影增大、密集、融合而成的致密的团块状阴影

(续表)

尘肺名称	粉尘性质、用途、接触机会	临床表现	X线胸片表现
水泥尘肺	水泥是人工合成无定型硅酸盐。所用原料因种类不同而各异。主要是石灰石、黏土、页岩、铁粉、煤、矿渣、石膏、沸石等原料。由于水泥配料不同,粉尘中含有游离 SiO_2 量也各异。水泥原料粉尘引起的肺部病理改变属于混合性尘肺	发病工龄多在 8～34 年。主要症状为咳嗽、咳痰、气短、鼻腔黏膜充血、鼻甲肥大、鼻黏膜萎缩。多呈现混合肺通气功能障碍	两肺中、下野可见不规则形小阴影和细小的网影;或出现类圆形 p 类小阴影,较软、分散稀疏
石墨尘肺	石墨分为天然和合成石墨两种,是具有金属光泽的结晶型碳,呈银灰或黑色。石墨中含游离 SiO_2 的量有很大差异。石墨矿多为 13.5%～25.9%,中碳石墨为 0.5%～5.0%,而合成石墨(高温石墨)中几乎不含游离 SiO_2。在石墨采选加工、制造坩埚、电极、耐腐蚀管材以及用石墨作铸件涂料、原子反应堆减速剂等过程中均可接触高浓度石墨粉尘	发病工龄一般在 15～20 年。早期症状轻微,进展缓慢。当合并慢性支气管炎和肺气肿时,自觉症状和体征明显。肺功能有一定损害	早期两肺多在中、下肺野出现少量密度较低的类圆形(p 或 q)小阴影,肺纹理增多。如见到较粗大的 r 形阴影,可能与患者接触游离 SiO_2 量较多有关。肺门阴影的密度增高。少数患者有轻微肺气肿、胸膜增厚和肋膈角变钝改变
铝尘肺	铝是银白色轻金属,分布广泛,占地壳重量的 7.45%。密度小,强度大。金属铝粉可分为粒状和片状,含铝量达 90%以上。金属铝及其合金用于航空、船舶建筑材料、电器等工业。金属铝粉用于制造炸药、导火剂等。氧化铝经电炉熔融(2 300℃)制得的聚晶体(白刚玉)含有微量 SiO_2。由于硬度高,可制成磨粉和磨具,用于各种机件磨削	发病工龄多在 10～32 年,平均 24 年。患者有咳嗽、胸痛、气短和肺功能损害	两肺中、下区可见较细的不规则形小阴影,呈网状或蜂窝状。也可见到 p、q 形类圆形小阴影,密度较低。边缘虽清晰但不锐利,增多时可布及全肺,未见有大阴影出现的报道
滑石尘肺	滑石[$Mg_3(Si_4O_{10})(OH)_2$]为含水硅酸盐的矿物,含有氧化铁、氧化锡、氧化钙和直闪石、透闪石等少量杂质。天然滑石呈片状、板状或致密块状,具有蜡样、珍珠样光泽,色白、粉红、灰白多种。滑石具有耐热、耐水、不导电、吸附性好等性能。主要接触滑石粉尘作业有滑石矿开采、滑石粉加工、耐火材料、造纸、橡胶、医药、农药、雕刻等工业部门	发病工龄多为 8～34 年,平均 22 年,早期无任何症状。随病情进展可出现劳动时气短、胸闷、胸痛、咳嗽、咳痰等症状。可合并有慢性支气管炎和肺气肿征象	主要 X 线胸片表现与石棉肺相同,为不规则小阴影和胸膜改变。类圆形小阴影较石棉肺明显。晚期可融合成大阴影。胸膜增厚,左侧胸壁膈肌腱部和心包处可见滑石斑。但较石棉肺少而轻。滑石尘肺有时也可并发肺癌和胸膜间皮瘤,这可能与滑石中夹杂石棉类物质有关

（续表）

尘肺名称	粉尘性质、用途、接触机会	临床表现	X线胸片表现
铸工尘肺	铸造生产的铸件常分为铸钢、铸铁和铸有色合金件。铸钢的烧铸温度为1 500℃，型砂配料需要耐热性的石英砂（含游离 SiO_2 77%～98%）；铸铁温度为1 300℃，可用耐热性差些的天然砂（含游离 SiO_2 20%～85%），铸有色金属温度为1 100℃以下，也多用天然砂并混有耐火黏土、石墨粉、焦炭粉等混合性材料。在铸造过程中，型砂粉碎、搅拌、运输以及制砂型、打箱、清砂和清理铸件等工序均有粉尘产生	发病工龄，铸造工一般 20～30 年；铸钢工最短，10 年左右。临床表现与矽肺类似，进展缓慢	两肺出现不规则小阴影，以中、下肺区较明显；随病情进展，多呈网状和蜂窝状，常伴有肺气肿。有时两肺中、下区出现类圆形阴影，密度低。极少见大阴影
云母尘肺	云母是天然的铝硅酸盐层状结构的矿物，其晶体结构均含有$[Si_2O_5]_n^{2n-1}$硅氧层，纯云母含结晶型 SiO_2，但其矿床通常与花岗伟晶岩夹在石英和长石之间，故含有游离 SiO_2。其种类繁多，成分复杂。具有耐酸、耐热、绝缘性能，并易剥成薄片。广泛用于电器绝缘材料、无线电及国防工业中	发病工龄，采云母矿 11～38 年，平均 25 年；加工云母工龄 20 年以上。临床表现与其他硅酸盐尘肺相似，进展缓慢	以不规则小阴影改变为主，可有少量类圆形小阴影。肺野似“毛玻璃样”改变，不清楚。肺门密度增高，胸膜改变不明显
陶工尘肺	陶瓷是把石英、黏土、长石、石膏等粉碎后，经配料、制坯、修坯、烧制等工艺过程制成的各种器皿或材料。作业场所粉尘多为硅酸盐和石英混合尘，其中游离 SiO_2 含量差异很大，有的可达40%以上。陶瓷工人按其接触粉尘性质不同，可患矽肺、硅酸盐肺或混合性尘肺	陶工尘肺平均发病工龄在30 年以上。劳动时气急、轻度咳嗽、咳痰。偶闻干湿啰音，易合并肺结核，肺功能有损害	两肺多为不规则小阴影相互交织，少数可见类圆形小阴影，间有肺气肿。肺门扩大，密度增高，结构紊乱。随病情进展，小阴影数量增多，密度增高，在两肺中、上区外带，或显示“发白区”，斑片条，或有小阴影局部聚集，形成融合灶、团块大阴影。矽结节、淋巴结、胸膜均可见钙化，易见结核病灶
电焊工尘肺	电焊时所产生的烟、尘与使用的焊条成分有关。焊条、药皮主要由大理石、萤石、石英、锰铁、矽铁、钛铁、云母、白云石、纯碱等组成。在高温（2 000～6 000℃）作用下，药皮、焊丝、矿石及空气中水分发生复杂反应，生成氧化铁、二氧化硅、氧化锰、氯化物、臭氧和氯氧化合物等烟尘或气溶胶，逸散在空气中	发病工龄多在 7～23 年，平均 17.3 年。可有胸闷、胸痛、咳嗽。晚期有肺功能改变	早期以不规则小阴影为主，虽有广泛分布的特点，但仍以两肺中、下区为多。有时出现类圆形小阴影，分布广泛，密度小，随病情进展而增加；有的则以类圆形小阴影为主，且密度大，少数晚期出现大阴影

(续表)

尘肺名称	粉尘性质、用途、接触机会	临床表现	X线胸片表现
炭黑尘肺	炭黑由天然气、石油及其渣油经炉内服烧而制成，为没有一定标准定向的晶泡组成的无定型结晶体。含碳90%～95%，游离SiO_2 0.5%～1.5%。粒径极小，易飞扬。主要用于橡胶、塑料、干电池、油墨、油漆、颜料等工业	发病工龄最短15年，最长25年以上，平均24年。症状轻微，进展缓慢，多不影响劳动能力。少量严重者可并发慢性支气管炎和肺心病	两肺中、下野可见肺纹理阴影增多，密度较低呈毛玻璃状。以类圆形p型小阴影最常见，有时还可见到不规则形小阴影。肺门阴影密度增大，增高者少见。偶见轻度肺气肿，胸膜粘连改变，少见大阴影

四、尘肺防治措施

尘肺是危害我国接尘作业工人健康的首要职业病。据统计，全国目前有尘肺患者累计50余万，且每年仍以8 000～9 000例的速度增加。因为尘肺的发病是一个渐进和积累的过程，加上目前尚无有效的治疗手段，所以防治尘肺的关键在预防粉尘的职业危害。新中国成立50多年来，我国在尘肺防治工作中，结合我国国情总结出的“革、水、密、风、护、管、查、教”八字预防方针，实践证明是行之有效的。不过，受我国生产力和国民经济发展水平的制约，全国的防尘任务仍十分艰巨，防尘仍需要采取综合性措施。

防尘综合措施一般包括组织措施、法律措施、技术措施和卫生保健措施。

(一) 组织措施

体现在加强领导、加强宣传教育的力度(属于八字方针中的“教”)，目的是让企业的法人代表和劳动者本人都能清楚地认识粉尘的危害及有效的防尘措施，以提高防尘的自觉性和主观能动性，自觉或相互监督对方做好防尘设备系统的维修管理和防尘管理制度的贯彻执行(“管”)。

(二) 法律措施

法律措施主要包括控制粉尘危害的各项卫生标准和相关法律法规的制定与卫生监督(“管”)。

(1) 严格立法。新中国成立以来，我国颁布了一系列旨在防止粉尘危害、保护工人健康的法令和条例。1956年，国务院颁布了《关于防止厂、矿企业中的矽尘危害的决定》；1958年，卫生部和劳动部等联合颁布了《工厂防止矽尘危害技术措施办法》《矿山防止矽尘危害技术措施暂行办法》；1987年，颁布《中华人民共和国尘肺防治条例》和修订过的《粉尘作业工人医疗预防措施实施办法》；1995年，颁布了《中华人民共和国劳动法》；2001年10月27日第九届全国人民代表大会常务委员会第二十四次会议又通过了《中华人民共和国职业病防治法》，并已于2002年5月1日开始施行。这些法律法规对于尘肺防治最终走上法律轨道奠定了基础。

(2) 严格执法。加大执法力度及加强接尘作业的卫生监督和卫生管理，是尘肺防治有关法律与法规得到落实的根本保证。国家已制定的一系列法律法规，各级人民政府、企业法人等都必须严格执行，各级劳动卫生管理职权部门(企业主管部门、疾病控制中心和职业病监督防治机构)要加大执法力度，按期对企业和厂矿的生产环境进行经常性的卫生监测和监督，对粉尘浓度超标的厂矿企业应严格处理，促其限期整改，以确保厂矿企业作业场所内的粉尘浓度在最高容许浓度范围内，达到一级预防的目的，从根本上杜绝尘肺的发生。

(3) 制定安全的粉尘接触阈限值。1979 年卫生部须发的《工业企业设计卫生标准》TJ3679中对 9 种生产性粉尘的最高容许浓度作了规定，1983—1996 年又增加了 40 项粉尘卫生标准。

我国现行的《工业企业设计卫生标准》(GBZ1—2010)和《工作场所有害因素职业接触限值第一部分：化学有害因素》(GBZ2.1—2007)对生产性粉尘工作场所卫生要求等作出了规定，并提出了 47 种生产性粉尘时间加权平均浓度(PC-TWA)，还对部分粉尘的总尘和呼吸性粉尘分别制定出容许浓度。部分粉尘容许浓度见表 2-3-2。表中将总粉尘(total dust)简称"总尘"，指用直径为 40mm 的滤膜，按照标准粉尘测定方法采样所得到的粉尘。表中将呼吸性粉尘简称为"呼尘"。

表 2-3-2　工作场所中部分粉尘容许浓度

编号	物质名称	PC-TWA	编号	物质名称	PC-TWA
1	矽尘			呼尘	1.5
	总尘		5	煤尘(游离 SiO_2 含量＜10%)	
	含 10%～50%游离 SiO_2 的粉尘	1		总尘	4
	含 10%～80%游离 SiO_2 粉尘	0.7		呼尘	2.5
	含 80%以上游离 SiO_2 粉尘	0.5	6	铝尘	
	呼尘			铝金属、铝合金粉尘	3
	含 10%～50%游离 SiO_2	0.7		氧化铝粉尘	4
	含 50%～80%游离 SiO_2	0.3	7	玻璃钢粉尘(总尘)	3
	含 80%以上游离 SiO_2	0.2	8	滑石粉尘(游离 SiO_2 含量＜10%)	
2	电焊烟尘(总尘)	4		总尘	3
3	石棉纤维及含有 10%以上石棉的粉尘			呼尘	1
	粉尘	0.8	9	云母粉尘	
	纤维	0.8f/mL		总尘	2
4	水泥粉尘(游离 SiO_2 含量＜10%)			呼尘	1.5
	总尘	4	10	其他粉尘	8

注：PC-TWA：生产性粉尘时间加权平均浓度。

(三) 技术措施

用工程技术措施消除或降低粉尘危害，是预防尘肺发生的最根本措施。

粉尘措施八字方针中的"革、水、密、风"四项均属技术措施的范畴。"革"就是改革生产工艺，从根本上杜绝或减少粉尘生产工艺；"水"就是湿式作业，以减少粉尘飞扬；"密、风"就是对不能采取湿式作业的场所，采取密闭尘源、局部抽风的措施，防止粉尘外逸，抽出的空气经处理后排入大气。

(四) 卫生保健措施

卫生保健措施主要是指加强对接尘作业人群的健康监护("查")和个体防护("护")。

(1) 健康监护。健康检查是健康监护的主要内容,包括上岗前检查、就业后定期检查和脱离接尘作业后的定期检查。上岗前检查的目的主要是排除职业禁忌证,如心肺疾病、肺结核等。定期检查的目的是尽早发现尘肺患者,使其尽快脱离粉尘作业和得到及时的观察治疗。

(2) 个体防护。个体防护是防尘技术措施的必要补充,在防尘技术措施无法使作业场所粉尘浓度达标的情况下,采用戴口罩等个体防护的方法也可有效防止粉尘的危害。

第四节　职业性物理因素及其对健康的危害

随着工农业生产的发展,物理因素对人体健康的影响越来越突出。生产环境中存在的物理性有害因素包括异常气象条件、生产性噪声与振动、电离辐射和非电离辐射等。在正常情况下,物理因素如强度低、作用时间短,则对人体无害,有些是人体各器官系统生理功能所必需的外界条件;但强度大、作用时间长则会对机体产生不良影响。因此,物理性有害因素的预防措施不是设法消除或替代,而应是采取措施将其控制在"适宜范围"之内。

【案例 2-12】

老李勤劳能干,性格温和,但美中不足的是耳朵背,别人和他说上几句话要费很大的劲,他才勉强听得到。原来,前几年,老陈所在村里的碾米厂竞标,他通过竞争成为碾米厂的新主人。每天为乡亲碾米,几年下来,他觉得自己的耳朵常常会出现"嗡嗡嗡"的耳鸣声,年复一年,他的耳鸣现象越来越严重,渐渐地就不太听得见别人说话了。当地职业病防治机构根据老陈的职业接触史及现场调查诊断为职业性噪声聋。

问题:

通过学习了解物理因素所导致职业病的特点。

一、高温

(一) 高温作业

生产环境中的气象条件主要取决于空气的温度、湿度、气流、气压和热辐射。这些因素综合地作用于人体,可构成以高温为主或以低温为主的不良气象条件,影响人体的生理功能,甚至引起疾病。同一地区的气压变动很小,在一般情况下对人体的影响不大。

生产环境中的气温取决于大气温度和生产过程中的热源(如各种炉、窑、化学反应釜、高压蒸气管道和加热的物体等),还受太阳辐射、机械转动产热和人体散热的影响,因而常可使生产环境气温升高。

生产环境中的气湿主要来自水分的蒸发和蒸气的扩散。相对湿度超过 80%以上时称为高气湿,主要见于纺织、印染、缫丝、造纸、制革、屠宰以及潮湿的矿内作业;相对湿度低于 30% 时称为低气湿,常见于冬季的高温车间。

生产环境中的气流除受外界风力影响外,还存在热源形成的对流气流,通风设备吸出和送入的气流以及机械转动等所形成的气流。

物体因本身的温度而以电磁辐射(主要是红外线和部分可视光线)的形式向外发射的能量称为热辐射。其他物体吸收这种电磁辐射后可变为热能,使物体变热,称为辐射热

(radiant heat)。太阳辐射及生产中的各种热源称为第一辐射源(primary radiator),第一辐射源通过一次辐射使周围物体变热成为第二辐射源(secondary radiator),可发出二次辐射(secondary radiation)。当辐射源表面温度超过人体体表温度时,则向人体发散一定的热辐射,使人体受热。相反,当周围物体温度低于人体体表温度时,人体皮肤向周围物体辐射而散热。辐射热的强弱以每分钟、每平方厘米被照射的表面上所受到热辐射能量的焦耳数来表示[J/(cm^2 · min)]。

以上气象因素的综合,形成了生产环境气象条件的特殊性、复杂性及多变性。生产场所一日内不同时间、同一车间的不同地点,气象条件都可有明显差异。其原因是生产场所气象条件不仅取决于该地区和季节的大气候,更重要的是取决于生产过程中释放的热量。在诸多不良气象条件的综合中,高温作业在我国大部分地区是主要危害。

高温作业(work in hot environment)是指生产场所工作地点的气温在寒冷地区和一般地区超过 32℃,炎热地区超过 35℃;或工作地点的气温在 30℃以上,相对湿度超过 80%;或工作地点的热辐射强度超过 4.18 J/(cm^2 · min)的作业。一般可分为三种类型。

(1) 高温、强热辐射作业:如冶金行业的炼钢、炼焦、炼铁、轧钢和机械制造工业的铸造、锻造、热处理等车间;玻璃、陶瓷、搪瓷、砖瓦等工业窑炉车间;轮船和火力发电的锅炉间等。这些生产场所的气象特点是气温高、热辐射强度大、相对湿度较低,又称干热作业。

(2) 高温、高湿作业:其特点是高气温、高气湿,而热辐射强度不大,又称湿热作业。如印染、缫丝、造纸等工业中的液体加热或蒸煮时,车间气温可达 35℃以上,相对湿度常达 90%以上;机械行业的酸洗、电镀以及屠宰车间、潮湿矿井等作业也常成为湿热作业。

(3) 夏季露天作业:常见于夏季的农业劳动、建筑和搬运等。此类作业的特点是除受太阳热辐射外,劳动者还可受到被加热的地面和周围物体的二次热辐射作用。

(二) 高温作业对机体生理功能的影响

高温作业时、人体可出现一系列生理功能变化,主要为体温调节、水盐代谢、循环、消化、神经、泌尿等系统的适应性变化。这些变化超过一定限度时,则可产生不良影响。

1. 体温调节

在高温环境下劳动时,人体的体温调节主要受气象条件和劳动强度两个因素的共同影响。在气象条件诸因素中,气温和热辐射起主要作用。气温以对流热作用于人体体表,通过血液循环使全身加热。热辐射以辐射热作用于体表,并加热机体深部组织。体力劳动时,随劳动强度的增加和劳动时间的延长,体内产热不断增加。这些内外环境的热负荷使人体获热,当机体中心血液温度增高时,在中枢神经系统(下丘脑)调节下,可出现皮肤血管扩张,汗腺活动增强。大量血液流向体表,使皮肤温度上升,热在皮肤经对流、热辐射和汗液蒸发散去,同时产热会稍降低,维持正常体温。当环境温度高于皮肤温度(一般以平均皮肤温度 35℃为界),机体只能通过蒸发达到散热,湿热环境可降低蒸发散热的效率。若环境受热和劳动代谢产热明显超过散热时,机体则会产生热蓄积,体温可能上升,此时机体处于高度的热应激状态。蓄热过量,超出体温调节能力,则可能出现机体过热而发生中暑。

2. 水盐代谢

在高温环境下从事重体力劳动时,出汗量明显增加。环境温度愈高、劳动强度愈大,人体出汗量则愈多,有时一个工作日的出汗量可达 5～8L。在干热有风的环境中,体液能及时蒸发,则散热作用良好。但在湿热风小的环境中,汗液难以蒸发,不利于体温调节。大量出汗造成水盐大量丢失，可致水盐代谢障碍，影响劳动能力，甚至造成水和电解质紊乱，导致热痉挛的发生。出汗量是高温作业者受热程度和劳动强度的综合指标。一般认为，以一个工作日出汗量6L为生理最高限度，失水不应超过体重的1.5%。体内缺盐时，尿中盐量减少，故测定尿盐含量可判断体内是否缺盐。调查资料表明，如尿盐量降至5g/24h或2g/8h(工作日内)以下时，则表示人体可能缺盐。所以高温作业人员补充水分的同时，尚应补充盐分。

3. 循环系统

高温环境下从事体力劳动时，心脏要向高度扩张的皮肤血管网输送大量血液，以便有效地散热；又要向工作肌群输送足量的血液，以保证工作肌的活动，且要维持适当的血压。由于大量出汗丧失大量水分和体液转移至肌肉而使有效血容量减少。这种供求矛盾使得循环系统处于高度应激状态。为适应劳动需求，可引起心跳加快和心输出量加大，使心肌负荷加重，老工人可出现心脏代偿性肥大。高温作业时，皮肤血管扩张，末梢阻力下降，血压降低，但体力劳动又可使血压上升。机体出现收缩压增高而舒张压相对稳定、脉压差加大的表现。

4. 消化系统

高温作业时，消化液分泌减弱，消化酶活性和胃液酸度降低，胃肠道的收缩和蠕动减弱，吸收和排空速度减慢。唾液分泌也明显减少，淀粉酶活性降低。再加上消化道血流减少，大量饮水使胃酸稀释。这些因素均可引起食欲减退和消化不良，胃肠道疾病增多，且工龄越长，患病率越高。

5. 泌尿系统

高温作业时，大量水分经汗腺排出，肾血流量和肾小球滤过率下降，经肾脏排出的尿液大量减少。如不及时补充水分，由于血液浓缩使肾脏负担加重，可发生肾功能不全，尿中可出现蛋白、红细胞、管型等。

6. 神经系统

高温作业可使中枢神经系统出现抑制，肌肉工作能力低下，机体产热量因肌肉活动减少而下降，减轻热负荷，因此，这种抑制是机体的保护性反应。但由于动作的准确性和协调性、反应速度及注意力等下降，致使工作效率降低，易引发工伤事故。

(三) 热适应

热适应(heat acclimatization)是指人在热环境中工作一段时间后对热负荷产生适应的现象。一般在高温环境工作数周后，机体可产生热适应。从事相等强度的劳动，热适应者出汗量增加，汗液中无机盐含量减少1/10；皮温和中心体温先后降低；心率明显下降。研究发现，机体细胞在热适应后可合成热应激蛋白(heat shock protein, HSP)，保护机体细胞免受高温损伤。热适应者对热的耐受能力增强，可提高劳动生产率，防止中暑的发生。但热适应有一定限度，超出适应限度则可引起生理功能的紊乱，甚至发生中暑。热适应状态不稳，脱离高温环境一周左右即可出现脱适应，回到适应前状态。

(四) 中暑

中暑是在高温环境中机体由于热平衡和(或)水盐代谢紊乱等而引起的一种以中枢神经系统和(或)心血管系统障碍为主的急性疾病。环境温度高、湿度大、风速小、劳动强度过大、劳动时间过长是中暑的主要致病因素。过度疲劳、体弱、肥胖、睡眠不足、尚未产生热适应都易诱发中暑。

1. 发病机制与临床表现

中暑按发病机制不同可分为三种类型，即热射病(heat stroke)，包括日射病、热痉挛(heat cramp)和热衰竭(heat exhaustion)。这种分类是相对的，临床上往往难以区分，常以单一类型出现，亦可多种类型并存，我国职业病名单中统称为中暑。为了有效防治，仍须根据其不同的发病机制作出相应的处理。

(1) 热射病：人体在高温环境下，散热途径受阻，体温调节机制紊乱所致。其临床特点是在高温环境中突然发病，体温可高达40℃以上。开始时大量出汗，以后出现“无汗”，并伴有皮肤干热和意识障碍、嗜睡、昏迷、抽搐等中枢神经系统症状。

(2) 热痉挛：由于人体大量出汗，体内钠、氯、钾过量丢失所致。其主要表现为明显的肌肉痉挛，伴有收缩痛。痉挛以四肢肌肉及腹肌等经常活动的肌肉为多见，尤以腓肠肌为甚；痉挛常呈对称性，时而发作，时而缓解。患者意识清楚，体温一般正常。

(3) 热衰竭：发病机制尚不明确，多认为在高温、高湿环境下，皮肤血流量增加，有效循环血量减少，导致脑部暂时血供减少而晕厥。一般起病迅速，先有头昏、头痛、心悸、多汗、口渴、恶心、呕吐、面色苍白、皮肤湿冷、血压短暂下降、脉搏细弱、轻度脱水，继而晕厥，体温正常或稍高。一般不引起循环衰竭。

2. 中暑的诊断

根据高温作业人员的职业史(主要指工作时的气象条件)及体温升高、肌痉挛或晕厥等主要临床表现，排除其他类似的疾病，可诊断为职业性中暑(参见GBZ41—2002)。根据临床症状的轻重可分为中暑先兆、轻症中暑和重症中暑。

(1) 中暑先兆(观察对象)：在高温作业场所劳动一定时间后，出现头昏、头痛、口渴、多汗、全身疲乏、心悸、注意力不集中、动作不协调等症状，体温正常或略有升高。

(2) 轻症中暑：除中暑先兆的症状加重外，出现面色潮红、大量流汗、脉搏快速等表现，体温升高至38.5℃以上。

(3) 重症中暑：可分为热射病、热痉挛和热衰竭三型，也可出现混合型。有其主要临床表现者，可诊断为重症中暑。

3. 治疗

中暑治疗的原则：主要依据其发病机制和临床表现进行对症治疗。体温升高者应迅速降低体温。

(1) 轻症中暑：患者应立即脱离高温作业环境，到阴凉通风的地方休息。给予含盐清凉饮料等对症处理。必要时给予葡萄糖生理盐水静脉滴注。

(2) 重症中暑：治疗原则为迅速降低过高的体温，纠正水、电解质平衡紊乱及酸碱平衡失调，积极防止休克和脑水肿。

1) 物理降温：可用冷水浴或在头部、腋下及腹股沟等大血管区覆盖湿毛巾，再放置冰袋或用乙醇擦身，并用电扇吹风等。物理降温宜与药物降温同时进行，否则易引起皮肤血管收缩和肌肉震颤，反而影响机体散热。

2) 药物降温：首选氯丙嗪。其药理机制主要为：影响体温调节中枢，使产热减少；扩张周围血管，加速散热；松弛肌肉，减少肌震颤；增强机体耐受缺氧能力等。

方法：氯丙嗪25～50mg溶于500mL生理盐水中静脉滴注，视病情于1～2h内滴注完毕。病情危重者，可用氯丙嗪25mg和非那根25mg溶于100～200mL生理盐水中静脉滴注,10～20min 滴注完毕。如 2h 体温没有下降,可按上述方法重复给药一次。在药物降温过程中,应加强护理,密切观察体温、血压和心脏等情况。如发现血压下降或肛温降至 38℃左右,应立即停止给药,以免发生体温过低而虚脱。

3) 纠正水电解质平衡紊乱:水和盐的补入量视病情而定。24h 内补液量控制在1 000～2 000mL 为宜,一般不超过 3 000mL。补液不宜过快,以免引发肺水肿和心功能不全。

4) 其他:适量补充维生素 C 和维生素 B_1,积极防治休克、脑水肿等。

(五) 防暑降温措施

1. 高温作业卫生标准

高温作业时,机体受环境因素和劳动代谢产热的影响。制订卫生标准应以机体热应激不超出生理范围(直肠温度≤38℃)为依据,对气象条件及劳动强度作出规定,以保护劳动者健康。

国际标准化组织(international organization for standardization, ISO)以湿球黑球温度(wet-bulb globe temperature, WBGT)制订高温作业卫生标准。WBGT 是湿球、黑球和干球温度的加权平均值,是综合性的热负荷指标。在该条件下工作,中心温度不会超过 38℃。WBGT 指数是表示人体接触作业环境热强度的经验指数,是综合性的热负荷指标。在该条件下工作,中心温度不会超过 38℃。WBGT 采用自然湿球温度(t_{nw})、黑球温度(t_g)和干球温度(t_a)3 个参数计算获得:

室内作业:$WBGT=0.7t_{nw}+0.3t_g$

室外作业:$WBGT=0.7t_{nw}+0.2t_g+0.1t_a$

我国现行高温作业危害程度分级标准为 GB/T4200—2008。表 2-4-1 显示高温作业危害程度分级,级别越高,危害越大。已确定为高温作业的工作地点,为便于用人单位管理和实际操作,提高劳动生产率,采用工作地点温度规定高温作业允许持续接触热时间限值(表 2-4-2)。

2-4-1 高温作业危害程度分级

接触高温作业时间(min)	WBGT 指数(℃)									
	25～26	27～28	29～30	31～32	33～34	35～36	37～38	39～40	41～42	≥43
≤120	Ⅰ	Ⅰ	Ⅰ	Ⅰ	Ⅱ	Ⅱ	Ⅱ	Ⅲ	Ⅲ	Ⅲ
>120	Ⅰ	Ⅰ	Ⅱ	Ⅱ	Ⅲ	Ⅲ	Ⅳ	Ⅳ	—	—
>240	Ⅱ	Ⅱ	Ⅲ	Ⅲ	Ⅳ	Ⅳ	—	—	—	—
>360	Ⅲ	Ⅲ	Ⅳ	Ⅳ	—	—	—	—	—	—

2-4-2 高温作业允许持续接触时间限值(单位:min)

工作地点温度(℃)	轻度劳动	中等劳动	重度劳动
30～32	80	70	60
>32	70	60	50
>34	60	50	40
>36	50	40	30
>38	40	30	20
>40	30	20	15
>42～44	20	10	10

2. 技术措施

(1) 合理设计工艺流程：科学合理地设计工艺流程，改进生产设备和操作方法是防暑降温的根本措施。如炼钢、轧钢、陶瓷、搪瓷等生产的进出料工艺实行自动化生产，可使工人远离热源，同时减轻劳动强度。热源的布置应符合下列要求：①尽可能地设置在车间外；② 利用热压为主的自然通风车间，尽量布置在天窗下面；③ 采用穿堂风为主的自然通风车间，尽量布置在夏季主导风向的下风侧；④ 工人操作岗位应便于采取降温措施。

(2) 隔热：隔热是防暑降温的一项重要措施，是降低热辐射的有效方法，分热绝缘和热屏挡两类。热绝缘是采用石棉、草灰、硅藻土、玻璃纤维等导热系数小的阻燃材料将热源体外包裹，使热源通过对流和热辐射散发的热量减少。热屏档是利用水或导水屏挡、石棉屏挡进行隔热，可有效地降低热辐射强度，如瀑布水幕、循环水炉门等。

(3) 通风降温：

自然通风：自然通风是充分利用风压(air dynamic pressure)和热压(heat pressure)差的综合作用使室内外空气进行交流换气。对于散热量大、热源分散的高温车间，每小时换气应达到 30～50 次或以上。风压是指自然风力在生产厂房的迎风面形成的高于大气压的“正压”和厂房背风面出现的低于大气压的“负压”之间的气压差。风压越大，通风效果越好。热压是指车间内空气受热膨胀，其密度小于室外空气的密度而形成的压力差。热压愈大，自然通风愈好。为加强自然通风、防止气流出现逆风倒灌，科学合理地设置车间的进、出风口，以充分利用热压和气压，使自然通风发挥最大效能的通风方式称有组织的自然通风(organized natural ventilation)。对于热源集中或单一车间，可在热源的上方设置排气罩，使受热的空气直接经排气管和风帽排出。排气罩口与热源距离愈小，散热效果愈佳。排气管应直、粗、光滑，风帽高出房顶。

机械通风：在自然通风不能满足降温需求或生产上要求保持车间一定温湿度的情况下，可使用机械通风(mechanical ventilation)，如风扇、喷雾风扇、空气淋浴等。

3. 保健措施

(1) 供应含盐饮料和补充营养：含盐饮料是高温作业工人补充水分和盐的最佳方法，补入量应与出汗所丢失的水、盐量相等。一般每人每日供水 3～5L，盐 20g 左右，如三餐膳食中已供盐 12～15g，饮料中只需补盐 8～10g。对于 8h 工作日内出汗量小于 4L 者，不一定要从饮料中补盐。饮料含盐量以 0.15%～0.2%为宜，饮水应少量多次。高温作业者热能消耗较大，故热能供给应较一般作业人员增加 10%。蛋白质供给应增加到占总热量的 14%～15%为宜。应适量补充水溶性维生素等。

(2) 个人防护：高温作业的工作服应用耐热、导热系数小而透气性好的织物制成。工作服宜宽大且不影响操作。在热辐射强的环境工作，应穿白帆布或铝箔制的工作服。按不同作业要求，可佩戴工作帽、防护眼镜、手套、面罩、鞋盖、护腿等个人防护用品。

(3) 加强医疗预防工作：对高温作业工人应进行上岗前和入暑前的健康检查，凡有心血管系统器质性疾病、持久性高血压，中枢神经系统器质性疾病，明显呼吸系统、消化系统或内分泌系统以及明显肝、肾疾病者均不宜从事高温作业。在高温季节，要做好现场巡回医疗保健工作，大力开展防暑降温健康宣教活动。

4. 组织措施

我国防暑降温已有较成熟的经验，关键在于加强领导，改善管理，严格遵守国家有关高温作业卫生标准、《高温作业分级》和《防暑降温措施暂行办法》,搞好工矿防暑降温工作。根据当地气候特点,适当调整夏季高温作业劳动和休息制度,尽可能缩短劳动持续时间,增加工间休息次数,延长工休,特别是午休时间等,这对预防中暑有重要意义。

二、噪声

噪声是影响范围很广的一种生产性有害因素,噪声对人体健康可以产生不良影响,是社会公害之一。

(一) 基本概念

1. 声音与噪声

物体振动后,振动能在弹性介质中以波的形式向外传播,传到人耳引起的音响感觉称为声音(sound),这种振动波称为声波。物体每秒钟振动的次数称为频率,单位为赫兹(Hz)。人耳能感受到的声波频率为20～20 000Hz,这一频率范围的振动波称为声频。低于20Hz属次声,高于20 000Hz的声波属超声。

振动物体周期性振动所产生的声音为乐声。无规则、无周期性振动所产生的声音为噪声。从卫生学的角度讲,凡是使人感到厌烦或不需要的声音都为噪声(noise)。噪声是声音的一种,具有声音的基本物理特性。

2. 生产性噪声

生产过程中产生的声音频率和强度没有规律,听起来令人厌烦,称为生产性噪声或工业噪声。此外还有交通噪声和生活噪声。

噪声的分类方法有多种,按其来源生产性噪声可分为:

(1) 机械性噪声:由于机械的撞击、摩擦、转动等产生的噪声,如织布机、球磨机、冲压机等产生的声音。

(2) 流体动力性噪声:是指由于气体压力突然变化或流体流动所产生的声音,如空压机、汽笛等产生的声音。

(3) 电磁性噪声:指由于电机交变力相互作用而产生的声音,如电动机、变压器等发出的声音。

根据噪声强度随时间而出现的变化,生产性噪声可分为连续噪声和脉冲噪声。连续噪声按其声压波动是否大于5dB,又可分为稳态噪声和非稳态噪声。对于稳态噪声,可根据其频率组成特性分为低频(频率在300Hz以下)、中频(频率在300～800Hz)和高频(频率在800Hz以上)噪声。生产性噪声多是多频率,而且是各频段声波强度各不相同声音的混合。不同的生产性噪声具有各自特殊的频谱,其中以宽频带、中高频噪声为多见(表2-4-3)。

表2-4-3 某些噪声源的声级和频谱特性

噪声源	A声级(dB)	频谱特性
晶体管装配	<75	低中频
上胶机	75	低频
针织机、挤塑机	80	高频、宽带
机床、制砖机	85	高频、宽带
梳棉、并条机、空压机、轧钢机	90	中高频、宽带

（续表）

噪声源	A声级(dB)	频谱特性
细纱机、轮转印刷机	95	高频、宽带
织毛机、鼓风机	100	高频
有梭织布机、破碎机	105	高频
电锯、喷沙机	110	高频
振动筛、振捣台	115	高频、窄带
球磨机、加压制砖机	120	高频
风铲、铆钉机、锅炉排气放空	130	高频

接触噪声的作业的行业甚多，主要有机械制造、矿山、建筑、建材、纺织、发动机制造与维修、运输等。就我国职业性接触噪声的强度和接触人数而言，以使用风动工具和纺织机械厂种类为甚。

3. 声压级、响度级

声音的强度可用声强和声压来表示。单位时间内垂直于传播方向的单位面积上通过的声波能量称声强，单位为瓦/平方米（W/m^2）。声波在空气介质中传播时，使空气产生疏密变化，这种由于声波的传播而对空气介质产生的压力称为声压，以 p 表示，单位为帕(Pa)或牛顿/米^2（N/m^2），$1Pa=1N/m^2$。在实际工作中，测量声强比较困难，常采用测量声压的方法。

人耳对声音强弱的主观感觉度量，称为响度。响度的大小与声压和频率有关。对正常人耳刚能引起音响感觉的声压称为听阈声压或听阈。声压增大至对人耳开始产生疼痛感觉时称为痛阈声压或痛阈。1 000Hz 纯音的听阈声压为 20μPa，痛阈声压为 20Pa。从听阈声压到痛阈声压的绝对值相差 1 000 000 倍。为便于计算，在声音强度测量中，使用对数级来表示其大小，即声压级（Lp），单位为分贝(dB)。声压级的计算公式如下：

$$L_p=20\mathrm{Log}\,\frac{p}{p_0}(\mathrm{dB})$$

式中：L_p——声压级(dB)；p——检测声压；p_0——基准声压（即 1 000Hz 纯音听阈声压）。

从上述公式可看出，听阈和痛阈之间声压级相差 120dB。普通谈话的声压级为 60～70dB，载重卡车行驶声压级为 80～90dB，球磨机的声压级为 120dB 左右，喷气式飞机附近声压级可达 140～150dB，甚至更高。

人耳对声音的感觉不仅与强度有关，而且还与频率有关，即使声压级相同而频率不同时，人耳听到的音响感觉也不同。为使不同频率的声音产生的音响感觉能互相比较，则以 1 000Hz的标准声产生的音响感觉为基准，与之产生同样音响感觉声音的响度均以此标准音的声压级表示，称之为响度级，其单位为方(phon)。如频率为 200Hz、强度为 30dB 的声音，其响度与 1 000Hz 标准音的 10dB 声音相同，则前者的响度级为 10 方。响度级可由等响曲线图(图 2-4-1)中查得。从等响曲线也可看出，人耳对高频，特别是 2 000～5 000Hz 声音敏感，对低频声不敏感。

4. 声级

为了准确地评价噪声对人体的影响，在进行噪声测量时，所使用的声级计是根据人耳对声音的感音特性，参考等响曲线(图 2-4-1)，使用了“A”、“B”、“C”三种频率计权网络。

A 计权网络模拟人耳对 40 方的响应曲线，对低频音有较大衰减，对高频音不衰减，符合人耳感音特性；而 C 计权网络模拟人耳对 100 方纯音的响应特点，所有频率声音几乎都不衰减。经频率计权网络滤波后所测得的声压级称为声级，分别以 dB(A)、dB(B)、dB(C)表示。其中 A 声级是由国际标准化组织(ISO)推荐用作噪声卫生学评价的指标。C 声级可作为总声级。

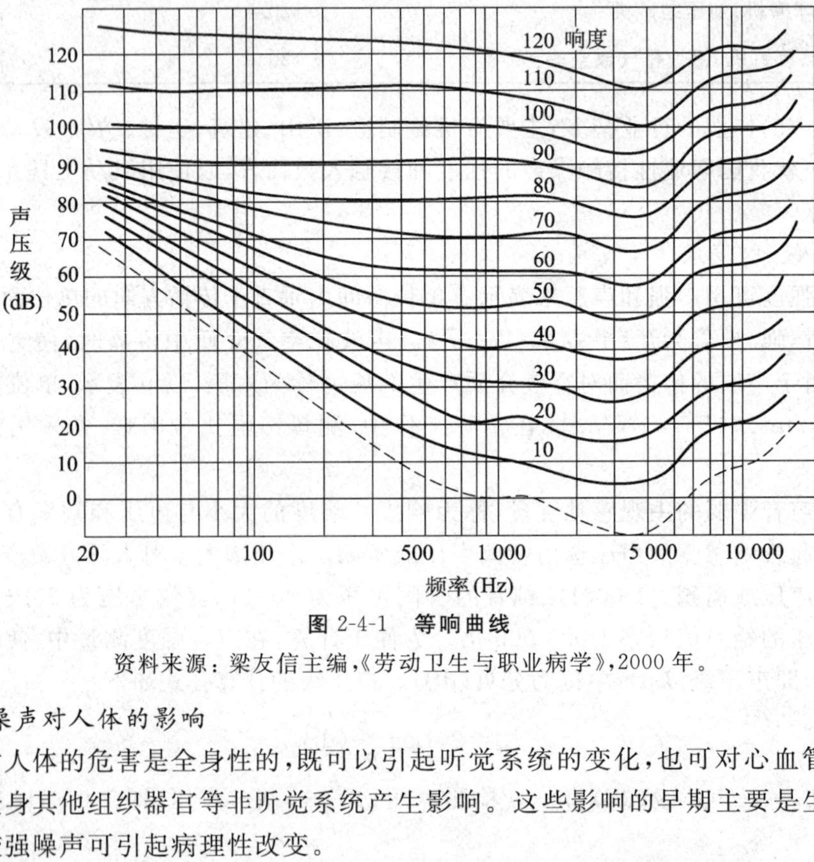

图 2-4-1 等响曲线

资料来源：梁友信主编，《劳动卫生与职业病学》，2000 年。

(二) 噪声对人体的影响

噪声对人体的危害是全身性的，既可以引起听觉系统的变化，也可对心血管系统、神经系统以及全身其他组织器官等非听觉系统产生影响。这些影响的早期主要是生理性改变，长期接触较强噪声可引起病理性改变。

1. 听觉系统

短时间暴露于强烈噪声环境中，感觉声音刺耳、不适，停止接触后，听觉器官的敏感性下降，听力检查听阈可提高 10～15dB，脱离噪声环境后数分钟内即可恢复正常，这种现象称为听觉适应(auditory adaptation)。听觉适应是一种生理保护现象。较长时间停留在强烈噪声环境中，可引起听力明显下降，离开噪声环境后，听阈提高超过 15～30dB，脱离噪声环境后，需数小时甚至数十小时听力才能恢复，称为听觉疲劳(auditory fatigue)。

听觉疲劳多在十几小时内可以完全恢复，属于生理性疲劳，也称之为暂时性听阈位移(temporary threshold shift，TTS)。随着接触噪声时间的延长，会出现前一次接触噪声引起的听力改变尚未完全恢复便再次接触噪声，听觉疲劳则逐渐加重，听力改变不能恢复而成为永久性听阈位移(permanent threshold shift)。永久性听阈位移属不可逆的病理性改变。

根据听力受损程度,永久性听阈位移可分为听力损失(hearing loss)、听力损伤(hearing impairment)以及噪声性耳聋(noise-induced deafness)。噪声聋是我国法定职业病。

噪声所致的永久性听阈位移早期常表现为高频听力下降,听力曲线在 3 000～6 000Hz(多在 4 000Hz)出现"V"型下陷(图 2-4-2)。此时患者主观无耳聋感觉,交谈能够正常进行。随着接触噪声时间延长,病损程度加重,高频段听力下降明显,同时语言频段(500～2 000Hz)听力也受到影响,语言听力出现障碍,甚至出现噪声聋(图图 2-4-3)。

听力曲线在 3 000～6 000Hz 出现高频听力下降是噪声引起听力损伤的早期特征性改变。推测其发生原因如下:① 耳蜗感受高频音的耳蜗基底部毛细胞较少,代偿能力较差;② 3 000～ 4 000Hz 频率声波能在外耳道产生共振;③ 耳蜗基底部在感受高频段处有一狭窄部,该处易受淋巴液振动的冲击,且血供较差等。

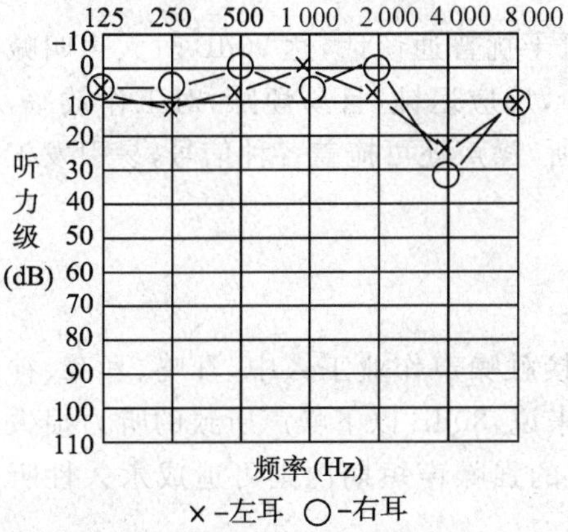

图 2-4-2 噪声性听力损伤(高频段凹陷)

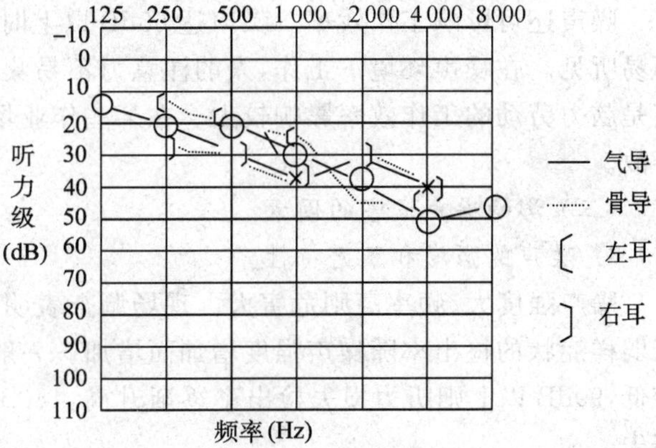

图 2-4-3 噪声性耳聋(高频及语频段)

爆震性耳聋(explosive deafness)是强烈的爆炸所产生的振动波造成的听觉器官急性损伤,引起听力丧失。发生强烈爆炸时,听觉器官在强大的声压和冲击波气压的作用下,可出现鼓膜破裂,听骨链断裂或错位,内耳组织出血以及柯蒂器的毛细胞损伤。患者出现耳鸣、耳痛、眩晕、恶心、呕吐、听力严重障碍或完全丧失。轻症可部分或大部分恢复,重症可致永久性耳聋。

根据我国《职业性听力损伤诊断标准》(GBZ49—2007),凡有明确的职业噪声接触史,有自觉的听力损失或耳鸣症状,纯音测听为感音性聋,结合历年健康检查资料和现场卫生学调查,并排除其他原因所致的听力损伤,即可诊断。其中,双耳高频(3 000Hz、4 000Hz、6 000Hz)平均听阈≥40dB(HL)可列入"观察对象".对于连续噪声作业工龄 3 年以上者,纯音测听力感音神经性聋,听力损失呈高频下降型,根据较好耳语频(500Hz、1 000Hz、2 000Hz)平均听阈作出诊断分级:

轻度听力损伤 26～40dB(HL);

中度听力损失 41～55dB(HL);

重度听力损失≥56dB(HL)。

观察对象不需要调离噪声工作场所,但同时患有耳鸣者例外;轻度、中度和重度噪声聋患者均应调离噪声工作场所。需要进行劳动能力鉴定者,按 GB/T16180 处理。重度噪声聋患者应佩戴助听器。对噪声敏感者(即上岗前体检听力正常,在噪声环境下工作 1 年,高频段 3 000Hz、4 000Hz、6 000Hz 中的任一频率，任一耳听阈达到 65dB(HL))应调离噪声工作场所。

噪声所致的听力损伤和噪声聋尚无有效的治疗方法。对急性听力损伤，应及时给以促进内耳血液循环和改善营养及代谢状况的药物；有鼓膜、中耳、内耳外伤的应防止感染并及时给予对症治疗。

2. 听觉外系统不良影响

噪声可引起头痛、头晕、心悸、睡眠障碍、全身乏力、记忆力减退和情绪不稳等一系列神经症状。在噪声作用下，心率可表现为加快或减慢，血压不稳，长期接触噪声者可以引起血压升高，心电图 ST 段或 T 波缺血性改变。消化系统可出现胃肠功能紊乱、食欲不振、胃紧张度降低、胃蠕动减慢、胃液分泌减少等表现。此外，还可导致肾上腺皮质功能改变，免疫功能降低，脂质代谢紊乱以及女性功能紊乱等。

噪声还可影响工作效率。噪声达 65dB 以上时可干扰普通谈话，达 90dB 时大声叫喊也不易听见。在噪声环境下工作，人的注意力不易集中，反应迟钝，且易烦躁，对工作效率，尤其是脑力劳动的工作效率影响较大。在某些作业场所，噪声还可掩盖各种信号，易引发工伤事故。

(三) 影响噪声危害的因素

1. 噪声的强度和频谱特性

噪声强度大、频率高则危害大。现场调查表明，接触噪声作业工人中，耳鸣、耳聋、神经衰弱样症状的检出率随噪声强度增加而增加。一般来说，80dB 以下噪声所致的听力损失率较低，90dB 以上则听力损失检出率逐渐升高，140dB 的强噪声短期内则可造成永久性听力丧失。

2. 接触时间和接触方式

同样的噪声，接触时间越长，对人体影响越大。噪声性耳聋的发生率与工龄有密切关系。连续接触的危害要比间断接触的大。缩短接触时间和安排工间休息有利于减轻噪声的危害。

3. 噪声的性质

脉冲噪声的危害比稳态噪声的大。接触脉冲噪声工人无论噪声聋、高血压及中枢神经系统调节功能失调等检出率均显著高于接触稳态噪声人群。

4. 个体敏感性与个体防护

对噪声敏感和机体健康状态不良，特别是有耳病者会加重噪声的危害程度。佩戴防声耳塞等可推迟或减轻噪声性听力损伤。

(四) 防止噪声危害的措施

1. 制定工业企业卫生标准

噪声能够对人体产生不良影响，但要完全消除生产性噪声，既不经济，也不可能。因此，制定合理的卫生标推，将噪声控制在一定范围之内，是防止噪声危害的重要措施之一(表2-4-4)。我国 2007 年 4 月 12 日开始实施的《工作场所有害因素职业接触限值 第 2 部分：物理因素》(GBZ2. 2—2007)规定，工作场所操作人员每周工作 5 天，每天工作 8h，稳态噪声限值为 85dB(A)，非稳态噪声等效声级的限值为 85dB(A)；每周工作 5 天，每天工作时间不等于 8h，须计算 8h 等效声级，限值为 85dB(A)；每周工作不是 5 天，须计算 40h 等效声级，限值为 85dB(A)。

表 2-4-4 工作场所噪声职业接触限值

接触时间	接触限值[dB(A)]	备注
5d/w，=8h/d	85	非稳态噪声计算 8h 等效声级
5d/w，≠8h/d	85	计算 8h 等效声级
≠5d/w	85	计算 40h 等效声级

2. 控制噪声源

通过技术手段改革工艺过程和生产设备，控制和消除噪声源是防治噪声危害的根本措施。如采用无声的液压代替噪声高的锻压、以焊接代替铆接，加强设备维护检修，减少其运行中部件的撞击和摩擦、减低振动等。

3. 控制噪声的传播

采用吸声的多孔材料装饰在车间的内表面，如墙壁或屋顶，或在工作场所内悬挂吸声体，吸收辐射和反射的声能，以降低工作环境的噪声强度。消声方法是控制流体动力性噪声的主要措施。如在风道、排气管口等部位安排各种消声器，以降低噪声传播。在某些情况下，使用一定的材料和装置将噪声源封闭或将工人经常操作地点(如球磨机操作控制台)封闭成一个较小的隔声空间，如隔声罩、隔声墙、隔声门窗等。

4. 个体防护

由于各种原因，生产环境噪声暂时得不到有效控制或需要在特殊高噪声环境工作时，使用个人防护用品是保护听觉器官的一项有效措施。最常用的是防声耳塞，隔声效果可达 20～30dB。此外，还有耳罩、帽盔等，其隔声效果优于耳塞。耳罩隔声可达 30～40dB，但佩戴时不方便，且成本较高。

5. 健康监护

定期对接触噪声的工人进行以听力检查为重点的健康检查，可及时发现出现高频听力损失者，并应采取措施防止听力继续下降。对参加噪声作业的工人应进行上岗前体检，凡有听觉器官疾患、中枢神经系统和心血管系统器质性疾患或自主神经功能失调者，不宜参加强噪声作业。此外，制订合理的作息时间，适当安排工间休息。休息时应离开噪声环境，以恢复听觉疲劳。

三、振动

(一) 基本概念

振动(vibration)是指一个质点或物体在外力作用下沿直线或弧线围绕于一平衡位置的来回重复运动。振动物体离开平衡位置的最大距离称为振幅，其大小以 cm 表示。单位时间内完成的振动次数称为频率，单位为赫兹(Hz)。振动物体在单位时间内的速度变化值称为加速度，单位为 m/s^2。

振动频率、加速度和振幅是影响振动危害的主要参数。频率相同的振动。其加速度和振幅愈大，危害性也愈大。

根据振动作用于人体的方式，分为全身振动(whole body vibration)和局部振动(segmental vibration)。全身振动是指工作地点或坐椅的振动，人体足部或臀部接触振动，通过下肢或躯干传导至全身。有意义的频率范围为2～100Hz。局部振动又称手传振动或手臂振动,是指手部接触振动工具、机械或加工部件,振动通过手臂传导至全身。有意义的频率范围为8～1 500Hz。

小强度、低频率的振动使机体神经系统和肌肉组织兴奋性增高和活动能力加强,是一种有利的刺激;但当振动频率增高,强度加大到一定程度时,则会对机体产生不良影响,甚至引起病损。

(二) 接触机会

生产中工人接触的振动源有:

(1) 风动工具:凿岩机、风铲、铆钉机、气锤、砂型捣固机、雕刻机等。

(2) 电动工具:电锯、电钻、电刨、砂轮机及油锯、抛光机等其他高速转动工具的作业。

(3) 运输工具:汽车、火车、船舶、飞机、摩托车等。

(4) 农业机械拖拉机、收割机、脱粒机等。

有的工种所受的振动以局部振动为主,有的以全身振动为主,有的同时受两种振动的作用。在一般的生产过程中,最常见和危害性较大的是局部振动。

(三) 振动对人体的危害

1. 局部振动

局部振动对人体的不良影响是全身性的,可引起神经系统、心血管系统、骨骼-肌肉系统、听觉器官、免疫系统和内分泌系统等多方面改变。局部振动对神经系统的影响,常以上肢手臂末梢神经功能障碍为主要表现,如皮肤感觉迟钝、振动觉和痛觉减退、神经传导速度减慢、反应潜伏期延长等。局部振动还可致自主神经功能紊乱,出现血压、心率不稳,手多汗等。40～300Hz的振动可引起末梢毛细血管形态和张力发生改变,表现为血管收缩甚至痉挛,局部血流减少,血压上升,手部皮肤温度降低,重者手指遇冷变白;心电图可出现心动过缓、窦性心律不齐、T波低平、房室传导阻滞等。肌肉骨骼系统可出现手部肌肉萎缩,多见于鱼际肌和指间肌,手握力和手指捏合力下降。40Hz以下大振幅冲击性振动可引起骨和关节改变,以指骨、掌骨、腕骨和肘关节多见,主要表现为脱钙、囊样变、骨皮质增生、骨岛形成、无菌性骨坏死以及骨关节变形等。振动和噪声共存时可加重噪声对听力的损害。

局部振动病(segmental vibration disease)是长期使用振动工具所引起的以末梢循环障碍为主的疾病。也可累及肢体神经和运动功能,属我国法定职业病。局部振动病患者的主诉多为手部症状和神经衰弱样症状,如手麻、手痛、手胀、手凉等,影响作业能力和日常活动。局部振动病的典型表现为手指间歇性发白或发绀,即振动性白指,是诊断局部振动病的主要依据。手指发白一般由指尖向近端发展,界限分明,色如白蜡,重者可累及多个手指甚至全手。发作时,手指冰冷,变为白色,持续数分钟,可转为紫绀,伴有刺痛,然后手部发红、发胀,恢复常态。白指以中指多见,其次是无名指和食指,拇指一般不受累。

我国卫生部在2002年4月8日发布了《职业性手臂振动病诊断标准》(GBZ27—2002),自2002年6月1日起实施。其诊断原则为:具有长期从事手振动作业的职业史,出现手臂振动病的主要症状和体征,结合末梢循环功能、周围神经功能检查,参考作业环境的劳动卫生学调查资料进行综合分析,并排除其他病因所致类似疾病,方可诊断。

(1) 观察对象:具有长期从事手传振动作业的职业史,出现手麻、手胀、手痛、手掌多汗、手臂无力和关节疼痛等症状,并具有下列表现之一者:① 手部冷水复温试验复温时间延长或复温率降低；② 指端振动觉和手指痛觉减退。

(2) 轻度手臂振动病：具有下列表现之一者：① 白指发作累及手指的指尖部位，未超出远端指节的范围，遇冷时偶尔发作；② 手部痛觉、振动觉明显减退或手指关节肿胀、变形，经神经-肌电图检查出现神经传导速度减慢或远端潜伏时延长。

(3) 中度手臂振动病：具有下列表现之一者：① 白指发作累及手指的远端指节和中间指节(偶见近端指节)，常在冬季发作；② 手部肌肉轻度萎缩，神经-肌电图检查出现神经源性损害。

(4) 重度手臂振动病：具有下列表现之一者：① 白指发作累及多数手指的所有指节，甚至累及全手，经常发作，严重者可出现指端坏疽；② 手部肌肉明显萎缩，或出现"鹰爪样"手部畸形，严重影响手部功能。

局部振动病目前尚无特效疗法，可根据病情进行综合治疗。应用扩张血管及营养神经的药物、具活血通络作用的中药、物理疗法、运动疗法等综合治疗，必要时进行外科治疗。

2. 全身振动

全身振动一般为低频率、大振幅振动，普遍存在于人类生活工作环境中，适宜的振动有益身心健康。但在生产条件下，工人接触的强度大、时间长，可产生不良影响。

全身振动可影响人的舒适感，使人感觉不快，甚至难以忍受。大强度的剧烈全身振动可引起内脏移位，甚至造成机械性损伤。全身振动可使交感神经处于紧张状态，出现血压升高，心率加快，心输出量减少，心电图出现异常改变。全身振动可抑制机体胃肠蠕动和胃酸分泌，各种车辆驾驶员胃肠症状和疾病高发。坐姿接触全身振动(如驾驶拖拉机等)者脊柱肌肉劳损和椎骨退行性变、椎间盘脱出等高发。女性接触全身振动，可出现经期延长、经量过多和痛经以及子宫下垂、流产及异常分娩率上升。全身振动还可引起姿势平衡和空间定向障碍，注意力不集中等神经系统反应，影响工作效率，甚至造成工伤事故高发。

运动病亦称晕动病，是作业人员在车、船或飞机等交通工具上工作，由于颠簸、摇摆或旋转等不同方向的振动加速度反复过度刺激前庭器官所引起的一系列急性反应症状。患者有疲劳感、出冷汗、面色苍白等，继之出现眩晕、恶心、呕吐，甚至血压下降、视物模糊、频繁呕吐，还可引起水电解质紊乱，甚至出现休克。

(四) 影响振动危害的因素

1. 频率与振幅

大振幅、低频率的振动主要引起内脏移位和前庭器官的兴奋；而小振幅、高频率的振动主要作用于神经末梢。同一频率的振动，振幅越大，对机体危害也越大。40～300Hz 的高频率振动对末梢循环和神经功能损害明显。

2. 加速度

振动的加速度越大，危害也越大，振动性白指的发生率越高。

3. 接触振动时间

接触振动时间和工龄越长，振动性白指的检出率越高，病情也越严重。

4. 体位和操作方式

人体对振动的敏感程度与体位有关。就全身振动而言，立姿对垂直振动敏感，卧位则对水平振动敏感。用肩、腹和下肢紧贴振动物体的操作，会使身体自然缓冲振动传导的作用降低、加大振动的危害性。工具的重量和被加工物体的硬度通过影响操作体位和肢体紧张度而影响振动的危害性大小。

5. 环境条件

寒冷季节或寒冷的工作环境可增加局部振动病的发生率。寒冷是促使局部振动病发病的重要致病条件之一。全身和局部受冷可诱发振动性白指的发生。

(五) 预防措施

控制振动危害的措施主要包括消除或减低振动、限制接振时间、改善寒冷等不良作业条件、进行健康检查、采取个体防护措施等。

1. 消除或减低振动源的振动

进行工艺改革,消除或减轻振动源的振动是控制振动危害的根本措施。如用水爆清砂代替风铲清砂,用液压、焊接工艺代替锻压、铆接工艺等。

2. 加强个体防护

如佩戴双层衬垫无指手套或泡沫塑料衬垫手套以减轻振动并保暖。在工作间隙用40～60℃热水浸手,有助于预防振动性白指的发生。

3. 预防保健及组织措施

(1) 加强上岗前和定期检查:其目的是发现职业禁忌证和早期发现健康损害。

(2) 加强保暖:对接触振动工人应加强保暖措施,车间气温应不低于16℃。

(3) 振动卫生标准:我国2007年颁布了职业卫生标准《工作场所有害因素职业接触限值》(GBZ2.2—2007),其中规定,使用振动工具或工件的作业,工具手柄或工件的4 h等能量频率计权加速度有效值不得超过5.0m/s²。当振动工具的振动暂时达不列标准限值时,可按振动强度大小相应缩短日接振时间。

四、非电离辐射

非电离辐射与电离辐射均属于电磁辐射谱中的特定波段。量子能量<12eV,不足以引起生物体电离的电磁辐射,称为非电离辐射(nonionizing radiation),包括紫外线、可见光、红外线、射频辐射及激光等。

射频辐射(radiofrequency radiation)是指频率在100kHz～300GHz的电磁辐射,也称无线电波,包括高频电磁场(high-frequency electromagnetic field)和微波(microwave),是电磁辐射中量子能量较小、波长较长的频段,波长范围为1mm～3km(表2-4-5)。

表2-4-5 射频辐射波谱的划分

波段频谱	高频电磁场				微波		
	长波低频(LF)	中波中频(MF)	短波高频(HF)	超短波甚高频(VHF)	分米波特高频(UHF)	厘米波超高频(UHF)	毫米波极高频(EHF)
波长	3km～	1km～	100m～	10m～	1m～	10cm～	1cm～1mm
频率	100kHz～	300kHz～	3MHz～	30MHz～	300MHz～	3GHz～	30～300GHz

射频辐射的辐射区域可相对地划分为近区场和远区场。近区场又分为感应场和辐射场。在感应场中,电场强度(V/m)和磁场强度(A/m)不成一定比例关系,须分别测量。微波的强度常用功率密度表示,其单位为毫瓦/平方厘米(mW/cm²)。

（一）接触机会

1. 高频感应加热

高频热处理、焊接、冶炼和半导体材料加工等，使用频率在300kHz～3MHz。

2. 高频介质加热

加热对象为不良导体，如塑料热合、高频胶合、木材与木粉加热，粮食干燥与种子处理，纸张、布匹、皮革、棉纱及木材烘干。橡胶硫化等，使用频率在1～100MHz。

3. 微波的应用

雷达导航、探测、通讯和科学研究，使用频率一般为3～300GHz；食品加工、材料干燥、杀虫、理疗、烹饪等，国际上多采用2 450MHz和915MHz的固定频率。

（二）对人体的影响

射频辐射的生物学效应机制尚不完全清楚，有致热效应和非致热效应学说。致热效应是指射频辐射可致机体的整体或局部加热，造成局部温度上升，导致某些组织器官生理功能失调。非致热效应是指致热效应以外的其他生理影响。生物学效应的一般规律是随频率的增加和波长变短而递增，其顺序为：微波＞超短波＞短波＞中长波，但在微波波段以厘米波危害最大。功率密度相同时，脉冲波的作用大于连续波。高强度暴露可致急性损伤，但仅见于事故性照射。职业性接触主要是低强度慢性辐射所致神经系统、眼和生殖系统功能紊乱。

1. 神经系统

主要表现为神经衰弱样症状和自主神经功能紊乱，如头痛、乏力、嗜睡、失眠、多梦、记忆力减退、手足多汗等。脑电图检查可呈现以抑制过程占优势的变化，如节律紊乱、双侧较多Q波等。

2. 心血管系统

自主神经功能紊乱为其特征性改变，以副交感反应占优势者多见，表现为心动过缓、血压下降等，主诉心悸、心前区疼痛或压迫感。心电图检查可有窦性心律不齐、心动过缓、右束支传导阻滞等改变。

3. 眼睛

长期接触大强度微波的工人，可发现眼晶状体点状或小片状混浊，主要危害频率为1 000～3 000MHz。职业性低强度微波慢性作用可加速晶状体老化过程。

（三）防护措施

1. 高频电磁场的防护

(1) 场源屏蔽：可以用金属薄板（或金属网、罩）将高频电磁场的场源包围，但必须有良好的接地装置，以便将场能转变为感应电流引入地下。

(2) 距离防护：由于电磁场强度与距离的平方成反比，故应在不影响操作的前提下尽量远离辐射源。如使用长柄作业工具、遥控操作等。

(3) 卫生标准：我国《工作场所有害因素职业接触限值 第2部分：物理因素》(GBZ 2.2—2007)规定了作业场所超高频辐射每天8h接触的容许限值，参见表2-4-6。

表2-4-6　工作场所高频电磁场职业接触限值

频率(f,MHz)	电场强度(V/m)	磁场强度(A/m)
0.1≤f≤3.0	50	5
3.0＜f≤30	25	—

2. 微波的防护

(1) 微波辐射能吸收:调试微波机时,须安装等效天线,以吸收微波能量。

(2) 合理的工作位置:微波作业点应设置于辐射强度最小的部位,尽量避免在辐射流的正前方工作。

(3) 个人防护:如微波防护服、防护帽、防护眼镜等。

(4) 卫生标准:我国《工作场所有害因素职业接触限值 第2部分:物理因素》(GBZ 2.2—2007)规定,作业场所微波辐射容许接触限值,连续波平均功率密度为 $50\mu W \cdot h/cm^2$,日接触剂量为 $400\mu W \cdot h/cm^2$;脉冲波固定辐射平均功率密度为 $25\mu W/cm^2$,日接触剂量 $200mW \cdot h/cm^2$(表2-4-7)。

表2-4-7 工作场所微波职业接触限值

类型		日剂量 ($\mu W \cdot h/cm^2$)	8h平均功率密度 ($\mu W/cm^2$)	非8h平均功率密度($\mu W/cm^2$)	短时间接触功率密度(mW/cm^2)
全身辐射	连续微波	400	50	$400/t$	5
	脉冲微波	200	25	$200/t$	5
肢体局部辐射	连续微波或脉冲微波	4 000	500	$4\ 000/t$	5

注:t 为受辐射时间,单位为小时。

五、电离辐射

凡作用于物质能使其发生电离现象的辐射,称为电离辐射(ionizing radiation),如属于电磁波谱的X射线、γ射线;而α射线、β射线、中子、质子等属于离子型辐射。电离辐射来自自然界的宇宙射线及地壳岩石层的铀、钍、镭等,也可来自各种人工辐射源。

(一) 接触机会

(1) 核工业系统:放射性矿物的开采、冶炼和加工,以及核反应堆、核电站的建立和运转。

(2) 射线发生器的生产和使用:加速器、X射线和γ射线等医用和工农业生产用辐射源。

(3) 放射性核素的加工生产和使用:如放射性发光涂料、放射性诊断试剂等的生产和使用。

(4) 天然放射性核素伴生或共生矿生产:如磷肥、稀土矿、钨矿等的开采和加工。

(二) 常用电离辐射单位

(1) 放射性活度(radioactivity):亦称放射性强度,国际单位制单位(SI单位)专用名为贝可,符号为Bq;沿用的专用单位为居里(Ci)。二者间的换算关系为:$1Bq = 2.703 \times 10^{-11} Ci$。

(2) 照射量(exposure, X):仅用于X射线或γ射线,SI单位为C/kg,沿用的专用单位为伦琴(R)。$1R = 2.58 \times 10^4 C/kg$。

(3) 吸收剂量(absorbed dose, D):表示被照射介质吸收辐射能量程度的大小,适用于任何类型的电离辐射。SI单位专用名为戈瑞(Gy),原使用单位为拉德(rad)。1Gy=100rad。

(4) 剂量当量(dose equivalent, H):为衡量不同类型电离辐射的生物效应,吸收剂量乘以若干修正系数,即为剂量当量。$H=DQN$。式中,D 为吸收剂量;Q 为不同辐射的品质因素,或称线质系数;N 为修正系数。剂量当量的 SI 单位专用名为希(Sv),原专用单位为雷姆(rem)。1Sv=100rem。

(三) 电离辐射对人体的危害

1. 辐射的损伤效应

电离辐射以外照射和内照射两种方式作用于人体。外照射的特点是只要脱离或远离辐射源,辐射作用即停止。内照射是放射性核素进入机体,对机体产生作用。电离辐射所致的放射性损伤效应可分为随机效应和确定效应。随机效应是指辐射损伤效应发生的概率与剂量大小有关,但损伤的程度与剂量无关,且不存在损伤效应的阈值水平,如致癌效应、遗传效应等。肯定效应是指当接受剂量超过一定水平(阈值)时,损伤效应发生的概率将急剧增高,且损伤的严重程度也随剂量的加大而增高,如放射病、放射性白内障和放射性皮肤损伤。

2. 放射病

放射病是指由一定剂量的电离辐射作用于人体所引起的全身放射性损伤,临床上分为急性和慢性放射病。

(1) 急性放射病:短时间内一次或多次受到大剂量照射所引起的全身性病变,多见于事故性照射、放射性治疗和核爆炸。其病程具有明显的时相性,有初期、假愈期、极期和恢复期。按临床表现特点可分为骨髓型、胃肠型和脑型。

急性放射病可根据有明确的大剂量照射史,结合临床表现和实验室检查,按诊断标准进行诊断。视损伤程度,采取消毒隔离、预防感染和出血,以及全身支持性治疗等综合治疗措施。

(2) 慢性放射病:为较长时间内受到超限值剂量照射所引起的全身性损伤。多发生于防护条件差、长期从事放射工作的人员。临床表现早期以神经衰弱样症状和自主神经功能紊乱为主,以后出现血液造血系统改变以及消化功能障碍、生育功能受损等。除全身性放射病外,还可表现为局部的放射性皮肤损伤和放射性白内障。

慢性放射病的诊断必须查明射线接触史和个人受照水平,综合分析体格检查结果、排除其他疾患,依据诊断标准进行诊断。慢性放射病患者应及时脱离射线作业,积极治疗,定期随访(每两年一次)。

(四) 卫生防护

辐射卫生防护的目标是防止对健康危害的肯定效应,采取积极措施,尽可能减少随机效应的发生率,使照射量达到可接受的安全水平。

(1) 执行辐射防护三原则:① 任何照射必须具有正当理由;② 辐射防护实现最优化;③ 遵守个人剂量当量限值的规定。

(2) 外照射防护:必须具备有效的屏蔽设施,与辐射源保持一定的安全距离以及合理的工作时间。

(3) 内照射防护:主要采取防止放射性核素经呼吸道、皮肤和消化道进入人体的一系列措施,同时应防止核素向空气、水体和土壤逸散。

思考题

1. 法定职业病的定义、特点和诊断要求是什么?
2. 职业性损害的防治措施有哪些?
3. 慢性职业性铅中毒的主要临床表现有哪些?
4. 汞的理化特性及其卫生学意义是什么?
5. 简述苯中毒的机制。
6. 刺激性气体中毒的临床表现及影响因素有哪些?
7. 一氧化碳中毒的机制及临床表现特点有哪些?
8. 影响矽肺发病的主要因素有哪些?
9. 试述矽肺预防原则。
10. 简述高温作业对人体功能的影响。
11. 根据发病机制中暑可分为哪几种类型? 分别说明其临床特征。
12. 简要说明中暑的预防措施有哪些?
13. 简述噪声对人体健康有哪些影响?
14. 如何预防噪声?
15. 振动的危害及防护措施有哪些?

(薛　莲)

第三章

营养与健康

食物是人类保持健康和长寿的重要因素。为了保证充分的发育和高效的社会生活，人体每天需要摄取适当的食物。发育的基础要素包括来自父母的遗传信息和不可缺少的营养。人类只有不断从食物中获得营养成分才能保持人体和外界环境的物质代谢平衡和能量平衡。

营养(nutrition)是指人体摄入、消化、吸收和利用食物中的营养成分，维持生长发育、组织更新和良好健康状态的动态过程。营养素(nutrient)是指食物中可为人体提供能量，可以作为人体的构成成分，具有修复组织和调节生理功能的化学物质。人类已知的营养素包括蛋白质(protein)、脂肪(fat)、碳水化合物(carbohydrate)、矿物质(mineral)、维生素(vitamin)和水(water)。其中蛋白质、脂肪和碳水化合物在人体内含量丰富，人体需要量较多，称为宏量营养素(macronutrients)，矿物质、维生素则称为微量营养素(micronutrients)。由于蛋白质、脂肪和碳水化合物在代谢过程中可产生能量(energy)，故又称为产能营养素。

合理营养是指从食物中摄取的各种营养素与身体对这些营养素的需要达到平衡，既不缺乏，也不过多。缺乏某些营养素会引起营养缺乏病，如缺钙引起佝偻病、缺铁引起贫血等。某些营养素(如脂肪和碳水化合物)摄入过多又会导致肥胖症、糖尿病、心血管病等营养性疾病。

营养学是指研究机体营养规律以及改善措施的科学，即研究食物中对人体有益的成分以及人体摄取和利用这些成分以维持、促进健康的规律和机制，在此基础上采取具体的、宏观的、社会性措施改善人类健康、提高生命质量。营养学在其发展过程中，不仅包括研究食物进入机体内的变化，还包括指导人们如何选择食物以保障机体的正常生长、发育与繁殖。另外，人们在选择食品时，除了考虑其营养价值外，还受个人喜好和习惯、宗教信仰和传统、经济收入以及便利性等因素的影响，所以营养学除了有其生物学意义外，还有其社会经济学意义。

第一节 营养素与能量

【案例 3-1】

李奶奶以前从不喝牛奶，最近感觉腿脚不便，听人说是缺钙，于是买了牛奶饮用，可是喝完后半小时就觉得肚子不舒服，并且胀气、腹泻，接连几天喝完牛奶都是这样。不得已，李奶奶不喝牛奶了，奇怪的是肚子就舒服了。

问题：

1. 你认为李奶奶的胃肠不适症状在医学上称做什么，是什么原因引起的？
2. 你建议李奶奶该如何饮食？

一、碳水化合物

(一) 碳水化合物分类

碳水化合物是由碳、氢、氧三种元素组成的一类化合物，是重要的宏量营养素和能量的主要来源。不同国家、地区、人群的膳食中碳水化合物提供的能量占总能量的百分比有很大的差别。营养学上一般将其分为四类：单糖(monosaccharide)、双糖(disaccharide)、寡糖(oligosaccharide)和多糖(polysaccharide)(表 3-1-1)。

表 3-1-1 碳水化合物分类

单 糖	双 糖	寡 糖	多 糖
葡萄糖	蔗糖	棉籽糖和水苏糖	糖原
果糖	乳糖	低聚果糖	淀粉
半乳糖	麦芽糖	异麦芽低聚糖	膳食纤维

1. 单糖

食物中的单糖主要有葡萄糖(glucose)、果糖(fructose)和半乳糖(galactose)，三种单糖具有相同的分子式($C_6H_{12}O_6$)，但结构式互不相同(图 3-1-1)。葡萄糖在营养学上意义重大，它是最常见、最重要的单糖，是构成其他碳水化合物的最基本单位。葡萄糖分为 D 型和 L 型，人体只能代谢 D 型葡萄糖。果糖是单糖类中最甜的。天然的果糖存在于水果和蜂蜜中，其他来源包括饮料和甜点。半乳糖和葡萄糖的区别仅在一个羟基的位置不同。半乳糖几乎没有甜味。半乳糖存在于少部分的天然食物中，主要以结合的形式存在于乳糖中。

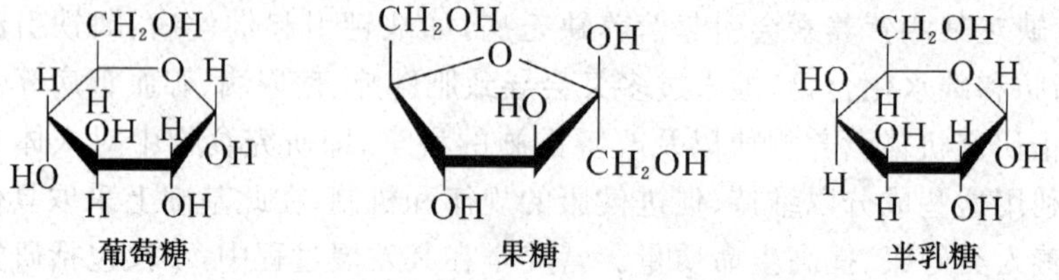

图 3-1-1 三种单糖的结构式

2. 双糖

食品中常见的双糖有蔗糖(sucrose)、乳糖(lactose)、麦芽糖(maltose)。双糖是由两分子单糖缩合而成的。葡萄糖存在于三种双糖中，双糖中的另一种单糖分别是果糖、葡萄糖和半乳糖。在缩合反应中，一个单糖中的—OH 与另一个单糖中的—H 结合生成一分子的水，原来相互独立的单糖被一个氧连接而形成双糖。

蔗糖是最常见的双糖，即日常食用的白砂糖。蔗糖由一分子葡萄糖和一分子果糖缩合脱水，以 α-糖苷键连接而成。蔗糖几乎存在于所有植物中，食用蔗糖一般从甘蔗和甜菜叶中提取。麦芽糖由两分子葡萄糖以 α-糖苷键连接而成。消化酶水解淀粉会产生大量麦芽糖，麦芽糖还存在于发芽的谷粒中，尤其是麦芽中。乳糖是由一分子葡萄糖与一分子半乳糖以 α-糖苷键连接而成的。乳糖只存在于奶类及其制品中。乳糖是鲜奶中主要的碳水化合物。乳糖不耐症(lactose intolerance)是指体内缺乏分解乳糖的乳糖酶，因此摄入的乳糖不能被消化吸收进入血液，而是滞留在肠道内。肠道细菌在发酵分解乳糖的过程中产生大量气体，过量的乳糖还会升高肠道内部的渗透压，阻止对水分的吸收，从而产生腹胀、腹泻等症状。

3. 寡糖

寡糖又称为低聚糖，是由3～10个单糖分子通过糖苷键构成的一类小分子多糖。寡糖的甜度只有蔗糖的30%～60%。重要的寡糖有存在于豆类食品中的棉籽糖和水苏糖，这两类糖不能被小肠消化吸收，可被结肠中的细菌发酵产气，故又称为大豆胀气因子。另一类寡糖是低聚果糖，主要存在于蔬菜、水果中，尤其是洋葱、大蒜、芦笋、香蕉等食物中。还有一类为异麦芽低聚糖，自然界中异麦芽低聚糖极少以游离的状态存在，主要存在于某些发酵食品如酱油、黄酒中。

寡糖具有许多重要的生理功能。寡糖能被结肠内的微生物(如双歧杆菌)分解，部分分解产物可作为能量促进双歧杆菌的增殖，抑制致病菌的生长繁殖，起到保护肠道免受感染的作用。另外，寡糖还具有预防龋齿、增强免疫功能、促进免疫活性物质的合成和释放等作用。

4. 多糖

多糖是由10个或10个以上的单糖分子组成的高分子聚合物。营养学中具有重要意义的多糖包括糖原(glycogen)、淀粉(starch)和膳食纤维(fiber)。

糖原存在于动物肝脏和肌肉中，植物中则没有糖原，又称动物淀粉。由于只有少量糖原存在于肉类中，因此，糖原不是有意义的碳水化合物食物来源。但是糖原在人体内起着重要作用。肝糖原可维持血糖浓度的恒定，肌糖原可以提供机体运动时所需的能量。葡萄糖转化成有许多支链的糖原储存于体内，当"释放能量"的信号到达肝脏或者肌肉细胞上储存的糖原点时，酶水解糖原迅速释放葡萄糖供能。

所有淀粉都来自植物，主要存在于谷类、根茎类等植物中。它是人类碳水化合物的主要来源，也是最丰富、最廉价的产能营养素。根据聚合方式不同，淀粉可分为直链淀粉(amylose)和支链淀粉(amylopectin)。直链淀粉是由数十至数百个葡萄糖分子残基以α-1，4糖苷键连接而成的一条直链，并卷曲成螺旋状结构。支链淀粉一般由数千个葡萄糖残基组成，每条链中的葡萄糖残基以α-1，4糖苷键相连，每两条链之间以α-1，6糖苷键连接。在食物中直链淀粉的含量较少，支链淀粉含量较多。支链淀粉的含量与食物的品质有关，糯米等糯性粮食含有更多的支链淀粉。

膳食纤维是指既不能被人体消化，也不能被吸收利用的非淀粉多糖和木质素。不同于淀粉，膳食纤维葡萄糖间的β-糖苷键不能被体内的消化酶破坏(图3-1-2)，因此膳食纤维进入体内不能提供葡萄糖，很少或不能产生能量。膳食纤维几乎存在于所有的植物性食物中，主要包括纤维素、半纤维素、木质素、果胶与藻胶、抗性淀粉。根据膳食纤维的水溶性，膳食纤维分为可溶性纤维(soluble fiber)和不溶性纤维(insoluble fiber)。可溶性纤维可溶解于水形成凝胶，被结肠内的细菌酵解，它主要存在于燕麦、大麦、豆类和柑橘属水果中。不溶性纤维不能溶于水，主要存在于全谷类和蔬菜中。适当摄取膳食纤维有益于健康，但营养失调的人、老年人和儿童过量摄入高膳食纤维食物可能会导致摄入食物不足从而难以满足能量和营养的需求。

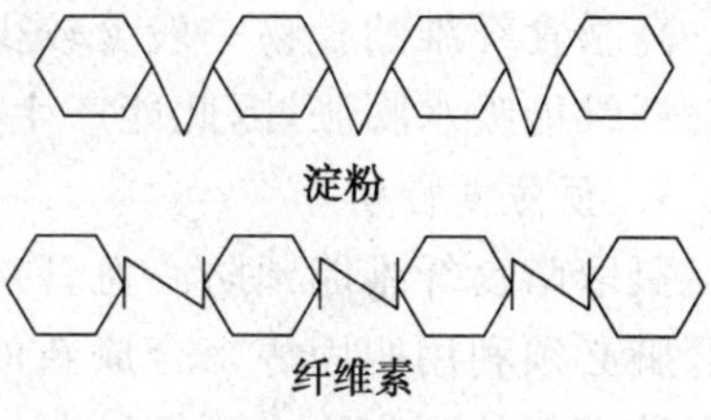

图3-1-2　淀粉和膳食纤维结构式比较

(二) 碳水化合物的生理功能

1. 供给能量

碳水化合物是人类最广泛和最经济的能量来源。1g碳水化合物在体内可产生17.2 kJ的能量。碳水化合物是心脏、大脑、红细胞、白细胞等重要组织细胞的唯一能量来源。糖原是碳水化合物在人体内的储存形式。三分之一的糖原储存于肝脏中。餐后血糖升高时,肝细胞将过多的葡萄糖通过缩合反应形成糖原;当血糖下降时,肝细胞将糖原水解成葡萄糖释放入血。另外三分之二的糖原储存于肌细胞中,供运动所需。蛋白质在特定情况下可转化为葡萄糖,此过程称为糖异生(gluconeogenesis)。因为蛋白质具有其他重要的生理功能,摄取足够的碳水化合物能阻止通过消耗蛋白质得到能量,碳水化合物的这种作用称为节约蛋白质作用(protein sparing action)。脂肪不能转化为葡萄糖,但在能量需求和糖原储存满足要求的情况下,肝脏分解葡萄糖,最终转化为脂肪储存于脂肪组织中。

2. 构成机体成分

碳水化合物是构成机体组织细胞的重要物质,主要通过参与核糖、脱氧核糖、糖脂、糖蛋白等的构成,发挥重要的生理功能。

3. 抗生酮作用

脂肪在体内代谢产生的乙酰基必须与碳水化合物代谢产生的草酰乙酸结合,才能进入三羧酸循环(krebs cycle)彻底氧化,产生能量。如果膳食中碳水化合物摄入不足,产生的草酰乙酸将减少,导致脂肪氧化不全而产生过量的酮体,引起酮血症,影响机体的酸碱平衡。充足的碳水化合物可以防止过量酮体的生成,碳水化合物的这种作用称为抗生酮作用(antiketogenesis)。

(三) 膳食纤维的生理功能

1. 维持肠道健康

膳食纤维对肠壁有刺激作用,可促进肠蠕动,增加大便体积,利于排便,因此,可缓解或防止便秘。及时排便能减轻下腹压力,减少直肠静脉曲张,预防痔疮形成。膳食纤维刺激肠壁肌肉以保持张力,防止肠息肉形成。

2. 控制体重

高膳食纤维的食物一般含较少的脂肪和精制糖,因此可提供较少的能量从而控制体重。膳食纤维能吸水膨胀,因此能产生饱腹感并延迟饥饿。

3. 预防慢性病

摄取膳食纤维能预防心血管疾病。富含膳食纤维的食物能结合胆汁酸促进其排泄,由于肝脏必须利用胆固醇来合成新的胆汁酸,因此降低了血胆固醇含量。另外,肠内细菌引起的纤维酵解的副产物也可抑制胆固醇的合成。高膳食纤维的食物一般为动物脂肪和胆固醇含量较低的植物性食物。这些因素都降低了患心脏病的风险。膳食纤维可以减少小肠对糖的吸收,使餐后血糖升高较平稳,从而起到防治2型糖尿病的作用。膳食纤维可稀释、吸附和促进肠道中有害因素排出,从而预防结肠癌。一项由10个国家50万人参加的队列研究发现,每天摄取35g膳食纤维的人比每天仅摄取15g的人患结肠癌的风险减少了40%。美国营养协会建议每天摄取20~35g膳食纤维。表3-1-2列举了膳食纤维的食物来源及其作用。

表 3-1-2　膳食纤维的分类、食物来源和作用

膳食纤维	主要食物来源	功　能	作　用
可溶性纤维：树胶、黏胶、果胶和一些半纤维素	大麦、燕麦、燕麦糠、黑麦等全谷类，苹果、柑橘等水果，豆类，坚果类，蔬菜	结合胆汁，降低血胆固醇；减慢葡萄糖的吸收；减缓食物通过上消化道的速度；保持大便中的水分，使其软化；酵解生成的脂肪，为结肠提供能量	降低心血管和糖尿病的发病率
不溶性纤维：纤维素、木质素、抗性淀粉和许多半纤维素	全谷类糙米、麦麸，水果，豆类，坚果类，卷心菜、胡萝卜、甘蓝等蔬菜	增加粪便体积，加快粪便排出；产生饱腹感	缓解便秘；降低肠息肉、痔疮的发病率；控制体重

（四）食物来源及参考摄入量

碳水化合物主要来自谷类、薯类、豆类、蔬菜水果类等植物性食物，如谷类中碳水化合物含60%～80%，薯类含15%～29%，豆类含21%～60%。谷类和薯类是淀粉的主要来源。蔗糖、糖果、甜点心、水果、含糖饮料和蜂蜜等是单糖和双糖的主要来源。谷类、薯类、蔬菜、水果中还含有丰富的膳食纤维。奶类及其制品是乳糖的唯一来源。中国营养学会推荐，我国居民碳水化合物摄入量占总能量的55%～65%为宜。每天应摄入不同种类的碳水化合物，做到粗细搭配。限制精制糖的摄入使其不超过总能量的10%。

二、脂类

【案例 3-2】

小王是外资企业的白领，上班时间基本上坐在电脑前工作，半年间体重不知不觉飙升了15kg。小王正为抽不出时间锻炼而发愁时，他的朋友向他推荐了阿特金斯低碳减肥法，据说该方法风靡美国并已登陆中国大陆。小王上网了解了一下，发现该减肥方法是美国医生 Atkins 在1972年出版了一本名为 *Dr Atkins' New Diet Revolution* 的书中提出的，该书颠覆了传统的减肥理念，告诉大众：肥胖的元凶不是脂肪，而是碳水化合物！在其推荐的食谱中，没有面包、水果和蔬菜，甚至不包括所有的含碳水化合物的食物，但人们可以随心所欲地大吃任何含高脂肪和高蛋白质的食物，如牛排、熏肉和炸鱼等。

问题：

1. 阿特金斯低碳减肥法既然流行一时，一定有它的道理，你认为该方法能在短期内起到减肥效果吗？

2. 过量摄入脂肪对身体会产生哪些危害？

（一）脂类的分类

脂类(lipids)包括脂肪(fat)和类脂(lipoid)。脂肪是由一分子甘油和三分子脂肪酸(fatty acid)结合而成的甘油三酯(triglyceride)(图 3-1-3)。类脂包括磷脂(phospholipid)、固醇类(sterols)、糖脂(glycolipid)、脂蛋白(lipoprotein)等。它们的共同特点是不仅溶于有机溶剂，而且可溶解其他脂溶性物质，如脂溶性维生素。营养学上重要的脂类主要有甘油三酯、磷脂和固醇类。

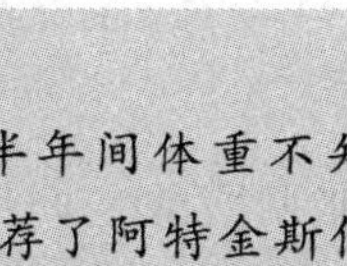

图 3-1-3　甘油三酯的结构式

注：R 代表脂肪酸。

(二)脂肪酸

1. 脂肪酸的分类

构成甘油三酯的脂肪酸结构各不相同,脂肪因其脂肪酸链的长短、饱和程度、空间结构和双键位置的不同而呈现不同的特性和功能。目前已知存在于自然界的脂肪酸有40多种,可按以下方法进行分类。

根据脂肪酸碳链的长度分类:含14个碳以上为长链脂肪酸;含8～12个碳的为中链脂肪酸;含6个碳以下的为短链脂肪酸。食物中主要以18个碳脂肪酸为主。

根据是否含有双键分为饱和脂肪酸(saturated fatty acid,SFA)和不饱和脂肪酸。不饱和脂肪酸包括碳链中只含1个不饱和双键的单不饱和脂肪酸(monounsaturated fatty acid,MUFA)和碳链中含2个及以上双键的多不饱和脂肪酸(polyunsaturated fatty acid,PUFA)。膳食中最主要的多不饱和脂肪酸为亚油酸(1inoleic acid)和亚麻酸(1inolenic acid)。不饱和脂肪酸可根据从甲基端的碳原子开始计算双键的出现位置来表示。如亚油酸的表达式为C18∶2,n-6,9,即碳链由18个碳组成,有两个不饱和双键,从甲基端数起不饱和双键在第6和第7个碳原子以及第9和第10个碳原子之间(图3-1-4)。目前认为,营养学上最具价值的脂肪酸为n-3系列不饱和脂肪酸和n-6系列不饱和脂肪酸(表3-1-3)。

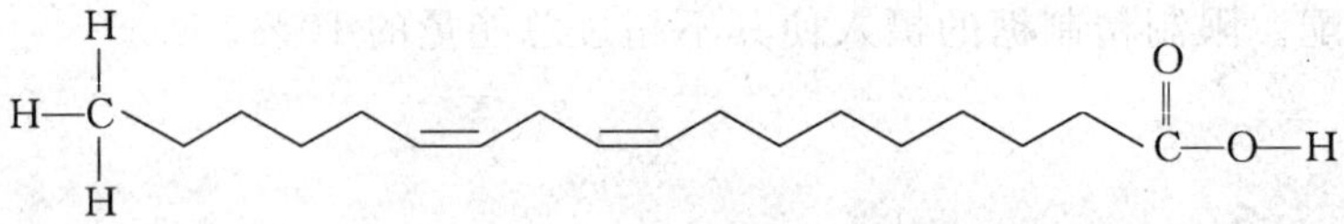

图 3-1-4 亚油酸的结构式

根据脂肪酸的空间结构可分为顺式脂肪酸(cis-fatty acid)和反式脂肪酸(trans-fatty acid)。顺式结构是指连接到双键两端碳原子上的2个氢原子在链的同侧,而反式结构的2个氢原子则在链的不同侧。不饱和脂肪酸的不饱和双键能与氢结合变成饱和键,随着饱和程度的增加,脂肪可由液态变为固态,此过程称为氢化(hydrogenation)。在氢化的过程中,未被饱和的脂肪酸容易由顺式转化为反式。摄入过多反式脂肪酸可使血浆低密度脂蛋白胆固醇(low-density lipoprotein cholesterol,LDL-C)升高,高密度脂蛋白胆固醇(high-density lipoprotein cholesterol,HDL-C)下降,增加冠心病的发病危险性。

表 3-1-3 n-6多不饱和脂肪酸和n-3多不饱和脂肪酸的主要来源

不饱和脂肪酸	来源
n-6多不饱和脂肪酸	
亚油酸	花生油、核桃油、棉籽油、向日葵籽油、芝麻油、橄榄油等植物油
花生四烯酸	畜肉、禽肉、蛋,由亚油酸转换
n-3多不饱和脂肪酸	
亚麻酸	亚麻籽油、胡桃油、黑加仑油、胚芽油等植物油,卷心菜、菠菜、花椰菜、莴苣等绿叶蔬菜
EPA和DHA	鲑鱼、金枪鱼、鲻鱼、鲱鱼、沙丁鱼等海鱼,由亚麻酸转换

注:EPA:二十五碳五烯酸;DHA:二十六碳六烯酸。

2. 必需脂肪酸

必需脂肪酸(essential fatty acid, EFA)是指人体不可缺少而自身又不能合成,必须通过食物供给的脂肪酸。必需脂肪酸有亚油酸和α-亚麻酸。必需脂肪酸是磷脂的重要组成成分,而磷脂又是构成细胞膜的主要结构,所以必需脂肪酸与细胞膜的结构和功能直接相关。必需脂肪酸还是胆固醇酯化的必需原料,有利于脂质的代谢和利用。另外,必需脂肪酸是合成前列腺素、血栓素以及白三烯等体内活性物质的原料。这些活性物质参与炎症发生、平滑肌收缩、血小板凝聚、免疫反应等多种生理过程。

3. 多不饱和脂肪酸

营养学上有重要意义的多不饱和脂肪酸是指链长在14～26个碳原子之间的长链多不饱和脂肪酸,包括花生四烯酸(arachidonic acid,AA, C20∶4, n-6,9,12,15)、二十五碳五烯酸(eicosapentaenoic acid,EPA, C20∶5, n-3,6,9,12,15)和二十二碳六烯酸(docosahexaenoic acid,DHA, C22∶6, n-3,6,9,12,15,18)。在体内这些脂肪酸可由必需脂肪酸转化而来。亚油酸和花生四烯酸是n-6多不饱和脂肪酸中主要的脂肪酸,这些脂肪酸主要来自植物油。亚麻酸、EPA和DHA是n-3多不饱和脂肪酸中重要的脂肪酸(表3-1-3)。

(三) 固醇类

固醇类是一类含有同样多个环状结构的脂类化合物,包括动物固醇和植物固醇。胆固醇(cholesterol)是最重要的一种固醇,它是细胞膜的重要成分。胆固醇是人体内许多重要的活性物质如胆汁、性激素和肾上腺素的合成材料。只有动物性食品中含有胆固醇。除了来自动物性食物,人体的肝脏与肠道也能合成胆固醇。人体一般不存在胆固醇缺乏,相反由于它与高脂血症、动脉粥样硬化、心脏病等相关,人们往往关注体内过多的胆固醇所带来的危害。胆固醇又分为高密度脂蛋白胆固醇和低密度脂蛋白胆固醇两种,前者对心血管有保护作用,通常称为“好胆固醇”,后者偏高会增加患心血管疾病的危险性,通常称为“坏胆固醇”。

植物固醇(phytosterols)属于植物甾醇类,常见的有β-谷固醇、菜固醇和豆固醇。植物固醇能干扰肠道对膳食中胆固醇和胆汁中胆固醇的吸收,因而具有降低血清胆固醇的作用,同时对高密度脂蛋白和甘油三酯水平无明显影响。

(四) 脂类的生理功能

1. 供能和储能

脂肪是食物中能量密度最高的营养素,1 g脂肪在体内可产生39.5 kJ的能量。体内脂肪细胞储存和供应能量有两个特点:一是脂肪细胞可以不断地储存甘油三酯,至今未发现其吸收脂肪的上限;二是机体储存的脂肪不能转化成葡萄糖,因此不能为脑和神经细胞以及血细胞提供能量。

2. 提供必需脂肪酸,促进脂溶性维生素的吸收

必需脂肪酸多存在于植物油中,动物脂肪含必需脂肪酸较少。食物中的脂溶性维生素常与脂类并存,如鱼油及肝脏脂肪含丰富的维生素A、维生素D,胚芽油富含维生素E。脂类不仅是脂溶性维生素的重要来源,同时脂类在消化道内可刺激胆汁的分泌,从而促进脂溶性维生素的吸收。

3. 人体的重要组成成分

成年人的体脂占体重的10%~20%。类脂是人体多种组织细胞的组成成分,如胆固醇与磷脂都是脂蛋白和细胞膜的组成成分,脑和外周神经含有磷脂和糖脂。

4. 内分泌作用

已发现由脂肪组织分泌的因子有瘦素、肿瘤坏死因子、白细胞介素-6、白细胞介素-8、雌激素、胰岛素样生长因子、脂联素及抵抗素等。这些来源于脂肪组织的因子可参与机体的代谢、免疫、生长、发育等生理过程。

5. 其他

增加食物美味、促进食欲。增强饱腹感,延缓胃排空。

(五) 参考摄入量及食物来源

根据中国营养学会的建议,成人脂肪的摄入量应为总能量的20%~30%。必需脂肪酸应不少于总能量的3%,n-3系列不饱和脂肪酸与n-6系列不饱和脂肪酸的比例为1:(4~6),胆固醇的摄入量每天不宜超过300mg。注意限制反式脂肪酸摄入。

膳食中的脂类主要来源于动物性脂肪和植物性脂肪。动物性脂肪主要来自畜禽肉、猪油、乳脂、蛋类及其制品,其特点是饱和脂肪酸和单不饱和脂肪酸的含量多,而多不饱和脂肪酸的含量较少。植物性脂肪主要来自菜油、大豆油、花生油、葵花籽油、橄榄油等植物油及坚果类食物,其特点是含有较多的不饱和脂肪酸。亚油酸普遍存在于各种植物油中,亚麻酸在豆油和紫苏油中含量较多。磷脂含量较高的食物有蛋黄、肝脏、大豆、麦胚和花生。胆固醇存在于所有的动物性食物中,以动物内脏尤其脑组织中含量丰富,蛋类、鱼子和贝壳类中的含量也较高,鱼类及乳类中的含量则较低。

三、蛋白质

【案例3-3】

2005年在安徽省阜阳市的农村发生了一件怪事,那里的100多名婴儿,陆续患上了一种怪病。本来出生健康的孩子,在喂养期间,开始变得四肢短小,身体瘦弱,尤其是婴儿的脑袋显得偏大,有些家长以为吃得好,到医院一查是水肿。有些"大头娃娃"虽入院治疗,但终因延误病情而死亡。令人意外的是,导致这些婴儿身患重病甚至夺取他们生命的竟然是他们均食用了一种奇怪的奶粉。检验发现,这些奶粉蛋白质含量大多数只有2%~3%,有的甚至只有0.37%。按照国家卫生标准,婴儿一段奶粉蛋白质含量是12%~18%,二段、三段应该不低于18%。

问题:

1. 为什么婴幼儿食用劣质奶粉后会变成"大头娃娃"?
2. 哪些食品富含优质蛋白质?

(一) 氨基酸

蛋白质(protein)是重要的宏量营养素,是生命的物质基础。蛋白质主要含氮、碳、氢、氧四种元素,多数蛋白质还含有硫和磷。氨基酸(amino acid)是组成一切蛋白质的最基本单位,是羧酸分子的碳原子上的一个氢被一个氨基取代后形成的化合物(图3-1-5)。

图3-1-5 氨基酸的通用结构式

1. 必需氨基酸

人体内的各种蛋白质均由20余种氨基酸构成(表3-1-4)。不能在人体内合成或合成速度远不能适应机体需要而必须从食物中获得的氨基酸称为必需氨基酸(essential amino acid,EAA)。必需氨基酸有9种,即赖氨酸、亮氨酸、异亮氨酸、蛋氨酸、苯丙氨酸、苏氨酸、色氨酸、缬氨酸及组氨酸(组氨酸为婴幼儿所必需)。半胱氨酸及酪氨酸在体内分别由蛋氨酸和苯丙氨酸转变而来,因此,当膳食中半胱氨酸及酪氨酸的含量丰富时,体内不必耗用蛋氨酸和苯丙氨酸合成这两种氨基酸。这类可减少人体对某些必需氨基酸需要量的氨基酸称为条件必需氨基酸(conditionally essential amino acid)或半必需氨基酸(semiessential amino acid)。

表3-1-4 构成人体蛋白质的氨基酸

氨基酸	英文(缩写)	氨基酸	英文(缩写)
必需氨基酸		精氨酸	Arginine (Arg)
异亮氨酸	Isoleucine (Ile)	天门冬氨酸	Aspartic acid (Asp)
亮氨酸	Leucine (Leu)	天门冬酰胺	Asparagine (Asn)
赖氨酸	Lysine (Lys)	谷氨酸	Glutamic acid (Glu)
蛋氨酸	Methionine (Met)	谷胺酰胺	Glutamine (Gln)
苯丙氨酸	Phenylalanine (Phe)	甘氨酸	Glycine (Gly)
苏氨酸	Threonine (Thr)	脯氨酸	Proline (Pro)
色氨酸	Tryptophan (Trp)	丝氨酸	Serine (Ser)
缬氨酸	Valine (Val)	条件必需氨基酸	
组氨酸*	Histidine (His)	半胱氨酸	Cysteine (Cys)
非必需氨基酸		酪氨酸	Tyrosine (Tyr)
丙氨酸	Alanine (Ala)		

注:*为婴幼儿所必需。

2. 氨基酸模式和限制氨基酸

氨基酸模式是指蛋白质中各种必需氨基酸的构成比例。食物蛋白质的氨基酸模式与人体蛋白质的氨基酸模式越接近,必需氨基酸被机体利用的程度就越高,营养价值也就越高。鸡蛋蛋白质的氨基酸模式与人体蛋白质氨基酸模式最接近,在实验中常以它作为参考蛋白质(reference protein)。如果食物蛋白质的氨基酸模式与人体蛋白质的氨基酸模式相差较大,某些含量相对较低的必需氨基酸不但不能满足机体合成蛋白质的需要,还会使其他必需氨基酸在体内不能被充分利用而造成浪费。这些含量相对较低的必需氨基酸称为限制氨基酸(1imiting amino acid)。谷类蛋白质的限制氨基酸为赖氨酸,豆类蛋白质则为蛋氨酸。为了提高食物蛋白质的营养价值,人们往往将不同的食物混合食用,使各种食物蛋白质所含的必需氨基酸相互补偿,从而使混合膳食蛋白质的氨基酸模式接近于人体要求的氨基酸模式,以提高蛋白质的营养价值,这种现象称为蛋白质的互补作用(protein complementary action)。谷类蛋白质中赖氨酸的含量较低,蛋氨酸的含量相对较高,而大豆蛋白质恰恰相反,混合食用时赖氨酸和蛋氨酸可相互补充。

(二) 蛋白质的分类

根据营养价值的不同,蛋白质可分为完全蛋白质、半完全蛋白质和不完全蛋白质。

完全蛋白质是指所含的必需氨基酸种类齐全,数量充足,而且各种氨基酸的比例与人体所含氨基酸的比例比较接近,容易吸收利用,不仅能保证人体正常的需要,还可以促进儿童的生长发育,是一类优质蛋白质。奶类中的乳清蛋白和酪蛋白、蛋类中的卵白蛋白、鱼类和肉类中的肌蛋白、大豆中的大豆球蛋白等都是完全蛋白质。

半完全蛋白质是指所含的必需氨基酸种类基本齐全,但各种氨基酸之间的比例不适宜,不能满足人体的需要。如果把这类蛋白质作为唯一的蛋白质来源,只能维持生命,不能促进生长发育,如谷蛋白、玉米蛋白等。

不完全蛋白质是指所含的必需氨基酸种类不全,质量也差,不能提供人体所需要的全部必需氨基酸,既不能促进生长发育,也不能维持生命,如肉皮中的胶原蛋白。如果长期把不完全蛋白质作为膳食蛋白质的唯一来源,将损害人体健康,甚至危及生命。

(三)蛋白质的生理功能

1. 构成和修补人体组织

蛋白质是构成细胞、组织和器官的主要材料。婴幼儿、儿童和青少年的生长发育都离不开蛋白质。即使成年人的身体组织也在不断地进行更新,例如,小肠黏膜细胞每1~2天更新一次,血液红细胞每120天更新一次。身体受伤或手术后的修复也需要补充足够的蛋白质。

2. 调节身体功能

体内新陈代谢过程中起催化作用的酶,调节生长、代谢的激素以及有免疫功能的抗体都由蛋白质构成(表3-1-5)。此外,蛋白质对维持体内酸碱平衡和水分的正常分布也都有重要作用。

表3-1-5 一些蛋白质构成的激素及其所发挥的作用

激素	作用
生长激素	促进生长
胰岛素、胰高血糖素	调节血糖
甲状腺素	调节人体代谢
降钙素、甲状旁腺激素	调节血钙
抗利尿激素	调节水、电解质平衡

3. 供给能量

虽然蛋白质的主要功能不是供给能量,但当食物中蛋白质的氨基酸组成和比例不符合人体的需要,或者摄入蛋白质过多,或者碳水化合物、脂肪不能满足机体对能量的需求,蛋白质就会被当做能量来源氧化分解供给能量。每克蛋白质可产生18.2 kJ的能量。

(四)氮平衡

机体在完全不摄入蛋白质的情况下,体内的蛋白质仍然在分解和合成。一个60kg体重的成年男子,在膳食中完全不含蛋白质时,每日仍然会经尿、粪、皮肤、毛发、分泌物、黏膜脱落等途径排出约3.2 g的氮,相当于20 g蛋白质。这种在完全不摄入蛋白质时不可避免的氮消耗量,称为"必要的氮损失"。在一定时间内机体摄入的氮量和排出的氮量的关系可用氮平衡(nitrogen balance)表示:

$$氮平衡=摄入氮-(尿氮+粪氮+皮肤等损失氮)$$

当摄入氮等于排出氮时为零氮平衡,表示体内蛋白质的分解与合成处于动态平衡,一般营养正常的健康成年人就属于这种情况。但实际上只有在摄入氮量比排出氮量多5%时,机体才处于平衡状态。

当摄入氮大于排出氮时为正氮平衡,表示蛋白质的合成大于分解。生长期的少年儿童、孕妇和恢复期的伤病员等就属于这种情况。所以,在这些人的饮食中应该尽量多给些含蛋白质丰富的食物。

当摄入氮小于排出氮时为负氮平衡,表示蛋白质的分解大于合成。饥饿、创伤、应激、慢性消耗性疾病均会造成负氮平衡。长期负氮平衡将导致人体营养不良，对疾病的抵抗力降低，伤口难以愈合。

（五）食物蛋白质营养学评价

食物蛋白质由于氨基酸组成的差别，营养价值不完全相同。评价食物蛋白质营养价值主要从“量”和“质”两个方面。

1．蛋白质含量

食物蛋白质含量是评价食物蛋白质营养价值的一个重要方面。不同于碳水化合物和脂肪，蛋白质含有氮，而且蛋白质含氮量比较恒定，即100g蛋白质含16g氮。一般使用微量凯氏定氮法测定食物中的氮含量：氮含量乘以蛋白质折算系数6.25(100/16＝6.25)，即得蛋白质含量。

2．蛋白质消化率

食物蛋白质消化率(digestibility)是指在肠道内被吸收的蛋白质占摄入蛋白质的百分数。它是反映食物蛋白在肠道内被分解和吸收程度的一项指标。根据是否考虑内源粪代谢氮因素，分为表观消化率和真消化率。

蛋白质表观消化率指不计内源粪氮的蛋白质消化率。在实验期内，测定实验对象摄入的食物氮和从粪便中排出的氮(粪氮)，然后按下式计算：

$$蛋白质表观消化率(\%)=\frac{食物氮-粪氮}{食物氮}\times100\%$$

蛋白质真消化率指考虑粪代谢时的蛋白质消化率。粪中排出的氮实际上有两个来源：一是来自未被消化吸收的食物蛋白质；二是来自脱落的肠黏膜细胞及肠道细菌等所含的代谢氮。在实验期内给予无氮膳食，并收集无氮膳食期内的粪便，测定氮含量，无氮膳食的粪氮即粪代谢氮。然后再设置被测食物蛋白质实验期，实验期内摄取被测食物，分别测定摄入氮和粪氮，然后从粪氮中减去无氮膳食期间的粪代谢氮。按下式计算食物蛋白质的真消化率：

$$蛋白质真消化率(\%)=\frac{食物氮-(粪氮-粪代谢氮)}{食物氮}\times100\%$$

3．蛋白质利用率

蛋白质利用率指食物蛋白质被消化吸收后在体内被利用的程度，是评价食物蛋白质常用的生物学方法。其评价指标包括生物价(biological value，BV)、蛋白质净利用率(net protein utilization，NPU)、蛋白质功效比值(protein efficiency ratio，PER)和氨基酸评分(amino acid score，AAS)等。

(1) 生物价：反映食物蛋白质消化吸收后，被机体利用程度的一项指标。生物价越高，说明被机体利用率越高，即蛋白质营养价值越高。按下式计算：

$$生物价=\frac{储留氮}{吸收氮}\times100$$

$$吸收氮=食物氮-(粪氮-粪代谢氮)$$

$$储留氮=吸收氮-(尿氮-尿内源氮)$$

(2) 蛋白质净利用率：反映食物蛋白质被利用程度的一项指标，它考虑了食物蛋白质的消化和利用两个方面。计算公式如下：

$$蛋白质净利用率(\%)=消化率\times生物价$$

(3) 蛋白质功效比值：是以体重增加为基础的方法，用处于生长阶段的幼年动物在实验期内平均每摄入 1g 蛋白质时所增加的体重克数来表示。

$$蛋白质功效比值=\frac{实验期内动物体重增加量(g)}{实验期内蛋白质摄入量(g)}$$

(4) 氨基酸评分:是将被测食物蛋白质的必需氨基酸组成与推荐的理想蛋白质或参考蛋白质氨基酸模式进行比较的一种方法。它不仅适用于单一蛋白质的评价,还可以用于混合食物蛋白质的评价。其计算公式为:

$$氨基酸评分=\frac{被测食物蛋白质每克氮或蛋白质氨基酸含量(mg)}{参考蛋白质每克氮或蛋白质氨基酸含量(mg)}$$

(六) 蛋白质的参考摄入量及食物来源

理论上成年人每天摄入 30g 蛋白质就可以满足零氮平衡,但从安全性和消化吸收等因素考虑,成人按 0.8 g/(kg·天)摄入蛋白质为宜。由于我国以植物性食物为主,所以推荐摄入量(RNI)在 1.0~1.2 g/(kg·天)。按能量计算,我国成人蛋白质摄入占膳食总能量的 10%~12%,儿童少年为 12%~14%。

蛋白质广泛存在于动植物性食物中。动物性食品的蛋白质含量一般为 16%~20%,蛋类 11%~14%,鲜奶 2.7%~3.8%,干豆类 20%~24%,大豆高达 40%,谷类为 6%~10%。动物性蛋白质的利用率高,但同时富含饱和脂肪酸和胆固醇。大豆可提供丰富的优质蛋白质,且其保健功能日益受到重视。

四、能量

【案例 3-4】

小李是某单位的男性办公室职员,身高 1.75 m,体重 70 kg。

问题:

1. 小李每天的能量需要量是多少?
2. 能量需要量与消耗量有何关系?

(一) 能量单位

营养学上常使用卡(calorie,cal)和千卡(kilocalorie,kcal)作为能量的单位。国际上通用的能量单位是焦耳(joule,J)、千焦耳(kilo joule,kJ)。二者关系为:1 cal=4.184 J。

(二) 能量平衡

人体不停地消耗能量(energy),又通过饮食获取能量。为了保持机体的健康,碳水化合物、脂肪和蛋白质所提供的能量应有适宜的比例,而且机体能量的摄入和消耗应保持一种动态平衡,即能量平衡。摄入能量大于消耗能量时会引起能量过剩,并可在体内转化为脂肪而沉积,造成超重或肥胖。

(三) 能量摄入

食物和饮料提供人体所需的能量。碳水化合物和脂肪在体内可以完全氧化生成 H_2O 和 CO_2,所产生的能量与在体外燃烧时所产生的能量基本相等。蛋白质在体内不能完全氧化,还产生一些含氮化合物,如尿素、尿酸、肌酐等。每克碳水化合物、脂肪和蛋白质在体外燃烧时产生的能量(能量系数)分别为 17.2 kJ、39.5 kJ 和 18.2 kJ。为了达到人体的能量平衡,摄入的能量不能太多或太少。这种平衡的调节是一个非常复杂的过程,主要涉及生理、生化、内分泌、神经、精神、体液因素以及环境和社会因素等。

（四）能量消耗

人体的能量消耗主要用于满足基础代谢（basal metabolism，BM）、体力活动（physical activity）和食物热效应（thermic effect of food，TEF）三方面的需要。此外，婴幼儿、儿童、青少年还要满足生长发育的能量消耗；孕妇还要满足胎儿、胎盘、子宫、乳房等生长发育的需要；乳母还要满足乳汁分泌的需要。

1. 基础代谢

人体每天消耗约 2/3 的能量用来支持基础代谢。基础代谢是指维持体温、呼吸、心跳、血压等最基本的生命活动的能量消耗，即人体在清醒、安静、精神放松、空腹（禁食 12h 以上）、温度适宜（18～25℃）时的最低能量消耗。基础代谢率（basal metabolic rate，BMR）是指人体在基础代谢状态下，每小时每平方米体表面积的能量消耗，单位为 $kJ/(m^2 \cdot h)$ 或 $kcal/(m^2 \cdot h)$，见表 3-1-6。基础代谢消耗的能量可根据体表面积计算。

$$体表面积(m^2)=0.00659\times身高(cm)+0.0126\times体重(kg)-0.1603$$

$$基础代谢=体表面积(m^2)\times基础代谢率[kJ/(m^2 \cdot h)]\times 24h$$

表 3-1-6　人体基础代谢率[单位：$kJ/(m^2 \cdot h)$]

年龄（岁）	男	女	年龄（岁）	男	女	年龄（岁）	男	女
1～	221.8	221.8	17～	170.7	151.9	50～	149.8	139.7
3～	214.6	214.2	19～	164.0	148.5	55～	148.1	139.3
5～	206.3	202.5	20～	161.5	147.7	60～	146.0	136.8
7～	197.9	200.0	25～	156.9	147.3	65～	143.9	134.7
9～	189.1	179.1	30～	154.0	146.9	70～	141.4	132.6
11～	179.9	175.7	35～	152.7	146.4	75～	138.9	131.0
13～	177.0	168.6	40～	151.9	146.0	80～	138.1	129.3
15～	174.9	158.8	45～	151.5	144.3			

资料来源：葛可佑主编，《中国营养科学全书》，2004 年。

不同的人或同一个人在不同的生理和环境状况下，其基础代谢率也不同（表 3-1-7）。一般来说，体重越重的人基础代谢总能量越高，但单位体重的基础代谢可能较低。

表 3-1-7　影响基础代谢率的一些因素

因　素	基础代谢率的影响
年　龄	成年后随年龄增长 BMR 不断下降
性　别	年龄和体表面积相同的情况下，男性 BMR 比女性高 5%～10%
体成分	同等体重的情况下，瘦高者 BMR 高于胖矮者
特殊人群	孕妇和乳母的 BMR 较高
激　素	甲状腺激素升高 BMR，雌激素轻微升高 BMR
营养不良	禁食、饥饿或少食降低 BMR
环境温度	高温、寒冷升高 BMR
发　热	发热升高 BMR
紧　张	紧张升高 BMR
睡　眠	睡眠时 BMR 最低

2. 体力活动

另外一个主要的能量消耗为体力活动，占人体总能量消耗的15%～30%。这部分能量消耗变化幅度较大。在体力活动时，肌肉需要额外的能量来运动，心肺需要额外的能量来运送营养素和氧气，并清除废物。影响体力活动能量消耗的因素包括体格状况和劳动状况。一般来说，肌肉越发达，活动时能量消耗越多；体重越重，能量消耗越多；劳动强度越大，持续时间越长，能量消耗越多；工作越不熟练，能量消耗越多。

3. 食物热效应

人体摄食以后，胃肠道肌肉加速节律性收缩，开始合成和分泌消化酶，某些营养素进行消化、吸收、代谢和转化等，此过程需要消耗额外的能量，称为食物热效应。食物热效应的大小与食物中营养素的组成有关。摄入蛋白质的食物热效应相当于本身所产生能量的30%～40%，脂肪为4%～5%，碳水化合物为5%～6%。摄入普通混合膳食的食物热效应约相当于基础代谢的10%。

4. 生长发育

婴幼儿、儿童、青少年的生长发育需要能量。在妊娠期间，孕妇要满足胎儿、胎盘、子宫、乳房等的生长发育及体脂储备的能量需要。哺乳期间，乳母要满足乳汁合成和分泌的能量需要。

(五) 人体一日能量需要量的确定

能量需要量(energy requirement)是指能长期保持良好的健康状态，并具有良好的体质构成和活动水平，且能胜任必要的经济、社会活动所需要的能量。能量需要量实际上就是能量的消耗量，因为能量的摄入与消耗要保持平衡，即能量平衡。确定人体能量消耗的方法主要有计算法(包括能量消耗计算法和膳食调查法)和测量法(直接测热法、间接测热法)。

1. 能量消耗计算法

由于基础代谢占总能量消耗的60%～70%，习惯上将其作为估计成人能量需要量的重要基础。人体的能量消耗量或需要量可通过基础代谢能量消耗乘以体力活动水平(physical activity level，PAL)来估算(表3-1-8)。

表3-1-8 中国营养学会建议的中国成年人活动水平分级

活动水平	工作内容举例	PAL	
		男	女
轻	办公室工作、修理电器钟表、售货、酒店服务、化学实验操作、讲课等	1.55	1.56
中	学生日常活动、机动车驾驶、电工安装、车床操作、金工切割等	1.78	1.64
重	非机械化农业劳动、炼钢、舞蹈、体育运动、装卸、采矿等	2.10	1.82

注：PAL：体力活动水平。

资料来源：中国营养学会编著，《中国居民膳食营养参考摄入量》，2002年。

2. 膳食调查法

通过膳食调查可以获得人体每天的能量摄入量。如果机体能够保持健康、维持体重恒定，说明能量摄入量等于能量消耗量，其结果就是能量需要量。

3. 直接测热法

在隔热的条件下测量人体散发出的所有能量即为直接测热法，可用特定的测热装置来测量。测定时，让被测者进入四周被水包围的室内，被测者在室内的各种活动产生的能量可使水温升高，根据水温的变化即可计算出被测者释放的能量。此方法所得的数据准确，但由于仪器设备昂贵，故在实际工作中很少采用。

4. 间接测热法

在营养素氧化反应中，一定时间内人体中氧化分解的产能营养素量与其相应的耗氧量、产生的二氧化碳以及释放的能量之间呈一定的比例关系，称为呼吸商(respiratory quotient, RQ)，即 RQ＝二氧化碳产量(mol)/耗氧量(mol)。由于碳水化合物、脂肪、蛋白质的化学组成不同，它们在体内氧化时的二氧化碳产量和耗氧量也各不相同，所以呼吸商也不相等。碳水化合物氧化时产生的二氧化碳和消耗的氧相同，其呼吸商为 1.00；脂肪的呼吸商为 0.71；一般混合膳食，其呼吸商常在 0.85 左右。食物中各种营养物质在细胞内氧化时，消耗 1L 氧所产生的能量称为食物氧热价。正常人体内蛋白质的氧化甚少，可忽略不计，只根据碳水化合物和脂肪按不同比例混合氧化时产生的二氧化碳量及耗氧量，所推算出的相应呼吸商，称非蛋白呼吸商。通过该法测定混合膳食下机体一定时间内产生的二氧化碳产量和耗氧量，计算出非蛋白呼吸商，查表 3-1-9 得到氧热价，再乘以耗氧量或二氧化碳产量，即可得受试者在该段时间内的产热量。

表 3-1-9 非蛋白呼吸商的氧热价

非蛋白呼吸商	碳水化合物(%)	脂肪(%)	氧热价(kJ/L)	非蛋白呼吸商	碳水化合物(%)	脂肪(%)	氧热价(kJ/L)
0.707	0	100	19.62	0.88	60.8	39.2	20.51
0.71	1.10	98.9	19.64	0.90	67.5	32.5	20.61
0.73	8.40	91.6	19.74	0.92	74.1	25.9	20.71
0.75	15.6	84.4	19.84	0.94	80.7	19.3	20.82
0.80	33.4	66.6	20.10	0.96	87.2	12.8	20.93
0.82	40.3	59.7	20.20	0.98	93.6	6.37	21.03
0.84	47.2	52.8	20.31	1.00	100	0	21.13

资料来源：姚录主编，《生理学》，2006 年。

(六) 能量的推荐摄入量(RNI)及食物来源

健康成人摄入的能量应与消耗的能量经常保持平衡，我国营养学会膳食能量和蛋白质的 RNI 见表 3-1-10。根据我国居民的饮食习惯，成年人三大产能营养素提供的能量占膳食总能量的百分比以碳水化合物 55%～65%，脂肪 20%～30%，蛋白质 10%～15%为宜。随着经济的发展和生活水平的提高，我国居民的膳食结构正在发生改变，粮谷类的消费量逐年下降，动物性食物及油脂的消费量逐渐增加，从而导致慢性病发病率的显著增加。因此，合理的能量供给比例对于提高生活质量、增进人体健康有着重要的意义。

表 3-1-10　中国居民膳食能量和蛋白质的 RNI 及脂肪供能比

年龄(岁)	能量 RNI(MJ) 男	能量 RNI(MJ) 女	能量 RNI(kcal) 男	能量 RNI(kcal) 女	蛋白质 RNI(g) 男	蛋白质 RNI(g) 女	脂肪占能量百分比(%)
0～	0.4MJ/kg*		95kcal/kg*		1.5～3.0g/(kg·天)		45～50
0.5～							35～40
1～	4.60	4.40	1 100	1 050	35	35	
2～	5.02	4.81	1 200	1 150	40	40	30～35
3～	5.64	5.43	1 350	1 300	45	45	
4～	6.06	5.83	1 450	1 400	50	50	
5～	6.70	6.27	1 600	1 500	55	55	
6～	7.10	6.67	1 700	1 600	55	55	
7～	7.53	7.10	1 800	1 700	60	60	25～30
8～	7.94	7.53	1 900	1 800	65	65	
9～	8.36	7.94	2 000	1 900	65	65	
10～	8.80	8.36	2 100	2 000	70	65	
11～	10.04	9.20	2 400	2 200	75	75	
14～	12.00	9.62	2 900	2 400	85	80	25～30
18～							20～30
轻	10.03	8.80	2 400	2 100	75	65	
中	11.29	9.62	2 700	2 300	80	70	
重	13.38	11.30	3 200	2 700	90	80	
孕妇		+0.84		+200		+5 早期 +15 中期 +20 晚期	
乳母		+2.09		+500		+20	
50～							20～30
轻	9.62	8.00	2 300	1 900			
中	10.87	8.36	2 600	2 000			
重	13.00	9.20	3 100	2 200			
60～					75	65	20～30
轻	7.94	7.53	1 900	1 800			
中	9.20	8.36	2 200	2 000			
70～					75	65	20～30
轻	7.94	7.10	1 900	1 700			
中	8.80	8.00	2 100	1 900			
80～	7.74	7.10	1 900	1 700	75	65	20～30

注：① 各年龄组的能量 RNI 与其估计平均需要量(EAR)相同；② * 为适宜摄入量(AI)，非母乳喂养应增加 20%；③ 轻、中、重分别表示轻体力活动、中体力活动和重体力活动。

资料来源：中国营养学会编著，《中国居民膳食营养素参考摄入量》，2002 年。

五、矿物质

在构成人体的元素(elements)当中，形成碳水化合物、脂肪、蛋白质和水的碳(C)、氢(H)、氧(O)和氮(N)占体重的 96%，剩下 4%则为无机的矿物质(mineral)，也称无机盐。在人体组织中含量大于0.01%的矿物质称为常量元素或宏量元素(macroelements),有钙(Ca)、磷(P)、钾(K)、钠(Na)、硫(S)、氯(Cl)和镁(Mg);反之为微量元素(microelements)或痕量元素(trace elements),包括铁(Fe)、碘(I)、锌(Zn)、硒(Se)、铜(Cu)、钼(Mo)、铬(Cr)、锰(Mn)、氟(F)和钴(Co)。铅(Pb)、镉(Cd)、汞(Hg)、砷(As)、铝(Al)、锡(Sn)、锂(Li)等为具有潜在毒性但低剂量时可能具有必需功能的微量元素。图3-1-6为正常60kg体重男性体内矿物质的含量。

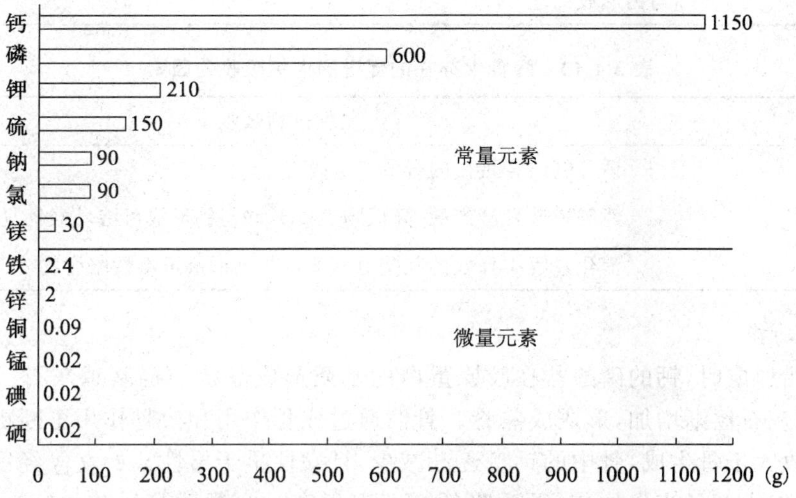

图3-1-6　体重60kg男性体内矿物质的含量(g)

(一) 钙

【案例3-5】

2004年发表的《中国居民营养与健康状况调查报告》显示,我国居民每日钙的摄入量仅为391mg。另有调查发现,我国北京、上海、广州、成都等大城市40岁以上女性股骨颈骨质疏松症患病率达15.5%。

问题:

1. 钙对人体有哪些重要的生理功能?
2. 我国居民钙摄入量是否充足,如何改善我国居民钙的营养状况?

钙(calcium)是人体含量最丰富的矿物质,正常成人体内含钙总量为1 000~1 200g。体内99%的钙集中在骨骼和牙齿中,主要以羟基磷灰石[$Ca_{10}(PO_4)_6$]的形式存在。只有1%的钙循环于细胞内外液中,它们中的一半与柠檬酸螯合或与蛋白质结合,另一半以离子状态分布于软组织、细胞外液和血液中,统称为混溶钙池。混溶钙池的钙与骨骼钙保持着动态平衡。膳食中存在许多因素抑制或促进肠内钙的吸收(表3-1-11、3-1-12)。

表 3-1-11　膳食中存在的抑制肠内钙吸收的因素

因素	抑制钙吸收
植物食品	谷类和豆类中的植酸与钙形成植酸钙,某些蔬菜中的草酸与钙形成草酸钙
碱性磷酸盐	与钙形成不溶解的钙盐
膳食纤维	糖醛酸残基与钙螯合
脂肪酸	与钙形成钙皂

表 3-1-12　膳食中存在的促进肠内钙吸收的因素

因素	促进钙吸收
维生素 D	诱导钙结合蛋白的合成
乳糖	经肠道菌发酵产酸,降低肠道 pH,并与钙形成可溶乳酸钙复合物
蛋白质	消化过程中释放的某些氨基酸可与钙形成可溶性络合物

1. 生理功能

骨骼开始形成时,钙的磷酸盐在胶原蛋白的基质形成晶状的羟基磷灰石。在钙化的过程中,羟基磷灰石逐渐增加,形成成熟骨。骨骼通过成骨作用和溶骨作用不断更新。40～50岁以后骨吸收大于骨生成,骨中的钙量逐渐减少,且女性早于男性。妇女停经后因雌激素水平下降,骨组织中钙量流失加速,骨质降低到一定程度时会导致骨质疏松症(osteoporosis)的发生。牙齿的形成类似骨骼,但其更新速度比较慢。

钙离子可维持神经与肌肉的活动,包括神经肌肉的兴奋性、神经冲动的传导、心脏的搏动等。钙离子对许多参与细胞代谢的酶都有调节作用。钙还作为凝血因子参与血细胞的凝集过程,可催化凝血酶原变为凝血酶,将纤维蛋白原转变成不溶性的纤维蛋白。此外,钙还参与激素分泌、细胞信息传递,维持体液酸碱平衡和细胞膜的稳定性以及调节细胞的正常生理功能。

膳食钙除了维持骨健康,预防骨质疏松症外,还能预防某些慢性病的发生。DASH(dietary approaches to stop hypertension)饮食成功地预防了高血压,该饮食方案中钠离子并不是特别低,但富含钙离子、镁离子和钾离子。美国的营养普查结果还显示钙的摄入和体脂成反比,提示膳食钙可以控制体重。一些研究还发现,钙可以降低血胆固醇,预防糖尿病和结肠癌。

2. 缺乏

我国人群普遍缺钙。缺钙可导致婴儿手足抽搐症。儿童长期缺乏钙和维生素 D 可导致生长发育迟缓,严重缺乏者可导致佝偻病。佝偻病患儿易引起骨骼变软和弯曲变形,下肢骨容易在身体重力的作用下弯曲形成"X"或"O"形腿;肋骨与胸骨相连处内陷、胸骨前凸,形成"鸡胸";肋骨与肋软骨连接处骨样组织堆积,形成"肋骨串珠";囟门闭合延迟、骨盆变窄和脊柱弯曲。中老年人随年龄的增加,骨吸收大于骨生成,骨骼逐渐脱钙,尤其是绝经妇女,因雌激素分泌减少,骨质丢失加快,易引起骨质疏松症。骨质疏松症的主要表现为骨密度减少,骨矿物质和骨基质等比例降低,骨质变松变薄,骨脆性增加,发生骨折的危险性增加,伴有腰背痛和腿痛性痉挛。缺钙者也易患龋齿,影响牙齿的质量。

3. 来源和参考摄入量

奶和奶制品含钙量丰富且吸收率和利用率高，是钙良好的食物来源。豆类、小鱼虾、芝麻酱和硬果类也是钙的较好来源。一些绿色蔬菜类含钙也较丰富，但其中的草酸、植酸及膳食纤维等影响钙的吸收。针对我国居民钙摄入量不足的状况，并考虑我国的膳食以谷类食物为主，蔬菜的摄入较多，影响钙吸收的因素也较多等问题，中国营养学会推荐成年人钙的适宜摄入量（adequate intake，AI）为 800 mg/天。生理特殊人群钙的 AI 均相应适当增加。

（二）铁

人体内铁（iron）总量为 3～5g，以功能性铁和储存铁两种形式存在。功能性铁是铁的主要存在形式，其中血红蛋白（hemoglobin）含铁量占总铁量的 60%～75%，3%在肌红蛋白（myoglobin），1%在含铁酶类、辅助因子及运铁载体中。储存铁占体内总铁的 25%～30%，主要以铁蛋白和含铁血黄素的形式存在于肝、脾和骨髓中。

膳食中的铁分为血红素铁（heme iron）和非血红素铁（nonheme iron）两种形式。血红素铁为二价铁，存在于动物性食物中，与血红蛋白和肌红蛋白中的原卟啉结合，吸收率较高。非血红素铁为三价铁，主要存在于植物性食物中，与蛋白质、氨基酸和有机酸等有机物结合。非血红素铁在吸收前必须与有机物分离并转化为二价铁后才能被吸收，植酸盐、草酸盐、碳酸盐、磷酸盐、膳食纤维和多酚类化合物影响其吸收，但蛋白质、胱氨酸、赖氨酸、组氨酸等氨基酸以及乳糖、维生素 C 可促进非血红素铁的吸收。

1. 生理功能

血红蛋白由一个球蛋白与四个铁卟啉组成，肌红蛋白由一个血红蛋白与一个球蛋白组成，细胞色素为含血红蛋白的化合物。含铁的血红蛋白、肌红蛋白、细胞色素和某些呼吸酶参与了体内氧的运送和组织呼吸过程。缺铁可影响血红蛋白的合成，进而影响正常的造血功能。另外，铁还与维持正常的免疫功能有关。

2. 缺乏

世界各地缺铁性贫血发病率较高，尤其在儿童、女青年及孕妇。我国 7 岁以下儿童平均贫血患病率高达 57.6%，孕妇平均贫血率为 30%左右。体内铁缺乏发展到贫血可分三个阶段。第一阶段为铁减少期（iron deficiency store），该阶段体内储存铁减少，血清铁和血清铁蛋白浓度下降，无临床症状。第二阶段为红细胞生成缺铁期（iron deficiency erythropoiesis），即血清铁浓度下降，转铁蛋白浓度降低和游离原卟啉浓度升高，但血红蛋白浓度尚未降至贫血标准。第三阶段为缺铁性贫血期（iron deficiency anemia），此时血红蛋白和血细胞比容下降，并伴有缺铁性贫血的临床症状，如头晕、气短、心悸、乏力、注意力不集中、脸色苍白等。

3. 来源和参考摄入量

动物性食物是铁的良好来源，如动物肝、全血、畜禽肉类、鱼类。中国营养学会推荐成年男性铁的 AI 为 15 mg/天，女性为 20mg/天。孕中期、孕后期、乳母适当增加。

（三）碘

正常成年人体内含碘（iodine）20～50mg。70%～80%的碘储存在甲状腺内，其中甲状腺素占 16.2%，三碘甲状腺原氨酸占 7.6%，一碘酪氨酸占 32.7%，二碘酪氨酸占 33.4%。具有生物活性的形式是甲状腺素。

1. 生理功能

碘在体内主要参与甲状腺素的合成,其生理功能主要通过甲状腺素表现出来。甲状腺素的生理功能主要有以下几个方面:① 在能量代谢过程中,促进生物氧化,参与磷酸化过程,调节能量转换。② 在碳水化合物和脂肪的代谢中促进肝糖原的分解和组织对糖的利用,促进脂肪分解及调节血清中胆固醇和磷脂的浓度。③ 促进蛋白质的合成和神经系统的发育,对胚胎发育期和出生后早期体格的生长发育尤为重要。④ 激活体内细胞色素酶系、琥珀酸氧化酶系等100多种酶。⑤ 调节水钠代谢,缺乏甲状腺素可引起组织水钠潴留,并发黏液性水肿。⑥ 促进维生素的吸收和利用,包括促进烟酸的吸收利用及β-胡萝卜素向维生素A的转化。

2. 缺乏与过量

碘缺乏病主要由于土壤和饮水中缺碘,故有明显的地方性特点。缺碘引起甲状腺肿(goiter)是由于甲状腺素合成和分泌不足,引起垂体大量分泌促甲状腺激素,导致甲状腺组织代偿性增生而发生腺体肿大。孕妇严重缺碘可影响胎儿神经、肌肉的发育,使胚胎期和围生期死亡率上升。婴幼儿缺碘可引起生长发育迟缓、智力低下,严重者发生呆小症,即克汀病(cretinism)。长期高碘摄入可导致高碘性甲状腺肿,这与饮用深井高碘水或食用高碘食物有关。

3. 来源和参考摄入量

海产品含碘丰富,如海带、紫菜、海蜇、带鱼等。加碘盐也是我国居民碘的重要来源,食盐加碘等碘强化措施是我国防治碘缺乏的重要途径。中国营养学会推荐成年人碘的RNI为150 μg/天,孕妇和乳母为200 μg/天。

(四) 锌

【案例3-6】

20世纪50年代,有一名英国医生在伊朗的乡村发现一些儿童和青少年食欲很差,生长发育缓慢,身材矮小而成为侏儒。有的已到性成熟年龄,但性功能低下。临床检查发现,这些孩子皮肤粗糙,并有色素沉着,严重贫血,肝脾肿大。由于患者有严重贫血症状,起初以为是由于缺铁造成的,然而当给患者补充铁剂后,虽然贫血症状略有改善,但其他症状却毫无减轻。由于这种病首先在伊朗乡村发现,所以人们称之为"伊朗乡村病"。直到1961年伊朗医生柴赛德研究发现,这些孩子的症状与动物实验中小白鼠缺锌的症状相似,因此让患"伊朗乡村病"的儿童服用硫酸锌口服液并食用含锌量高的食物,取得了良好效果,使患伊朗乡村病的人数明显减少。

问题:

1. 锌对人体有哪些重要的生理功能?
2. 锌主要存在于哪些食品中?

1. 生理功能

成人体内含锌(zinc)量为2.0～2.5g,其生理功能主要有以下几个方面:① 锌是体内200多种酶的组成成分或酶的激活剂,主要有超氧化物歧化酶、苹果酸脱氢酶、碱性磷酸酶、乳酸脱氢酶等,它们在组织呼吸、能量代谢及抗氧化过程中发挥重要的作用。② 锌是维持RNA多聚酶、DNA多聚酶及逆转录酶等活性必需的微量元素。③ 锌参与了蛋白质的合成以及细胞的生长、分裂和分化等过程，对胎儿的生长发育、性器官和性机能的发育和成熟均有重要的调节作用。④ 锌可促进淋巴细胞有丝分裂，增加 T 细胞的数量和活力。⑤ 锌能调控周围血中单核细胞合成免疫调节因子，对机体的免疫功能有调节作用。⑥ 锌与唾液蛋白结合形成味觉素，可增进味觉和食欲。⑦ 锌对皮肤和视力具有保护作用。

2. 缺乏

锌缺乏常见于婴儿、儿童、孕妇和乳母。锌缺乏可影响细胞内核酸和蛋白的合成、内分泌激素的代谢、味蕾细胞的更新以及免疫调节因子的合成，使唾液中磷酸酶减少、黏膜增生与角化不全，从而导致生长发育障碍、免疫力降低、性发育障碍、性功能低下及精子数减少、食欲减退及异食癖、皮肤粗糙和上皮角化。孕期严重缺锌可使胚胎发育畸形，胎儿出生后锌缺乏可导致侏儒症。

3. 来源和参考摄入量

锌的食物来源较广泛。海蛎肉、牡蛎、蛏干、扇贝等贝壳类海产品，猪肉、牛肉、羊肉等红肉以及动物内脏等均是锌的良好来源。蛋类、豆类、谷类胚芽、燕麦、花生等也富含锌。中国营养学会建议成人每日锌的 RNI 男性为 15.0 mg，女性为 11.5 mg；孕中、晚期增至 16.5 mg，乳母增至 21.5 mg。

（五）硒

1. 生理功能

硒(selenium)是谷胱甘肽过氧化物酶(glutathione peroxidase，GSH-Px)的组成成分，GSH-Px 具有抗氧化功能，可清除体内脂质过氧化物，阻断活性氧和自由基对机体的损伤作用。适量的硒可提高宿主抗体和补体的应答能力。硒与金属有较强的亲和力，可与体内的汞、镉、铅等有毒重金属结合成金属-硒-蛋白质复合物，起到解毒作用，并促进其排出。

2. 缺乏

1957 年我国学者首先提出克山病与硒缺乏有关。克山病是一种以多发性灶状坏死为主要病变的心肌病，临床特征为心肌凝固性坏死，伴有明显的心脏扩大、心功能不全和心律失常，重者发生心源性休克或心力衰竭，病死率高达 85%。易感人群为 2～6 岁儿童和育龄妇女。缺硒也是发生大骨节病的重要原因。该病是一种地方性、多发性、变形性骨关节病，主要发生于青少年。硒缺乏还可使 GSH-Px 的活力下降，直接影响机体抗氧化系统的功能，以及对相关疾病的抵抗能力。缺硒还可影响机体的免疫功能，包括细胞免疫和体液免疫。

3. 来源和参考摄入量

海产品和动物内脏是硒的良好食物来源，如鱼子酱、海参、牡蛎、蛤蜊和猪肾等。食物中的含硒量随地域的不同而异，植物性食物中的硒含量与土壤中的硒含量和被吸收利用量有关，如低硒地区大米硒含量可少于 0.02mg/kg，高硒地区大米硒含量可高达 20mg/kg。一般来说，植物中的生物利用率高于动物性食物。中国营养学会建议成人每日硒的 RNI 为 50 μg；为补足哺乳中硒的丢失，乳母增加 15 μg。

（六）铬

1. 生理功能

三价铬(chromium)、烟酸(维生素 B_5)和谷胱甘肽组成葡萄糖耐量因子(glucose tolerance factor,GTF),因此铬在糖代谢中作为一个辅助因子,可增强胰岛素的作用。铬还可以提高高密度脂蛋白和载脂蛋白 A 的水平,从而预防动脉粥样硬化。

2. 缺乏

长期铬摄入不足可出现生长停滞、血脂升高、葡萄糖耐量异常,并伴有高血糖及糖尿病症状。铬缺乏多见于老年人、糖尿病患者、蛋白质—热能营养不良的婴儿及完全肠外营养的病人。

3. 来源和参考摄入量

铬广泛分布在食品中。动物性食物中肉类和牡蛎、海参、鱿鱼、鲤鱼等海产品含铬较丰富。植物性食物中的谷物、豆类、坚果类、黑木耳、紫菜等含铬也较丰富。啤酒酵母和动物肝脏中的铬以具有生物活性的糖耐量因子的形式存在,吸收利用率较高。中国营养学会推荐成年人铬的 AI 为 50 μg/天。

表 3-1-13 总结了一些重要矿物质的生理功能、缺乏症状及其来源,表 3-1-14 列举了中国居民常量和微量元素的 RNI 和 AI。

表 3-1-13 重要矿物质的生理功能、缺乏症状及其来源

矿物质	主要生理功能	缺乏症状	来源
钙	构成骨骼、牙齿的主要成分,维持神经与肌肉的活动,参与激素分泌、细胞信息传递,维持体液酸碱平衡	儿童:佝偻病; 成年人:骨质软化症; 老年人:骨质疏松症	奶和奶制品、豆类、小鱼虾、芝麻酱和硬果类
铁	血红蛋白、肌红蛋白和细胞色素的组成成分,参与体内氧的运送和组织呼吸过程	缺铁性贫血	动物肝、全血、畜禽肉类、鱼类
碘	在体内主要参与甲状腺素的合成,其生理功能主要通过甲状腺素表现	甲状腺肿、克汀病	海带、紫菜、海蜇、带鱼等海产品
锌	酶的组成成分或激活剂,参与组织呼吸、能量代谢及抗氧化过程,参与蛋白质的合成以及细胞的生长、分裂和分化等过程	生长发育障碍、免疫力降低、性发育障碍、食欲减退	牡蛎、蛏干、扇贝等贝壳类海产品,猪、牛、羊肉,动物内脏
硒	谷胱甘肽过氧化物酶的组成成分,该酶具有抗氧化功能,与有毒重金属结合成金属-硒-蛋白质复合物,起到解毒作用	克山病、大骨节病	海产品和动物内脏
铬	葡萄糖耐量因子的重要组成成分	生长停滞、血脂升高、葡萄糖耐量异常、糖尿病	肉类和牡蛎、海参等海产品,谷物、豆类、坚果类、黑木耳等植物性食物

表 3-1-14　中国居民常量和微量元素的 RNI 和 AI(mg)

年龄(岁)	钙 AI	磷 AI	钾 AI	钠 AI	镁 AI	铁 AI	碘 RNI	锌 RNI	硒 RNI	铜 AI	氟 AI	铬 AI	锰 AI	钼 AI
0～	300	150	500	200	30	0.3	50	1.5	15(AI)	0.4	0.1	10		
0.5～	400	300	700	500	70	10	50	8.0	20(AI)	0.6	0.4	15		
1～	600	450	1 000	650	100	12	50	9.0	20	0.8	0.6	20		15
4～	800	500	1 500	900	150	12	90	12.0	25	1.0	0.8	30		20
7～	800	700	1 500	1 000	250	12	90	13.5	35	1.2	1.0	30		30
11～														
男	1 000	1 000	1 500	1 200	350	16	120	18.0	45	1.8	1.2	40		50
女						18		15.0						
14～														
男	1 000	1 000	2 000	1 800	350	20	150	19.0	50	2.0	1.4	40		50
女						25		15.5						
18～														
男	800	700	2 000	2 200	350	15	150	15.0	50	2.0	1.5	50	3.5	60
女						20		11.5						
50～	1 000	700	2 000	2 200	350	15	150	11.5	50	2.0	1.5	50	3.5	60
孕妇														
早期	1 000	700	2 500	2 200	400	15	200	11.5	50					
中期	1 000	700	2 500	2 200	400	25	200	16.5	50					
晚期	1 200	700	2 500	2 200	400	35	200	16.5	50					
乳母	1 200	700	2 500	2 200	400	25	200	21.5	65					

资料来源：中国营养学会编著，《中国居民膳食营养素参考摄入量》，2002 年。

六、维生素

维生素(vitamins)是维持机体正常生理功能及细胞内特异代谢反应所必需的一类微量的低分子有机化合物。维生素既不是构成人体各种组织的主要原料，也不是体内的能量来源，但在机体的物质和能量代谢过程中起重要的作用。维生素一般以本体的形式或以能被机体利用的前体形式存在于天然食物中。机体对维生素的需要量很少。大多数维生素不能在机体内合成，或合成量不足以满足机体的需要。

- 维生素
  - 脂溶性维生素
    - 维生素 A(视黄醇)
    - 维生素 D
    - 维生素 E(生育酚)
    - 维生素 K
  - 水溶性维生素
    - 维生素 B_1(硫胺素)
    - 维生素 B_2(核黄素)
    - 维生素 B_5(烟酸)
    - 叶酸
    - 维生素 B_6(吡哆醇)
    - 维生素 B_{12}(钴胺素)
    - 维生素 C(抗坏血酸)

图 3-1-7　维生素分类

维生素的种类很多，这些维生素的物理化学性质差别较大，故很难以它们的特征分类。目前以其溶解性不同分为脂溶性维生素和水溶性维生素两大类(图 3-1-7)。

(一) 维生素 A 和胡萝卜素

【案例 3-7】

尼泊尔是南亚的一个较贫穷的国家。苏尼达是一名典型的尼泊尔山区妇女，25 岁的她已经是两个孩子的母亲了。如今，她的第三个孩子在腹中已 5 个月大了。尽管是一名孕妇,她每天还要在田间劳作,但是她做任何事情只能在白天,因为一到天黑她什么都看不见。她说:"这不是病,我周围的每个孕妇都是这样,等孩子一出生就好了。"

问题:

1. 她们这种情况真的很正常吗?如果不正常,是什么原因引起的呢?
2. 根据当地的经济状况,你能提出合理的预防措施吗?

维生素A(vitamine A)是指具有β-白芷酮环的多烯基结构并有视黄醇(retinol)生物活性的一大类物质。动物体内具有视黄醇生物活性的维生素A包括视黄醇(retinol)、视黄醛(retinal)、视黄酸(retinoic acid)。植物中不含已形成的维生素A,某些黄、橙、红色植物中含有类胡萝卜素(carotenoids),其中可在小肠和肝细胞内转变成维生素A的类胡萝卜素称为维生素A原,如α-胡萝卜素、β-胡萝卜素、γ-胡萝卜素,其中最重要、活性最强的是β-胡萝卜素。

1. 生理功能

维生素A是视觉细胞内感光物质的构成成分。眼的光感受器官是视网膜上的杆状细胞和锥状细胞。杆状细胞含有对暗光敏感的视紫红质,它由11-顺式视黄醛和视蛋白缩合而成。光照射时,视紫红质中的11-顺式视黄醛异构化成全反式视黄醛,并与视蛋白分离。这一变化使感光细胞超极化,引发神经冲动并上传到视神经。与视蛋白分离的全反式视黄醛在酶的作用下,又转变成11-顺式视黄醛,再与视蛋白结合成视紫红质供下一次循环使用。但在此循环中会损失部分维生素A,因此须从膳食或肌体贮存的维生素A中获得补充。人从亮处进入暗处,因缺乏视紫红质,最初看不清楚任何物体,但若有充足的全反视黄醛,后者可异构成11-顺式视黄醛,再与视蛋白结合重新生成视紫红质。经过一段时间,待视紫红质再生到一定水平才逐渐恢复视觉,这一过程称为暗适应(dark adaptation)。

尽管维生素A对视觉很重要,但视网膜内仅含有1%的维生素A。绝大多数维生素A存在于皮肤和黏膜表皮细胞中,参与蛋白质的合成和细胞的分化,促进上皮细胞的完整性,调节其分化、增殖和凋亡,抑制肿瘤的发生。某些胡萝卜素还具有抗氧化作用,从而发挥抗癌等作用。

维生素A还与生殖发育有关,如维生素A参与精子的成熟过程,支持孕期胎儿的正常发育。另外,维生素A参与骨的代谢过程,保证骨骼的正常发育。

2. 缺乏与过量

维生素A缺乏最早的症状是暗适应能力下降,严重者可出现夜盲症。维生素A持续严重缺乏,尤其是营养不良的婴幼儿,可导致干眼病,进一步发展可致失明。儿童维生素A缺乏最重要的体征是结膜干燥斑,又称毕脱氏斑,为正常的结膜上皮细胞和杯状细胞被角化细胞取代而在结膜上形成的呈底部向内的三角形、圆形或椭圆形的白色泡沫状聚积物。因毛囊角化、皮脂腺和汗腺萎缩,导致皮肤粗糙、干燥。由于口腔、消化道、呼吸道和泌尿生殖道上皮细胞角化,容易遭受细菌侵入而引起感染。儿童缺乏维生素A还表现为生长发育受阻,齿龈增生与角化,牙釉质发育不良,牙齿停止生长。

过量摄入维生素A可在体内蓄积,引起急性、慢性中毒,并有致畸作用。一次或多次连续摄入大量的维生素A可引起急性中毒。维生素A慢性中毒比急性中毒常见,表现为头痛、疲劳、无力、食欲降低、脱发、肝大、关节疼痛和肿胀、皮肤瘙痒和干燥及脱屑、复视、出血、月经过多等。摄入富含胡萝卜素的食物过多时,大量的胡萝卜素不能迅速地在小肠黏膜细胞中转化为维生素 A,会引起高胡萝卜素血症,虽然通常无症状,但可引起胡萝卜素色素沉着。

3. 来源和参考摄入量

维生素 A 的主要来源为肝脏、鸡蛋、鱼肝油、牛奶。胡萝卜素的主要来源为胡萝卜、红薯、菠菜等深绿色或红黄色蔬菜和水果。

膳食或食物中视黄醇活性物质的含量常用视黄醇当量(RE)表示。视黄醇当量是指膳食或食物中全部具有视黄醇活性的物质总量(μg)。换算关系如下:

1μg 视黄醇当量＝1μg 视黄醇＝6μg β-胡萝卜素＝12μg 其他维生素 A 原

我国成人维生素 A 的 RNI 男性为 800μg 视黄醇当量,女性为 700μg 视黄醇当量。目前推荐的维生素 A(不包括胡萝卜素)的成人可耐受最高摄入量为 3 000μg 视黄醇当量。

(二) 维生素 D

维生素 D 是指含环戊氢烯菲环结构并具有钙化醇生物活性的一类物质。最常见的为维生素 D_2(ergocalciferol,麦角钙化醇)及维生素 D_3(cholecalciferol,胆钙化醇)。酵母、麦角中的麦角固醇和人、脊椎动物皮下的胆固醇衍生物 7-脱氢胆固醇在紫外线照射下分别生成维生素 D_2 和维生素 D_3。维生素 D 在人体的皮肤中产生,但要运往靶器官才能发挥生理作用,因此也认为维生素 D 实质上是激素。

1. 生理功能

无论是通过小肠吸收,还是皮肤光合作用合成的维生素 D,均先在肝脏内生成 25-(OH)-D_3(或 D_2),由肝脏分泌入血后在肾脏由 25-(OH)-D_3-1 羟化酶和 25-(OH)-D_3-24 羟化酶进一步催化生成 1,25-$(OH)_2$-D_3 和 24,25-$(OH)_2$-D_3。1,25-$(OH)_2$-D_3(或 D_2)是维生素 D 的活性形式。1,25-$(OH)_2$-D_3 可诱导一种特异的钙结合蛋白质合成,促进小肠黏膜对钙的吸收和转运。1,25-$(OH)_2$-D_3 对肾脏还有直接作用,促进肾小管对钙和磷的重吸收。在骨骼中,它既有助于新骨的钙化,又能促进钙由老骨髓质游离出来,从而使骨质不断更新,同时,又能维持血钙的平衡。

另外,维生素 D 还作用于其他很多器官,如心脏、肌肉、大脑、造血器官和免疫器官,参与细胞代谢或分化的调节。最近的研究显示,维生素 D 能预防结核病、多发性硬化病和某些肿瘤的发生。

2. 缺乏与过量

维生素 D 缺乏影响骨骼和牙齿的钙化,儿童易患佝偻病,孕妇、乳母易患骨质软化症,老年人易患骨质疏松症。缺乏维生素 D 或其他原因造成血清钙水平降低时可引起手足抽搐症,表现为神经肌肉兴奋性增高,出现手足痉挛、肌肉抽搐等,有时发生喉痉挛,甚至窒息或发生惊厥,多见于孕妇和 2 岁以下的小儿。

一般由膳食提供的维生素 D 不会引起中毒,但摄入过量的维生素 D 补充剂可引起中毒。维生素 D 中毒的表现有厌食、体重减轻、头痛、嗜睡、恶心、呕吐、腹泻、多尿、关节疼痛、弥漫性骨质脱矿化,动脉、心肌、肺、肾、气管等软组织钙化和肾结石。

3. 来源和参考摄入量

维生素 D 主要存在于海鱼、肝脏、蛋黄等动物性食品,晒太阳是人体获得充足有效的维生素 D_3 的最好来源,成年人只要经常接触阳光,一般不会发生维生素 D 缺乏病。人奶和牛奶维生素 D 的含量较低,但维生素 D 强化牛奶可提供一定量的维生素 D。蔬菜、谷类及其制品和水果亦只含有少量的维生素 D。在钙、磷供给量充足的条件下,儿童、少年、孕妇、乳母及老年人维生素 D 的 RNI 为 10 μg/天,成年人为 5 μg/天。

(三) 维生素 E

维生素 E 是生育酚类化合物的总称,含有苯并二氢吡喃结构。它包括四种生育酚(tocopherols)和四种生育三烯酚(tocotrienols),其中 α-生育酚的生物活性最高,分布最广,故通常以 α-生育酚作为维生素 E 的代表。

1. 生理功能

维生素 E 是氧自由基的清道夫。它与其他抗氧化物质以及抗氧化酶等一起构成体内抗氧化系统,保护生物膜及其他蛋白质免受自由基的攻击,因此维生素 E 能防治与氧化损伤相关的疾病,如动脉粥样硬化、肿瘤和衰老。维生素 E 可促进垂体促性腺激素的分泌,促进精子的生成和活动,增加卵巢功能,卵泡增加,黄体细胞增大并增强孕酮的作用。缺乏时生殖器官受损不易受精或易引起习惯性流产。维生素 E 还能稳定细胞膜和细胞内脂类部分,降低红细胞脆性,防止溶血。

2. 缺乏与过量

在人类较少见。缺乏维生素 E 时,可出现红细胞破坏、肌肉组织变性、贫血症、生殖机能障碍等症状。大剂量服用维生素 E 有可能出现中毒症状,如肌无力、视觉模糊、复视、恶心、腹泻以及维生素 K 的吸收和利用障碍。

3. 来源和参考摄入量

维生素 E 在自然界分布广泛,富含维生素 E 的食物有植物油、麦芽、大豆、坚果类。蛋类、肉类、鱼类、水果及蔬菜中含量甚少。我国成年人维生素 E 的 AI 为每天 14mg 总生育酚。

(四) 硫胺素

硫胺素(thiamin)又称维生素 B_1,由一个含有氨基的嘧啶和一个含硫的噻唑环通过亚甲基桥相连而成。硫胺素在体内以不同的磷酸化形式存在,其中 80% 为焦磷酸硫胺素(thiamone pyrophodphate,TPP),其他为三磷酸硫胺素、二磷酸硫胺素、一磷酸硫胺素。四种形式的硫胺素在体内可相互转化。

1. 生理功能

TPP 是碳水化合物代谢中氧化脱羧酶的辅酶。由葡萄糖、脂肪酸和支链氨基酸衍生来的丙酮酸和 α-酮戊二酸经氧化脱羧反应产生乙酰 CoA 和琥珀酰 CoA 才能进入三羧酸循环,氧化产生 ATP。因此硫胺素严重缺乏时,ATP 生成障碍,丙酮酸和乳酸在体内堆积,对机体造成损伤。TPP 还参与磷酸戊糖途径的转酮醇酶反应,它是核酸合成中戊糖以及脂肪酸合成中还原型辅酶Ⅱ的重要来源。

硫胺素还有非酶作用,它能促进神经递质乙酰胆碱的合成和利用,乙酰胆碱能促进胃肠蠕动和腺体分泌,因此硫胺素具有维持神经系统、消化系统和肌肉功能正常的作用。

2. 缺乏

硫胺素缺乏时可发生脚气病(beriberi),多发生在以精白米面为主食的地区。脚气病分为干性、湿性和混合性,主要损害神经系统、血管系统。干性脚气病以多发性周围神经炎症状为主,表现为上行性周围神经炎,以下肢为多见。开始自足及踝部起感觉过敏及灼痛,并有针刺、蚁行感,呈袜套型分布。肌力下降,肌肉酸痛,以腓肠肌最为明显。随着病情的进展,向上发展累及腿伸屈肌、手臂肌群,出现垂足、垂腕症状。同时伴有胃肠蠕动减弱,消化液分泌减少,食欲降低,消化不良,便秘。湿性脚气病以心血管功能障碍的症状为主。常见的先驱症状为运动后心悸、气促、心前区胀闷作痛，心动过速，下肢水肿。如不及时处理，短期内水肿迅速加重、气促加剧，右心室扩大，易发生心力衰竭，表现为端坐呼吸和发绀。混合性脚气病的特征是既有神经炎又有心力衰竭和水肿。婴儿脚气病常发生于2～5月龄，常突然发作，病情危重。

3. 来源和参考摄入量

硫胺素广泛存在于天然食物中，含量丰富的食物有谷类、豆类及干果类，动物内脏、瘦肉、禽蛋中含量也较多。日常膳食中的硫胺素主要来自谷类食物，尤其是在谷物的表皮和胚芽中含量丰富，米、面碾磨过于精细、过分淘米或烹调中加碱，均可造成其大量损失。硫胺素的需要量与体内的能量代谢密切相关。一般认为，0.5mg的硫胺素即能满足4.2MJ的能量需要，我国将成年人硫胺素的RNI定为1.4mg，孕妇、乳母和老年人稍增高。

(五) 核黄素

核黄素(riboflavin)又称维生素B_2，是具有一个核糖醇侧链的异咯嗪类的衍生物。食物中的核黄素主要是以黄素单核苷酸(flavin mononucleotide，FMN)和黄素腺嘌呤二核苷酸(flavin adenine dinucleotide，FAD)的形式存在。

1. 生理功能

核黄素以FMN、FAD的形式与特定蛋白结合形成黄素蛋白，黄素蛋白是体内许多酶系统重要辅基的组成部分，参与催化广泛的氧化还原反应，在细胞代谢呼吸链能量产生反应中起重要作用，在氨基酸、脂肪氧化、蛋白质和某些激素的合成过程中也发挥重要作用。另外，FMN、FAD参与维生素B_6和烟酸的代谢。FAD作为谷胱甘肽还原酶的辅酶还参与体内抗氧化防御系统。

2. 缺乏

核黄素缺乏的主要临床表现为口腔、眼和皮肤等的炎症反应。口腔炎症表现为口角炎、唇炎、舌炎，典型者全舌色紫红或红紫相间，中央出现红斑，边缘界线清楚的地图舌。眼睛病变表现为怕光、流泪、视物模糊，继而出现角膜血管增生，角膜与结膜相连处有时出现水泡。严重时角膜下部有溃疡。皮肤炎症常见为脂溢性皮炎，多见于鼻唇沟、下颌、眼外眦及耳后、乳房下、腋下、腹股沟等皮脂分泌旺盛的部位，男性还会出现阴囊皮炎。

3. 来源和参考摄入量

核黄素广泛存在于动植物性食品中，动物肝脏、肾脏、心脏、乳汁及蛋类中含量尤为丰富。植物性食品以菠菜、韭菜、油菜等绿色蔬菜及豆类中含量较高，谷类中含量则较少。中国营养学会制定的成年人核黄素的RNI男性为1.4mg/天，女性为1.2mg/天。

(六) 叶酸

叶酸(folic acid)是含有蝶酰谷氨酸结构的一类化合物的统称，因最早由Mitchell等于1941年从菠菜叶中分离提取而得名。

1. 生理功能

膳食中的叶酸多以与多个谷氨酸结合的形式存在，但只有单谷氨酸叶酸才能被小肠吸收。四氢叶酸是具有生理功能的叶酸形式，四氢叶酸作为载体，接收来自组氨酸、丝氨酸、甘氨酸等的一碳单位，参与嘌呤、胸腺嘧啶的合成以及进一步的DNA和RNA合成，参与氨基酸之间的相互转化，并通过蛋氨酸代谢影响磷脂、血红蛋白及重要的甲基化合物如肾上腺素、胆碱、肌酸等的合成。

2. 缺乏

叶酸缺乏会影响核酸的代谢，骨髓中幼红细胞的分裂增殖速度减慢，成熟受阻，细胞体积增大。叶酸缺乏同时引起血红蛋白合成减少,使骨髓中大的、不成熟的红细胞增多,出现巨幼红细胞贫血。叶酸携带的一碳单位能提供合成神经鞘和神经递质的主要原料,因此缺乏叶酸会影响神经系统的发育,胚胎发育至3~4周时神经管闭合受阻,引起胎儿神经管畸形。叶酸缺乏还可使同型半胱氨酸向蛋氨酸转化出现障碍,导致同型半胱氨酸在血中堆积,形成高同型半胱氨酸血症,是动脉粥样硬化及心血管疾病的重要危险因素。

3. 来源和参考摄入量

叶酸广泛存在于动植物性食品中。富含叶酸的食物为肝、肾、鸡蛋、豆类、酵母、绿叶蔬菜、水果及坚果类等。膳食叶酸和合成的叶酸补充剂的生物利用度不同,美国食物营养委员会提出叶酸的摄入量应以膳食叶酸当量(dietary folate equivalence,DFE)表示。计算公式为:DFE(mg)=膳食叶酸(mg)+1.7×叶酸补充剂(mg)。我国成年人叶酸的RNI为400mg DFE/天,在妊娠期、哺乳期及婴儿期等特殊阶段,叶酸摄入量亦应相应增加。

(七)抗坏血酸

【案例3-8】

哥伦布是16世纪意大利伟大的航海家,他常带领船队在大西洋上远航探险。那时,船员在船上只能吃黑面包和咸鱼,许多船员得了一种怪病:首先是浑身无力,接着全身出血,然后慢慢死去,船员们称这种怪病为"海上凶手"。一次航行中得了怪病的船员为了不连累大家,自愿留在荒岛上,哥伦布返航至该荒岛时发现这些靠野果充饥的生病船员还活着,而留在船上的生病船员却没能幸免于难。

问题:

1. 这种病主要由缺少什么引起的?

2. 滞留荒岛的生病船员为何得以生还?

抗坏血酸又称维生素C,是一种含有6个碳原子的酸性多羟基化合物。该化合物虽然不含羧基,但具有有机酸的性质。自然界存在L-型、D-型两种,D-型无生物活性。食物中的抗坏血酸有还原型与氧化型(脱氢型)之分。被吸收的抗坏血酸在血浆中主要以游离形式运输,且主要是还原型抗坏血酸,两者可通过氧化还原互变。

1. 生理功能

抗坏血酸(ascorbic acid)是机体内一种很强的抗氧化剂,可保持巯基酶的活性和谷胱甘肽的还原状态,保护其他物质免受氧化破坏。它可还原超氧化物、羟基、次氯酸以及其他影响DNA转录或损伤DNA、蛋白质或膜结构的活性氧化剂。在还原其他物质时,抗坏血酸自身被氧化成为抗坏血酸自由基,需要在机体其他抗氧化物质的作用下再还原成抗坏血酸。抗坏血酸是一种重要的自由基清除剂,它通过逐级供给电子而变成三脱氢抗坏血酸和脱氢抗坏血酸,以达到清除自由基、发挥抗衰老作用。

脯氨酸及赖氨酸必须在脯氨酸羟化酶及赖氨酸羟化酶的催化下分别羟化为羟脯氨酸及羟赖氨酸,才能参与胶原蛋白的合成。抗坏血酸可使脯氨酸羟化酶和赖氨酸羟化酶复合体中的三价铁还原成二价铁,维持这些羟化酶活性。因此,抗坏血酸在维护骨、牙的正常发育和血管壁的通透性方面起着重要的作用。

抗坏血酸能使血浆中的铁转运蛋白中的三价铁还原为二价铁,从而被释放出来,二价铁再与肝脏铁蛋白结合，提高了铁的利用率。抗坏血酸能在胃中形成一种酸性介质，防止不溶性钙络合物的生成及沉淀的发生，从而促进钙了的吸收。抗坏血酸可将叶酸还原成有生物活性的四氢叶酸，防止发生巨幼红细胞贫血。

抗坏血酸还促进类固醇的代谢，预防动脉粥样硬化的发生；参与神经递质去甲肾上腺素、5-羟色胺的合成，促进抗体的形成，增强人体抵抗力；缓解重金属以及某些药物和细菌毒素的毒性作用。

2. 缺乏

抗坏血酸缺乏主要引起坏血病(scurvy)，该病起病缓慢，需 4～7 个月。开始出现一些非特异性症状，如消化不良、烦躁不安、面色苍白、生长迟缓、低热等，相继出现坏血病的明显症状，全身点状出血，牙龈黏膜下经常出血、红肿，尤以牙龈尖端最为显著。抗坏血酸缺乏引起胶原蛋白合成障碍，骨有机质形成不良而导致骨质疏松。

3. 来源和参考摄入量

抗坏血酸的主要来源为新鲜蔬菜和水果，一般叶菜含量比根茎类多，酸味水果比无酸味水果含量多。含量较丰富的蔬菜有柿子、番茄、菜花等，水果有柑、柠檬、青枣、猕猴桃等。某些野果中抗坏血酸含量非常丰富。补充剂、保健品以及含维生素 C 的饮料也是抗坏血酸的来源之一。中国营养学会制定的成年人抗坏血酸 RNI 为 1 000 mg/天。

表 3-1-15 总结了维生素的生理功能、缺乏症状及其来源，表 3-1-16 列举了中国居民维生素的 RNI 和 AI。

表 3-1-15　维生素的生理功能、缺乏症状及其来源

维生素	主要生理功能	缺乏/过量症状	来　源
维生素 A	维持正常视觉，参与蛋白质的合成和细胞的分化，抗癌，参与生殖发育过程	缺乏：暗适应能力下降，干眼病，皮肤粗糙，儿童生长发育受阻； 过量：急性、慢性中毒，并有致畸作用	维生素 A：肝脏、鸡蛋、鱼肝油； 胡萝卜素：深绿色或红黄色蔬菜和水果
维生素 D	促进小肠黏膜对钙的吸收和转运，促进肾小管对钙和磷的重吸收，参与细胞代谢或分化的调节	缺乏：儿童患佝偻病，孕妇、乳母骨质软化症，老年人骨质疏松症； 过量：较少见	海水鱼、肝、蛋黄等动物性食品，晒太阳
维生素 E	氧自由基的清道夫，防治与氧化损伤相关的疾病，参与生殖过程	缺乏：较少见； 过量：中毒症状，如肌无力、视觉模糊、恶心、腹泻等	分布广泛，植物油、麦芽、大豆、坚果类
硫胺素	碳水化合物代谢中氧化脱羧酶的辅酶，还参与磷酸戊糖途径的转酮醇酶反应，促进神经递质乙酰胆碱的合成和利用	缺乏：脚气病	谷类、豆类及干果类，动物内脏、瘦肉、禽蛋
核黄素	参与催化广泛的氧化还原反应，参与维生素 B_6 和烟酸的代谢	缺乏：口腔、眼和皮肤等的炎症反应	动物肝脏、肾脏、心脏、乳汁、蛋类
叶酸	参与 DNA 和 RNA 合成，参与氨基酸之间的相互转化，并影响磷脂、血红蛋白等的合成	缺乏：巨幼红细胞贫血，胎儿神经管畸形，高同型半胱氨酸血症	肝、肾、鸡蛋、豆类、酵母、绿叶蔬菜、水果、坚果

(续表)

维生素	主要生理功能	缺乏/过量症状	来　源
烟酸	参与体内物质和能量代谢,与核酸合成有关,是葡萄糖耐量因子组成成分	缺乏:癞皮病(皮炎、腹泻、痴呆)	分布广泛,但玉米中为结合型,需加碱处理呈游离型才能吸收
钴胺素	增强叶酸利用,促进红细胞成熟	缺乏:巨幼红细胞贫血,神经系统损害,高同型半胱氨酸血症	肉类、动物内脏、鱼、禽及蛋类,植物性食品基本不含
抗坏血酸	强抗氧化剂、自由基清除剂、参与胶原蛋白合成、防止巨幼红细胞贫血、促进类固醇代谢、缓解重金属和某些药物和细菌毒素的毒性	坏血病	新鲜蔬菜和水果

表 3-1-16　中国居民维生素的 RNI 和 AI

年龄(岁)	维生素 A RNI (μgRE)	维生素 D RNI (μg)	维生素 E AI (mgα-TE)	维生素 B_1 RNI (mg)	维生素 B_2 RNI (mg)	维生素 B_6 AI (mg)	维生素 B_{12} AI (μg)	维生素 C RNI (mg)	泛酸 AI (mg)	叶酸 RNI (μgDFE)	烟酸 RNI (mgNE)	胆碱 AI (mg)	生物素 AI (μg)
0～		10	3	0.2(AI)	0.4(AI)	0.1	0.4	40	1.7	65(AI)	2(AI)	100	5
0.5～	400(AI)	10	3	0.3(AI)	0.5(AI)	0.3	0.5	50	1.8	80(AI)	3(AI)	150	6
1～	400(AI)	10	4	0.6	0.6	0.5	0.9	60	2.0	150	6	200	8
4～	500	10	5	0.7	0.7	0.6	1.2	70	3.0	200	7	250	12
7～	600	10	7	0.9	1.0	0.7	1.2	80	4.0	200	9	300	16
11～	700	5	10	1.2	1.2	0.9	1.8	90	5.0	300	12	350	20
14～													
男 女	700	5	14	1.5 1.2	1.5 1.2	1.1	2.4	100	5.0	400	15 12	450	25
18～													
男 女	800 700	5	14	1.4 1.3	1.4 1.2	1.2	2.4	100	5.0	400	14 13	500	30
50～													
男 女	800 700	10	14	1.3	1.4	1.5	2.4	100	5.0	400	13	500	30
孕妇													
早期	800	5	14	1.5	1.7	1.9	2.6	100	6.0	600	15	500	30
中期	900	10	14	1.5	1.7	1.9	2.6	130	6.0	600	15	500	30
晚期	900	10	14	1.5	1.7	1.9	2.6	130	6.0	600	15	500	30
乳母	1 200	10	14	1.8	1.7	1.9	2.8	130	7.0	500	18	500	35

注:① RE 为视黄醇当量;② α-TE 是生育酚当量;③ DEF 为膳食叶酸当量;④ NE 为叶酸当量。

资料来源:中国营养学会编著,《中国居民膳食营养素参考摄入量》,2002 年。

第二节　各类食品的营养价值

食品的营养价值(nutritional value)是指食品所含营养素和能量可满足人体营养需要的程度。食品营养价值的高低取决于营养素种类是否齐全,含量多少及相互比例是否合适,是否易于被人体消化、吸收和利用。各种食物中营养素含量受不同品系、部位、产地、成熟程度及储存、加工、烹调方法等因素的影响，故应全面了解它们各自的营养价值，合理选择，合理利用，组成平衡膳食。

【案例 3-9】

2000 年 WHO 宣布全世界因营养过剩死亡的人数首次超过因营养不良而死亡的人数。

问题：

1. 各类食品为人体提供的营养素包括哪些？
2. 营养过剩和营养不良主要和哪些食物摄入过少或过多有关？

一、谷类

谷类(grain)包括小麦、稻米、玉米、高粱、荞麦、小米、燕麦等，是人体能量的主要来源。我国居民膳食以大米和小麦为主。谷类中蛋白质含量为 8%～10%，谷类蛋白质的限制氨基酸是赖氨酸。谷类食品在我国居民膳食中所占比例较大，因此是膳食蛋白质的重要来源。谷类中脂肪含量为 1%～2%，小米和玉米中约为 4%。谷类中碳水化合物的主要形式为淀粉，含量达 70%～80%。谷类也是无机盐的良好来源，无机盐含量为 1.5%～3.0%；谷类含丰富的 B 族维生素。但玉米中的烟酸为结合型的，不易被人体利用，需加工后变为游离型才能被吸收利用。谷类不含维生素 A 和维生素 C。

谷类结构可分为谷皮、糊粉层、胚乳与胚芽(embryo)四部分。胚乳是谷粒的主体，约占谷粒重量的 83%，胚乳含有大量淀粉、较多的蛋白质、少量脂肪和无机盐。胚芽富含不饱和脂肪酸、蛋白质、矿物质、B 族维生素和维生素 E，从玉米和小麦胚芽中提取的胚芽油含丰富的不饱和脂肪酸，具有改善脑细胞功能，抗衰老和预防心血管疾病的作用。谷皮含有大量无机盐、纤维素，但是由于受膳食纤维和植酸的影响而吸收率较低。从米糠中可提取与机体健康有密切关系的米糠油、谷维素和谷固醇。粗加工的粮食留下纤维素、半纤维素较多，但妨碍消化吸收；碾磨加工过细则胚芽被去掉，将损失较多营养素。做米饭时清洗时间过长可损失很多 B 族维生素，尤其是硫胺素。不合理贮存可使谷类霉烂变质，失去食用价值，故粮谷类应贮存于避光、通风、干燥、阴凉的环境。

二、豆类

豆类(legume)一般分为大豆(soybean)和其他豆类。豆类是植物性食品中蛋白质含量最多的，一般为 35%～40%。豆类蛋白质含蛋氨酸不足而赖氨酸较高，与粮谷类混合食用可起蛋白质互补作用，因此大豆蛋白为优质蛋白。豆类脂肪含量为 15%～20%，以多不饱和脂肪酸含量居多，如豆油中亚油酸占 51.7%。此外，大豆油中还含有较多的磷脂和维生素 E。大豆中碳水化合物含量为 20%～30%，其中一半存在于大豆细胞壁的低聚糖如木苏糖、棉籽糖等在大肠内被细菌发酵产生二氧化碳和氨，从而引起肠胀气，因此称为胀气因子。但这些低聚糖能被双歧杆菌利用，并促进其生长繁殖。目前已利用大豆低聚糖作为功能性食品基料。大豆还含有丰富的矿物质和维生素，其中钙、铁、硫胺素和核黄素含量较高。

豆制品包括非发酵豆制品，如豆浆、豆芽、豆腐、豆腐干、腐竹等；发酵豆制品，如腐乳、豆豉、臭豆腐等。生大豆中因含有蛋白酶抑制剂、胀气因子、植酸等抗营养因素而影响蛋白质的消化。豆制品在加工过程中一般经过浸泡、细磨、加热等处理后，去除了大豆所含的抗营养因素，消化率明显提高。将豆类制成豆制品还可提高蛋白质消化率，如整粒熟大豆蛋白质消化率为65.3%，豆腐蛋白质消化率为92%～96%，大豆经脱脂后可制成浓缩蛋白、分离蛋白及豆粕粉。干豆类几乎不含维生素C，但经发芽变成豆芽后，维生素C含量明显提高。

三、蔬菜、水果与菌藻类

蔬菜(vegetable)按其结构及可食部分不同，可分为叶菜类、根茎类、瓜茄类和鲜豆类。大部分蔬菜的蛋白质和脂肪含量很低。除了根茎类蔬菜的碳水化合物可达20%以上，其他蔬菜的碳水化合物含量也不高。蔬菜所含的碳水化合物包括单糖、双糖和膳食纤维。蔬菜中含有丰富的矿物质，如钙、磷、铁、钾、钠、镁和铜，是我国居民膳食中矿物质的重要来源。新鲜蔬菜还是维生素C、胡萝卜素、核黄素和叶酸的重要来源。绿叶菜中核黄素与胡萝卜素含量较高，胡萝卜与红薯中胡萝卜素含量较高，可生吃的黄瓜、萝卜、苤蓝及莴苣等为维生素C的良好来源。辣椒中有丰富的胡萝卜素、抗坏血酸与黄酮类化合物。某些野菜如苜蓿、刺儿菜、灰菜、荠菜等中胡萝卜素、抗坏血酸、核黄素、钙和铁含量高于普通蔬菜数倍。烹调蔬菜的方法不当可使水溶性维生素损失较多。

水果(fruit)可分为鲜果、干果、坚果和野果。新鲜水果含水分多，蛋白质、脂肪含量不超过1%。水果中所含的碳水化合物为6%～28%，主要是果糖、葡萄糖和蔗糖。水果还含有丰富的纤维素、果胶和有机酸，能刺激胃肠蠕动和消化液的分泌，促进食欲，帮助消化。水果和蔬菜一样含有人体所需的各种矿物质。新鲜水果中维生素C和胡萝卜素含量较多。某些野果，如刺梨、酸枣、猕猴桃中所含维生素C可比柑橘高数十倍。

菌藻类食物包括食用菌(fungi)和藻类(algae)食物。前者有蘑菇、香菇、银耳、木耳等品种；后者有海带、紫菜、发菜等。菌藻类食物含有丰富的矿物质和维生素。如蘑菇含较多的核黄素，木耳、海带中有较多的铁和钙。菌藻类食物还具有明显的保健作用。研究发现，蘑菇、香菇和银耳中含有多糖物质，具有提高人体免疫功能和抗肿瘤作用。香菇中所含的香菇嘌呤，可抑制体内胆固醇形成和吸收，促进胆固醇分解和排泄，有降血脂作用。黑木耳能抗血小板聚集和降低血凝，防止血栓形成，有助于防治动脉粥样硬化。海带因含有大量的碘，临床上常用来治疗缺碘性甲状腺肿。

四、肉、禽、鱼、蛋类

畜禽肉、禽蛋类、水产类是人体优质蛋白、脂肪、脂溶性维生素、B族维生素和矿物质的主要来源。

肉类食物包括牲畜的肌肉、内脏及制品，消化吸收率高，味美，饱腹作用强。肉类蛋白质含量为10%～20%，其赖氨酸、苏氨酸、蛋氨酸含量高于粮谷类。肉类脂肪含量因品种、年龄、肥瘦程度及部位而异，一般为10%～30%，以饱和脂肪酸为主。肉类无机盐含量为0.8%～1.2%，是铁、磷的良好来源，其中铁主要为血红素铁，消化吸收率高。B族维生素含量较多，肝中富含维生素A、维生素D。肉类经烹调后味道鲜美，鲜味主要来自含氮浸出物，包括肌凝蛋白原、肌肽、肌酸、肌酐、嘌呤碱、氨基酸等。成年动物肌肉中含氮浸出物较幼小动物多，因此成年动物肉汤味浓厚。

禽、鱼、虾、蟹蛋白质含量为12%～22%，必需氨基酸比值接近肉蛋。一般鱼类脂肪含量为1%～5%，鱼类脂肪含长链多不饱和脂肪酸较多，如EPA和DHA具有防治心血管疾病的效果。海鱼含碘较多，鱼肝中含大量维生素A。

鸡蛋蛋白质中必需氨基酸含量丰富，氨基酸模式符合人体需要。蛋中脂肪绝大部分存在于蛋黄内，且分散成小颗粒易于吸收。蛋黄是卵磷脂的良好食物来源，但其胆固醇含量却高达1 510mg/100g。蛋黄还是维生素A、维生素D和核黄素的良好来源，并富含钙、磷、铁。生蛋中的抗生物素蛋白妨碍生物素的吸收，抗胰蛋白酶因子抑制胰蛋白酶活力。

五、奶类

奶类食品包括牛奶、羊奶及其制品，其中人类普遍饮用的是牛奶。奶制品是指将原料奶根据不同的需要加工而成的各种奶类食品，包括奶粉、酸奶、复原奶、奶油和奶酪等。奶类是一种营养成分齐全、组成比例合适、易于消化吸收、营养价值较高的优质天然食品，能满足婴幼儿生长发育的需要，也是各年龄组健康人群及特殊人群的理想食品。

鲜奶含蛋白质3%左右，主要由酪蛋白(80%)、乳清蛋白(12%)和乳球蛋白(3%)组成。奶蛋白质消化吸收率为87%～89%，生物价为85，属优质蛋白质。奶中脂肪含量为2.5%～7.0%，以小颗粒的脂肪球形式存在，被酪蛋白钙盐包裹呈分散胶体，易于消化吸收。奶中碳水化合物为乳糖，含量为4.6%～6.8%，乳糖具有调节胃酸、促进胃肠蠕动和消化腺分泌的作用，并可促使乳酸杆菌繁殖，有助于改善胃肠道功能。部分人群因缺乏乳糖酶、不能利用乳糖而发生腹泻，称为乳糖不耐症。乳中含钙、磷较多，100mL牛奶含钙约110mg，且吸收率高，是钙的良好来源。牛奶含铁量很少，属贫铁食物。奶中维生素B和维生素A含量较多，维生素D含量不高。

牛奶和人乳在营养素含量上存在一定的差异。牛奶中蛋白质含量是人乳的两倍多，但是酪蛋白和乳清蛋白比例相反(人乳乳清蛋白50%，酪蛋白30%)；牛奶中碳水化合物为3.4g/100g，而人乳高达7.4g/100g；另外，牛奶中某些矿物质含量高于人乳，维生素的含量也不相同。

第三节　社区营养

社区营养(community nutrition)是以人类社会中某一限定区域内各种人群作为总体，运用营养科学的理论、技术以及社会性措施，研究和解决人群营养问题的科学。社区营养密切结合社会生活实际，以限定区域中婴幼儿、学龄前儿童、青少年、孕妇、乳母、老年人等易感人群为主要研究对象，从宏观上研究其合理营养与膳食。它的研究内容包括人群营养状况、营养与疾病的关系、影响人群营养与健康的各种因素、社会营养检测、食品结构、膳食指导方针与食谱、食物资源的开发利用、食物经济、饮食文化、营养教育和咨询服务等。

【案例3-10】

2007年，中国营养学会发布了《中国居民膳食指南》(2007版)，为了便于人们在日常生活中实施指南，并结合中国居民膳食的实际状况，中国营养学会同时推出了中国居民平衡膳食宝塔。

问题：

1. 膳食宝塔有哪几层，包括哪些内容？建议的食物种类和数量分别是多少？
2. 如何运用膳食宝塔指导膳食？

一、中国居民膳食营养素参考摄入量

膳食营养素参考摄入量(dietary reference intakes，DRIs)是在推荐的每日膳食营养素摄入量基础上发展起来的一组每日平均膳食营养素摄入量的参考值。DRIs包括四个营养水平指标:估计平均需要量(estimated average requirement，EAR)、推荐摄入量(recommended nutrient intake，RNI)、适宜摄入量(adequate intake，AI)和可耐受最高摄入量(tolerable upper intake level，UL)。

EAR是指某一特定性别、年龄及生理状况群体中个体对某营养素需要量的平均值,是根据个体需要量的研究资料计算得到的,即依据某些指标进行判断,可以满足群体中50%个体需要量的摄入水平。EAR用于制订RNI,评价或计划群体的膳食摄入量。EAR不是计划个体膳食的目标。当用EAR评价个体摄入量时,如某个体的摄入量远高于EAR,则此人的摄入量大概是充足的;如某个体的摄入量远低于EAR,则此个体的摄入量大概是不足的。

RNI是指可以满足某特定性别、年龄及生理状况群体中绝大多数个体(97%～98%)需要量的摄入水平。长期摄入RNI水平,可以满足机体对该营养素的需要,维持组织中有适当的营养素储备和保持健康。RNI的主要用途是作为个体每日适宜营养素摄入水平的参考值,是健康个体膳食摄入营养素的目标,但不是为群体作膳食计划的根据。当某个体的日常摄入量达到或超过RNI水平,则可认为该个体没有摄入不足的危险。

AI是指通过观察或实验获得的健康人群某种营养素的摄入量。在某种营养素的个体需要量的研究资料不足而不能计算EAR,因而不能求得RNI时,可设定AI代替RNI。AI的准确性不如RNI。

UL是指平均每日可以摄入某营养素的最高量,即这个量几乎对所有个体健康无任何副作用和危害,但并不表示达到此水平可能是有益的,所以UL不是一个建议的摄入水平。

二、营养调查

营养调查(nutritional survey)是全面了解人群或个体膳食结构和营养状况的基本方法。营养调查不仅可了解我国不同人群膳食构成及营养水平,还能为有计划地改善和提高我国人民的膳食质量提供科学依据。一般营养调查的规模较大,覆盖全国范围,几乎每个省都设有调查点,包括城市和农村,样本包括不同年龄、不同职业人群。我国于1959年、1982年、1992年和2002年分别进行了4次全国营养调查,其中2002年开展的"中国居民营养与健康状况调查"将第四次全国营养调查与肥胖、高血压、糖尿病等慢性病调查一起进行。这些营养调查对不同经济发展时期人们的膳食组成变化、营养状况进行了全面的了解,为研究各时期人群膳食结构和营养状况的变化提供了基础资料,也为食物生产、加工及政策干预和对群众的消费引导提供了依据。由于我国社会经济的快速发展,每隔10年一次的全国营养调查已难以及时反映居民的营养与健康问题。从2010年开始,我国将10年开展一次的居民营养与健康状况调查的方式变换为常规性营养监测,每5年完成一个周期的全国营养与健康监测工作。营养调查包括膳食调查、体格测量、营养缺乏病临床检查及营养状况实验室检测。

1. 膳食调查

膳食调查(dietary survey)指是通过不同方法了解每人每日各种主副食摄入量,在此基础上利用食物成分表计算每人每日从膳食中所摄入的热能和各种营养素是否达到推荐摄入

量或适宜摄入量标准的要求。调查对象要有足够的代表性，要考虑到不同地区、不同生活水平及劳动强度等。调查日期以一年四季各进行一次为宜。每季度调查5～10天。

膳食调查通常有四种方法，即24h回顾法、记账法、称重法和食物频率法。① 24h回顾法是对被调查者进行连续3天个人食物（包括各种主副食物）摄入情况，包括在外就餐，获得个人每日食物和营养素摄入量，又称询问法。这种方法简便易行但所得资料比较粗略，可结合其他方法进行。例如，对门诊患者，可用本法了解他在最近一周内每日所吃食物的种类及数量进行计算和评价。同时也可对患者的膳食历史，有无忌食、偏食或食入特殊食物等进行全面了解和评价。② 记账法是通过查账或记录一定期间各种食物消耗总量和用餐的人日数，计算出平均每人每日的消耗量。这种方法手续简便，节省人力，适用于有详细账目的集体单位。③ 称重法是指在调查期间称量每日每餐所吃各种主副食的生重、熟重及剩余重量，并统计每餐的用餐人数，由所得数据计算出每一餐每人的平均生食物重量。将一天各餐的结果加在一起，得出每人每天的进食量。这种膳食调查方法细致准确，但费人力物力，可用于个人（孕妇、乳母、患者）、家庭或集体单位。④ 食物频率法是指收集被调查对象过去较长时间内各种食物消费频率及消费量，获得个体长期食物和营养素水平摄入量。这种方法在流行病学领域应用较多，主要用于研究慢性病与膳食模式和营养素的关系。

通过膳食调查可以得到平均每人每日摄取各类食物的名称和数量，根据食物成分表提供的每种食物的热能和营养素的量计算出每人每日各种营养素平均摄入量，同时还可以计算三大营养素热能百分比、三餐热能比、蛋白质的来源百分比以及脂肪来源百分比。

膳食调查的结果评价主要是判断其能否满足用餐者的热能及各种营养素的需求，因此膳食调查结果应与中国居民膳食能量和营养素推荐摄入量或适宜摄入量标准进行比较，作出合理评价。

2. 体格测量

通过体格测量可了解被调查者生长发育及健康状况。主要指标有身高、体重、皮褶厚度等。评价指标有标准体重（理想体重）以及体质指数（body mass index，BMI）。

标准体重计算如下：

身高165cm以上者：标准体重(kg)＝身高(cm)－100

身高165cm以下者：标准体重(kg)＝身高(cm)－105（男）

标准体重(kg)＝身高(cm)－100（女）

按上式计算，标准体重±10%为正常体重。超过标准体质重的10%～20%为超重，超过20%为肥胖；低于标准体质重的10%～20%为瘦弱，低于20%为严重瘦弱。

体质指数是目前评价营养状况最普遍和最重要的方法，其计算公式如下：

$$\text{BMI}=\text{体重(kg)}/[\text{身高(m)}]^2$$

考虑到1997年WHO的建议标准不符合我国国民的体格状况，2001年中国肥胖问题专家组根据流行病学心血管并发症与体重关系的研究提出了中国成人的BMI建议（表3-3-1）。

表3-3-1　BMI的分类

分类	中国成人标准	WHO标准
体重过低	<18.5	<18.5
正常范围	18.5～23.9	18.5～24.9
超重	24.0～27.9	≥25.0
肥胖	≥28.0	≥30.0

3. 营养缺乏病临床检查

通过营养缺乏病临床检查可确定被调查者是否患营养缺乏病。营养缺乏病是指长期缺乏一种或多种营养素而造成的严重营养低下,并出现各种相应的临床表现或病征。营养缺乏病可分为原发性营养缺乏病和继发性营养缺乏病,前者是营养素摄入不足而致,后者的原因则可能是消化吸收不良、体内营养利用障碍、营养素需要量增加或排泄过多。营养缺乏病的发生是一个渐进的过程,在营养缺乏病形成之前,能进行合理的营养评估,及时发现营养问题并采取预防措施,完全可以预防营养缺乏病的发生。

4. 营养状况实验室检测

人体营养状况的实验室检测是指借助生化、生理等实验手段,检测人体内是否存在某种(些)营养素不足、营养素储备水平低下或过多的现象,以便较早掌握营养失调征兆和变化动态,及时采取必要的预防措施。

三、膳食结构与膳食指南

膳食结构(dietary pattern)也称食物结构,是指消费的食物种类及其数量的相对构成,它表示膳食中各种食物间的组成关系。一个国家居民的膳食结构必须与其食用作物的生产、居民的经济收入、身体素质和饮食习惯相协调。

当今世界的膳食结构大体上可分为以下四种类型:① 以动物性食物为主的膳食结构。该膳食结构以欧美发达国家为代表,这些国家植物性食物消费量较少,动物性食物消费量很大,又称"三高"型膳食(高蛋白、高脂肪、高能量膳食),该膳食结构可导致冠心病、糖尿病、大肠癌和乳腺癌等患病率增加,严重威胁着居民的身体健康。② 以植物性食物为主的膳食结构。以印度、印度尼西亚、巴基斯坦等多数发展中国家为代表,又称东方型膳食。该膳食以植物性食物为主,能量基本上可满足人体的需要,蛋白质和脂肪不足,容易导致一些营养缺乏病。③ 动植物食物平衡的膳食结构。该膳食结构以日本为代表,它既保留了东方膳食的一些特点,又吸取了西方膳食的一些长处。植物性和动物性食物消费比较均衡,动物性食物中深海鱼类占较高比例,并有丰富的蔬菜、水果等,因此,食物结构比较合理。④ 地中海膳食结构。这是居住在地中海地区居民特有的膳食。该膳食富含植物性食物和新鲜水果。该地区居民习惯每天食用适量酸奶和奶酪,每周食用适量鱼、禽,每月食用几次红肉,并饮用葡萄酒。食用油主要是橄榄油,饱和脂肪酸摄入量低。地中海居民心血管疾病的发生率很低。

中国的膳食结构较接近东方型,居民的生活水平正由温饱型向小康型过渡,但部分经济发达地区居民动物性食物消费量有偏高趋势。《中国居民膳食指南》(2007 年版)是中国营养学会依据中国居民膳食和营养摄入情况及存在的突出问题,结合现代营养科学,并对 1997 年版中国居民膳食指南进行了全面修订而提出的。该指南由一般人群膳食指南、特定人群膳食指南及平衡膳食宝塔三部分组成。一般人群膳食指南共有 10 条,即:

(1) 食物多样,谷类为主,粗细搭配。

(2) 多吃蔬菜水果和薯类。

(3) 每天吃奶类、大豆或其制品。

(4) 常吃适量的鱼、禽、蛋和瘦肉。

(5) 减少烹调油用量,吃清淡少盐膳食。

(6) 食不过量,天天运动,保持健康体重。

(7) 三餐分配要合理,零食要适当。

(8) 每天足量饮水,合理选择饮料。

(9) 饮酒应限量。

(10) 吃新鲜卫生的食物。

一般人群膳食指南适合 6 岁以上的正常人群。特定人群膳食指南是根据各人群的生理特点及其对膳食营养的需要而制订的。特定人群包括孕妇、乳母、婴幼儿、学龄前儿童、儿童、青少年及老年人群，其指南内容见本章第四节。

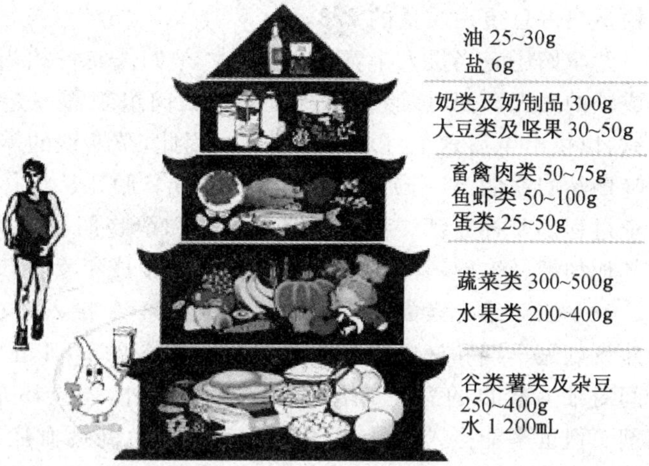

图 3-3-1 中国居民平衡膳食宝塔

中国居民平衡膳食宝塔(图 3-3-1)是根据《中国居民膳食指南》的核心内容，结合中国居民膳食的实际状况，把平衡膳食的原则转化成各类食物的重量，便于人们在日常生活中实行。膳食宝塔共分五层，包含我们每天应吃的主要食物种类，推荐量是以原料可食部分的生重来计算的。推荐量的下限和上限分别相当于膳食 1 800kcal和 2 600kcal 的能量水平时的推荐量。膳食宝塔各层位置和面积不同，这在一定程度上反映出各类食物在膳食中的地位和应占的密度。膳食宝塔的底层为谷类、薯类及杂豆，是膳食中能量的主要来源。第二层为蔬菜、水果，是膳食中维生素、矿物质和膳食纤维的主要来源。第三层为动物性食物肉类，主要提供优质蛋白质、脂类、维生素与微量元素。第四层为奶类、大豆和坚果类，提供优质蛋白质、脂类、矿物质和维生素。第五层为烹调油和盐，旨在提醒限制烹调油和食盐的用量。膳食宝塔还增加了水和运动的图像以强调足量饮水和增加身体活动的重要性。

第四节 特殊人群的营养

一、孕妇营养

1. 孕妇的营养需要

妊娠过程一般分为妊娠早期(怀孕期第 1～12 周)、妊娠中期(怀孕期第 13～28 周)和妊娠后期(怀孕期第 29～40 周)。孕妇基础代谢增强，消化道蠕动降低，消化液分泌减少，易出现消化不良和便秘，再加上妊娠早期常有食欲不振、恶心、呕吐等现象，如不注意补充营养，易致营养不良。营养不良容易导致孕妇感染和产伤发生。孕母营养不良还影响胎儿智力与体格发育，导致一些新生儿的先天异常和增高产期死亡率。但孕妇营养摄入过度会使胎儿体重过大，易发生难产。

孕妇消耗热能除了维持四个方面的需要，即基础代谢、食物特殊动力作用、劳动(活动)耗能以外，还要供给胎儿生长以及孕妇本身构成新组织。我国 2000 年修订的《孕妇热能推荐摄入量》是在原有的基础上增加 0.84MJ。鉴于不同地区、不同民族及气候、生活习惯、劳动强度等的不同,对热能的供给主要可根据体重增减来调整。如孕前体重在标准范围内,孕中、晚期增重每周应控制在0.5kg为宜。孕妇必须摄入足够数量的蛋白质以满足自身及胎儿生长发育的需要。在孕期前四个月孕妇进食量少,所需要的蛋白质主要从后五个月摄入。营养学会建议孕中期宜每日增加蛋白质15g,孕晚期每日增加20g,尽可能使生物价高的动物蛋白占总蛋白质量的2/3。

孕妇还应当摄入丰富的无机盐。孕妇需储备相当数量的铁,以补偿分娩时由于失血造成铁的损失。同时,胎儿制造血液和肌肉组织需一定量的铁,还必须在肝脏内储存一部分铁,以供出生后六个月之内的消耗。因此,孕期铁的需要量增加很多。我国建议孕中期和孕晚期孕妇铁的AI分别为25mg和35mg。胎儿从母体摄取大量的钙以供生长发育,故妊娠全过程都要补充钙。我国建议孕中期和孕晚期孕妇钙的AI分别为1 000mg和1 200mg。其他如钾、镁、碘、锌等在妊娠期AI都高于成年女性(表3-1-13)。

孕妇对维生素的需要量增加。维生素A摄入过少或过多都可以引起胎儿畸形。我国建议妊娠早期和妊娠中晚期孕妇维生素A的RNI分别为800μg RE和900μg RE。妊娠期间对维生素D的需要量增高,除多晒太阳外,还应补充富含维生素D的食物或维生素D制剂。但也不能摄入过量,以免导致婴儿产生高钙血症。我国建议妊娠中晚期孕妇维生素D的RNI增加至10μg。妊娠期间维生素B_1的需要量增高,用于维持食欲、正常的肠道蠕动和促进产后乳汁分泌。我国建议孕妇维生素B_1的RNI为1.5mg。另外,妊娠期女性维生素B_2、尼克酸、叶酸和维生素C的RNI均高于非孕成年女性(表3-1-15)。

2. 中国孕妇膳食指南

孕妇膳食指南分为孕前期、孕早期和孕中末期妇女膳食指南。

孕前期妇女膳食指南包括4条:① 多摄入富含叶酸的食物或补充叶酸;② 常吃含铁丰富的食物;③ 保证摄入加碘食盐,适当增加海产品的摄入;④ 戒烟和戒酒。

孕早期妇女膳食指南包括5条:① 膳食清淡、适口;② 少食多餐;③ 保证摄入足量富含碳水化合物的食物;④ 多摄入富含叶酸的食物并补充叶酸;⑤ 戒烟、禁酒。

孕中末期妇女膳食指南有5条:① 适当增加鱼、禽、蛋、瘦肉、海产品的摄入量;② 适当增加奶类的摄入;③ 常吃含铁丰富的食物;④ 适量身体活动,维持体重的适宜增长;⑤ 禁烟戒酒,少吃刺激性食物。

二、乳母营养

1. 乳母的营养需要

胎儿娩出后,产妇即进入产后期或哺乳期。乳母的营养除了用于满足母体恢复健康外,更是构成乳汁中的各种营养成分。因此,乳母营养状况的好坏还直接影响乳汁的营养素含量,从而影响婴儿的健康状况。

乳母对能量的需要量较大,一方面要满足母体自身对能量的需要,另一方面要供给乳汁所含的能量和乳汁分泌过程本身消耗的能量。我国乳母能量的RNI较正常妇女增加热能2.09MJ。蛋白质摄入量的多少对乳汁分泌的数量和质量的影响最为明显。正常情况下,每天从乳汁中排出的蛋白质约为10g。考虑到蛋白质的转换率和我国的膳食结构特点,我国乳母蛋白质的RNI要比正常妇女多20g,建议多吃蛋类、乳类、瘦肉类、肝脏、肾脏、豆类及其制品,使蛋白质在量和质上能得到较好的保证。脂肪能提供较多的热能,且婴儿中枢神经系统的生长发育及脂溶性维生素吸收等的需要,乳母膳食中必须有适量脂肪,每日脂肪的摄入量以占总热能的20%～25%为宜。

乳汁中钙的含量较为稳定，每天从乳汁中排出的钙约300mg。当乳母的钙供给不足时就会动用体内储备。我国哺乳期钙的AI为1 200mg。除多食用富含钙质的食物外，也可用钙剂、骨粉等补充。人乳中铁含量低，增加乳母铁的摄入可以补充母体分娩时的消耗，但对乳汁中铁的增加并不明显。我国乳母铁的AI为25 mg/天。乳汁中碘和锌的含量受母乳膳食的影响，这两种微量元素与婴儿神经系统发育及免疫功能的关系较为密切，其RNI均高于非孕妇女。

维生素B_1和维生素E有促进乳汁分泌的作用，可使奶量增加。水溶性维生素大多数能自由通过乳腺。鉴于哺乳期对各种维生素的需要量都增加，我国建议乳母维生素的RNI均高于非孕妇女。

2. 中国哺乳期妇女膳食指南

在一般人群膳食指南十条的基础上，哺乳期妇女膳食指南增加以下五条内容：① 增加鱼、禽、蛋、瘦肉及海产品的摄入；② 适当增加奶类，多喝汤水；③ 产褥期食物多样，不过量；④ 忌烟酒，避免喝浓茶和咖啡；⑤ 科学活动和锻炼，保持健康体重。

三、婴幼儿营养

【案例3-11】

联合国儿童基金会的一项调查表明，在过去的10年中，我国母乳喂养的比例下降了20%。WHO与联合国儿童基金会(UNICEF)于2001年5月通过第55届世界卫生大会上号召纯母乳喂养到宝宝6个月，并建议产妇坚持哺乳24个月以上。

问题：

1. 婴幼儿营养需要有哪些特点？

2. 母乳喂养有哪些优点？

1. 婴幼儿的营养需要

婴幼儿(0～3岁)生长发育迅速，是人体生长发育的重要时期，合理营养将为一生的体力和智力发育打下良好的基础，而且对于某些成年或老年疾病的发生有预防作用。

婴幼儿能量消耗包括5个方面：基础代谢、食物特殊动力作用、婴幼儿的各种动作消耗、生长所需和排泄消耗。婴幼儿是儿童时期发育最快的阶段，按单位体重计算，婴幼儿对各种氨基酸的需要量较成人高。在满足必需氨基酸需要量的同时，还必须有足够的非必需氨基酸来合成蛋白质。脂肪为婴幼儿能量和必需脂肪酸的重要来源，摄入过多或过少对婴幼儿的生长发育都不利。表3-1-10包含了婴幼儿膳食能量、蛋白质的RNI及脂肪供能比。

婴幼儿在生长过程中体内需要存留大量的钙，母乳含钙较牛奶少，我国建议钙的AI为：初生～0.5岁为300mg，0.5～1岁为400mg，1～4岁为800mg。初生～4个月之内的婴儿，体内贮存铁，尤其是出生前1个月，体内贮存最高。由于母乳含铁较低，故4个月后体内贮存的铁逐渐耗尽，即应开始添加含铁辅助食物。人工喂养婴儿3个月后即应补充，可选择含铁丰富的动物性食物，如肝脏、蛋黄等。我国建议铁的AI为：母初生～0.5岁为0.3mg，0.5～1岁为10mg，1～4岁为12mg。其他如钾、镁、碘、锌、硒等的AI或RNI见本章第一节。

各类维生素对婴幼儿的生长发育都极为重要,除了母乳可提供外,还必须通过食物的补充满足需要。维生素A缺乏可引起生长发育障碍,故婴幼儿膳食中应特别注意补充。由于婴幼儿对胡萝卜素的吸收利用能力差,应尽量供给维生素A或鱼肝油。其他维生素缺乏时,对幼小机体也往往比成年人更容易造成影响,因此应注意补充维生素B_1、维生素B_2、维生素C、维生素D和维生素K。

2. 婴儿喂养

婴儿喂养分为母乳喂养(breast feeding)、人工喂养(bottle feeding)和混合喂养(mixture feeding)。母乳是婴儿的天然最佳食物,母乳喂养具有以下优点:① 营养成分最适合婴儿的需要,消化吸收利用率高。具体表现为:母乳蛋白质中乳蛋白占70%,在胃内可形成较稀软凝乳,因而易于消化吸收;母乳脂肪球较小,富含不饱和脂肪酸,且含脂酶,使脂肪易于消化吸收;母乳中的乳糖除提供能量外,还能在小肠内转化成乳酸从而降低肠道酸碱度,有利于抑制致病菌生长和有利于钙吸收。② 母乳含多种抗感染因子和大量免疫物质,有助于增强婴儿抗感染的能力。③ 母乳本身不含细菌,可直接喂哺,不易发生污染。④ 母乳还是最不易发生过敏反应的婴儿食物。⑤ 母乳喂养能促进母婴亲密接触,增加母婴感情,促进乳母产后恢复。⑥ 哺乳的过程促进产后子宫恢复,避免发生乳房肿胀和乳腺炎,并且有利于预防肥胖、骨质疏松症和乳腺癌。近10年来,我国母乳喂养有下降趋势,特别是在大中城市母乳喂养率明显下降。因此,要大力宣传母乳喂养的优点。

母乳完全不能喂养时采用牛奶或其他代乳品喂养。人工喂养代乳品的要求是营养成分和能量应与母乳相似或接近,易于消化吸收,清洁卫生,安全无菌。代乳品种类有婴儿配方奶粉、鲜牛奶、全脂奶粉,也可用黄豆粉、奶粉、米粉等配制。婴儿配方奶粉是依据母乳的营养素含量及其组成模式生产的代乳品,一般添加了牛奶中相对不足的必须脂肪酸、乳糖,脱去部分矿物质以减少肾脏负担,强化维生素A、维生素D及适量其他维生素以促进婴儿发育和预防佝偻病。因此婴儿配方奶粉更适宜缺乏母乳的婴儿使用。

用部分母乳加代乳品补充喂养的方法称为混合喂养。原则是先喂母乳,再喂牛奶或代乳品。每天必须喂乳3次以上。让婴儿按时吸吮乳头,刺激乳汁分泌。

婴儿4个月后,单独母乳喂养已不能满足其生长发育的需要,必须添加辅助食物。8个月后,减少喂奶次数,用牛奶或其他辅助食物替代。婴儿辅助食品包括补充主食的淀粉类食物、含蛋白质的动物性食物和豆类、含维生素和矿物质的蔬菜水果,以及补充能量的食糖四大类。辅食添加原则为:从少到多,从细到粗,从稀到稠;习惯一个品种后再添加另一种;在婴儿健康时添加;避免含高盐或辛辣调味品的食物;辅食应以小匙喂给婴儿。10~12个月可完全断奶。断奶应有一个过程,要在逐渐添加辅食过程中逐渐减少奶的喂给量,即逐渐减少母乳的喂哺次数直至以其他食物全部替代母乳而最终自然断奶。

3. 中国婴幼儿喂养指南

中国婴幼儿喂养指南包括0~6月龄婴儿喂养指南、6~12月龄婴儿喂养指南和1~3岁幼儿喂养指南。

0~6月龄婴儿喂养指南包括:① 纯母乳喂养;② 产后尽早开奶,初乳营养最好;③ 尽早抱婴儿到户外活动或适当补充维生素D;④ 给新生儿和1~6月龄婴儿及时补充适量维生素K;⑤ 不能用纯母乳喂养时,宜首选婴儿配方食品喂养;⑥ 定期监测生长发育状况。

6~12月龄婴儿喂养指南包括以下6条:① 奶类优先,继续母乳喂养;② 及时合理添加辅食；③ 尝试多种多样的食物，膳食少糖、无盐、不加调味品；④ 逐渐让婴儿自己进食，培养良好的进食行为；⑤ 定期监测生长发育状况；⑥ 注意饮食卫生。

1～3 岁幼儿喂养指南包括以下 8 条：① 继续给予母乳喂养或其他乳制品，逐步过渡到食物多样；② 选择营养丰富、易消化的食物；③ 采用适宜的烹调方式，单独加工制作膳食；④ 在良好环境下规律进餐，重视良好饮食习惯的培养；⑤ 鼓励幼儿多做户外游戏与活动，合理安排零食，避免过瘦与过胖；⑥ 每天足量饮水，少喝含糖高的饮料；⑦ 定期监测生长发育状况；⑧ 确保饮食卫生，严格餐具消毒。

四、儿童青少年营养

【案例 3-12】

学校营养午餐在美国、日本等发达国家取得了成功，我国于 1987 年在杭州率先开展了学生营养午餐的试点，目前学校营养午餐已覆盖了全国 20 多个城市或地区。但是我国的学校营养午餐总体发展还相当不平衡，在市场经济和学校后勤社会化的特定背景下，学校营养午餐的运作、管理等一系列工作充满了挑战和不确定因素。

问题：

1. 学校午餐有没有必要继续实施？为什么？

2. 在学校午餐的配餐中要重点注意哪些营养方面的问题？

1. 儿童的营养需要

营养学上习惯把儿童分为学龄前儿童（pre-school children）和学龄儿童（school children）。3～6 岁入小学前这个阶段的儿童称为学龄前儿童，6～12 岁进入小学阶段的儿童称为学龄儿童。儿童处于迅速生长发育阶段，代谢旺盛，所需的热能和营养素相对比成年人高，按体重计应为每千克体重 0.27～0.40MJ。随着年龄增大，单位体重所需热能相对要少些。儿童肌肉系统发育较快，脑组织及内脏亦不断增重，故蛋白质需要量较高，应占热能供给量的 12%～15%。矿物质中钙、磷、铁、碘、锌、镁等均应重视，其供给量按体重计应比成人高。维生素 A 可促进儿童生长并提高儿童对传染病的抵抗力，应注意补充。维生素 D、维生素 B_2 对生长期的儿童也很重要。

2. 青少年的营养需要

青少年期一般指 12～18 岁，包括青春发育期（adolescence）和少年期（juvenile），相当于初中和高中阶段。青少年体格发育迅速，活动量亦较大，故热能需要一般超过成年人。女青少年发育较早，故 13～15 岁的女青少年热能需要接近男青少年；而 16～18 岁男青少年热能需要量则明显高于女青少年，均接近成年人的轻体力活动或中等体力活动者。蛋白质供给量应为每千克 1.6～1.9g，超过成年人。矿物质中应特别注意铁、锌、碘的供给，其 AI 或 RNI 参见表 3-1-14 和 3-1-16。

3. 儿童青少年的膳食指南

该阶段的膳食指南包括学龄前儿童膳食指南和儿童青少年膳食指南。

学龄前儿童膳食指南包括 8 条：① 食物多样，谷类为主；② 多吃新鲜蔬菜和水果；③ 经常吃适量的鱼、禽、蛋、瘦肉；④ 每天饮奶，常吃大豆及其制品；⑤ 膳食清淡少盐，正确选择零食，少喝含糖高的饮料；⑥ 食量与体力活动要平衡，保证正常体重增长；⑦ 不挑食、不偏食,培养良好饮食习惯;⑧ 吃清洁卫生、未变质的食物。

在一般人群膳食指南十条的基础上,儿童青少年膳食指南还强调了以下 4 条内容:① 三餐定时定量,保证吃好早餐,避免盲目节食;② 吃富含铁和维生素 C 的食物;③ 每天进行充足的户外运动;④ 不抽烟、不饮酒。

五、老年人营养

1. 老年人营养需要

营养因素在人体的健康、疾病和长寿中有着重要的作用,合理营养可以减少疾病,增进健康,延长寿命。老年人感觉功能减退和体内代谢功能改变,营养素的消化吸收、利用和排泄均受到影响。另外,环境因素以及心理因素的改变也往往影响食欲,造成某些营养素摄入不足或过多。

老年人由于基础代谢降低和活动减少,故每天所需的热能减少,60 岁以上可减少 20%,70 岁以上可减少 30%。蛋白质的供给量不能因热能减少而减少,应保证供给每千克体重 1.2～1.5g。蛋白质和氨基酸的供给应能维持正氮平衡,故应补充优质蛋白质,但也不宜过多,以免增加肾脏的负担。糖类应随热能供给相应地减少,除淀粉外,应以果糖为主。因果糖在体内转变成脂肪的可能性较葡萄糖为少。脂肪可占热能的 20%～25%。胆固醇与心血管疾病有一定的关系,老年人应少吃胆固醇含量高的食物,但也不必过分限食,因为适量胆固醇对机体有益。

老年人应供给足够的钙和硒。钙可防止骨质疏松症,但不宜过多,以免不必要的钙化。硒是重要的抗氧化剂,且对保护心肌有作用。维生素在调节和控制代谢,延缓衰老方面极为重要。维生素 A 能促进免疫耐受性、淋巴器官增生及增强自然免疫活力。维生素 D 可促进正常粒细胞诱导分化、增加巨噬细胞及 T 细胞的作用,并可防止骨质疏松症。维生素 E 是自由基清除剂,机体组织中维生素 E 可随年龄的增长而下降,导致抗氧化能力下降,促进衰老。维生素 A、维生素 C、谷胱甘肽过氧化酶均是生物膜上的自由基清除剂。

2. 老年人膳食指南

在一般人群膳食指南十条的基础上补充以下 4 条内容:① 食物要粗细搭配、松软、易于消化吸收;② 合理安排饮食,提高生活质量;③ 重视预防营养不良和贫血;④ 多做户外活动,维持健康体重。

第五节　营养与疾病

营养性疾病是指因营养素摄入不足、消化吸收障碍和消耗增加引起营养缺乏以及营养素过剩或营养代谢异常而引起的一类疾病。营养性疾病包括蛋白质—热能营养不良(protein-energy malnutrition)、各种维生素缺乏病等营养缺乏病,维生素 A 过多症、肥胖症等营养过剩,苯丙酮尿症、乳糖不耐症等营养代谢障碍疾病,以及心血管疾病、糖尿病、癌症等

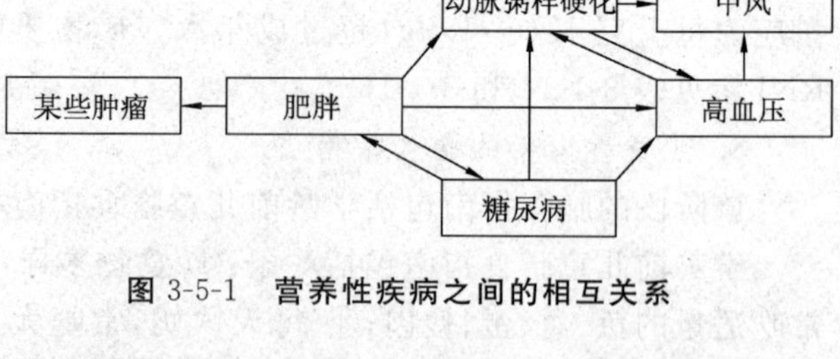

图 3-5-1　营养性疾病之间的相互关系

与营养因素密切相关的慢性病。20世纪后50年，影响人们健康的主要疾病由过去的传染病转变为非传染病。近20年来心脏病、脑血管病、恶性肿瘤、呼吸系统疾病已成为威胁我国人民健康最主要的杀手；今后心脑血管病、糖尿病和恶性肿瘤患病人数和患病率还将进一步增加。许多慢性病和饮食习惯和生活方式相关（表3-5-1），而且他们之间还相互关联，互为因果（图3-5-1）。

表3-5-1 慢性病和饮食习惯的关系

	高脂膳食	过量饮酒	低膳食纤维膳食	低维生素/矿物质膳食	高精制糖膳食	高盐膳食
动脉粥样硬化	○	○	○	○		
高血压	○	○		○		○
中风	○	○	○			
肥胖	○	○	○		○	
2型糖尿病	○		○			
癌症	○	○	○	○		○
骨质疏松		○		○		

一、肥胖

【案例3-13】

张老师刚年过四十，身高1.70m，体重达到了90kg。

问题：

1. 张老师是不是肥胖症？

2. 张老师该如何科学有效地实施减肥计划？

肥胖(obesity)是指人体脂肪的过量储存，表现为脂肪细胞增多和(或)细胞体积增大，即全身脂肪组织快增大，与其他组织失去正常比例的一种状态。肥胖的诊断或判定标准很多，目前常用BMI判定肥胖和超重(overweight)(表3-3-1)。

肥胖严重威胁着不同地区、不同种族人群的健康。根据2002年“中国居民营养与健康状况调查”的结果显示，我国成人超重率为22.8%，肥胖率为7.1%。近几年儿童青少年的肥胖率也在不断增加，调查结果显示，我国儿童肥胖以每年7%～8%的速度递增，与我国国民生产总值的增长速度基本吻合。

1. 发病机制

肥胖发生的根本原因是机体的能量摄入大于能量消耗，从而使多余的能量以脂肪形式储存，最终导致肥胖。多食、贪食和食欲亢进是造成肥胖的主要原因，若同时运动量减少使能量消耗减少，体重就会增加。部分肥胖还有行为心理因素，由于常受到排斥和嘲笑而变得不愿活动，又以进食缓解心情压抑，从而形成恶性循环。另外，肥胖有一定的遗传倾向，因此肥胖是环境因素和遗传因素共同作用的结果。

2. 预防与治疗

能量摄入控制和消耗增加相结合是防治肥胖的基本原则，倡导良好的生活方式和饮食习惯。肥胖的治疗包括饮食疗法、运动疗法和药物疗法。饮食疗法就是限制每天总能量的摄入,使之略低于消耗量,以逐步减低体重。一般可按推荐摄入量的20%～30%供能,食物选择应采用高蛋白、低脂肪、低碳水化合物,三者能量比按20：30：50计算。低能量饮食应防止某些必需营养素的缺乏。运动疗法可增加能量消耗,通过脂肪氧化减轻体重。运动疗法应循序渐进、持之以恒。药物疗法包括西药治疗肥胖和中药减肥。

二、冠心病

【案例3-14】

美国健康与营养调查研究(NHANES)显示1960—1991年美国20～74岁的成人血总胆固醇平均下降了6%～8%,同期美国人冠心病的发生率减少了12%～32%。美国疾病预防与控制中心(CDC)日前报告称,1999—2005年美国冠心病病死率下降了25.8%,但是专家提醒人们一些危险因素仍在流行,为冠心病病死率"反弹"埋下了隐患。

问题:

1. 血总胆固醇和冠心病有何关系?
2. 冠心病病死率"反弹"的可能危险因素有哪些?

心血管疾病(cardiovascular diseases, CVD)是人类主要死因之一,我国心血管疾病的发病率处在上升阶段,心血管疾病死亡人数占总死亡人数的比例由1957年的12.1%上升至1997年的39.4%。心血管疾病中危害最严重的是冠心病(coronary heart disease, CHD)。冠心病的基本病变是由脂类和其他物质在动脉内积聚引起的动脉粥样硬化(atherosclerosis)。动脉粥样硬化开始于松软的脂质条纹沿着动脉内膜的累积。当脂质条纹中含有胆固醇、其他脂质和钙时,它们逐渐地变大、变硬,并被纤维结缔组织包裹形成斑块,使血管腔变窄。含有大量饱和脂肪的饮食是斑块生长和动脉粥样硬化发展的主要促成因素。当动脉粥样硬化发生在冠状动脉,限制了血流从而导致心肌缺氧,就引起冠心病。如果进入心脏的血流中断,该区域的心肌因缺血而坏死,从而引发心脏病。如果大脑血流受限,可能导致暂时性缺血性休克或者中风。

1. 危险因素

大多数成年人至少有一个患冠心病的危险因素,而许多人并不止一个(表3-5-2)。美国和加拿大推荐危险因素的个体检查并提供预防的建议,从1960年起美国成年人血胆固醇水平和死于冠心病的人数即呈下降趋势。

表3-5-2 冠心病的危险因素

不可改变的危险因素	可改变的危险因素
年龄增长	高LDL胆固醇
男性	低HDL胆固醇
家族史	高血压
	糖尿病
	肥胖
	缺乏体力活动
	吸烟
	"动脉粥样硬化"膳食:高饱和脂肪酸、低蔬菜,水果和全谷类

冠心病的主要危险因素中,年龄、性别和家族史是不能通过饮食或生活方式来改变。女性出现心血管疾病要比男性晚10～15年。小于45岁的女性的低密度脂蛋白(LDL)胆固醇低于同龄男性。性别差异还归因于女性体内雌激素的保护作用。另外,男性的同型半胱氨酸水平也稍高于女性,同型半胱氨酸可能损害动脉壁和增加氧化应激。

血液总胆固醇和动脉粥样硬化之间存在很强的相关性,总胆固醇中大部分为易于造成粥样硬化的低密度脂蛋白胆固醇。高密度脂蛋白(HDL)虽然也载有胆固醇,但 HDL 将细胞中的胆固醇转运到肝脏进行代谢。高的 LDL 胆固醇,尤其是氧化的 LDL 胆固醇,可加快纤维斑块的生长,导致斑块不稳定。

高血压常伴随动脉粥样硬化、糖尿病和肥胖同时存在。血压值稍高于理想值(prehypertension,高血压前期)就会增加心脏病和中风的风险。高血压损害血管壁和加快斑块的形成,斑块和减慢的血流会使血压进一步升高,于是高血压和动脉粥样硬化就形成了恶性循环。糖尿病是各种形式的心血管疾病的一个主要的独立的危险因素。糖尿病被认为是冠心病的等危症(CHD risk equivalents)。糖尿病患者的血管堵塞,循环变慢,加快了动脉粥样硬化的进程。肥胖,尤其是腹部的肥胖和缺乏体力活动导致高 LDL 胆固醇、低 HDL 胆固醇、高血压和糖尿病,从而显著增加了患冠心病的危险。吸烟可增高血压和加重心脏负荷而直接损害心脏。吸烟剥夺心脏的氧,损伤血小板,启动动脉粥样硬化。戒烟后患冠心病的风险可在数月内下降。

富含饱和脂肪、反式脂肪和胆固醇,极少量水果和蔬菜的饮食可增高 LDL 胆固醇水平。相反地,富含水果、蔬菜和全谷的饮食降低患冠心病的风险,这可能与这些食物里含有抗氧化营养物和 ω-3 脂肪酸有关。

2. 预防与治疗

降低患冠心病风险的措施包括检查和干预。为了测定个人患冠心病的风险,需要检测总胆固醇、LDL 胆固醇、HDL 胆固醇和甘油三酯的水平,仅一次测量可能不能确定风险或者可能错误,因此隔一周后再次测量,分析测量结果。一旦风险明确,预防的重点在于降低 LDL 胆固醇。方案包括饮食调整、增加体力活动、少饮酒、戒烟等生活方式的改变。饮食调整则包括提供平衡合理的膳食,限制能量、食盐摄入,增加蔬菜、水果摄入等。冠心病患者和处于心脏病发作、中风高风险状态下的患者治疗方案也首先以改变生活方式为中心。如果生活方式的改变不能使 LDL 或血压降低至可接受的水平,则要进行药物治疗。

三、高血压

任何关注动脉粥样硬化及其危险的人也会关注高血压(hypertention)。无论在发达国家还是发展中国家,高血压都是严重的公共卫生问题,患病率为 10%～20%。血压源于心肌收缩输送血液远离心脏(心输出量)和血液在小动脉遇到的阻力(外周阻力)。当心输出量或外周阻力增加时,血压上升。血压受神经系统影响,神经系统调节心肌收缩和小动脉直径以及激素信号,导致液体潴留或血管收缩。肾脏通过控制激素分泌参与血管收缩和钠、水的潴留来调节血压。

1. 高血压的危险因素

高血压的危险因素包括年龄因素、遗传因素、盐、酒精等。① 年龄因素:随着年龄增长,患高血压的风险也在增加。即使在 55 岁时血压正常的人,仍有 90%的风险发展成高血压。② 遗传因素:家庭成员之间患高血压的风险相似。某些种族(如非洲裔美国人)患高血压的风险高。③ 盐敏感性:30%～50%的高血压患者对盐敏感,并能通过减少食盐摄入降低血压和改善症状。④ 饮酒:饮酒与高血压密切相关,特别是经常每天饮酒超过 2 次者。因为酒精干扰药物治疗,饮酒是高血压引起中风的独立危险因素。

2. 高血压的防治

控制体重是降低血压的重点。减肥是非药物治疗高血压最有效的手段之一。通过减肥,可以减少甚至停止使用降压药物。体力活动有助于控制体重。温和的有氧活动,如30～60min的快走可直接降低血压外。血压越高或活动量越少的患者,体力活动降血压的效果越明显。

高血压防治膳食(DASH)是指富含水果、蔬菜、坚果和低脂奶制品,总脂肪和饱和脂肪较少的膳食。DASH膳食提供了更多的纤维、钾、镁和钙,同时也限制红肉、糖果和含糖饮料,能显著降低血压。除了降低血压外,DASH膳食也降低了总胆固醇及LDL胆固醇,因此也有利于防治冠心病。限制钠及食盐的摄入对于防治高血压也很重要。无论性别、种族、血压值,降低钠摄入量都可降低血压。

当通过控制饮食和增加体力活动无法降低血压时,则需要服用利尿剂和降压药治疗。利尿剂可增加液体流失以降低血压。有些利尿剂可能导致缺钾,服用这些利尿剂的患者则需要增加含钾丰富的食物或补充剂。

四、糖尿病

糖尿病(diabetes mellitus)是一类以血糖浓度升高和胰岛素代谢失调为特征的代谢紊乱。糖尿病患者胰岛素不足和(或)胰岛素无效,导致血糖明显升高,最终造成血管、神经和组织的损害。胰岛素的正常功能是摄食后传导信号到体细胞,以便从血液氨基酸、葡萄糖和脂肪酸中获得产能营养素。随着我国社会经济的发展,糖尿病发病率呈现逐渐升高趋势。最新资料显示,我国成年人糖尿病的发病率已高达9.7%。糖尿病已成为继心脑血管疾病、恶性肿瘤之后的又一严重威胁国民健康的慢性病。

1. 发病机制

1型糖尿病患者胰腺失去合成胰岛素的能力。它是一种自身免疫性疾病,大多数情况下,患者的遗传缺陷导致免疫细胞错误地攻击并破坏产生胰岛素的胰腺β细胞。1型糖尿病通常发生在儿童和青少年期。胰岛素是一种蛋白质,口服后可被胃肠道的酶消化而失效,因此,1型糖尿病患者必须注射胰岛素或使用外部泵。

2型糖尿病是糖尿病最常见的形式,占糖尿病病例的90%～95%。2型糖尿病的发病机制主要是胰岛素抵抗(insulin resistance),表现为肌肉、脂肪和肝细胞对胰岛素的敏感度降低。此时,胰腺代偿性地分泌大量胰岛素,导致血浆胰岛素浓度异常上升。随着时间的推移,胰腺变得越来越无法补偿细胞对胰岛素的敏感性降低,高血糖症进一步恶化。胰岛素的高需求最终破坏胰腺β细胞,导致胰岛素分泌受损,血浆胰岛素浓度下降。2型糖尿病的风险因肥胖、年龄增长和缺乏锻炼而增加。

2. 糖尿病并发症

长期高血糖改变了身体每一个细胞的糖代谢。一些细胞开始将多余的葡萄糖转化为糖醇,其毒性和对眼睛晶状体的破坏会导致视力模糊。一些细胞则将多余的葡萄糖附着在蛋白质的氨基酸上生成糖蛋白,从而改变蛋白质的正常功能。由于循环不良,而且血液和尿液中富含葡萄糖,糖尿病患者容易发生感染。

糖尿病患者的动脉粥样硬化趋向于早期发生,进展迅速。胰岛素抵抗、肥胖、高血压和动脉粥样硬化之间的相互关系解释了75%的糖尿病患者死于心血管疾病的原因。研究表明,严格控制血糖水平可以减少糖尿病患者患心血管疾病的风险。

糖尿病患者的毛细血管异常可能导致肾功能丧失和视网膜变性,约85%的糖尿病患者肾功能受损和(或)失明。糖尿病的进程中神经组织经常受累,首先表现为胳膊和腿刺痛感,接着失去感觉。这些部位的损伤常被忽视而使感染急速发展。在循环和神经功能丧失的同时,未察觉的损伤和感染可导致组织死亡(坏疽)。

3. 饮食治疗

饮食治疗是糖尿病治疗的一项最为重要的基本措施。调整碳水化合物摄入量能帮助糖尿病患者保持适当的血糖水平并最大限度地提高药物的治疗效果。一次摄入大量的碳水化合物可使血糖过高过快上升,加重已受损的胰岛细胞的负担。摄入碳水化合物过少会导致低血糖症。一般成年患者每日碳水化合物摄入量应控制在200～350g,肥胖患者可酌情减少。不同的碳水化合物对血糖水平的影响不同。糖尿病患者应从高膳食纤维、全麦产品中获取至少一半的碳水化合物。

糖尿病患者具有患心血管疾病的高风险,因此其膳食脂肪的摄入应参照心血管疾病高风险人群的原则。饱和脂肪的摄入量应限制在不超过总能量的10%,胆固醇的摄入量每日应低于200mg。

肾功能正常的糖尿病患者蛋白质的摄入量占总能量的15%～20%,优质蛋白质至少占1/3。不鼓励摄入较高的蛋白质,以免损害肾功能。

糖尿病患者应摄取丰富的维生素和无机盐,如B族维生素是糖和蛋白质等代谢过程中许多酶的辅酶,维生素C可预防微血管病变,三价铬能提高葡萄糖耐量因子的活性。糖尿病患者应控制饮酒。长期饮酒对肝脏有损害,而且容易引起高甘油三酯血症,糖尿病患者多伴有高血压和肥胖症,应低钠饮食。

五、癌症

进入21世纪,癌症仍然是危害人类健康和生命的重大问题,2008年全球有1 270例癌症新发病例和760万癌症死亡病例。癌症的发展过程缓慢,往往持续几十年。癌症起源于单细胞的基因突变,这些突变促使细胞增殖,阻碍细胞死亡。细胞因此失去了停止分裂的能力,其子代细胞也具有此基因缺陷。大量的异常细胞团块(肿瘤)需要血管提供赖以生存的营养。肿瘤能破坏其周围正常组织的功能,某些肿瘤细胞还会迁移或者扩散到身体的其他部位。

癌症的发生是多因素的结果。个体出生时DNA的结构、功能或修复方面的缺陷使癌症易感性表现为遗传性。机体某些代谢过程也可促进癌症的发生,如巨噬细胞产生的氧化剂引起DNA损伤、慢性炎症增强细胞分裂。多数情况下,癌症的发生是基因和环境相互作用的结果。

1. 环境因素

辐射和紫外线暴露、水和空气污染以及吸烟是明确的致癌因素。缺乏体力活动也是某些癌症的危险因素。肥胖是结肠癌、绝经后妇女乳腺癌、子宫内膜癌、肾癌和食管癌的确定危险因素以及卵巢癌和前列腺癌的可能危险因素。雌激素在绝经后妇女乳腺癌的发生中起一定的作用。因为脂肪组织产生雌激素,肥胖的绝经后妇女雌激素水平高于偏瘦的妇女,因此,肥胖妇女高水平的雌激素暴露可导致绝经后乳腺癌发生危险性升高。超重、肥胖与某些癌症之间的这种关系提醒人们要采取健康的生活方式,参加适当的体力活动,保持合理的营养。

2. 膳食因素

高脂饮食促进癌症发生。膳食脂肪的能量密度大,比碳水化合物和蛋白质提供更多能量。高能量饮食有助于癌症的发生。脂肪的类型决定其对癌症的作用。有证据表明,饱和脂肪酸和反式脂肪酸增加癌症的发生风险,来自于鱼类的n-3不饱和脂肪酸对癌症则有预防作用。

流行病研究结果表明,高肉类膳食(尤其是红肉)与结肠癌的发病危险有关。虽然还没有证明这些食物和癌症之间存在因果关系,但是以禽肉、鱼肉、豆制品取代红肉,少吃烧烤、油炸或烟熏的肉类,对健康大有裨益。

烤肉、烤鱼,或者直接在火焰上烤制其他食物产生多环芳烃化合物、杂环胺类化合物等致癌物质黏附在食物上。油炸薯条也能产生致癌物丙烯酰胺。这些致癌物质进入消化系统,增加某些癌症的风险。

某些食品添加剂、农药在高剂量可能致癌,但食品添加剂、农药在允许范围之内使用于食品和水果蔬菜是安全的。吃水果和蔬菜带来的益处远远大于其潜在的危险。

头颈部癌症与饮酒、吸烟、摄入深色水果和蔬菜不足密切相关。酒精是口腔癌、咽喉癌和乳腺癌的单独危险因素,酗酒可损害肝脏并导致肝癌的发生。这些研究结果清楚地说明,在考虑适量饮酒对心血管疾病的益处的同时,要权衡其存在的潜在危险。表 3-5-3 列举了常见癌症的危险因素和保护因素。

表 3-5-3 常见癌症的危险因素和保护因素

癌　症	危险因素	可能的保护因素
膀胱癌	吸烟,饮酒	蔬菜和水果
乳腺癌	高能量饮食,饮酒,维生素 A 摄入低,肥胖,缺乏体力活动,高饱和脂肪饮食	单不饱和脂肪,蔬菜和水果,体力活动
宫颈癌	叶酸缺乏,病毒感染,吸烟	充足的叶酸摄取,蔬菜和水果
大肠癌	高饱和脂肪,红肉,饮酒,膳食纤维、叶酸、维生素 D、蔬菜不足,缺乏体力活动,吸烟	蔬菜和水果,钙,维生素 D,牛奶及其制品,全麦类食品,体力活动
肾癌	红肉,吸烟,肥胖	蔬菜和水果
食管癌	吸烟,饮酒,腌制食品,维生素和矿物质摄入低,肥胖	蔬菜和水果
肝癌	肝炎,饮酒,黄曲霉毒素等	蔬菜
肺癌	吸烟,低维生素 A,空气污染	蔬菜和水果
卵巢癌	避孕药	蔬菜
胰腺癌	红肉,缺乏体力活动,吸烟	蔬菜和水果
前列腺癌	饱和脂肪,红肉	大豆及其制品,亚麻籽,硒
胃癌	熏制和腌制食品,吸烟,精制碳水化合物,幽门螺旋杆菌	蔬菜和水果

3. 膳食预防

坚持平衡膳食,减低脂肪摄入量,控制总能量摄入,维持理想体重。减少摄入含致癌物和致癌物前体物的食品。

增加保护性营养素的摄入。有充足的证据证实水果和蔬菜能降低癌症的发病率。水果和蔬菜含有丰富的营养以及具有抗氧化活性的植物化学物,这些物质能够防止或减低细胞中导致 DNA 损伤的氧化反应。植物化学物还能抑制机体内致癌物的产生,增强机体的免疫功能,阻止癌症发展。水果和蔬菜与豆类和全谷类食物一样,还含有大量纤维素。纤维素通过结合、稀释并迅速将潜在致癌物从消化道排空来达到抗癌作用。高膳食纤维和全谷类膳食能使个体保持健康体重。

2007 年 11 月世界癌症研究基金会公布了第二版《食物、营养、身体活动与癌症预防》

(*Food*，*nutrition*，*physical pctivity and cancer prevention*：*a global perspective*)，专家们表示，如果遵循以上建议，就有可能降低癌症发生率。建议内容如下：

(1) 在正常体重范围内尽可能瘦。确保从童年期到青春期的体重增长趋势，到21岁时使体重能处于正常体重指数的低端。从21岁时起保持体重在正常范围，在整个成年期避免体重增长和腰围增加。

(2) 将从事积极的身体活动作为日常生活的一部分。每天至少进行30min的中度身体活动(相当于快步走)。随着身体适应能力的增加，每天可进行60min或以上的中度身体活动或者进行30min或以上的重度身体活动。

(3) 限制摄入高能量密度的食物，避免含糖饮料，限制果汁摄入，尽量少吃快餐。

(4) 以植物来源的食物为主。每日至少吃5份(400g)不同种类的非淀粉蔬菜和水果；每餐都吃相对未加工的谷类和/或豆类，限制精加工的淀粉性食物；

(5) 限制红肉摄入(每人每周少于500g)，避免食用加工的肉制品。

(6) 限制含酒精饮料。如果喝酒，男性每天不超过2份(以一份酒含10～15g乙醇计)，女性不超过1份。儿童和孕妇不能饮用含酒精饮料。

(7) 限制盐的摄入量(每人每天不超过6g)，避免发霉的谷类和豆类。

(8) 强调通过膳食本身满足营养需要，不推荐使用膳食补充剂预防癌症。

(9) 特殊建议包括两条：母亲进行哺乳，孩子用母乳喂养。癌症患者应遵循癌症预防的建议。

(10) 重要建议一条：永远记住，不要吸烟或咀嚼烟草。

思考题

1. 什么是营养和营养学？营养素包括哪几种？
2. 膳食纤维有哪些生理功能？
3. 举例说明脂肪酸主要有哪些分类方法？
4. 如何对食物蛋白质进行营养学评价？
5. 人类能量消耗主要用于哪些方面的需要？
6. 膳食中存在哪些促进和抑制钙吸收的因素？
7. 体内缺铁分哪几个阶段？
8. 维生素A有哪些生理功能？
9. 抗坏血酸有哪些生理功能？
10. 脂溶性维生素和水溶性维生素有哪些异同点？
11. 膳食调查主要有哪几种方法，各自的优缺点是什么？
12. 《中国居民膳食指南》(2007年版)包括哪些内容？
13. 母乳喂养有哪些优点？
14. 糖尿病患者如何进行饮食治疗？
15. 从食物、营养的角度如何预防肿瘤？

(秦立强)

第四章 食品安全

第一节 食源性疾病

一、概念

食源性疾病是指通过摄食而进入人体的有毒有害物质(包括生物性病原体)等致病因子所造成的疾病。一般可分为感染性和中毒性,包括常见的食物中毒、肠道传染病、人畜共患传染病、寄生虫病以及化学性有毒有害物质所引起的疾病。食源性疾患的发病率居各类疾病总发病率的前列,是当前世界上最突出的公共卫生问题。

世界卫生组织认为,凡是通过摄食进入人体的致病因素,使人体患感染性或中毒性的疾病,都称为食源性疾病。从这个概念出发,一些与饮食有关的慢性病、代谢病,如糖尿病、高血压等应不包括在食源性疾病的范围内,然而国际上有人把这类疾病也归为食源性疾患的范畴。顾名思义,凡与摄食有关的一切疾病(包括传染性和非传染性疾病)均属食源性疾患。

1984 年,WHO 将"食源性疾病"(foodborne diseases)一词作为正式的专业术语,以代替历史上使用的"食物中毒"一词,并将食源性疾病定义为"通过摄食方式进入人体内的各种致病因子引起的通常具有感染或中毒性质的一类疾病"。

食源性疾病发生的三个因素:① 食物是疾病的传播媒介;② 病原物是食物中的致病因子;③ 临床表现是以急性感染或中毒为主要特征。

二、食源性疾病的特征

(1) 食物为传播媒介:主要以食物传播的方式,病原体进入机体引起疾病。如食物中毒是由于摄入含有生物性、化学性有毒有害的食物引起的,人与人之间不直接传染;而肠道传染病,除了食物传播外,人与人之间可传染;人畜共患疾病是一类在人群和家畜之间,通过食物互相感染的疾病。

(2) 疾病呈暴发性:一起食源性疾病的暴发,发病人数可从几人至成百上千人不等。

(3) 疾病具有散发性:发病的各病例间,在发病时间和地点间,可以无明显联系,病人多以单个病例散在发生;化学性食物中毒和某些有毒动植物食物中毒多以散发病例多见。

(4) 疾病的流行性:由食物传播的某些疾病,在某地区的发病显著超过该病历年散发发病水平。如 1988 年上海地区,人们由于食用被甲肝病毒污染的毛蚶引起的甲肝流行,发病人数达 29 万。

(5) 疾病的地区性:某些食源性疾病常发生于某一地区或某一人群,由于饮食习惯不同,各地区的食物品种和加工方式不同,有些食源性疾病具有地区性的特点,如肉毒中毒多见于新疆地区，霉变甘蔗中毒多发生在北方地区。

(6) 疾病的季节性：某些疾病在一定季节内呈现发病率升高的现象。有许多食源性疾病的发生具有明显的季节性的特点，如细菌性食物中毒以夏秋季节高发。

三、食源性疾病的病源

根据食源性疾病的致病因子不同，食源性疾病的病原可以分为生物性、化学性和放射性三类，其中，以生物性病原引起的食源性疾病最多见。

1. 生物性因素

生物性因素是食源性疾病最常见的病原包括细菌、真菌及真菌毒素、病毒、寄生虫及虫卵。

(1) 细菌：包括引起细菌性食物中毒的病原菌，如沙门菌属、大肠埃希菌属、副溶血性弧菌属等；引起人类肠道传染病的病原菌，如引起痢疾的志贺菌，引起霍乱的霍乱弧菌等；引起人畜共患病的病原菌，如家畜感染炭疽、鼻疽，可通过其感染的食物进入人体；患结核、布氏杆菌病的畜肉、牛奶，易引起人患病。

(2) 病毒：包括引起婴儿秋季腹泻的常见病毒，如轮状病毒、柯萨齐病毒、埃可病毒、腺病毒、冠状病毒等；引起甲肝流行的甲型肝炎病毒，如1990年江苏等地市民因摄入带有甲型肝炎病毒的泥螺而引起暴发性甲型肝炎流行。

(3) 真菌及真菌毒素：如镰刀菌属（谷禾镰刀菌）产生的雪腐镰刀菌烯醇等引起人类赤霉病麦中毒；曲霉菌属产毒株所产生的黄曲霉毒素可引起以人类急、慢性肝细胞坏死为主要特征的中毒性疾病。

(4) 寄生虫及虫卵：主要是一些人畜共患的寄生虫病。蛔虫、绦虫、旋毛虫等及其卵污染的食物，可引起人感染相应的寄生虫病；旋毛虫是猪、狗等家畜或野畜、老鼠等易感染的一种寄生虫，人摄入了带旋毛虫的肉类，使人患旋毛虫病；绦虫（囊虫）可寄生在猪、牛等家畜体内，人摄入了寄生绦虫的畜肉后，可感染绦虫病。

2. 化学性因素

化学性因素主要包括农药、兽药残留、环境污染物、激素、重金属以及食品加工中可能产生的有毒化学物质。造成上述污染的原因主要有：不合理的使用农药；食品生产工具、容器、包装材料以及食品添加剂不符合要求，产生有害化学物质如镉、铅、砷、偶氮化合物等；以及食品加工中可能产生的有毒化学物质，如反复高温加热油脂产生的油脂聚合物、烘烤或烟熏动物性食物产生多环芳羟类、食品腌制过程中产生亚硝酸盐等。

3. 放射性因素

放射性因素来源于放射性物质的开采、冶炼、生产、科研和生活使用，废物不合理的处理和意外泄漏的核素及杂质，污染水源、土壤、农作物、水产品及饲料，通过食物链转移，引起机体的慢性损害及远期损伤，如^{131}I、^{90}Sr、^{89}Sr和^{137}Cs。

四、食源性疾病的状况

由食品污染而引起的疾病是当今世界上最广泛的卫生问题之一。据报道，食源性疾患的发病率居各类疾病总发病率的第二位。据WHO和世界粮农组织（FAO）报告，仅1980年亚洲、非洲和拉丁美洲5岁以下的儿童，急性腹泻病例约有10亿，其中有500万儿童死亡。英国约有1/5的肠道传染病是经食物传播的。美国食源性疾患每年平均暴发300起以上。1972—1978年，美国因食源性疾患死亡病例达80例，其中肉毒中毒死亡30例。

我国目前尚无统一的食源性疾患报告的数据。从1953年全国建立卫生防疫站以来,相继建立了传染病报告和食物中毒报告制度,我国食物中毒报告的发病率,自1983年食品卫生法(试行)以来大幅度地下降,但仍占人口的7/100 000左右。1988年春,上海市由于食用不洁毛蚶造成近30万人甲型肝炎大流行,这是一次典型的食源性疾病的大流行。东南沿海地区每年都要发生食用河豚中毒死亡事故,在20世纪80年代,仅上海市每年死亡人数达20人左右。尤其严重的是近年来不法食品商贩用工业酒精兑制白酒引起甲醇中毒死亡事故屡禁不绝,1996年6—7月,云南省曲靖地区发生饮用白酒导致恶性甲醇中毒事件,中毒192人,死亡35人;1998年春节期间,山西朔州和大同市灵丘县又发生不法食品生产经营者用甲醇勾兑散装白酒,发生严重的甲醇引起的食物中毒,导致296人中毒住院治疗,其中27人死亡。

据最新的流行病学监测数据显示,在过去的10年间全球食源性疾病发病率不断上升,且有严重的暴发流行。据估计,目前已有250余种食源性疾病,美国每年有650万～8 100万该类疾病的病例,经济损失达50亿美元。欧洲一些国家的沙门菌感染病例增高到5倍。WHO统计报告显示,全球因食物污染而致病者已达数亿人,每年约有几亿腹泻病例,导致约300万5岁以下儿童死亡,其中约70%是因生物性污染的食品所致。在发展中国家,估计每年腹泻及其相关疾病有2.7亿病例,导致240万5岁以下儿童死亡。据WHO报告,食源性疾病的实际病例数要比报告的病例数多300～500倍。

我国食源性疾病监测体系还不健全,难以估计食源性疾病的发病情况。据卫生部统计,近几年我国食物中毒例数、人数、死亡人数有较大上升,专家估计,每年食物中毒例数至少20～40万人,食物中毒事件屡有发生。

目前,食源性疾病已经成为一个巨大并不断扩大的公共卫生问题,造成上述现象的原因主要有下面几个方面:

(1) 通过自然选择造成微生物变异,产生新的病原体对人类造成新的威胁;

(2) 新的知识和分析鉴定技术的建立,对原有的病原会有新的认识,并发现新的病原体;

(3) 生活方式的转变,使越来越多的人不在家中吃饭而在餐馆进食;

(4) 工业化产品的增长导致食物受污染的概率增大;

(5) 旅游业的发展使食源性危害快速传播,众多人群受食源性疾病暴发的威胁;

(6) 食物的世界性贸易,使病原从一个地区快速播散至另一个地区或国家,这给食源性疾病的控制和预防带来新的挑战;

(7) 食品安全问题可影响一个国家的经济和政治生活,食源性疾病业已得到全世界的关注。

五、食源性疾病的管理

1. 健全食品卫生法律法规与标准体系

只有健全食品卫生法律法规与标准体系,才能有效开展食物安全监督管理工作。应该按照WTO的有关协定和相关国际标准,适时审查和修订有关食物安全的部门规章和标准。

2. 建立和完善食品污染物监测网络

食品污染物数据是控制食源性疾病危害的基础工作,是制定国家食物安全政策法规标准的重要依据。建立和完善食品污染物监测网络,有效收集有关食物污染信息,有利于开展适合我国国情的危险性评估，创建食物污染预警系统。在保护国内消费者健康和利益的同时，提高我国在国际食物贸易中的地位。

3. 建立并完善食源性疾病预警和控制体系

这是有效预防和控制食源性疾病的重要基础。通过完善食源性疾病的报告、监测和溯源体系，借助于食物污染物监测数据，建立预警系统，可以更有效地预防和控制食源性疾病的暴发。

4. 加强食品生产经营的管理

加强食物企业诚信管理，全面实施食物卫生规范(GHP)或者良好的生产规范(GMP)，积极推行危害分析与关键控制点(HACCP)方法，加强食物生产经营的行业及自身管理，保证食物安全。同时，建立企业诚信机制，严格执行不合格食物回收制度，推行食物卫生管理员制度，建立食物安全溯源制度。

5. 加强食品安全监督、检验的力度

加强食品卫生监督队伍建设，提高处理食品安全突发事件的应急能力。

2000 年，世界卫生大会通过了《食品安全决议》，制定了全球食物安全战略，将食物安全列为公共卫生的优先领域，并要求成员国制订相应的行动计划，最大限度地减少食源性疾病对公众健康的威胁。2007 年 10 月，国务院召开常务会议，讨论并原则通过了《中华人民共和国食品安全法(草案)》，2009 年 2 月 28 日第十一届全国人民代表大会常务委员会第七次会议通过了《中华人民共和国食品安全法》，这为加强食物安全工作提供了法制保障。

六、食源性疾病的预防

(1) 尽量避免在没有卫生保障的公共场所进餐。

(2) 选择在有卫生保障的超市或菜市场购买有安全系数的食品，不买散装食品。

(3) 新鲜食品经充分加热后再食用，不喝生水。

(4) 避免生熟食混放、混用菜板菜刀等，避免生熟食交叉污染。

(5) 不生食、半生食海鲜及肉类，生食瓜果必须洗净。

(6) 强调加工凉拌和生冷类食品的清洁。

(7) 尽量每餐不剩饭菜，吃剩的饭菜尽量 10℃以下贮藏，再次食用前必须充分加热。

(8) 夏季尽量避免食用家庭自制的腌渍食品。

(9) 培养好的卫生习惯，饭前便后要洗手。

第二节　食物中毒及其预防

一、概述

(一) 食物中毒的概念

食物中毒(food poisoning)系指摄入了含有生物性和化学性有毒有害物质的食品，或把有毒有害物质当做食品摄入后出现的非传染性急性或亚急性疾病。食物中毒是最常见的食源性疾病，但是食物中毒既不包括因暴饮暴食而引起的急性胃肠炎、食源性肠道传染病(如伤寒)和寄生虫病(如旋毛虫、猪囊尾蚴病)，也不包括因一次大量或长期少量摄入某些有毒、有害物质而引起的以慢性毒害为主要特征(如致癌、致畸、致突变)的疾病。

(二)食物中毒的特点

食物中毒发生的原因各不相同,但其发病具有如下共同特点:

(1)发病呈暴发性,潜伏期短,来势凶猛,短时间内可能有多数人发病,发病曲线呈上升的趋势。

(2)中毒病人一般具有相似的临床表现,以胃肠道症状多见,常常出现恶心、呕吐、腹痛、腹泻等消化道症状。

(3)发病与食物有关,患者在近期内都食用过同样的食物,发病范围局限在食用该有毒食物的人群,停止食用该食物后很快停止,发病曲线在突然上升之后即呈突然下降趋势,无余波。

(4)食物中毒病人对健康人不具传染性。

有的食物中毒具有明显的地区性和季节性。例如,我国肉毒梭状杆菌毒素中毒90%以上发生在新疆地区;副溶血性弧菌食物中毒多发生在沿海各省;而霉变甘蔗和酵米面食物中毒多发生在北方。食物中毒全年皆可发生,但夏秋季是食物中毒的高发季节,尤其是秋季。

在我国,引起食物中毒的各类食物中,动物性食品引起的食物中毒较为常见,占50%以上,其中肉及肉制品引起的食物中毒居首位。

(三)食物中毒分类

按病原物质可分为四类:

(1)细菌性食物中毒:指由于吃了含有大量细菌或细菌毒素的食物而引起的中毒,是食物中毒中最常见的一类。主要有沙门菌食物中毒、变形杆菌食物中毒、副溶血性弧菌食物中毒、葡萄球菌肠毒素食物中毒、肉毒梭状杆菌食物中毒、蜡样芽孢杆菌食物中毒、韦梭菌食物中毒、致病性大肠杆菌食物中毒、酵米面椰毒假单胞菌毒素食物中毒、结肠炎耶尔森菌食物中毒、链球菌食物中毒、志贺菌食物中毒等。

(2)真菌毒素和霉变食品中毒:食用被产毒真菌及其毒素污染的食物而引起的急性疾病,其发病率较高,病死率因菌种及其毒素种类而异,如赤霉病麦、霉变甘蔗等中毒。

(3)有毒动植物中毒:指误食有毒动植物或摄入因加工、烹调不当未除去有毒成分的动植物食物而引起的中毒。其发病率较高,病死率因动植物种类而异。有毒动物中毒,如河豚、有毒贝类等引起的中毒;有毒植物中毒,如毒蕈、含氰苷果仁、木薯、四季豆等中毒。

(4)化学性食物中毒:指误食有毒化学物质或食入被其污染的食物而引起的中毒,发病率和病死率均比较高,如某些金属或类金属化合物、亚硝酸盐、农药等引起的食物中毒。近年来,该类食物中毒的发病比例呈上升的趋势。

二、细菌性食物中毒

细菌性食物中毒(bacterial food poisoning)是由于吃了含有大量细菌或细菌毒素的食物而引起的中毒,是食物中毒中最常见的一类。此类食物中毒,一般病程短、恢复快、预后良好,对抵抗力低的人群,如老年人、儿童、病人和身体衰弱者,发病症状常较为严重。

细菌性食物中毒全年皆可发生,但在夏秋季节发生较多。一方面是由于夏秋季节气温高,适合于微生物的生长繁殖;另一方面,夏秋季节人体肠道的防御机能下降,机体抵抗力下降,易感性增强。

引起细菌性食物中毒的食物主要为动物性食品,如肉、鱼、奶、蛋类等及其加工产品;其次为植物性食物,如剩饭、糯米凉糕等。

细菌性食物中毒发生的基本条件是：① 食物被细菌污染；② 被污染的食物在适宜的温度、水分、pH及营养条件下，细菌急剧大量繁殖或产毒；③ 食物食用前未进行加热或加热不充分，未能杀灭细菌或破坏其毒素。

细菌性食物中毒发生的原因：一是食物被致病菌污染后，在适宜的温度、水分、酸碱度和营养条件下，细菌大量生长和繁殖，大量活的细菌随着食物进入人体，侵犯肠黏膜，引起胃肠炎症状，称为感染型食物中毒；二是细菌污染食物，并且在食物上繁殖产生有毒的代谢产物（外毒素），菌体产生的毒素随着食物进入人体，经肠道吸收而引起的食物中毒称毒素型。有的食物中毒既有感染型，又有毒素型。

（一）沙门菌食物中毒

【案例 4-1】

2005年10月13日10:30左右，阳江市卫生监督所接到江城区城西医院电话报告：该院收治4名腹泻、腹痛的病人，怀疑是食物中毒，要求派人前往处理。接报后，市卫生监督所、市疾病预防控制中心立即组织相关人员到城西医院进行调查处理。经调查，4名病人均是家庭成员，是江城区城西街道办事处三江居民委员会居民。10月12日6:00～13:00，4人先后出现腹泻、腹痛等肠道症状，当时认为是普通“肠胃炎”，均自行服药治疗未见好转，于13日上午一起入院治疗。发病前72h，该家庭成员近段时间均无外出进餐史，每餐都是在家里自行烹饪共同进餐。调查9日、10日进餐食物均未见可疑；11日晚餐食物有可疑食物，当餐食谱为：鸡肉、水瓜、莲藕汤、显鱼。鸡肉是在市场购买的水盘鸡，是本次中毒事故的高度可疑食物。一家4口均发病，最早发病是12日6时，最迟发病是12日13时30分。以11日晚餐时间为标准，发病潜伏期最短是12h，最长19.5h。病人经医院治疗，病情得到有效控制，预后良好，无死亡病例发生。症状表现为：发热（2人）、恶心（3人）、腹痛（4人）、腹泻（4人）；腹痛均表现为脐周阵痛，腹泻以黄色水样便为主，腹泻次数最多达每天15次，最少每天6次。由于无当餐所剩食物和无法采集到病人呕吐物，现场只采集到病人肛拭样品4份送检验室检验。经检验，有3份肛拭样品检出沙门菌。根据流行病学调查、临床症状分析、检验室检验结果，认定这是一起由沙门菌引起的细菌性食物中毒。造成本次食物中毒的主要原因是由于进食未经充分煮熟的鸡肉，导致沙门菌感染发病。

问题：

沙门菌食物中毒有何特点？如何进行诊断？

沙门菌食物中毒在我国城乡均有发生，在细菌性食物中毒中占有很大的密度，是预防食物中毒的重点之一。

1. 病原菌

沙门菌属肠杆菌科，为具有鞭毛、能运动的革兰阴性杆菌。沙门菌属种类很多，有2 300多种血清型，我国有255个，其中引起食物中毒的主要有鼠伤寒沙门菌、猪霍乱沙门菌、肠炎沙门菌等。沙门菌进入肠道后大量繁殖，除使肠黏膜发炎外，大量活菌释放的内毒素同时引起机体中毒。

沙门菌在外界生存力强，在水中可以生存2～3周，在粪便和冰水中可生存1～2个月，在冰冻土壤中可过冬，在含盐12%～19%的咸肉中可存活75天。

沙门菌无芽孢，对热抵抗力不强，100℃立即死亡，70℃5min、65℃15min可被杀死。水经过氯化消毒5min可杀灭其中的沙门菌。沙门菌污染食物后，不分解蛋白，被污染的食物没有感官性状的变化，容易被忽视，这也是此类食物高发的原因。

2. 流行病学特点

(1) 季节性：中毒全年都可发生，但多以夏季为主，主要在5～10月份，7～9月份最多。

(2) 引起中毒食品：中毒食品以动物性食品为多见，主要是肉类，如病死牲畜肉、冷荤、熟肉等，也可由鱼、禽、奶、蛋类食品引起。

(3) 食物被污染的原因：① 沙门菌污染肉类的途径有两个：一是生前感染。家畜在宰杀前已经感染沙门菌，或动物宰杀前，由于过度疲劳消瘦以及患有其他疾病，抵抗力降低，肠道内带有的沙门菌可通过血液系统进入肌肉和内脏，使肌肉和内脏含有大量活菌；二是宰后污染。家畜在宰杀后，其肌肉、内脏接触粪便、污水、容器或带菌者而污染沙门氏菌。② 蛋类可因家禽带菌而污染。③ 水产品可因水体污染而带菌。④ 带菌的牛羊所产的奶中也可含有大量的沙门菌，因此，鲜奶及制品如果消毒不彻底，也可引起沙门菌食物中毒。

(4) 中毒原因：主要是由加工食品用具、容器或食品存储场所生熟不分、交叉污染，食前未加热处理或加热不彻底引起。

3. 发病机制

多数沙门菌食物中毒主要是由于摄入含有大量活菌的食物而引起的感染型食物中毒。沙门菌随同食物进入机体，一般要达到10^4～10^8个时才出现临床症状，抵抗力较差的机体，如老人、儿童等，则易表现出临床症状。

随食物进入肠道的细菌在肠道内繁殖，破坏肠黏膜，使肠黏膜出现充血、水肿、渗出等炎性病理变化，随后，细菌通过淋巴系统进入血液，出现菌血症，引起全身感染。

由于大量菌体在肠系膜淋巴结和单核巨噬细胞内被破坏，释放菌体内毒素，引起机体发热。另外，肠炎沙门菌、鼠伤寒沙门菌可产生肠毒素，激活小肠黏膜细胞膜上的腺苷酸环化酶，改变小肠黏膜细胞对水和电解质的吸收，使Na^+、Cl^-在肠腔潴留而导致腹泻。

4. 临床表现

沙门菌不产生外毒素，主要是食入大量活菌引起的食物中毒，属于感染型食物中毒。人体摄入被沙门菌污染的食物后是否发病，取决于食入的细菌量和身体的健康状况，食入菌量较多、健康状况较差时，发病率高，且症状重。

沙门菌食物中毒有多种多样的中毒表现，临床有5种类型，即胃肠炎型、类霍乱型、类伤寒型、类感冒型和败血症型。

(1) 胃肠炎型：潜伏期数小时至3天，一般12～24h，突然恶心、呕吐、腹痛，并伴黄绿色水样便，有时有恶臭，带脓血和黏液，多数病人体温可达38℃以上，重者有寒战、惊厥、抽搐和昏迷。病程3～7天，一般预后良好。

(2) 类霍乱型：剧烈的呕吐、腹泻，患者可因严重脱水导致循环衰竭，严重者有昏迷、抽搐等中枢神经系统症状。

(3) 类伤寒型：病情缓和，突出的症状有高烧、头痛、全身无力、神经功能紊乱，而胃肠炎症状不明显。

(4) 类感冒型：主要表现为上呼吸道感染症状。

(5) 败血症型：发病快，有高热、恶寒、出冷汗和胃肠炎症状，有些患者可出现骨髓炎、肺炎、脑膜炎等并发症。

5. 预防措施

(1) 防止污染：要采取积极措施控制感染沙门菌的病畜肉类流入市场；不食用病死、毒死以及死因不明的畜、禽、兽的肉及内脏；注意生熟分开，防止交叉污染；食品从业人员要定期进行带菌体检，一经发现带菌，立即调离岗位，不得继续从事与食品相关的工作。

(2) 控制繁殖：沙门菌繁殖的最适温度为37℃，但在20℃以上即能大量繁殖，因此低温储存食品是一项重要预防措施。冷藏食品如果控制在5℃以下，并做到避光、断氧，则效果更佳。

(3) 高温杀灭细菌：对可能带菌的食品，在食用前采用加热灭菌法是预防食物中毒的关键措施。加热灭菌的效果与加热的温度、持续的时间、加热的方式、食物的体积、沙门菌的类型及污染的程度等有关。为彻底杀灭肉类中可能存在的各种沙门菌，应保证肉块中心温度至少达到80℃，12min。烹调时肉块不宜过大，禽蛋煮沸8min以上，剩菜食用前应充分加热。

(二) 葡萄球菌食物中毒

葡萄球菌食物中毒即摄入含有大量葡萄球菌肠毒素污染的食物所引起的毒素型食物中毒。

1. 病原菌

葡萄球菌是常见的化脓球菌之一，在空气、土壤、水、粪便、污水及食物中广泛存在，主要来源于动物及人的鼻腔、咽喉、皮肤、头发及化脓性病灶。

葡萄球菌可产生多种毒素(A、B、C、D、E型)和酶类。引起食物中毒的主要病原菌是能产生肠毒素的葡萄球菌，其中以金黄色葡萄球菌致病力最强，此菌耐热性不强，最适生长温度为37℃，最适pH为7.4，约50%以上的金黄色葡萄球菌菌株可在实验室条件下产生两种或两种以上的葡萄球菌肠毒素。食物中的肠毒素耐热性强，一般烹调温度不能将其破坏，218～248℃高温下经30min才能被破坏。

葡萄球菌肠毒素(enterotoxin)是可溶性单链蛋白质，耐热，100℃加热30min仍能保持部分活性，也不受胰蛋白酶的影响，按其抗原性和等电点的差异分为A、B、C_1、C_2、C_3、D、E、F等8个血清型，均能引起食物中毒，其中A型毒性最强，B型耐热性最强。要破坏食物中存在的葡萄球菌肠毒素，须加热100℃ 2h，巴氏消毒和一般家庭烹调温度不能破坏此类毒素。

2. 流行病学特点

(1) 季节性：全年皆可发生，多发生在夏、秋季节，其他季节亦可发生。

(2) 引起中毒的食品：中毒食品主要为乳及乳制品、蛋及蛋制品、各类熟肉制品，其次为含有乳制品的冷冻食品，个别也有含淀粉类食品。我国主要是乳及乳制品、含乳糕点、荷包蛋、糯米凉糕、凉粉、剩饭等。食品引起中毒必须具备两个条件：食品被葡萄球菌污染；食品被污染后具有细菌生长繁殖产生毒素的条件。

(3) 食物被污染的原因：① 带菌者对食物的污染：葡萄球菌广泛分布在自然界，人和动物的鼻腔、咽喉、消化道带菌率均很高。健康人带菌可达20%～30%，上呼吸道金黄色葡萄球菌感染的患者，鼻咽带菌率可达83.3%。② 奶牛患化脓性乳腺炎时，其乳汁中可带有葡萄球菌。③ 畜、禽患化脓性感染时,感染部位的葡萄球菌可造成肉类的污染。④ 食品被葡萄球菌污染后,如果在较高温度下保存时间过长,如在25～30℃环境中放置5～10h,可产生足以引起食物中毒的葡萄球菌肠毒素。

(4) 肠毒素形成的条件:① 食物受污染的程度:食物中葡萄球菌污染越严重,繁殖速度越快,亦越易产生毒素。② 温度:产生肠毒素的最适温度是20～37℃。在不超过37℃的温度范围内,温度越高,产生肠毒素需要的时间越短。一般在37℃左右12h即可产生足以引起中毒的肠毒素,18℃左右则需要3天,4～7℃下经4周亦无肠毒素产生。③ 环境条件:当通风不良、氧分压低时,肠毒素易于形成,如污染葡萄球菌的剩饭在通风不良的条件下存放,极易形成毒素;放置时间越长,产生肠毒素越多。在20%～30%的CO_2环境中,如果有糖存在,则有利于肠毒素的产生。④ 食品:富含蛋白质与水分,且含一定淀粉的食物,如奶油糕点、冰激凌、剩米饭、凉糕等,或含油脂较多的食物,如油炸鱼罐头、油煎荷包蛋等,受葡萄球菌污染后易形成毒素。

3. 发病机制

葡萄球菌肠毒素作用于胃肠道黏膜,引起充血、水肿与糜烂等炎症变化及水电解质代谢紊乱,导致腹泻;另外,葡萄球菌肠毒素以完整的分子经消化道吸收入血,到达中枢神经后刺激呕吐中枢致病。

4. 临床表现

起病急,潜伏期短,一般在2～3h,多在4h内,最短1h,最长不超过10h。中毒表现为典型的胃肠道症状,如恶心、剧烈而频繁地呕吐(严重者可呈喷射状,呕吐物中常有胆汁、黏液和血)、腹痛、腹泻(水样便)等。因多次的剧烈呕吐,加上腹泻,可导致虚脱和严重的脱水。一般年龄越小,对葡萄球菌肠毒素的敏感性越强,因此儿童发病较多,并且病情较成人严重。病程较短,一般在1～2天痊愈,很少死亡。

5. 预防措施

(1) 防止污染:① 防止带菌人群对食物的污染,定期对食品加工人员、饮食从业人员、保育员进行健康检查,对患局部化脓性感染(疖疮、手指化脓等)、上呼吸道感染(鼻窦炎、化脓性咽炎、口腔疾病等)者,应暂时调换其工作。② 防止葡萄球菌对奶制品的污染,定期对奶牛的乳房进行检查,患化脓性乳腺炎时其奶不能食用。健康奶牛的奶在挤出后,应迅速冷却至10℃以下,防止在较高温度下该菌的繁殖和毒素的形成。奶制品应以消毒奶为原料。③ 患局部化脓性感染的畜、禽肉尸应按病畜、病禽肉处理,切除病变部位后,可食肉经高温处理以熟制品出售。

(2) 防止肠毒素的形成:低温、通风良好条件下储存食物,可防止葡萄球菌生长繁殖,以及防止毒素形成。因此,食物应冷藏或置阴凉通风的地方,如剩饭在常温下应置阴凉通风的地方,其放置时间亦不应超过6h,在气温较高的夏、秋季节,食用前还应彻底加热。

(三) 肉毒梭菌毒素食物中毒

肉毒梭菌毒素食物中毒即肉毒梭状芽孢杆菌在食物中生长繁殖产生外毒素所引起的神经型食物中毒,此类中毒发病急,病情重,病死率高,危害严重。

1. 病原菌

肉毒梭菌是一种革兰阳性厌氧菌,具有芽孢,主要存在于土壤、江河湖海的淤泥及人畜粪便中。肉毒梭菌芽孢能耐高温,180℃干热5～15min,100℃湿热5h,高压蒸气121℃

30min 才能将其杀死。

食物被污染后，在厌氧条件下产生肉毒毒素(botulinum toxin)，该毒素也是导致此类食物中毒的主要原因。肉毒梭菌可产生 A、B、$C_α$、$C_β$、D、E、F、G8 型肉毒毒素，引起人类中毒的有 A、B、E、F 4 型，其中 A、B 型最为常见。该类毒素是一种强烈的神经毒素，毒性比氰化钾强 1 万倍，对人的致死量约为 10^{-9} mg/kg。肉毒毒素不耐热，80℃ 30min，100℃ 10min 即被破坏，在碱性溶液中也容易被破坏。

2. 流行病学特点

(1) 季节性：四季均可发生中毒，多发生在冬、春季节。

(2) 中毒食品：中毒食品与饮食习惯有关，我国主要为家庭自制的豆类制品(发酵豆、面酱、臭豆腐)，其次为肉类和罐头食品。新疆察布查尔地区是我国肉毒梭菌中毒多发地区，以该地区为例，其土壤中该菌检出率为 22.2%，未开垦荒地该菌检出率为 28.25%，该地区粮谷、豆类经厌氧条件的发酵制品该菌检出率分别为 12.6%和 14.88%。

1960—1995 年，青海省共发生肉毒中毒 45 起，主要分布在牧区，中毒食品是动物性食品，主要是密封越冬牛肉，食用方式以生食为主。

欧洲肉毒中毒主要为火腿、腊肠及其他肉类制品；美国主要为家庭自制的水果、蔬菜罐头；日本主要因食用鱼、鱼子制品引起中毒。

(3) 中毒原因：主要是被污染了肉毒毒素的食品在食用前未进行彻底的加热处理；另外，食品在密闭环境(厌氧条件)中发酵或装罐、发酵温度过高、食品的含盐量低于 8%或 pH 为 4.7～7.6，或含有合适的水分等原因均可导致食品被污染而导致该类中毒的发生。

3. 发病机制

随食物进入肠道的肉毒毒素在小肠内被胰蛋白酶活化并释放出神经毒素，该毒素被小肠黏膜细胞吸收入血，作用于周围神经与肌肉接头处、自主神经末梢及颅神经核，可阻止胆碱能神经末梢释放乙酰胆碱，使神经冲动的传递受阻，终致肌肉麻痹和瘫痪。重症者可见脑神经核及脊髓前角退行性变，脑及脑膜充血、水肿及血栓形成。

4. 临床表现

潜伏期数小时至数天不等，一般为 12～48h，最短者 6h，长者可达 8～10 天。潜伏期的长短和症状的轻重与食入毒素的多少有密切的关系，潜伏期越短病死率越高。前驱症状为头晕、头痛、无力、食欲不振，有的可能有恶心、呕吐、便秘、腹泻等胃肠道症状；主要症状为运动神经麻痹，随着病情进展，表现为眼症状、延髓麻痹和分泌障碍。

视神经麻痹可导致视力减弱、视物模糊、眼球震颤，出现复视、斜视、眼睑下垂、眼球固定、瞳孔散大、对光反射迟钝或消失等，为该类食物中毒的特有症状。

延髓麻痹可导致软腭肌肉、舌肌、咽肌、喉肌麻痹而导致语言障碍、声音嘶哑直至失音，咀嚼障碍，舌运动不灵活，吞咽困难；面部肌肉瘫痪；耳神经障碍；膈神经麻痹，导致呼吸困难；肌肉运动神经麻痹，不能抬头，四肢软瘫。

分泌障碍表现为唾液分泌减少，口腔干燥，感觉口渴，胃液和胆汁分泌减少，汗液分泌减少。

病情的持续发展可导致呼吸肌麻痹，胸部压迫感，呼吸困难，可因呼吸衰竭而死亡。

在整个疾病的发展过程中，患者的体温正常，意识清楚，病程一般 2～3 周。病人经治疗后，可在 4～10 天后恢复，但视力和全身无力症状恢复较慢，一般没有后遗症。此类中毒如果治疗不及时,病死率较高,可达40%以上。

5. 预防措施

(1) 防止污染:自制发酵酱类时,原料应清洁新鲜,腌渍前必须充分冷却,盐量要达到14%以上,并提高发酵温度,要经常日晒,充分搅拌,使氧气供应充足,并且要彻底蒸煮灭菌;罐头食品要严格灭菌,储存过程中发生胖听或破裂时,不得食用。

(2) 控制繁殖:加工后的食品要迅速冷却并在低温环境中储存,避免储存在高温或缺氧的环境,防止肉毒梭菌的芽孢变成繁殖体,控制其繁殖及产生毒素。不吃生酱。

(3) 加热破坏毒素:肉毒梭菌毒素不耐热,加热80℃经30min或100℃经10~20min,可使各型毒素破坏。因此对可疑食品进行彻底加热是破坏毒素、预防肉毒梭菌食物中毒的有效措施。

(四) 副溶血弧菌食物中毒

副溶血性弧菌食物中毒即由于食用了被副溶血性弧菌污染的食物后,引起的以胃肠炎症状为主要表现的食源性疾病,是我国沿海地区常见的一种食物中毒。

1. 病原菌

副溶血弧菌是分布极广的一种嗜盐性细菌,存在于近岸海水、海底沉积物和鱼、贝类等海产品中,为革兰阴性,有鞭毛,兼性厌氧菌;在含盐3%~4%的培养基中生长最为旺盛,在无盐培养基上不生长,但在营养成分丰富的无机盐培养基上,此菌仍能良好生长。生长的pH范围为5.0~9.6,最适pH 7.5~8.5;温度范围为15~40℃,最适温度为37℃。

副溶血弧菌不耐热,75℃加热5min或90℃加热1min即可杀灭。对酸敏感,在稀释1倍的食醋中经1min即可死亡。在淡水中生存不超过2天,海水中能生存47天以上。繁殖的最适温度为30~37℃。带有少量细菌的食品,在适宜温度下经3~4h,细菌可急剧增加,并可引起食物中毒。海产品带菌率可高达90%以上,海港及鱼店附近的蝇类带菌率也很高。

致病性副溶血性弧菌可以使人或家兔的红细胞发生溶血,使血琼脂培养基上出现β溶血带,称为神奈川试验阳性。

2. 流行病学特点

(1) 地区性和季节性:多发生于沿海地区,每年6月份开始出现,7月份大量增加,高峰期为8~9月份的高温季节。海产品大量上市时多发,冬季未见发生,主要与海产品的消费有关。经常暴露于该菌者,可获得一定的免疫力,新来沿海地区的人如进食受副溶血性弧菌污染的食物,发病率往往高于本地居民。近年来,由于沿海和内地间交通往来的加强,内地也常有该类食物中毒的发生。

(2) 中毒食品:主要是海产品引起中毒,如鱼、虾、蟹、贝类等;其次为受到该菌污染的肉类及咸菜;沿海居民带菌率较高,也可发生带菌者传播。

(3) 中毒原因:① 近海海水及海底沉淀物中副溶血性弧菌对海产品直接污染,还可通过污染海域附近的塘、河、井水,使该区域淡水鱼、虾、贝受到污染。② 人群带菌者对食品的污染:带菌者在食品加工、烹调等环节可污染食物。③ 生熟交叉污染:食品在储存、加工、烹调等环节中,食物容器、砧板、切菜刀等处理食物的工具生熟不分时,副溶血性弧菌可通过上述工具污染熟食物或凉拌菜。

3. 发病机制

主要是由于副溶血弧菌的活菌所致。人体摄入致病活菌 10^6 个以上，几小时后即可发生胃肠炎。另外，细菌在胃肠道繁殖，可引起组织病变，并可产生耐热溶血毒素，二者可对肠道产生协同作用。

4. 临床表现

潜伏期 2～40h，最短者 1h，长者 24～48h。发病急，胃肠道反应为主，发病初期症状为腹部不适，上腹部阵发性绞痛或胃部痉挛性疼痛，脐部及回盲部亦有疼痛。上腹部的阵发性绞痛可持续 1～2 天，继而腹泻、呕吐，腹泻每日几次或十几次。开始是水样便，后转为脓血便和黏液血便；呕吐物多为胃内容物，次数不多，持续时间短；病人可发烧，温度在 38～40℃。重者出现脱水、虚脱、血压下降，病程一般 3～4 天，预后良好，少数重症病人可休克、昏迷甚至死亡。

5. 预防措施

(1) 防止污染：海产品冷冻保藏前，应用淡水充分冲洗干净，去除大量细菌和污物；接触过海产品的炊具、容器、水池及食品从业人员的手，要洗刷干净，避免污染其他食物。

(2) 控制繁殖：海产品及各种熟食，应低温储存。对烹调后的鱼虾和肉类等熟食品，应放在 10℃以下存放，存放时间最好不超过 2 天。剩余食物食前应彻底加热，防止生熟食品交叉污染。

(3) 杀灭细菌：加工海产品，如鱼、虾、蟹、贝类一定要烧熟煮透。蒸煮时需加热 100℃ 30min。海产品用盐腌渍也可有效地杀死细菌；烹调或调制海产品生冷拼盘时，要置食醋内浸泡或在沸水中漂烫以杀灭副溶血性弧菌；养成良好的饮食习惯，不生吃海产品及盐腌不当的贝壳类，不吃腐败变质的食物。

(五) 大肠杆菌(O157：H7)食物中毒

1. 病原菌

大肠杆菌是革兰阴性杆菌，能发酵乳糖及多种糖类，产酸产气，该菌属在自然界中生命力很强，能在土壤、水中存活数月。大肠埃希菌常见于人、动物肠道内，许多类型不致病，在肠道内有有益功能。该菌不耐高温，60℃ 20min 可灭活；耐酸不耐碱；对氯敏感。

当人体抵抗力减弱或者食入被大量活的致病性大肠杆菌污染的食物时，可引起以急性胃肠炎、发热为主要表现的感染型食物中毒。致病性大肠埃希菌有肠致病性大肠埃希菌(enteropathogenic E. coli，EPEC)、肠产毒性大肠埃希菌(enterotoxigenic E. coli，ETEC)、肠侵袭性大肠埃希菌(enteroinvasive E. coli，EIEC)、肠出血性大肠埃希菌(enterohemorrhagic E. coli，EHEC)。引起食物中毒的致病性大肠埃希菌的血清型主要有 O157：H7、O111：B4、O55：B5 和 O26：B6 等。

大肠埃希菌 O157：H7 被认为是 20 世纪 90 年代最重要的食源性病原菌之一。O157：H7 大肠杆菌是致病性大肠埃希菌中肠出血性大肠杆菌的一种最常见的血清型，可寄居于牛、猪、羊、鸡等家畜家禽的肠内，一旦侵入人的肠道，便依附于肠壁，产生类志贺样毒素和肠溶血毒素，导致人类发生出血性结肠炎和溶血性尿毒综合征。

我国早在 1987 年就从腹泻病人粪中分离出 O157：H7 菌株，但一直未发生暴发流行。美国于 1982 年以后频频出现由 O157：H7 菌株引发的食物中毒，至今已记载了 60 多起。1993 年美国发生的 O157：H7 大肠杆菌食物中毒中，有 700 多位儿童感染，其中 51 人发生溶血性尿毒综合征,4 人死亡。

1996 年日本有 62 所小学的 6 295 名小学生感染了 O157:H7 大肠埃希菌,其中 92 例并发出血性结肠炎和出血性尿毒症,数名学生死亡,之后迅速流行,波及日本 36 个府县,有上万人感染患病,引起了世界各国极大关注。

2000 年,在江苏、安徽等地暴发的 O157:H7 食物中毒事件导致 177 人死亡,中毒人数超过 2 万人。

O157:H7 毒力极强,很少量的病菌即可使人致病,对细胞破坏力极大,主要侵犯小肠远端和结肠,引起肠黏膜水肿出血,同时可引起肾脏、脾脏和大脑的病变。

2. 流行病学特点

(1) 地区性:以欧美地区及日本等发达国家多见,北方较南方多见,提示该类食物中毒的感染流行与饮食习惯有关。食品和饮品是病原传播的主要媒介,且多以暴发形式流行,尤以食源性暴发更多见。

(2) 中毒食品:常见中毒食品和饮品是肉及肉制品、汉堡包、生牛奶、奶制品、蔬菜、鲜榨果汁、饮水等。致病性大肠杆菌存在于人和动物的肠道中,随粪便排出而污染水源、土壤。受污染的土壤、带菌者的手均可污染食物,或被污染的器具再污染食物,直接传播较罕见。

(3) 季节性:中毒多发生在夏秋季,尤以 6~9 月份更多见。所有人群对此菌普遍易感,其中小儿和老年人更易感。

3. 发病机制

致病性大肠杆菌食物中毒的致病物质,主要是不耐热的肠毒素、耐热的肠毒素、定居因子、类志贺毒素等。

(1) 急性胃肠炎型:主要是由产毒性大肠杆菌引起。此类中毒的发病机制有两个方面:一是该菌定居因子对小肠黏膜表面具有黏附能力,并可在小肠内壁繁殖;二是该菌产生不耐热的肠毒素和耐热的肠毒素,两种肠毒素毒性部分进入肠黏膜上皮细胞内,使肠腔潴留大量水分和电解质,导致腹泻和呕吐。

(2) 急性菌痢型:主要是由侵袭性大肠杆菌、致病性大肠杆菌和出血性大肠杆菌引起。由于具有侵袭力的作用或产生类志贺毒素,黏附侵入肠黏膜上皮细胞,并在上皮细胞内繁殖;同时,还侵入黏膜固有层,使黏膜和黏膜下层产生炎症、溃疡或出血变化,造成小肠结构或功能受损。

4. 临床表现

不同的致病性大肠杆菌有不同的致病机制,所以临床表现也各不相同,主要有以下三种类型。

(1) 急性胃肠炎型:潜伏期一般为 10~15h,短者 6h,主要由 ETEC 引起,是致病性大肠埃希菌食物中毒的典型症状。表现为腹泻、上腹痛和呕吐;粪便呈水样或米汤样,每日 4~5 次;部分患者腹痛较为剧烈,可呈绞痛;吐、泻严重者可出现脱水,乃至循环衰竭;发热,38~40℃;病程 3~5 天。

(2) 急性菌痢型:潜伏期 48~72h;主要由 EIEC 引起,表现为血便、脓便,里急后重、腹痛;部分病人有呕吐、发热,38~40℃,可持续 3~4 天;病程 1~2 周。

(3) 出血性肠炎型:潜伏期 3~4 天;主要由 O157:H7 大肠杆菌引起,表现为突发性剧烈腹痛、腹泻,先水样便后血便,甚至全为血水;可有低热或不发热、呕吐;重者可出现溶血性尿毒综合征、血小板减少等；老年人、儿童多见；病程10天左右；病死率为3%～5%。

5. 预防措施

(1) 防止污染：致病性大肠杆菌食物中毒是由于食物带有大量活的细菌引起的，因此防止食物带菌是预防的关键。加强水源卫生保护，防止水源性污染；带菌者和腹泻病人是主要的传染源，一旦发现带菌者，不得让其从事直接接触食品的工作；严格执行食品卫生操作规程，食品生产、加工企业尤其是餐饮业应严格保证食品的安全性，防止生熟交叉污染；养成良好的个人卫生习惯，饭前便后洗手。

(2) 控制繁殖：熟肉、内脏制品、酸牛奶、点心、凉拌菜等，食用前应在低温下短时间存放，防止细菌污染。

(3) 杀灭病原体：病畜病禽的体内和内脏带菌率较高，食用前须经高温彻底杀灭细菌；存放时间稍长的熟食品，食用前应彻底加热灭菌。

(六) 变形杆菌食物中毒

1. 病原菌

变形杆菌(proteus)为革兰阴性、需氧或兼性厌氧腐败菌，对营养要求不高，普通培养基上生长良好，4～7℃即可繁殖，属低温菌。该菌广泛分布于自然界，在土壤、污水和垃圾中均可检出，对热抵抗力较弱，55℃经1h或煮沸数分钟即死亡，在1%石炭酸中30min可被杀死。

2. 流行病学特点

(1) 季节性：变形杆菌食物中毒多发生于夏秋季节，7～9月份最多见。

(2) 中毒食品：主要是动物性食品，特别是熟肉和内脏制品冷盘，豆制品、凉拌菜和剩饭等亦有发生。变形杆菌常与其他腐败菌共同污染生食品，使生食品发生感官上的改变，但熟制品被污染后通常无感官上的变化，易被食用者忽视。

(3) 食品被污染的原因：① 人类带菌者对食品的污染；② 生熟交叉污染。处理生熟食品的工具、容器未严格分开，使熟食受到重复污染，在高温下长时间存放，食用前未进行再加热或加热不彻底。

3. 发病机制

主要是随食物进入人体的大量活菌引起，属于感染型中毒；也有一些细菌可产生肠毒素，引起毒素型急性胃肠炎。

4. 临床表现

潜伏期一般为10～12h，最短为2～5h，表现为腹痛、恶心、呕吐、发冷、发热、头晕、头痛、全身无力、肌肉酸痛等症状，重者脱水、酸中毒、血压下降、惊厥、昏迷。腹痛剧烈，多呈脐周剧烈绞痛或刀割样疼痛。腹泻一般在数次至10余次，腹泻物常伴有黏液和恶臭，体温38～40℃。该类食物中毒发病率较高，病程较短，为1～3天，多数患者在24h内恢复，一般预后良好。

5. 预防措施

变形杆菌食物中毒的预防原则为防止污染、控制细菌繁殖和食品食用前彻底加热，杀灭病原菌。

食品应冷藏保存；防止带菌者污染和生熟食物交叉污染；重视食品加工过程中的卫生工作，避免各种因素对食品的污染。食品在烹调时，应充分加热，烧熟烧透，彻底灭菌。熟食存放时间不宜过长,食用前应再次加热灭菌。

(七)其他细菌性食物中毒

其他细菌性食物中毒见表4-2-1。

表4-2-1 其他细菌性食物中毒

中毒名称	病原	临床表现	中毒食物	预防措施
李斯特菌食物中毒	主要为单核细胞增生李斯特菌	胃肠炎、脑膜炎及败血症,发热,孕妇流产或死胎	乳及乳制品、肉类制品、水产品,特别是冰箱中保存时间较长的乳制品、肉类制品	对冰箱冷藏的熟肉制品、直接入口的方便食品、牛乳,食用前彻底加热
产气荚膜梭菌食物中毒	产气荚膜梭菌肠毒素,对胰蛋白酶和木瓜蛋白酶有抗性	急性胃肠炎,多为稀便和水样便,少有恶心、呕吐	动物性食物	低温储存食物,食用前彻底加热
蜡样芽孢杆菌食物中毒	由蜡样芽孢杆菌产生的腹泻毒素和呕吐毒素	恶心、呕吐、腹痛	乳及乳制品、肉类制品,特别是米饭、米粉	含淀粉多的食物如剩饭、香肠应防止污染,食用前100℃加热20～60min
链球菌食物中毒	D族链球菌中的粪链球菌	感染型、毒素型或混合型,潜伏期6～24h,急性胃肠炎症状,体温略高,偶有头痛、头晕等	动物性食品,尤其熟肉制品	防止对熟肉制品再污染
志贺菌属食物中毒	宋内志贺菌及其肠毒素	感染型、毒素型或混合型,潜伏期6～24h,剧烈腹痛,腹泻,水样、血样或黏液便,体温40℃,里急后重	肉、奶及其制品	防止肉、奶及其制品的污染
空肠弯曲菌食物中毒	空肠弯曲菌及其霍乱样肠毒素	感染型,毒素型或混合型,潜伏期3～5天,急性胃肠炎症状,体温38～40℃	动物性食品、奶制品	重点为幼儿食品及奶类食品卫生管理,空肠弯曲菌不耐热,食用前要彻底加热

三、真菌及其毒素食物中毒

真菌及其毒素食物中毒是由于食入含有产毒霉菌产生的大量霉菌毒素的食物所引起的食物中毒。

真菌产生的有毒代谢产物,称为真菌毒素(fungal toxin),该类毒素结构简单,分子量小,对热稳定,一般的加热温度不被破坏,人们可通过食用被真菌毒素污染的粮食、食品而中毒或食用被真菌毒素污染的饲料喂养的畜禽肉、奶、蛋而致病。该类食物中毒的发生与食物有一定的联系,检查可疑食物或饲料时,常可发现真菌或真菌毒素,检查中毒者的排泄物常可发现真菌毒素。此类食物中毒的发生有一定的季节性、地区性,反复接触,机体不产生抗体,用化学药物或抗生素治疗,疗效差或无效。

中毒的食品主要是粮谷类、甘蔗等富含糖类及水分含量适宜霉菌生长和产毒的食品。

（一）赤霉病麦食物中毒

【案例 4-2】

2003 年 3 月，东明县陆圈镇发生一起 7 天内同一家庭 3 次食物中毒的事件，首次食物中毒发生于 3 月 2 日晚 8 时。刘某一家除其子因上学于当日下午 5 时离家去学校食宿外，其余三口均在食用新蒸馍后约 1h 发病，经村卫生室对症治疗后于当晚 10 时左右症状消失，未予特别注意。3 月 3 日晚 7 时，刘某一家三口于晚饭后约 1h 再次发病，症状与第一次基本相似，引起刘某重视。3 月 8 日，刘某及其子一家四口于食用新蒸馍后发生第 3 次食物中毒。

对 1 周内食物分析，3 次食物中毒均为食用馍后发病。其他食品已食用多次，均无异常反应。调查证实，近 1 周所食馍为 1 周前从集市上购得的小麦经本村磨面机加工后于 3 月 2 日首次食用。第 1 次及第 2 次中毒刘某之子因出外上学就餐未食用馍而未发病，第 3 次刘某之子在家吃饭食用馍后发病。刘某其余家庭成员 3 次食用该馍后 3 次发生食物中毒，未食用馍者不发病，中毒可疑食品为馍。

3 次食物中毒临床症状基本相似，均以头疼、头晕、恶心、呕吐等为主，且临床症状相对较轻，经对症治疗后很快消失，无化学性食物中毒特有临床表现，基本可排除化学性食物中毒。经感官检查，剩余馍色泽略暗，表面基本光洁、干净，无明显异味，无腐败变质、霉变现象，且第 1 次及第 3 次食物中毒均为食用新蒸馍后发病，不可能存在细菌性食物中毒的可能。对其剩余小麦感官检查，部分小麦粒皮皱、干瘪、灰暗、胚部有明显红色病斑，符合赤霉病麦特征，疑似赤霉病麦。

3 次食物中毒平均潜伏期 1.2h，最短潜伏期 0.8h，最长潜伏期 1.5h。临床症状以恶心、呕吐、头痛、头晕为主，刘某第 2 次及第 3 次食物中毒尚有精神恍惚、颜面潮红等表现，3 次中毒均无明显腹痛、腹泻病症。经对症治疗约 1h 后临床症状消失。

实验室资料：(1) 感官检出：20％的病麦麦粒呈灰白色、皮皱干瘪，无光泽，腹沟内有毛状物，胚部有红色病斑，表面有红色霉状物。

(2) 物理方法检出：样品麦容重 12％，千粒重 24g，出粉率 62％。

(3) 致呕试验：取同龄鸽 10 只，每 5 只为一组，分试验组与对照组。试验组取病麦研碎后用生理盐水混悬剂 0.5mL 肌内注射，对照组取生理盐水 0.5mL 肌肉注射，15min 后试验组鸽反复呕吐，对照组无反应。

问题：

赤霉病麦毒素引起的食物中毒有何特点？如何诊断？

赤霉病麦食物中毒是真菌性食物中毒的一种，在我国长江中、下游地区较为多见，东北和华北地区也有发生，是由于误食赤霉病麦等引起的以呕吐为主要症状的急性中毒。赤霉病麦是被禾谷镰刀菌感染，并产生赤霉病麦毒素，该毒素包含多种毒性成分，毒素对热稳定，一般烹调不能去毒。进食量越多，发病率越高，病情越严重。

1. 病原

赤霉病麦是由于霉菌中的镰刀菌感染了麦子所致，其中最主要的是禾谷镰刀菌，发生赤霉病的病麦，其麦粒颜色灰暗带红，谷皮皱缩，胚芽发红，其有毒成分为赤霉病麦毒素，包括雪腐镰刀菌烯醇、镰刀菌烯酮-X、T_2 等四十多种毒素，是霉菌的代谢产物。

赤霉病麦毒素对热稳定，加热120℃并不能破坏其毒性；用酸及干燥的方法处理后，其毒性不减；用碱及高压蒸汽处理后，毒性可减弱，但不能完全破坏。

2. 流行病学特点

每年都会发生，我国每3～4年就有一次大流行；在我国长江中、下游地区较为多见，东北、华北地区也有发生。中毒原因主要是麦收后吃了受病害的新麦，也有因误食库存的赤霉病麦或霉玉米所致。

3. 临床表现

潜伏期0.5～2h。主要症状为恶心、呕吐、腹痛、腹泻；头晕、头痛、手足发麻、四肢酸软、步态不稳、颜面潮红和醉酒样欣快感，形似醉酒，故又称“醉谷病”。症状以呕吐最明显，可持续2h，中毒症状轻者，一般1天左右缓解，重者可出现呼吸、体温、血压的波动，一般持续2h后恢复正常。对患者可采取对症治疗，严重呕吐者，应补充液体。

此类食物中毒，一般起病急，症状轻，病程短，预后好，通常不需要治疗，停止食用后可自行恢复。

4. 预防措施

(1) 加强田间管理，预防谷类感染镰刀菌，贮存粮食时应防止霉变。粮食收获后及时脱粒、晾干，储存时粮食水分不超过13%。

(2) 对已霉变的谷物，应采取去毒措施，如用碾磨去皮法去除毒素等。

(3) 制定粮食中赤霉病麦毒素的限量标准，加强粮食卫生管理。

(二) 霉变甘蔗中毒

霉变甘蔗食物中毒是指食用了因保存不当而霉变的甘蔗所引起的急性食物中毒。甘蔗产在南方，而中毒常发生在北方。

1. 病原

甘蔗在不良条件下经过冬季储存，到次年春季出售时，真菌大量繁殖产生毒素，导致中毒发生。导致甘蔗发生霉变的产毒真菌是节菱孢霉菌，产生的毒素为3-硝基丙酸，此毒素是小分子量神经毒，主要损害中枢神经系统，引起脑组织水肿、缺血、缺氧、坏死，尤其是未完全成熟的甘蔗，因其含糖量低，更有利于霉菌生长繁殖。

2. 流行病学特点

中毒常发生于我国北方，春季2～3月份，发病年龄多为儿童。

3. 临床表现

潜伏期较短，10min至数小时，发病初始为消化道症状，如出现恶心、呕吐、腹痛、腹泻，随后出现神经系统症状，如头晕、头痛，眼球侧向凝视，抽搐，四肢强直，手呈鸡爪状，大小便失禁，牙关紧闭，瞳孔散大，紫绀，口吐白沫，呈去大脑强直状态，每日发作几次至数十次，随后进入昏迷状态，常死于呼吸衰竭。

此病无特效治疗方法，发现中毒后应尽快催吐、洗胃、灌肠，以排出毒物，并进行对症处理，幸存者可留下终生残疾，后遗症主要为锥体外系症状。

4. 预防措施

(1) 甘蔗在成熟后才可收割，贮存时应防止霉变。

(2) 已变质的严禁售卖。

(3) 会辨认霉变的甘蔗，不吃变质的食物。霉变甘蔗易于鉴别：蔗体光泽不好，变色变质;断面可见白色絮状或绒毛状菌丝呈浅棕色及棕色;结构疏松,质地较软,闻之有酸味或酒糟味。

（三）黄变米和黄粒米毒素中毒

黄变米和黄粒米毒素中毒是由于稻谷收获未及时干燥,水分含量过高,贮存过程中霉菌大量繁殖使米粒变黄,同时含大量黄变米毒素,如黄绿毒素、岛青霉毒素(成分包括黄天精,也叫黄变米毒素,以及岛青霉环肽毒素,也叫岛青霉素)、桔青霉素等。其中黄绿霉毒素为神经毒物质,有抑制脊髓运动神经的作用;岛青霉毒素和黄变米毒素可引起肝硬化和肝癌;桔青霉毒可引起肾脏肥大及肾脏功能障碍。

（四）霉变甘薯中毒

甘薯因贮藏不当,造成霉菌污染使甘薯局部变硬,表面塌陷呈黑褐色斑块,变苦进而腐烂,称为黑斑病。黑斑病是由镰刀菌等污染引起的,产生的毒素有甘薯酮、甘薯醇、甘薯宁等。病初发生恶心、呕吐及腹痛、腹泻,严重者出现高热、神志不清、昏迷、肺水肿甚至死亡。目前还没有特效药治疗。

四、有毒动植物中毒

有毒动植物性食物中毒是由于食用了某些含有天然有毒成分或由于储存不当,产生大量有毒成分的动物或植物后引起的中毒。常见于以下三种情况:① 某些动植物在外形上与可食的食品相似,但含有天然毒素,如河豚、毒菌引起的中毒;② 某些动植物食品由于加工处理不当,没有去除或破坏有毒成分,如苦杏仁中毒;③ 食物保存不当产生毒素,如发芽的马铃薯引起的中毒。

（一）河豚中毒

【案例 4-3】

2006 年 3 月 25 日 21:40 ,鹿城区卫生监督所接到温州医学院附属第二医院的报告,称有 4 名患者在市区某酒店进食河豚后出现全身麻痹、呼吸困难等症状,在该医院就诊。接到报告后,卫生监督所立即组织人员分成两组,赶赴医院和该酒店进行调查处理。

1. 情况调查处理

(1) 流行病学调查:此次发病人数共 4 名,3 名为某酒店顾客,另一名为该酒店专职烹饪河豚的厨师,引起这起中毒的餐次为 2006 年 3 月 25 日中餐,进餐地点为该酒店包厢,同餐进食人数为 3 名顾客和操作厨师本人,共同食谱为河豚,潜伏期为半小时至 3 小时 40 分,症状主要表现为手、足、舌麻痹,呼吸困难,其中手足舌麻痹 3 人,无自主呼吸、全身麻痹、意识障碍 1 人。

(2) 卫生学调查:供顾客食用的河豚是该酒店厨师从无锡油渡里购进(出具购货发票),亲自烹饪后供应顾客和自己食用,该酒店从 2006 年 1 月 10 日开始购进河豚,由专职厨师操作,销售给顾客食用。

(3) 处理措施:① 建议医院积极组织抢救病人,对症治疗;② 现场对该酒店经营场所采取控制措施,并追查河豚来源和剩余河豚下落,阻止事态进一步扩大;③ 组织卫生监督员对辖区各酒店进行河豚专项检查,防止河豚在区内流通;④ 治疗情况:4 名中毒病人中 3 人均于次日凌晨康复出院,另一名由于病情严重,转入附二院 ICU 进行看护,经过治疗,于 4 月 17 日出院;⑤ 调查结果:根据流行病学调查、临床表现和卫生学调查,结合《动物食物中毒诊断标准及技术处总则》可以判定这是一起因食用河豚引起的动物性食物中毒。

问题：

1. 河豚中毒的临床表现有哪些？如何进行积极救治？

河豚中毒是指食用了含有河豚毒素的鱼类引起的食物中毒。在我国主要发生在沿海地区及长江、珠江等河流入海口处。

河豚是一种味道鲜美但含有剧毒的鱼类，淡水、海水中均能生活。河豚种类很多，其中东方豚分布较广泛，在日本、东南亚及我国沿海各地和长江下游，均发生过由于误食引起的中毒事件。

1. 有毒成分

河豚的有毒成分为河豚毒素，是一种毒性极强的非蛋白质类的神经毒，有河豚素、河豚酸、河豚卵巢毒素及河豚肝脏毒素。河豚毒素对热稳定，220℃以上可分解。不易被一般物理性处理方法如日晒、盐腌所破坏，但 pH>7 时可被破坏。

河豚毒素在体内的分布很广，河豚的卵巢和肝脏毒性最强，其次为肾脏、血液、眼睛、鳃和皮肤。若河豚死后较久，其内脏毒素可渗入肌肉，使本来无毒的肌肉也含毒。个别品种的河豚肉也有毒性。河豚的毒素常随季节变化而有差异，每年 2～5 月份为卵巢发育期，毒性最强，6～7 月份产卵后，卵巢萎缩，毒性减弱，故河豚中毒多发生于春季。

2. 流行病学特点

河豚中毒多发生于春季，每年 2～5 月份为卵巢发育期，毒性最强，6～7 月份产卵后，卵巢萎缩，毒性减弱，所以，雌性河豚的毒性比雄性河豚强。

3. 中毒机制

河豚毒素对人体的毒性主要作用于神经系统。作为钠通道阻滞剂，可抑制神经细胞膜对钠离子的通透性，从而阻断神经肌肉间冲动的传导，使末梢神经和中枢神经发生麻痹，首先是感觉神经麻痹，继而运动神经麻痹，最后是呼吸中枢和血管运动中枢麻痹。

4. 临床表现

此类中毒发病急，潜伏期一般 10～45min，长者达 3h。先感觉手指、口唇、舌尖麻木或有刺痛感，然后出现恶心、呕吐、腹痛、腹泻等胃肠道症状，并有四肢无力、口唇、舌尖及肢端麻痹，进而四肢肌肉麻痹，以致身体摇摆、行走困难，甚至全身麻痹成瘫痪状。严重者眼球运动迟缓，瞳孔散大，对光反射消失，然后言语不清、青紫、血压和体温下降，呼吸先迟缓、浅表，而后呼吸困难，最后呼吸衰竭而死亡。心脏受累很少见，因此呼吸停止后，心跳可维持一段时间。死亡常发生在发病后 4～6h，最快可在发病后 10min。病程超过 8～9h 者多可存活，该类食物中毒的病死率为 40%～60%。

一般认为，若有由鱼类引起的从唇、舌、咽喉开始到肢体末端的进展性麻痹，即应考虑到河豚中毒。目前对此尚无特效解毒剂，对患者应尽快排出毒物和给予对症处理。

5. 预防措施

河豚中毒的发生，主要是由于误食引起的，有的是加工不当，未能将河豚体内的毒素去除干净而导致中毒的发生，因此，此类中毒的预防，主要是以下几个方面：

(1) 将河豚集中加工处理，禁止零售。严禁饭店、酒店自行加工河豚。

(2) 新鲜河豚应先去除头、充分放血，去除内脏、皮后，肌肉经反复冲洗，加 2% Na_2CO_3 处理 24h，经鉴定合格后方准出售。

(3) 大力宣传教育，使群众认识河豚，了解河豚有毒，提高对河豚危害性的认识，以防误食中毒的发生。河豚肚大尾小，背部有花纹，牙为门齿，可根据此特征进行辨别。不擅自吃沿海地区捕捞或捡拾的不认识的鱼。

(二) 鱼类引起的组胺中毒

鱼类引起的组胺中毒是由于鱼类不新鲜或发生腐败变质，使得鱼肉中含有一定数量的组胺，加上人体过敏体质，造成一种类过敏性食物中毒。

1. 有毒成分

当鱼不新鲜或腐败变质时，鱼体中游离组氨酸经脱羧酶作用产生组胺，当组胺积蓄至一定量时，食后便可引起毛细血管扩张、支气管收缩，导致一系列中毒反应。

中毒原因除组胺外，腐败胺类(二甲胺及其氧化物)等类组胺物质可与组胺起协同作用，使毒性增强，不仅过敏体质的人，非过敏体质的人食用同样也可发生中毒。

2. 流行病学特点

引起此类食物中毒的鱼类大多数组胺含量高，主要是海产鱼中的青皮红肉鱼类，如金枪鱼、秋刀鱼、竹荚鱼、沙丁鱼、青鳞鱼、金线鱼、鲐鱼等。

3. 临床表现

潜伏期一般为 0.5～1h，最短可为 5min，最长达 4h。以局部或全身毛细血管扩张、通透性增强、支气管收缩为主，主要症状为脸红、头晕、头痛、心慌、脉速、胸闷和呼吸窘迫等，部分病人出现眼结膜充血、瞳孔散大、视物模糊、脸发胀、唇水肿、口和舌及四肢发麻、恶心、呕吐、腹痛、荨麻疹、全身潮红、血压下降等。中毒特点是发病快、症状轻、恢复迅速，偶有死亡病例报道。临床上可采用抗组胺药物及对症治疗的方法。

4. 预防措施

(1) 禁止食用腐败变质的鱼，特别是青皮红肉的鱼类。市售鲜鲐鱼等应冷藏或冷冻，保证较高的鲜度，其组胺含量应符合《鲜、冻动物性水产品卫生标准》(GB2733—2005)规定。有过敏性疾患者，以不吃此类鱼为宜。

(2) 选购鲜鲐鱼等要特别注意其鲜度，如发现鱼眼变红、色泽不新鲜、鱼体无弹性时，则不得食用。烹调前应去内脏、洗净，切成两寸段，用水浸泡 4～6h，可使组胺含量下降 44%，烹调时加入适量雪里蕻或红果，组胺含量可下降 65%，不宜油煎或油炸。

(三) 麻痹性贝类中毒

某些无毒可供食用的贝类，在摄取了有毒藻类后就被毒化，因毒素在贝类体内呈结合状态，故贝体本身并不中毒，也无生态和外形上的变化，但是，当人们食用这种贝类后，毒素迅速被释放，就会发生麻痹性神经症状，故称麻痹性贝类中毒(paralytic shellfish poisoning)。我国浙江、福建、广东等地曾多次发生贝类中毒，导致中毒的贝类有蚶子、花蛤、香螺、织纹螺等常食用的贝类。

1. 有毒成分

有毒藻类主要为甲藻类(*Dinoflagellate*)，特别是一些属于膝沟藻科(*Gonylaecae*)的藻类。毒藻类中的贝类麻痹性毒素主要是石房蛤毒素(Saxitoxin)，该毒素的分子量为 299 的非蛋白质毒素，白色，易溶于水，耐热，胃肠道易吸收，一般烹调温度很难将其破坏。石房蛤毒素是一种神经毒素，毒性很强，对人经口致死量为 0.54～0.9mg，主要的毒性作用为阻断神经传导。

2. 流行病学特点

(1) 季节性和地区性：太平洋沿岸地区，在 3～9 月份有些贝类可使人中毒。

(2) 中毒原因：中毒的发生往往与藻类大量繁殖、集结形成“赤潮”有关。

(3) 易感人群：所有人群对贝类中毒均易感。

(4) 中毒食品：主要有贝类、蛤类、牡蛎、螺类等。

3. 临床表现

潜伏期短，仅数分钟至 20min，开始为唇、舌、指尖麻木，随后腿、颈部麻痹，然后运动失调，病人可伴有头痛、头晕、恶心和呕吐，最后出现呼吸困难，膈肌对此毒素特别敏感。重症者在 2～24h 因呼吸麻痹而死亡，病死率为 5%～18%。病程超过 24h 者预后良好。

此类中毒，目前并没有特效药，只能对症治疗，催吐、洗胃、导泻，以帮助机体排出体内的毒素。

4. 预防措施

(1) 建立疫情报告和定期监测制度。定期对贝类生长水域采样进行显微镜检查，如发现水中藻类细胞增多，即有中毒的危险，应对该批贝类作毒素含量测定。

(2) 规定市售贝类及加工原料用的贝类中毒素限量。目前，美国和加拿大对冷藏鲜贝肉含石房蛤毒素(STX)的限量≤80μg/100g，对罐头原料用贝肉中毒素限量，美国≤200μg/100g，加拿大≤160μg/100g。

(3) 做好卫生宣教，介绍安全食用贝类的方法。贝类毒素主要积聚于内脏，如除去内脏、洗净、水煮，捞肉弃汤，可使毒素降至最低。

另外，在赤潮多发季节，海鲜一次不宜吃得太多。一旦误食有毒贝类，出现舌、口、四肢发麻等症状，首先要进行人工催吐，同时要到医院进行洗胃、灌肠等治疗，防止呼吸麻痹。

(四) 毒蕈中毒

【案例 4-4】

2007 年 10 月 3 日，平度市白埠镇某村 19 名村民在魏某家帮忙收蚕茧。12:00，魏某准备了 3 桌饭菜，加上自家 5 人，共 24 人就餐。10 月 3 日 22:00，村民杨某开始出现恶心、呕吐、腹痛、腹泻，立即被送往平度市第二人民医院进行治疗，之后陆续有人出现相同症状，至 10 月 4 日 15:00，共有 19 人发病，罹患率 79.17 %。其中，13 人就诊于平度市第二人民医院，6 人就诊于平度市人民医院。主要症状：恶心、呕吐、服痛、腹泻，3 名患者出现实质性脏器损害症状，如肝肿大、黄疸、肝功能异常、少尿、烦躁不安、昏迷、抽搐、休克等。医院均诊断为“毒蘑菇中毒”。经过催吐、洗胃、输液，给予阿托品、地塞米松、二巯基丙磺酸钠和保肝药物、护肾药物等治疗，症状基本缓解，截至 10 月 13 日，有 18 名患者治愈出院，1 人死亡。

1. 流行病学调查

(1) 食谱调查：24 名就餐者中，只有魏某一家 5 人有共同就餐史，其余 19 人除 10 月 3 日午餐外，无其他共同就餐史，确定中毒餐次为 10 月 3 日午餐。10 月 3 日午餐菜谱：油炸花生米、拌豆腐皮、拌粉丝、炒海带丝、鸡背炖土豆、烧鸡拌黄瓜、炸刀鱼、鹌鹑蛋、蘑菇炒鸡蛋、啤酒、馒头。所有饭菜除蘑菇炒鸡蛋中的蘑菇是自己采摘的以外，其他菜都是从本村集市上买的，馒头自家制作，常年食用，啤酒是从本村小卖部购买的。据中毒患者介绍：因蘑菇炒鸡蛋特别好吃，所以被客人全部吃完，而魏某一家5人未曾食用，故未中毒。因此，怀疑本次中毒与蘑菇有关。据魏某介绍，蘑菇是其家人从树林里采摘的。

(2) 现场卫生学调查：10月3日午餐是在魏某家的厨房内制作的，厨房条件比较简陋，厨房内只有一个菜墩，一把菜刀，5个盆(大小不一)，十几个盘子(10月3日午餐用的盘子大部分是从邻居家借来的)，从加工条件来看，饭菜在加工制作过程中很难做到生熟分开。无剩余蘑菇。

(3) 临床资料：本次中毒患者潜伏期为10～27h，临床症状均出现恶心、呕吐、腹痛、腹泻。经催吐、洗胃，对症治疗后胃肠道症状基本消失，即假愈期。45 h后，有3名患者突然出现实质性脏器损害症状，如肝肿大、黄疸、肝功能异常、尿少、烦躁不安、昏迷、抽搐、休克等。52 h后，1人死亡。

2. 实验室检查

平度市疾病控制中心共采集样品5份，其中呕吐物样品2份，刀、板、盆各1份。5份样品均未检出致病菌。将2份呕吐物送青岛市疾病控制中心检验，检验结果如下：毒肽、毒伞肽。根据实验室资料可确定为中毒食品内含有毒肽和毒伞肽。由于采摘的蘑菇数量较少，全部食用，未能对毒蘑菇进行形态学鉴定。根据提供的18幅有毒蘑菇的彩色图谱让采菇者进行辨认，经采菇者反复、仔细辨认，进一步确认为中毒食品为鳞柄白毒伞。

问题：

毒蘑菇引起的食物中毒有哪些临床表现？如何防止此类中毒的发生？

毒蕈又称毒蘑菇，人食用后可引起中毒。目前，我国已鉴定的蕈类中，可食用蕈约300种，有毒蕈类约100种，可致人死亡的至少有10种，分别是褐鳞小伞、肉褐鳞小伞、白毒伞、褐柄白毒伞、毒伞、残托斑毒伞、毒粉褶蕈、秋生盔孢伞、包脚黑褶伞、鹿花蕈。由于生长条件的差异，不同地区发现的毒蕈种类、大小、形态不同，所含毒素亦不一样。

1. 有毒成分

毒蕈中含有的毒素种类繁多，成分复杂，中毒症状与毒物成分有关，主要的毒素有胃肠毒素、神经精神毒素、血液毒素、原浆毒素、肝肾毒素。

由于毒蕈的种类颇多，一种蘑菇可能含有多种毒素，一种毒素可能存在于多种蘑菇中，故误食毒蘑菇的症状表现复杂，常常是某一系统的症状为主，兼有其他症状。一般分为胃肠道症状、神经精神症状、溶血症状、实质性肝肾损害症状、类植物日光皮炎症状等。

2. 中毒原因

蘑菇种类繁多，有毒与无毒蘑菇不易鉴别，人们缺乏识别有毒与无毒蘑菇的经验，将有毒蘑菇误为无毒蘑菇食用，特别是儿童更易误采毒蘑菇食用。

3. 流行病学特点

毒蕈中毒全国各地均有发生，多发生在高温多雨的夏秋季节，以家庭散发为主，常常是由于误采毒蘑菇食用而中毒。

4. 临床表现

毒蕈中毒的临床表现复杂多样，因毒蕈种类不同，其有毒成分、临床表现也不同。目前，一般将毒蕈中毒临床表现分为5种类型。

(1) 胃肠炎型:常常由于误食红菇属、乳菇属、粉褶蕈属、黑伞蕈属、白菇属和牛肝蕈属中的一些毒蕈而引起中毒,其中以红菇属国内报道最多。有毒物质可能为类树脂、甲醛类的化合物,对胃肠道有刺激作用。潜伏期一般为0.5~6h,最短仅10min,多在食后2h左右发病。主要症状为剧烈恶心、呕吐,阵发性腹痛,有的呈绞痛,以上腹部和脐部为主,剧烈腹泻,水样便,每日可多达10余次,不发热。病程较短,一般2~3天,经过适当对症处理后,病人可迅速恢复,预后良好,病死率低。

(2) 神经精神型:引起该型中毒的毒蕈种类较多,约有30种,所含毒性成分较复杂,多为混合并存。潜伏期一般为0.5~4h,最短仅10min。临床表现复杂多变,主要表现为精神异常,常常以精神兴奋、精神抑制、精神错乱、矮小幻觉或以上表现交互出现为特点,病人常狂笑、手舞足蹈、行动不稳、共济失调,可出现"小人国幻觉症",闭眼时幻觉更明显,还可有被害妄想,类似精神分裂症。重症病人出现谵妄、精神错乱、抽搐、昏迷等。可有副交感神经兴奋症状,如流涎、流泪、大量出汗、瞳孔缩小、脉缓、血压下降等。也可引起交感神经兴奋,如瞳孔散大、心跳加快、血压上升、颜面潮红。部分病人可有消化道症状。病程1~2天,预后较好,病死率低。

(3) 溶血型:鹿花蕈(又为马鞍蕈)、褐鹿花蕈、赭鹿花蕈等是引起该类中毒的主要毒菌。潜伏期6~12h,最长可达2天,初始表现为恶心、呕吐、腹泻等胃肠道症状,发病3~4天后出现溶血性黄疸、肝脾肿大、肝区疼痛,少数病人出现血红蛋白尿。严重者出现心律不齐、谵妄、抽搐或昏迷,也可引起急性肾功能衰竭,导致预后不良。给予肾上腺皮质激素治疗可很快控制病情,病程2~6天,病死率一般不高。

(4) 脏器损害型:此型是毒菌引起的中毒中最为严重的类型,病情凶险,如不及时抢救,病死率极高。毒伞属(如毒伞、白毒伞、鳞柄白毒伞)、褐鳞小伞及秋生盔孢伞蕈是引起此型中毒的毒菌,毒素成分为毒肽类和毒伞肽类。该类型的毒菌中毒,按病情发展可分为5期,但有时分期并不明显。

1) 潜伏期:长短不一,一般10~24min,最短可为6~7min。

2) 胃肠炎期:主要表现为胃肠道症状,病人出现恶心、呕吐、脐周腹痛、水样便腹泻,每日十余次,甚至更多,一般持续1~2天后逐渐缓解,部分严重病人继胃肠炎后病情迅速恶化,出现休克、昏迷、抽搐、惊厥、全身广泛出血,呼吸衰竭,在短时间内死亡。

3) 假愈期:胃肠道症状之后,病人症状暂时缓解或消失,持续1~2天。此期毒素由肠道吸收,通过血液进入脏器与靶细胞结合,逐渐侵害实质脏器。轻度中毒病人肝损害不严重,可由此期进入恢复期。对假愈期的病人,一定要注意观察,提高警惕,以免误诊误治。

4) 脏器损害期:假愈期过后,病人突然出现肝、肾、心、脑等脏器损害,出现肝脏肿大、黄疸、肝功能异常,甚至发生急性肝坏死、肝昏迷,也可出现弥散性血管内凝血,表现有呕吐、咯血、鼻出血、皮下和黏膜下出血。肾脏受损,尿中出现蛋白、管型、红细胞,个别病人出现少尿、尿闭或血尿,甚至尿毒症、肾功能衰竭。此期还可出现内出血和血压下降。患者烦躁不安、淡漠、嗜睡,甚至惊厥、昏迷、死亡。病死率一般为60%~80%,部分病人出现精神障碍,如时哭时笑等。

5) 恢复期:经积极治疗,一般在2~3周后,病人中毒症状消失,肝功能好转,进入恢复期,也有的病人需要较长的时间方可痊愈。

(5) 日光性皮炎型:胶陀螺(猪嘴蘑)是引起该型中毒的毒蘑菇。潜伏期一般为 24h 左右。开始多为颜面肌肉震颤,然后发展为手指和脚趾疼痛、肿胀,指甲部剧痛、根部出血。暴露于日光部位的皮肤,如上肢和面部可出现皮疹,病人的嘴唇肿胀外翻,形似猪嘴,但病人很少有胃肠炎症状。

5. 预防措施

(1) 切勿采摘自己不认识的蘑菇食用。

(2) 停止食用并销毁毒蘑菇和用毒蘑菇制作的食品,加工盛放毒蘑菇食品的容器、炊具也应洗刷干净。

(3) 毒蘑菇中毒多是由于误食引起的,在中毒发生后,应及时进行广泛宣传,以免中毒再次发生。

(4) 关于毒蕈与食用蕈的鉴别,如下一些特征可供参考:① 色泽鲜艳度高;② 伞形等菇(菌)表面呈鱼鳞状;③ 菇柄上有环状突起物;④ 菇柄底部有不规则突起物;⑤ 野生菇(菌)采下或受损,其受损部流出乳汁;⑥ 气味恶劣,不长蛆,不生虫,破碎后易变色,煮时能使银器变色、大蒜变黑等。

(五) 含氰苷类食物中毒

含氰苷类食物中毒是指由于食用苦杏仁、桃仁、枇杷仁和木薯等含氰苷类食物而引起的食物中毒。

1. 有毒成分

此类食物中毒以苦杏仁中毒最常见。苦杏仁中含有苦杏仁苷,木薯和亚麻籽中含有亚麻苦苷,此外苦桃仁、枇杷仁、李子仁、樱桃仁也都含有毒成分氰苷。氰苷在体内水解,可释放出氰离子,与体内的多种酶结合,特别是与细胞色素氧化酶结合,阻止电子传递,组织呼吸不能正常进行,组织细胞不能利用氧,机体会由于缺氧而陷入窒息状态。

2. 流行病学特点

含氰苷类植物中毒以散发为主。苦杏仁中毒多发生在杏成熟的季节,多由误食引起;木薯中毒多由于生食或食用未烧熟煮透的木薯引起的。

3. 临床表现

苦杏仁中毒潜伏期长短不一,从为半小时至数小时,一般 1～2h,主要症状为口内苦涩、头晕、头痛、恶心、呕吐、心慌、脉速、四肢无力,继而出现胸闷、不同程度的呼吸困难,有时呼出气可闻到苦杏仁味,病情严重的患者,可出现意识不清、呼吸微弱、四肢冰冷、昏迷,常发出尖叫,继之意识丧失,瞳孔散大,对光反射消失,牙关紧闭,全身阵发性痉挛,最后因呼吸麻痹或心跳停止而死亡。空腹、年幼及体弱者中毒症状重,病死率高。

4. 预防措施

(1) 不生吃各种苦味果仁,以及炒过的苦杏仁,食用果仁前,必须用清水充分浸泡,再敞锅蒸煮,使氢氰酸挥发掉。

(2) 不生吃木薯,食用时必须将木薯去皮、切片,然后加水浸泡 2 天,再敞锅蒸煮后食用。

(六) 发芽马铃薯中毒

马铃薯俗称土豆或洋山芋,马铃薯营养丰富,但如食用未成熟或发了芽的马铃薯,则可能导致中毒。

1. 中毒原因

马铃薯由于贮藏不当,可导致马铃薯发芽或部分变绿时,产生较高毒性的生物碱龙葵素,烹调时若未能去除或破坏掉龙葵碱,食后可发生中毒。尤其是春末夏初季节多发。

2. 有毒成分及中毒机制

发芽马铃薯中龙葵碱是其毒性成分。马铃薯正常情况下含龙葵碱较少,在贮藏过程中逐渐增加,当马铃薯发芽后,其幼芽和芽眼部分的龙葵碱含量激增,人食入后可引起中毒。龙葵碱对胃肠道黏膜有较强的刺激作用,而且对呼吸中枢有麻痹作用,还可引起脑水肿、充血,对红细胞有溶血作用。

3. 流行病学特点

马铃薯中毒多发生在春季及夏初季节,因储存不当引起发芽或部分变黑绿色,烹调时又未能除去或破坏龙葵素所致。普通马铃薯龙葵素的一般含量为 2～10 mg/100g,如发芽、皮变绿后可达 35～40mg/100g,所以大量食用未成熟或发芽马铃薯可引起急性中毒。

4. 临床表现

马铃薯中毒的潜伏期比较短,一般在进食后 10min 至数小时出现症状。最初表现为咽喉抓痒感及灼烧感,上腹部灼烧感或疼痛,其后出现胃肠炎症状,剧烈呕吐、腹泻,可导致脱水、电解质紊乱和血压下降。还可出现头晕、头痛、轻度意识障碍、呼吸困难、发绀。病情重者可因心脏衰竭、呼吸中枢麻痹而死亡。

5. 急救与治疗

催吐,以减少人体对毒素的吸收;洗胃、导泻,以促进毒素的排泄;出现紫绀者可服用或静脉滴注美蓝。

6. 预防措施

马铃薯应低温贮藏,避免阳光照射,防止生芽。生芽过多、出现黑绿色皮的马铃薯不应食用。生芽较少的马铃薯应彻底挖去芽的芽眼,并将芽眼周围的皮削掉一部分,经煮、炖、红烧后食用,尽量不要炒吃。烹调时加醋,可加速破坏龙葵碱。

(七) 四季豆中毒

四季豆中毒是因食用烹调不当的四季豆引起的食物中毒。四季豆又名菜豆,俗称芸豆,是我国普遍食用的蔬菜。一般不引起中毒,但食用没有充分加热、彻底熟透的豆角就会中毒。

1. 有毒成分

皂素、植物红细胞凝集素、胰蛋白酶抑制物是导致四季豆中毒的主要成分。植物血凝素存在于豆粒,能使血液凝结,引起剧烈的呕吐;皂素存在于豆荚,它能破坏血液中的红细胞,并对消化道黏膜有强烈的刺激作用,引起局部充血、肿胀,以及胃肠道症状。

2. 流行病学特点

四季豆中毒是食物天然毒素中毒中较常见者,一年四季均可发生,以秋季下霜前后较为常见。四季豆引起中毒可能与品种、产地、季节和烹调方法有关,其中,烹调不当是引起中毒的主要原因,多数为没有炒煮熟透所致。

3. 临床表现

潜伏期为数 10min,一般不超过 5h,主要为急性胃肠炎症状,恶心、呕吐、腹痛和腹泻。呕吐少则数次,多者可达数十次。另外可出现神经系统症状,如头晕、头痛、胸闷、出冷汗以及心慌、上腹部不适或胃部的烧灼感。大部分病人白细胞增高,体温一般正常,病程一般为数小时或1～2天。少数重症可发生溶血性贫血。

4. 预防措施

四季豆最好红烧，煮熟、煮透，以破坏其中所含的毒素，如果凉拌也需煮透，以去除原有的生绿色，食用时无生味和苦硬感。皂素、植物红细胞凝集素不耐高温，一般加热到100℃，持续十几分钟即可将其灭活。

五、化学性食物中毒

化学性食物中毒是指由于食用了受到有毒有害化学物质污染的食品所引起的食物中毒。化学性食物中毒一般发病急、潜伏期短，多在数分钟至数小时内发病，发病的快慢以及病情的严重程度与中毒化学物剂量有明显的关系。临床表现因毒物性质不同而多样化，中毒者一般不伴有发热，也没有明显的季节性、地区性的特点，也无特异的中毒食品。化学性食物中毒一旦发生，病死率很高，后果严重。引起化学性食物中毒死亡的主要化学物质仍然是国家明令禁止生产使用的剧毒鼠药、亚硝酸盐、甲醇和农药等。

1. 引起化学性食物中毒的食品

(1) 被有毒有害的化学物质污染的食品。食用被有机磷农药污染的蔬菜引起的中毒；食用含有有毒化学品的包装，盛放猪油引起的有机锡中毒等。

(2) 被误为食品、食品添加剂、营养强化剂的有毒有害化学物质，以及把非食物、食物原料当作食物和食品添加剂。如用工业酒精兑制白酒引起甲醇中毒，把砷化物误认为是发酵粉造成砷中毒，把桐油误认为是食用油等。

(3) 添加非食品级的或伪造的或禁止使用的食品添加剂、营养强化剂的食品，以及超量使用食品添加剂的食品。

(4) 营养素发生化学变化的食品，如油脂酸败引起的食物中毒。

2. 发生化学性食物中毒的原因

(1) 食品在生产、加工、运输、贮存、销售过程中受到污染。

(2) 环境中的化学污染物通过食物链和生物富集作用转移到作为食品的动植物体内。

(3) 某些污染物通过溶解、机械转移、附着而污染食品。

(4) 食品的加工烹调不合理，如烟熏火烤造成苯并(a)芘的污染。

(5) 在食品加工或贮存过程中形成某些污染物，如亚硝胺的形成。

(6) 误食。误食农药拌过的粮种；把砷化物、亚硝酸盐误当食盐食用；误将钡盐当明矾使用。

(7) 生产操作事故，或选用原料不当，使化学毒物混入食品，如日本的森永奶粉事件等。

(一) 亚硝酸盐食物中毒

【案例4-5】

某部官兵2008年7月31日18:00正常开饭，19:40左右相继有官兵出现不明原因的头昏、头痛、恶心、呕吐等症状。该部迅速将出现症状的人员紧急送往当地医院检查治疗并对当晚就餐的所有人员进行排查，发现有身体不适的人员立即送医院检查。在当晚就餐的65名官兵中，13人有明显症状。对患者血液和呕吐物进行检验，发现有亚硝酸盐成分，而无症状的人员情况良好，医院确诊为亚硝酸盐中毒。经过治疗，8月1日4:00，中毒官兵症状逐渐缓解，恢复正常。12:00全部康复出院。

原因调查:

患者均为晚餐0.5 h后发病,胃肠道症状比较明显,血液和呕吐物中检出亚硝酸盐成分,初步判断为饮食引起的亚硝酸盐中毒。通过开展内部和外部排查了解到,近期官兵思想稳定,内部关系融洽,没有"个别人",事发当天,没有其他外部人员来队,也没有无关人员进入伙房操作间,排除了人为投毒的可能。再对食品供应商的食品货源调查,其供应的食品渠道正规,安全可靠,均符合卫生标准。通过对当晚用餐时留验的饭菜以及食盐等调料送当地疾控中心检验,发现晚餐中的茄子含有亚硝酸盐成分。对当晚就餐的官兵进行了解,个别官兵反映,当晚食用的茄子有一种气味,感觉跟平时食用的茄子不一样,大家都没有在意。调查发现,当晚茄子吃得多的人头昏、头痛、恶心、呕吐等症状较重,吃得少的人症状较轻或没有发生不适感觉。进一步调查发现,部队食用的茄子来源于部队自己的菜地。7月29日早晨部队为菜地施了大量的尿素,29～30日连续下了2天雨;而整个菜地处在低洼处,完全被淹没浸泡。31日下午,部队为减少损失将淹没浸泡过的茄子采摘回来,清洗后做成红烧茄子供官兵食用,对剩余未经加工的茄子送检,查出茄子内含有较高的尿素成分。当地疾控中心专家认为:当被尿素污染了的茄子,经过与食盐等高温加热以及与胃酸等物质发生反应,容易产生亚硝酸盐成分,造成亚硝酸盐中毒。综合以上调查和检验结果得出,这是一起因官兵食用了被尿素污染的茄子引起的亚硝酸盐中毒。

问题

亚硝酸盐食物中毒的特点是什么? 如何预防?

亚硝酸盐食物中毒是指食用了含硝酸盐及亚硝酸盐的蔬菜或误食亚硝酸盐后引起的一种高铁血红蛋白血症,也称肠源性青紫病。

1. 中毒原因

硝酸盐广泛存在于自然界,在一定条件下及某些微生物硝基还原酶的作用下,硝酸盐可转化为亚硝酸盐,随食物进入人体引起中毒,主要有下面几个来源:

(1) 蔬菜中的硝酸盐。新鲜的叶菜类,如菠菜、芹菜、大白菜、小白菜、圆白菜、生菜、韭菜、甜菜、菜花、萝卜叶、荠菜等,含有较多的硝酸盐,在肠道内硝酸盐还原菌的作用下可转化为亚硝酸盐。新鲜蔬菜贮存过久,腐烂蔬菜及放置过久的煮熟蔬菜,亚硝酸盐的含量明显增高。

(2) 刚腌渍不久的蔬菜中含有大量亚硝酸盐,尤其是加盐量少于12%、气温高于20℃的情况下,菜中亚硝酸盐含量增加,第7～8天达高峰,一般于腌渍20天后消失。

(3) 苦井水含较多的硝酸盐,当用苦井水煮粥或食物,再在不洁的锅内放置过夜后,硝酸盐可在细菌作用下可还原成亚硝酸盐。

(4) 食用蔬菜过多时,大量硝酸盐进入肠道,当消化功能欠佳时,肠道内的细菌可将蔬菜中硝酸盐转化为亚硝酸盐,且在肠道内过多过快地形成以致来不及分解,结果大量亚硝酸盐进入血液导致中毒。

(5) 腌肉制品以及加工腊肠、火腿等食品时,加入过量硝酸盐及亚硝酸盐。

(6) 误将亚硝酸盐当做食盐。

(7) 奶制品中含有枯草杆菌,可使硝酸盐还原成亚硝酸盐。

2. 中毒机制

亚硝酸盐为强氧化剂，进入人体后，可使血中血红蛋白氧化成高铁血红蛋白，从而失去运输氧的功能，致使组织缺氧，出现青紫而中毒。对缺氧最为敏感的中枢神经系统首先受到损害，引起呼吸困难、循环衰竭、昏迷等。亚硝酸盐有松弛平滑肌的作用，特别是对小血管平滑肌的松弛作用更强，导致血管扩张，血压下降。

3. 临床表现

潜伏期一般为 10～15min，大量食入蔬菜或未腌透菜者，一般为 1～3h，个别可长达 20h 后发病。患者表现为头痛、头晕、无力、胸闷、气短、嗜睡、心悸、恶心、呕吐、腹痛、腹泻，口唇、指甲及全身皮肤、黏膜青紫等。严重者可有心率减慢、心律不齐、昏迷、惊厥等症状。病情严重中毒者起病急，发展快，病情重，抢救不及时可因呼吸循环衰竭而死亡。

4. 急救处理

(1) 消除毒物：主要是催吐、洗胃和导泻。

(2) 使用解毒剂：氧化型亚甲蓝（美蓝）可使高铁血红蛋白还原为低铁血红蛋白，恢复携氧功能。剂量以 1～2mg/kg，加入 50%葡萄糖液 20～40mL 中，缓慢静脉注射，一般 30min 后症状即可缓解。1～2h 后可重复半量或全量，以后根据病情适当延长用药间隔或减少用量，直至青紫消失。此外，维生素 C 亦可还原高铁血红蛋白，故可口服大量维生素 C 或静脉注射维生素 C 500mg。临床上用美蓝、维生素 C 和葡萄糖三者合用，效果较好。

(3) 对症治疗：出现严重发绀时，应给予吸氧。若经美蓝、维生素 C 及输液治疗后，症状改善不明显，可输入适量新鲜血液。

5. 预防措施

(1) 妥善保管好亚硝酸盐，防止把亚硝酸盐当成食盐或碱而误食。

(2) 肉制品中硝酸盐和亚硝酸盐的用量应严格按国家卫生标准的规定，不可多加。

(3) 加强水质监测，不喝苦井水，不用苦井水煮饭、煮粥，尤其勿存放过夜。

(4) 选择新鲜蔬菜，防止其腐烂变质。

(5) 短时间不要进食大量含硝酸盐较多的蔬菜，不要在短时间内吃大量叶菜类蔬菜，如果食用，可先用开水焯 5min，禁食弃汤后再烹调。

(6) 刚腌渍的蔬菜，腌渍时盐应稍多，选用新鲜菜为原料，至少腌渍 15 天以上再食用。现腌渍的蔬菜，最好马上就吃，不能存放过久。

(二) 砷化物中毒

砷（As）和砷化物广泛应用于工业、农业、医药卫生业。砷本身毒性不大，而其化合物一般均有剧毒，特别是三氧化二砷（As_2O_3）的毒性最强。As_2O_3 又名亚砷酐、砒霜、信石、白砷、白砒，为白色粉末，可用于杀虫剂、杀鼠剂、药物、染料工业、皮毛工业及消毒防腐剂等。

1. 中毒原因

(1) 误食。将 As_2O_3 当做食盐、面碱、小苏打等使用。

(2) 食用含砷杀虫剂污染的食品。如食用拌过砒霜的粮食种子、毒饵、喷洒过量砷剂农药的蔬菜等，导致残留量过高而中毒。

(3) 通过食品容器和包装材料而污染食品。如食用盛过含砷杀虫剂的容器盛放成品和粮食，或食用碾磨过农药的工具加工过的米面等。

(4) 食品加工时，使用的原料或添加剂中含砷量过高。如食品生产中使用质量不纯的色素、酸、碱等。

2. 中毒机制

As_2O_3 的成人中毒剂量为 5～50mg，敏感者 1mg 即可中毒，致死量为 60～300mg。二价砷化合物的毒性大于五价砷化合物，亚砷酸化合物的毒性大于砷酸化合物。

砷对接触部位有直接的腐蚀作用，食用后可引起口腔、食管、胃肠黏膜的水肿、出血、糜烂、溃疡等，进入肠道可导致腹泻。

砷化物进入人体后，与细胞内酶系统的巯基结合，使酶失去活性而影响细胞正常代谢，引起细胞死亡和代谢障碍，从而出现神经系统功能紊乱，导致脑水肿和神经炎。

砷直接损害毛细血管和麻痹血管舒张中枢，导致毛细血管扩张和管壁麻痹，造成渗透性变化和腹腔严重充血，引起肝、肾、心等实质脏器损害，如果抢救不及时，可因呼吸循环衰竭而死亡。砷从体内排除缓慢，常因蓄积作用而造成慢性中毒。

3. 临床表现

潜伏期为十几分钟至数小时，中毒后患者口腔和咽喉部有烧灼感，出现口渴及吞咽困难，口中有金属味，常表现为剧烈恶心、呕吐(甚至吐出血液和胆汁)、腹绞痛、腹泻(水样或米汤样，有时混有血)。由于毛细血管扩张及剧烈吐泻而脱水，血压下降，严重者引起休克、昏迷和惊厥，可出现神经系统症状，有剧烈的头痛、头晕、烦躁不安、惊厥、昏迷等。当损害肾脏时，可出现蛋白尿、血尿，以及肝脏、心肌的损害，导致中毒性心肌病、心脑综合征、中毒性肝病等。病人可由于呼吸循环衰竭而在 1～2 天内死亡。

4. 急救治疗

(1) 催吐、洗胃、导泻，以帮助排除毒物。

(2) 使用解毒剂：① 洗胃后，口服解毒剂氢氧化铁可结合 As_2O_3，形成不溶性的砷酸铁，从而保护胃黏膜，防止砷化物的吸收。② 使用特效解毒剂，如巯基丙磺酸钠、二巯丙醇、二巯丁二钠，夺取已经与组织酶系统结合的砷，形成稳定的化合物。

5. 预防措施

(1) 首先应严格农药管理，砷剂农药及其包装物外部须标明有毒标识。

(2) 农药存放库内不得存放食品；不能将食品与砷剂混运。

(3) 使用含砷农药拌种的容器、用具应专用，并有明显标记。

(4) 因砷中毒死亡的家禽，应深埋销毁，严禁食用；拌过农药的粮食不得食用或混入好粮中。

(5) 含砷农药用于水果、蔬菜时，应遵守安全间隔期。

(6) 食品工业所用含砷原料，含砷量不得超过国家标准。

(三) 甲醇中毒

甲醇又称木醇、木酒精，为无色、透明、略有乙醇味的液体，是工业酒精的主要成分之一。摄入甲醇 5～10mL 就可引起中毒，30mL 可致死。饮用由甲醇或甲醇含量较高的工业酒精或用其勾兑成的"散装白酒"，或由于酿酒原料不新鲜、工艺不当，导致蒸馏酒中甲醇超标的酒，可导致中毒。

1. 中毒机制

甲醇对机体的毒作用主要表现为以下几个方面：

(1) 对神经系统有麻醉作用。

(2) 甲醇在体内氧化速度较慢，有蓄积作用，经脱氢酶作用，代谢转化为甲醛、甲酸，其毒性超过甲醇6～30倍，可抑制某些氧化酶系统，导致需氧代谢障碍，体内乳酸及其他有机酸积聚，引起酸中毒。

(3) 由于甲醇及其代谢物甲醛、甲酸在眼房水和眼组织内含量较高，导致视网膜代谢障碍，易引起视网膜细胞、视神经损害及视神经脱髓鞘。

2. 临床表现

急性中毒以中枢神经系统损伤、眼部损伤及代谢性酸中毒为主。作用于神经系统，对神经细胞有直接毒作用，表现为先兴奋后抑制，出现嗜睡，病情进一步发展，可出现意识丧失、瞳孔散大、呼吸不规则、休克，最后可因呼吸循环衰竭而死亡。

甲醇对视神经、视网膜有特殊的损害作用，致盲剂量为7～8mL，一般经抢救康复的患者几乎都有不同程度的视力障碍。

由于甲酸的蓄积以及甲醇本身对某些氧化酶系统的抑制作用，乳酸和其他有机酸蓄积，导致代谢性酸中毒，这也是导致患者死亡的主要原因。

3. 治疗

此类中毒，目前尚无特效解毒药，只能采取对症治疗。首先要清除毒物，常规洗胃、导泻和血液透析，血液透析可加速甲醇的排出。代谢性酸中毒可用5%的碳酸氢钠来纠正，还应采用其他对症处理。

4. 预防措施

(1) 遵守操作规程，加强对白酒生产的监督、管理，防止误服或将甲醇用于酒类饮料。

(2) 进行卫生安全监测，检测酒中各种毒物的含量。

(3) 进行法制宣传，杜绝甲醇中毒的发生。

(四) 毒鼠强中毒

毒鼠强中毒多系误食含有鼠毒强的杀鼠饵料和被毒鼠强污染的食物引起。

毒鼠强，又名没命鼠、四二四、一扫光、三步倒，化学名为四亚甲基二砜四氨。因其制作工艺简单，生产成本低廉，起效快等，在农村及城乡结合部有一定市场需求，但由于其毒性大，不能降解，对生态环境易造成严重破坏，对人的身体健康和生命安全有着致命的威胁，是国家明令禁用的剧毒杀鼠剂。

1. 中毒原因

毒鼠强为白色轻质粉末，无味，食后可经消化道、呼吸道吸收而引起中毒，其毒性剧烈。近年来毒鼠强中毒呈大幅度上升，对人的生命造成很大的威胁。

毒鼠强系神经毒性灭鼠剂，具有强烈的脑干刺激作用，强烈的致惊厥作用，进入机体后主要作用于神经系统、消化系统和循环系统。毒鼠强对所有温血动物都有剧毒，其毒性相当于氰化钾的100倍，砒霜的300倍，5mg即可致人死亡。另外，该物质化学性质稳定，在植物体内毒作用可长期残留，对生态环境造成长期污染，被动物摄取后可以原毒物形式滞留在体内或排泄，从而导致二次中毒现象。

2. 中毒机制

毒鼠强可经消化道和呼吸道吸收，能迅速通过口腔黏膜和咽部黏膜吸收，通过血液进入中枢神经系统发生毒性作用，表现为兴奋中枢神经，具有强烈的致惊厥作用。中毒者可因剧烈的强直性惊厥导致呼吸衰竭而死亡。

3. 临床表现

急性中毒潜伏期短,误食后数分钟即可发病,表现为神经系统症状,如头痛、头晕、无力,有的出现口唇麻木,醉酒感;重者迅速出现神志模糊,躁动不安,四肢抽搐,继而阵发性强直性抽搐,每次持续1~6min,多自行停止,间隔数分钟后再次发作。

消化系统的损害表现为进食后上腹部不适,恶心、呕吐,伴有上腹部烧灼感和腹痛,重者有呕血。

毒鼠强中毒目前尚无特效解毒药,只能对症处理,采用催吐、洗胃的方法清除体内的毒物。

4. 预防措施

国内外的科学实验和灭鼠实践早已证明,毒鼠强对所有温血动物都有剧毒,且化学性质稳定,易对环境造成二次污染。

国家已加强执法力度,严禁生产、销售和使用毒鼠强;坚决取缔无照销售杀鼠药商贩;同时应加强对农村的卫生宣教工作,动员农民使用新型长效灭鼠药。

六、食物中毒的调查与处理

(一) 食物中毒事故报告

2000年中华人民共和国卫生部发布《食物中毒事故处理办法》(下简称《办法》)。《办法》的第五条规定,发生食物中毒或者疑似食物中毒事故的单位和接收食物中毒或者疑似食物中毒病人进行治疗的单位应当及时向所在地人民政府卫生行政部门报告发生食物中毒事故的单位、地址、时间、中毒人数、可疑食物等有关内容。

县级以上地方人民政府卫生行政部门接到食物中毒或者疑似食物中毒事故的报告,应当及时填写《食物中毒报告登记表》,并报告同级人民政府和上级卫生行政部门。《办法》第七条明确规定:县级以上地方人民政府卫生行政部门对发生在管辖范围内的下列食物中毒或者疑似食物中毒事故,实施紧急报告制度:

(1) 中毒人数超过30人的,应当于6h内报告同级人民政府和上级人民政府卫生行政部门。

(2) 中毒人数超过100人或者死亡1人以上的,应当于6h内上报卫生部,并同时报告同级人民政府和上级人民政府卫生行政部门。

(3) 中毒事故发生在学校、地区性或者全国性重要活动期间的,应当于6h内上报卫生部,并同时报告同级人民政府和上级人民政府卫生行政部门。

(4) 其他需要实施紧急报告制度的食物中毒事故。任何单位和个人不得干涉食物中毒或者疑似食物中毒事故的报告。

(二) 食物中毒的调查

食物中毒调查的目的主要是:通过调查确定食物中毒的类型和中毒原因;为中毒后病人处理、食品处理和现场处理提供科学依据,并防止食物中毒的再次发生。

1. 明确食物中毒类型

首先要确定疾病的发生是否属于食物中毒。如果是食物中毒,则需要进一步确定属于何种类型的食物中毒,可通过流行病学调查、临床诊断和实验室诊断明确。

(1) 流行病学调查:核心问题是了解发病与进食的关系。调查发病者在发病前24~48h所进食的食物,以及在同一场所进食而未发病者的进食食物,初步确定可疑的有毒食品，同时调查发病人数、发病时间及病程变化等情况，以及食品卫生质量、食堂厨房卫生状况等卫生学调查。

(2) 临床诊断：重点关注病人发病的潜伏期和特有的中毒表现。潜伏期有助于判断中毒类型。食物中毒患者的临床症状虽大多表现为胃肠道症状，但也有一定的特点，如亚硝酸盐中毒时的青紫症，肉毒中毒特有的如眼睑下垂、吞咽困难等神经症状，砷中毒时咽喉烧灼感和米泔水样便等，这些均有助于明确食物中毒的类型。

(3) 实验室诊断：实验室诊断是验证流行病学调查和临床诊断结果的有效手段，关键是及时采样，包括要及时采集现场的可疑食品、餐具炊具涂拭样品及病人呕吐物、排泄物和血尿样品，并尽快准确地进行实验室检验。

采样过程中要注意样品的代表性，液态食品要经搅拌均匀后取样，散堆样品应分层定点采集后混匀，大包装样品按比例采样后混匀，小包装样品按生产日期或批号采样等。

样品采集要有足够数量，一般熟肉制品、冷荤制品等固体食品采样 500g，流质、半流质食品采样 300～600g，病人呕吐物或排泄物 10～15g，尿液 50～100mL，血液 5mL 等，如果只有残余食物或生物样品，亦应尽量多采集。

无菌操作规程是保证样品的代表性和可信性的关键，在采样后至送检前，要防止样品发生污染或变质，用于微生物检验的样品和易腐败的食品应低温保存运送，于 4h 内送至化验室检验，样品中不得加入防腐剂。

实验室检验不是确定食物中毒的唯一依据，尤其是当可疑食物常被有意或无意销毁，或餐具已被消毒等，阴性检验结果也不能完全排除食物中毒，要综合流行病学调查、临床诊断及实验室检验进行全面分析，作出正确判断。

2. 调查导致食物中毒的有毒食品

在食物中毒调查中，调查并确定有毒食品是进行食物中毒诊断和处理的重要环节。如果进食该食品者发病，未进食者不发病，则可初步确定该食物为可疑中毒食品，但是进食过可疑有毒食品者的食物中毒罹患率并非 100%，但进食者中的大多数人会发病，而未进食者均不会发病。在食物中毒的调查过程中，如果一时难以确定可疑有毒食品，应先确定造成中毒的可疑餐次，确定可疑餐次后，再确定该餐次中的可疑有毒食品。最早发病者的发病情况有助于推断可疑餐次的重要线索。初步确定可疑有毒食品后，应迅即采集样品送检，以检验出有毒物质或微生物污染食品情况。

3. 调查食物中毒原因

指对可疑有毒食品的来源、被污染的环节、运转的途径以及造成中毒的条件等情况的调查。中毒原因的调查结果对进一步确定有毒食品，合理处理剩余的有毒食品、总结食品被污染的原因和途径，防止类似情况发生都具有重要意义。

一般是以发生中毒的单位为起点，按食品的来源途径进行追溯调查。如怀疑一起沙门菌食物中毒是由熟肉制品引起，而熟肉的细菌污染不是在中毒单位造成的，则应在供销部门、熟肉加工制造部门逐步调查，以确定污染的环节和情况；如已初步确定一起化学性食物中毒为亚硝酸盐引起，则应调查亚硝酸盐是怎样混入食物的，是误食或容器污染，还是食物中的硝酸盐在一定条件下转变成亚硝酸盐的。经过细致深入的调查，一般可以查清中毒原因。

4. 食物中毒患者的个案调查

个案调查是对中毒者的一般情况、进食有毒食物情况、发病情况和症状表现、实验室检验结果和病程愈后等情况进行调查,一般采用调查表形式,并对所有中毒者调查结果的汇总分析。个案调查可以总结分析一次食物中毒的全面情况,总结出具有规律性的现象以及经验教训,以利于加强该类食物中毒的预防。个案调查分析一般是在食物中毒的调查处理后期进行。

(三) 食物中毒的处理

发生食物中毒后,需要对病人、单位、食品、现场和责任进行相关处理,通过该处理过程可防止危害进一步扩大,以及预防今后类似食物中毒的发生。食物中毒的处理原则包括以下4个方面。

1. 病人的处理

对病人要采取紧急处理,并及时报告当地卫生行政部门。具体的处理措施包括:① 对病人进行急救治疗,主要包括急救(催吐、洗胃和灌肠)、对症治疗和特殊治疗;② 采集病人的标本,以备送检;③ 停止食用有毒食品。

2. 有毒食品的处理

不论有毒食品剩余多少,其处理办法包括:① 保护现场、封存造成食物中毒或可能导致食物中毒的食品及原料疑似有毒食品;② 追回已售出的有毒食品或疑似有毒食品;③ 对有毒食品进行无害化处理或销毁。

3. 中毒场所的处理

根据不同的有毒食品,对中毒场所采取相应的消毒措施。① 接触过有毒食品的炊具、食具、容器和设备等,应予煮沸或蒸气消毒,或用热碱水、0.2%~0.5%漂白粉溶液浸泡擦洗;② 病人的排泄物用20%石灰乳或漂白粉溶液消毒;③ 对中毒环境现场,必要时进行室内外彻底的卫生清理,以0.5%漂白粉溶液冲刷地面。对于化学性食物中毒,对包装有毒化学物质的容器应销毁或改做非食用用具。

4. 责任处理

对食物中毒,尤其是造成重大人员伤残死亡的食物中毒,要追究其法律责任。对造成食物中毒事故的单位和个人,由县级以上地方人民政府卫生行政部门按照《食品安全法》和《食品卫生行政处罚办法》的有关规定,予以行政处罚。

对食物中毒或疑似食物中毒事故隐瞒、谎报、拖延、阻挠报告的单位和个人,由县级以上人民政府卫生行政部门责令改正,并予以通报批评。对直接负责的主管人员和其他直接责任人员,由卫生行政部门和其他有关部门依法给予行政处分。对造成严重食物中毒事故构成犯罪的,或有投毒等犯罪嫌疑的,移送司法机关处理。

第三节 食品污染及其预防

一、概述

(一) 食品污染的概念

食品是人类赖以生存的物质基础。食品在生产、加工、运输、储存、销售等各环节会受到有害物质的污染，降低了食品卫生质量或对人体造成不同程度的损害。所谓食品污染是指食品被外界一些有毒有害物质污染，造成食品安全性、营养性、性状发生变化，从而改变或降低食品原有的营养价值和卫生质量并对机体产生危害的过程。

（二）食品污染的分类

根据污染物的性质，食品污染可分为三类，即生物性污染、化学性污染和放射性污染。

1. 生物性污染

生物性污染包括微生物、寄生虫、昆虫和生物制剂污染。其中以微生物污染范围最广，危害也最大。战时生物武器的使用可造成生物制剂对食品的污染。

（1）微生物污染：主要是细菌及细菌毒素、霉菌及霉菌毒素和病毒。

（2）寄生虫及寄生虫卵污染：主要传播肠道寄生虫病。

（3）昆虫污染：主要为甲虫、螨类、蛾类及蝇蛆等。

2. 化学性污染

化学性污染种类繁多，来源复杂，主要是食品受到各种有害的无机或有机化合物或人工合成物的污染。

（1）农药使用不当，造成食物残留。

（2）工业三废（废气、废水、废渣）不合理排放，致使汞、镉、砷、铬、酚等有害物质对食物的污染。

（3）食品容器包装材料质量低劣或使用不当，致使其中的有害金属或有害塑料单体等溶入食品。

（4）N-亚硝基化合物、多环芳烃化合物、二噁英（dioxin）等污染食品。

（5）滥用食品添加剂和化学战剂的污染。

3. 放射性污染

放射性污染又称物理性污染，主要来自于多种非化学性杂物，主要为食品生产、储存、运输等过程中的污染杂物和食品掺杂掺假；放射性物质的开采、冶炼、生产以及在生活中的应用与排放；核爆炸、核废物的污染。食品可以吸附或吸收外来的放射性核素，主要以半衰期较长的^{137}铯（^{137}Cs）和^{90}锶（^{90}Sr）最具卫生学意义。

（三）食品污染的特点

（1）食品污染日益严重及普遍，其中化学性物质的污染占主要地位。

（2）污染物在从一种生物转移到另一种生物时，浓度可以不断积聚增高，即产生生物富集作用，致使轻微的污染也可对人体造成严重危害。

（3）污染物含量少、浓度低，危害以慢性中毒为主。

（4）新的污染层出不穷，而且直观难以判别食品污染。

（四）食品污染的危害

食品污染对人体健康造成的危害，包括影响食品的感官性状、引起急性食物中毒、机体的慢性危害以及对人类的致畸、致突变和致癌作用。

1. 急性中毒

食品被细菌及毒素、霉菌及毒素或有毒化学物质污染，短时间内大量进入机体可引起食物中毒，如沙门菌污染肉制品可引起以急性胃肠炎表现为主的食物中毒。

2. 慢性中毒

长期摄入含少量污染物的食品而引起的中毒,如长期摄入被黄曲霉毒素污染的玉米、花生等引起的肝脏损害。

3. 远期损害

某些污染物进入机体后,可出现肿瘤和致后代畸形,如黄曲霉毒素、苯并(a)芘和亚硝胺等为致癌物,氯乙烯和金属铅等为致畸物。

(五) 食品污染的预防

为了防止和控制有害物质对食品的污染,消除食品中存在的有害因素,应采取以下措施:

(1) 加强防止食品污染的宣传教育,特别是食品从业人员,应自觉做好防止食品污染的工作。

(2) 根据国家颁布的相关法规,加强对食品企业、饮食行业、公共食堂的卫生管理和监督。

(3) 加强对工业"三废"的管理,杜绝"三废"对食品的污染。

(4) 加强对食品包装材料和容器具的卫生管理,确保食品在运输、储存过程中的卫生质量。

(5) 卫生防疫部门应加强对肉品的检验工作,严禁病死畜禽肉进入市场。

(6) 采用高效、低毒、低残留的化学农药或其他防治方法,取代高残留农药,以减少对环境的污染及在生物体内的潴留。

二、生物性污染及其预防

微生物污染是食品生物性污染的主要形式,即食品在加工、运输、储藏、销售过程中被微生物及其毒素污染。其中,细菌与细菌毒素、霉菌与霉菌毒素是常见形式。

(一) 细菌性污染及其预防

1. 常见细菌性污染的菌属及其危害

食品中常见的细菌主要有致病菌、条件致病菌和非致病菌,它们污染食品后会对人体产生不同的危害。

(1) 致病菌:致病菌对食品的污染有两种情况。一是生前感染,如奶、肉在禽畜生前即潜存致病菌。主要有引起食物中毒的肠炎沙门菌、猪霍乱沙门菌等沙门菌;也有能引起人畜共患结核病的结核杆菌、布氏病(波状热)的布鲁杆菌、炭疽病的炭疽杆菌。二是宰后污染,致病菌来自外环境,与畜体的生前感染无关。主要有痢疾杆菌、副溶血性弧菌、致病性大肠杆菌、伤寒杆菌、肉毒梭菌等,这些致病菌通过带菌者粪便、病灶分泌物、苍蝇、工(用)具、容器、水、工作人员的手等途径传播,造成食品的污染。

(2) 条件致病菌:条件致病菌通常情况下不致病,但在一定的特殊条件下才有致病力的细菌。常见的有葡萄球菌、链球菌、变形杆菌、韦氏梭菌、蜡样芽孢杆菌等,能在一定条件下引起食物中毒。

(3) 非致病菌:非致病菌在自然界分布极为广泛,在土壤、水体、食物中更为多见。食物中的细菌绝大多数都是非致病菌,其中许多非致病菌与食品腐败变质有关。

2. 食品卫生质量的评价指标

细菌污染食品后会导致食品成分和感官性状发生改变,并且使食品失去食用价值,在食品卫生学中，评价食品卫生质量的细菌污染指标常用菌落总数和大肠菌群表示。

(1) 菌落总数：菌落总数是指被检测样品单位质量(g)、单位容积(mL)或单位表面积(cm^2)内，所含能在严格规定的条件下（培养基、pH、培养温度与时间、计数方法等）培养所生长的细菌菌落总数。

食品中细菌主要来自食品生产、运输、贮存、销售各环节的外界污染，食品菌落总数代表食品中细菌污染的程度，但菌落总数并不一定与食品对人体健康的危害程度成正相关关系，但可以反映食品卫生质量的优劣以及食品卫生措施和管理情况。

食品中细菌在繁殖过程中可分解食物成分而改变食品的感官性状，所以，食品中细菌数量越多，食品腐败变质的速度就越快。例如，菌落在牛肉中达到 10^5 cfu/cm^2 时，在 0℃可保存 7 天，而当菌落在 10^3 cfu/cm^2 时，在同样条件下可保存 18 天；鱼中菌落在 10^5 cfu/cm^2 时，在 0℃可保存 6 天，而在 10^3 cfu/cm^2 时可保存 12 天。

食品中菌落总数的食品卫生学意义：一是判断食品清洁状态的标志，用于监督食品的清洁状态；二是反映食品的耐保藏性，作为评定食品新鲜度的指标。我国和许多国家的食品卫生标准中规定了各类食品的菌落总数最高允许限量，以保证食品的卫生质量。

(2) 大肠菌群：大肠菌群包括肠杆菌科的埃希菌属、柠檬酸杆菌属、肠杆菌属和克雷伯菌属，这些菌属的细菌均系直接或间接来自人和温血动物肠道，需氧与兼氧、不形成芽孢，在 35～37℃下能发酵乳糖，产酸产气的革兰阴性杆菌，仅极个别菌种例外。其中，埃希菌属又称典型大肠杆菌，其他三种菌属除了可以直接来自粪便外，也可能来自典型大肠杆菌排出体外 7 天至 1 个月后，在环境中的变异，称为非典型大肠杆菌。

大肠菌群的食品卫生学意义：大肠菌群现已被多数国家，包括我国在内用做食品卫生质量的鉴定标准，食品中检出大肠菌群，表明食品曾受到人和动物粪便的污染，其中，典型大肠杆菌说明粪便近期污染，其他菌属可能为粪便的陈旧污染。

由于大肠菌群与肠道致病菌来源相同，而且，在一般条件下大肠菌群在外界生存的时间与主要肠道致病菌一致，所以，大肠菌群又可作为肠道致病菌污染食品的指示菌。但大肠菌群并不适用于冷冻食品，因而近年来有研究用肠球菌(即粪便链球菌 0℃作为水产品和冷冻食品粪便污染指示菌)。

菌落总数、大肠菌群均为评价食品卫生质量和安全性的卫生指标菌，因其本身并不致病，在不超过国家标准规定的限量情况下，允许在食品中存在，而致病菌与疾病有直接关系，因此，国家标准规定，在任何食品中不允许检出。

3. 细菌性污染预防

(1) 加强防止食品污染的宣传教育，在食品生产、加工、贮存、销售过程以及食用前的各个环节，应保持清洁卫生，防止细菌对食品的污染。

(2) 合理贮藏食品，控制细菌生长繁殖。

(3) 采用合理的烹调方法，彻底杀灭细菌。

(4) 加强细菌学监测，常用指标有食品中的菌落总数、大肠菌群、致病菌。

(二) 真菌与真菌病毒素污染及其预防

真菌在自然界分布很广，种类繁多，部分真菌对人类是有益的，如在发酵酿造工业和抗生素医药制造等方面起着重要的作用，另有些真菌污染食品后能迅速繁殖，导致食品腐败变质，失去食用价值，甚至产生毒素，引起人畜中毒。

真菌毒素结构简单,分子量小,不会产生抗体,它的形成受菌粒、菌株、环境、气候、生态学等因素的影响,在0℃以下和30℃以上多数真菌产毒能力减弱或消失,因此,真菌毒素人畜中毒常有地区性和季节性的特点。

目前已知真菌毒素大约为200种,一般按其产生毒素的主要真菌名称来命名,比较重要的有黄曲霉毒素、杂色曲霉毒素、镰刀菌毒素、展青毒素、黄绿青毒素以及黄变米毒素。其中黄曲霉毒素尤其重要。

1. 黄曲霉毒素(aflatoxin, AF)

黄曲霉毒素是结构相似的一类化合物,是由黄曲霉和寄生曲霉产生的一类代谢产物,具有极强的毒性和致癌性。早在1960年,从英国苏格兰火鸡饲料中的发霉花生粉中分离出黄曲霉毒菌,1961年经动物实验证明,用污染了黄曲霉的花生粉喂养大鼠可诱发大鼠肝癌,1962年鉴定出了致癌物,命名为黄曲霉毒素。

(1) 黄曲霉毒素的化学结构与特性:

黄曲霉毒素的结构为二呋喃香豆素的衍生物,目前已分离鉴定出20余种,共分为B系和G系两大类。部分种类的化学结构见图4-3-1。

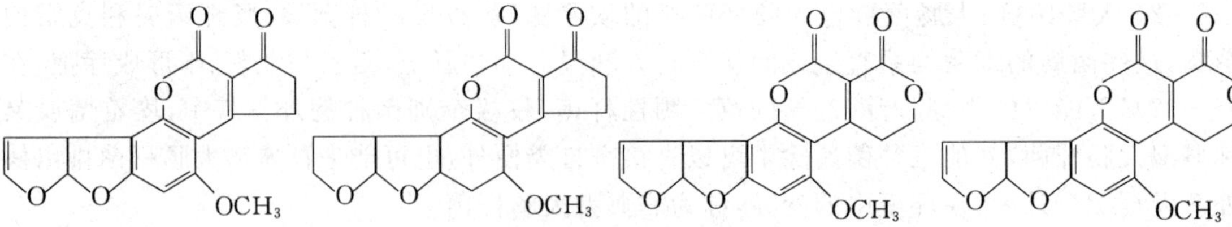

B_1　　B_2　　G_1　　G_2

图4-3-1　黄曲霉毒素的结构式

黄曲霉毒素的毒性与结构有一定的关系。二呋喃环双键极易产生环氧化反应,形成2,3-环氧化物,进而与核酸大分子中的亲核基团结合,影响核酸的结构与功能,所以,凡二呋喃环的末端有双键者,其毒性较强,并有致癌性,如黄曲霉毒素B_1、黄曲霉毒素G_1和黄曲霉毒素M_1。粮油食品天然污染中以黄曲霉毒素B_1最多见,加上其毒性和致癌性最强,因此,在食品卫生监测中常以黄曲霉毒素B_1作为污染指标。

黄曲霉毒素溶于氯仿、甲醇及乙醇等,不溶解于水、己烷、石油醚和乙醚。在紫外线照射下产生荧光,可利用该特性测定黄曲霉毒素。根据荧光颜色、Rf值及结构的不同加以鉴定,分别命名为黄曲霉毒素B_1、B_2、G_1、G_2、M_1、M_2、P_1及Q_1等。B_1及B_2产生蓝紫色荧光;G_1及G_2产生黄绿色荧光。

黄曲霉毒素耐高温,在一般的烹调加工温度不能被破坏。280℃时发生裂解,毒性被破坏。在加氢氧化钠的碱性条件下,可破坏黄曲霉毒素的内酯环,形成香豆素钠盐。该钠盐溶于水,进而可通过水洗予以去除。

(2) 易污染食品:

黄曲霉毒素在自然界分布十分广泛,土壤、粮食、油料作物、种子均可见到。我国26个省市食品中黄曲霉毒素B_1的污染普查发现,长江流域以及长江以南的广大高温高湿地区是受黄曲霉毒素污染较重的地区,而北方各省污染较轻。花生、花生油、玉米的污染最严重,大米、小麦、面粉较轻,豆类一般很少受污染。其他食品如白薯干、甜薯、胡桃、杏仁等也有报道曾受到污染。

（3）毒性：

1）急性中毒：黄曲霉毒素的毒性为氰化钾的 10 倍，属于剧毒物质，其对鱼、鸡、鸭、大鼠、豚鼠、兔、猫、狗、猪、牛、猴及人均有强烈毒性，雏鸭最敏感，其 LD_{50} 为 0.333μg/kg（0.267～0.390μg/kg）。黄曲霉毒素属于肝脏毒素，除抑制肝细胞 DNA、RNA 的合成，以及肝脏蛋白质的合成，一次口服中毒剂量后，2～3 天可出现肝实质细胞坏死、胆管上皮增生、肝脂肪浸润及肝出血等急性病变。人体的体外试验证实，黄曲霉毒素对人体组织有毒性，如含 10mg/L 黄曲霉毒素的组织培养液可使人胚肝细胞 RNA 减少，细胞核形状改变，1mg/L 可阻止肝细胞 DNA 和 RNA 的合成。

国内外均曾报道黄曲霉毒素引起人类急性中毒。在非洲，由于食物霉变的薯饼（黄曲霉毒素含量为 170μg/kg）导致 3 人中毒，1 人死亡。印度和泰国也都曾报道过由于食用霉变的玉米导致黄曲霉毒素中毒。

2）慢性中毒：长期少量持续摄入可引起慢性毒性，动物实验主要表现为生长障碍，肝脏亚急性或慢性损伤，肝功能改变，血中转氨酶、碱性磷酸酶、异柠檬酸酶的活力升高和球蛋白含量升高，白蛋白、非蛋白氮、肝糖原和维生素 A 降低。肝脏组织学检查可见到肝实质细胞坏死、变性，胆管上皮增生，肝纤维细胞增生、形成再生结节，甚至肝硬化等慢性损伤等。

3）致癌性：黄曲霉毒素可诱发猴、大鼠、鱼类及家禽等多种动物的实验性肝癌，其中大鼠最为明显。用黄曲霉毒素含量为 15μg/kg 的饲料喂大鼠 68 周，12 只雄性大鼠全部出现肝癌；黄曲霉毒素诱发肝癌的能力比二甲基亚硝胺大 75 倍，是目前公认的最强的化学致癌物质之一。

黄曲霉毒素不仅可诱发动物肝癌，还可诱发如胃腺瘤、肾癌、直肠癌及乳腺、卵巢、小肠等部位肿瘤。

目前尚不能肯定黄曲霉毒素对人类是否有致癌性，但亚非国家及我国肝癌流行病学调查研究发现，人群膳食中黄曲霉毒素污染程度与居民原发性肝癌的发生率呈正相关。例如，在非洲撒哈拉沙漠以南的高温高湿地区，黄曲霉毒素污染食品比较严重，当地居民肝癌发病较多；而埃及等干燥地区黄曲霉毒素污染食品较轻，肝癌发病较少；在菲律宾，某些玉米和花生酱受黄曲霉毒素污染较严重的地区，肝癌的发病率较一般地区高 7 倍以上；我国广西、江苏、上海也见到类似的情况，上述调查结果提示黄曲霉毒素有可能与人的肝癌发病有关。

（4）预防：主要是防霉、去毒、经常性食品卫生监测，其中，防霉为主要预防措施。

1）防霉：有适宜的湿度、温度和氧气，尤以湿度对食品中真菌生长繁殖最为重要，因此，控制粮食中的水分是防霉的关键。在粮食收获后，必须迅速将水分含量降至安全水分以下。不同的粮粒其安全水分不同，如一般粮粒含水分在 13% 以下，玉米在 12.5% 以下，花生在 8% 以下时，真菌不易生长繁殖。粮食入仓之后应注意通风，保持粮库内干燥。采用除氧充氮的方法对防霉也有较好的效果。

2）去毒：粮食被污染黄曲霉毒素后，可采用下列方法去毒：挑出霉粒：当花生、玉米少量被污染时，该法去毒效果较好；研磨加工：将发霉的大米加工成精米，可降低毒素含量；加水反复搓洗或用高压锅煮饭；加碱破坏：适用于含黄曲霉毒素较高的植物油；吸附去毒：在含毒素的植物油中加入活性白陶土或活性炭等吸附剂，经搅拌、静置，毒素可被吸附而去除。

3）限制各种食品中黄曲霉毒素含量：加强食品卫生监测，限制各种食品中黄曲霉毒素含量，可有效控制黄曲霉毒素对人体的危害。

我国规定的几种食品中黄曲霉毒素 B_1 的允许量标准(μg/kg)如下:

玉米、花生、花生油≤20;

玉米及花生仁制品(按原料折算)≤20;

大米、其他食用油≤10;

其他粮食、豆类、发酵食品≤5;

牛乳≤0.5;

婴儿代乳食品不得检出。

三、化学性污染及其预防

食品的化学性污染种类繁多,来源复杂,主要有农药、有害金属、N-亚硝基化合物、多环芳烃化合物、二噁英以及来自各种食品容器、包装材料、加工设备和滥用食品添加剂等污染。

【案例 4-6】

2002 年 8 月 29 日,叶某与妻子及外孙女在家共进早餐,主食为米饭,菜谱为空心菜、茄子、辣椒、酸菜。饭毕 2h 左右,其外孙女出现四肢无力、头晕、流涎、恶心、呕吐等症状,随后叶某及其妻子相继发病。急请卫生院医生到家诊治,按有机磷农药中毒处理,病情得到缓解。当时诊治医生怀疑食盐被有机磷农药污染,嘱其倒掉,叶某家属认为倒掉可惜,背着医生在原有食盐碗里加上了新的食盐,并用该食盐煮粉条与医生共进午餐,至次日中午未出现新的病例。8 月 30 日中午,患者家属为表示对医生的感激之情,请医生及其邻居吃擂茶(主要成分为水、茶叶、花生米、芝麻、盐、茶油),2h 后,包括医生和叶某家人在内的所有吃擂茶者相继出现同样症状,即全身无力、头晕、头痛、冒汗、流涎、恶心、呕吐(2~5 次/天不等,呕吐时腹部隐痛,呕出胃内容物,后为胆汁色)、腹泻(稀便 4 次/天)、视力模糊、瞳孔缩小等症状,血压基本正常,其他亦未见异常。由于采用阿托品和胆碱酯酶复能剂等解毒治疗,患者中毒症状逐渐消失,3 天后全部痊愈。

问题:

有机磷农药中毒的临床表现及其预防措施有哪些?

(一) 农药污染及其预防

农药对于防治农作物的病、虫、鼠害,提高农畜产品产量具有重要意义。获取农业丰收的重要保障。但如果使用不当,也会造成环境和食品的污染。施用农药后,食品表面及食品内残存的农药代谢产物、降解物或衍生物,统称为农药残留。食用含有农药残留的食品,大剂量可能引起急性中毒,低剂量长期摄入可能有致畸、致癌和致突变作用。目前世界上使用的农药原药多达 1 000 多种,我国目前使用的农药也有近 200 种原药和近千种制剂。农药按化学结构可分为有机氯类、有机磷类、有机氮类、氨基酸酯、有机硫、拟除虫菊酯、有机砷、有机汞等多种类型。按用途可分为杀虫剂、杀菌剂、除草剂、杀线虫剂、杀螨剂、杀鼠剂、落叶剂和植物生长调节剂等类型。目前,使用较多的是杀虫剂、杀菌剂和除草剂三大类。

1. 农药污染途径

(1) 直接污染:喷洒农药可造成农作物表面沾附污染,农药被吸收后转运至各个部分而造成农药残留。食物污染的程度与农药的性质、剂型、施用方法及浓度和时间有关。内吸性农药(如内吸磷、对硫磷)残留多,而渗透性农药(如杀螟松)和触杀性农药(如拟除虫菊酯类)

残留少;易降解的品种如有机磷残留时间短,不易降解的品种如有机氯、重金属制剂则残留时间长;油剂比粉剂更易残留,喷洒比拌土施撒残留高;施药浓度高,次数频、距收获间隔期短则残留高。此外,与气象因素、农作物的品种等也有一定关系。

(2) 间接污染:由于大量施用农药以及工业"三废"的污染,导致大量农药进入空气、水体和土壤,成为环境污染物。农作物长期从污染的环境中吸收农药,可引起食品二次污染。

(3) 生物富集作用:生物富集作用是指生物将环境中低浓度的化学物质,通过食物链的转运和蓄积达到高浓度的能力。某些化学物质在沿着食物链转移的过程中产生生物富集作用,即每经过一种生物体,其浓度就有一次明显的提高。某些理化性质比较稳定的农药,如有机氯、有机汞和有机砷制剂等,脂溶性强,与酶和蛋白质有较好的亲和力,不易排出体外,在食物链中通过生物富集作用逐级在生物体内浓缩,可使其残留量增高。

水生生物富集作用最为明显,如水体仅 DDT 3×10^{-5} ppm 时,通过浮游生物、小鱼、大鱼、水鸟等捕食生物逐渐富集,水鸟体内 DDT 含量可高达 25ppm,为原水中 DDT 含量的 833 万倍。

2. 食品中的农药残留及其毒性

(1) 有机氯农药对人体的危害:有机氯是最早使用的一种农药,为脂溶性物质,主要有六六六及 DDT 等,该类农药在环境中稳定性强,可长期残留不易降解,在环境和食品中,如 DDT 在土壤中消失 95%的时间需 3~30 年(平均 10 年),通过食物链进入体内后,主要蓄积于脂肪组织中。

有机氯农药多数属于中等毒或低毒。急性中毒主要表现为神经毒作用,如震颤、抽搐、瘫痪等。慢性毒性作用主要是侵害肝、肾和神经系统等。用浓度为 5ppm 的 DDT 给大鼠或小鼠灌胃,可引起肝脂肪浸润和肝小叶中心增生。人类的慢性中毒,初期有知觉异常,进而出现共济失调、精神异常、肌肉痉挛、肝肾损害(如肝肿大、蛋白尿)等。

有机氯农药能诱发细胞染色体畸变,还可通过胎盘屏障进入胎儿体内,部分品种及其代谢产物具有一定的致癌作用。人群流行病学调查资料表明,使用有机氯农药较多的地区,畸胎发生率和死亡率比使用较少的地区高 10 倍左右。一般认为高剂量 DDT 可使小鼠肝癌增多,但人群流行病学调查和一些自愿者每天口服 DDT 35mg、连续 21.5 个月,体内 DDT 的蓄积量为一般人的几十至几百倍时,也未见致癌作用。

六六六的致癌作用有很多报道。给小鼠 20mg/(kg・天)六六六,可引起肝癌。工业品六六六的纯 α、β、γ 异构体在较大剂量时也可引起肝癌。但大量长期接触六六六和 DDT 的工人作肝脏活体组织检查,仅发现慢性肝损害。

有机氯农药化学性质稳定,不易降解,在环境和食品上长期残留,并通过食物链逐级浓缩,具有一定的潜在危害,许多国家已停止生产和使用,我国已于 1983 年停止生产,1984 年停止使用。

(2) 有机磷农药对人体的危害:有机磷农药是目前使用量最大的一种杀虫剂,常用产品有敌百虫、敌敌畏、乐果、马拉硫磷等。大多数有机磷农药的性质不稳定,易迅速分解,在食物中残留时间短,在生物体内也较易分解,一般情况下少有慢性中毒。有机磷农药对人的危害主要是引起急性中毒。有机磷属于神经性毒剂,可通过消化道、呼吸道和皮肤进入体内,经血液和淋巴转运至全身。通过与生物体内胆碱酯酶结合,形成稳定的磷酰化乙酰胆碱酯酶,使胆碱酯酶失去活性,导致乙酰胆碱在体内大量堆积,引起胆碱能神经纤维高度兴奋。

(3) 拟除虫菊酯类:本类产品多为人工合成,可用做杀虫剂和杀螨剂,具有高效、低毒、低残留、用量少的特点。目前常用的有溴氰菊酯(敌杀死)、丙炔菊酯、苯氰菊酯、三氟氯氰菊酯等。主要通过对钠泵的干扰使神经膜动作电位的去极化期延长,阻断神经传导,以及改变膜的流动性,增加兴奋性神经介质和 cGMP 的释放,干扰细胞色素 C 和电子传递系统功能。此类农药由于施用量小,残留量少,慢性中毒少见,急性中毒多由于误服或生产性接触所致。

(4) 氨基甲酸酯类:属中等毒农药,目前使用量较大,主要用做杀虫剂(如西维因、速灭威、混灭威、呋喃丹、克百威、灭多威、敌克松、害扑威等)或除草剂(如丁草特、野麦畏、哌草丹、禾大壮等)。该类农药药效快,选择性高,对温血动物、鱼类和人的毒性较低,容易被土壤中的微生物分解,在体内不蓄积,属于可逆性胆碱酯酶抑制剂。急性中毒主要表现为胆碱能神经兴奋症状,慢性毒性和"三致"(致癌、致畸、致突变)毒性尚无定论。有实验报道,此类农药在弱酸条件下可与亚硝酸盐结合生成亚硝胺,有潜在致癌作用。

3. 预防措施

(1) 发展高效、低毒、低残留农药:所谓高效就是用量少,杀虫效果好;而低毒是指对人畜的毒性低,不致癌、不致畸、不产生特异病变。低残留是农药在施用后降解速度快,在食品中残留量少。

(2) 合理使用农药:我国已颁布《农药安全使用标准》(GB4285—1989)和《农药合理使用准则》(GB/T8321.8—2007),对主要作物和常用农药规定了最高用药量或最低稀释倍数,最高使用次数和安全间隔期(最后一次施药到距收获时的天数)。

(3) 加强对农药的生产经营和管理:许多国家都有严格的农药管理和登记制度。我国国务院 1997 年发布的《农药管理条例》,2007 年 12 月修订,其中规定由国务院农业行政主管部门负责全国的农药登记和农药监督管理工作,同时还规定了我国实行农药生产许可制度。未取得农药登记和农药生产许可证的农药不得生产、销售和使用。

(二) 有毒金属污染及其预防

环境中的金属元素有 80 余种,可通过消化道、呼吸道和皮肤接触等途径进入人体。有些金属是构成人体组织必需的元素,如钙、铁、磷、钾、钠等,而某些金属元素在较低摄入量的情况下对人体即产生毒性作用,如铅、汞、镉、砷等,常称为有毒金属。

1. 污染途径

(1) 工业"三废"的任意排放。含有金属毒物的工业"三废"排入环境中,可直接或间接污染食品以及造成水体和土壤的污染,而污染水体和土壤的金属毒物,还可通过生物富集作用使食品中的含量显著增高。

(2) 食品生产加工过程中造成的污染。食品在生产加工过程中,接触不符合卫生要求的机械设备、管道、容器或包装材料,在一定的条件下,其有害金属可溶出导致食品污染;在食品运输过程中,运输工具的污染也可导致食品污染。

(3) 农药和食品添加剂造成的污染。某些金属农药(如有机汞、有机砷等),或农药不纯含有金属杂质,在使用过程中均可污染食品。在食品生产加工过程中,使用含有金属杂质的食品添加剂,也可造成对食品的污染。

(4) 某些地区自然环境中本底含量高。生物体内的元素含量与其所生存的空气、土壤、水体这些元素的含量明显成正相关关系。高本底有毒金属元素的地区生产的动植物食品中有毒金属元素含量高于其他低本底地区。

2. 汞、镉、铅、砷对食品的污染及危害

(1) 汞对食品的污染及危害：

1) 污染来源：汞及其化合物广泛应用于工农业生产和医疗卫生行业，可通过废水、废气、废渣等途径污染食品。另外，用有机汞拌种，或在农作物生长期施用有机汞农药均可污染农作物。除职业接触外，进入人体的汞主要来源于受污染的食品。不同的食品，其中汞的存在形式有差异，如水产品的汞主要以甲基汞形式存在，而植物性食品中的汞则以无机汞为主。水产品特别是鱼、虾、贝类食品中甲基汞污染对人体的危害最大。例如，日本的水俣病，由于当地水域受汞污染，经食物链的生物富集作用使鱼体内汞含量高达 20～60 mg/kg，为生活水域汞含量的数万倍。

2) 对人体的危害：微量汞对人体不会产生危害，但进入体内的数量过多，则会损害人体的健康。汞由胃肠道吸收与其存在形式有关。金属汞很少由胃肠道吸收，故其经口毒性极小。二价无机汞化物在胃肠道内的吸收率为 1.4%～15.6%。吸收后经血液转运，分布于红细胞和血浆中，并与血红蛋白和血浆蛋白的巯基结合。二价无机汞化物不易通过胎盘屏障，主要由尿和粪排出。有机汞的吸收率较高，如甲基汞的胃肠道吸收率为 95%。血液中 90%的汞与红细胞结合，10%与血浆蛋白结合，并通过血液分布于全身。血液中汞含量可反映近期摄入体内的水平，也可作为体内汞负荷程度的指标。甲基汞脂溶性较高，易于扩散，主要蓄积于肾脏和肝脏，并通过血脑屏障进入脑组织。大脑对甲基汞有特殊的亲和力，其浓度比血液浓度高 3～6 倍。甲基汞也可随头发的生长而进入毛发，血液中浓度与头发浓度之比为 1∶250。毛发中甲基汞含量与摄入量成正比，因此发汞值可以反映体内汞的水平。甲基汞主要由粪排出，由尿排出很少。一般认为血汞在 200μg/L 以上，发汞在 50μg/g 以上，尿汞在 2μg/L 以上，即表明有汞中毒的可能。

汞由于存在形式的不同，其毒性亦不同，无机汞化物多引起急性中毒，有机汞多引起慢性中毒。有机汞在人体内的生物半衰期平均为 70 天左右，而在脑内半衰期为 180～250 天。甲基汞可与体内含巯基的酶结合，成为酶的抑制剂，从而破坏细胞的代谢和功能。

慢性甲基汞中毒的病理损害主要为细胞变性、坏死，周围神经髓鞘脱失。中毒表现起初为疲乏、头晕、失眠，而后感觉异常，手指、足趾、口唇和舌等处麻木，严重者可出现共济失调、发抖，说话不清，失明，听力丧失，精神紊乱，严重者可因疯狂痉挛而死。

3) 食品中汞的允许限量。我国食品卫生标准(GB2726－2005)规定，食品中汞允许限量(≤mg/kg)为：鱼和其他水产品 0.3(其中甲基汞为 0.2)，肉、蛋 0.05，粮食 0.02，蔬菜、水果、薯类、牛奶 0.01，油 0.05。

(2) 镉对食品的污染及危害：

1) 污染来源：工业废水的排放是镉对食品的污染的主要原因。含镉工业废水污染水体，经水生生物富集，使水产品中镉含量明显增高。含镉污水灌溉农田亦可污染土壤，经作物吸收而使食品中镉残留量增高。用含镉金属作为容器存放酸性食品或饮料时，可使大量的镉溶出，造成对食品的严重污染。日本某镉污染严重的地区，稻米平均含量为1.41mg/kg(非污染区为 0.08mg/kg)，贝类含镉量高达 420mg/kg(非污染区为 0.05mg/kg)。食品被镉污染后，含镉量有很大差别，海产品和动物食品(尤其是肾脏)高于植物性食品，而植物性食品中以谷类、根茎类、豆类含量较高。

2) 对人体的危害:进入人体的镉以消化道摄入为主,镉在消化道的吸收率为1%~12%,一般为5%。低蛋白、低钙和低铁的膳食有利于镉的吸收,维生素D也可促进镉的吸收。吸收的镉经血液运至全身。血液中的镉一部分与红细胞结合,一部分与血浆蛋白结合。红细胞中的镉部分与血红蛋白结合,部分可能以金属硫蛋白的形式与低分子蛋白质结合。这些结合的镉主要分布于肾和肝。肾脏含镉量约占全身蓄积量的1/3,而肾皮质镉浓度是全肾脏镉浓度的1/5。这是因为含镉的金属硫蛋白可经肾小球过滤进入肾小管,或者排出体外,或重吸收,从而造成了镉在肾近小曲管的选择性蓄积。因此,肾脏是慢性镉中毒的靶器官。体内的镉可通过粪、尿、毛发等途径排出,半衰期为15~30年。正常人血镉<50μg/L,尿镉<3μg/L。如血镉>250μg/L或尿镉>15μg/L,则表示有过量镉接触和镉中毒的可能。

镉对体内巯基酶具有较强的抑制作用,长期摄入镉后可引起镉中毒,主要损害肾脏、骨骼和消化系统,特别是损害肾近曲小管上皮细胞,影响重吸收功能,临床上出现蛋白尿、氨基酸尿、高钙尿和糖尿,使体内呈负钙平衡而导致骨质疏松症。日本神通川流域的"骨痛病"(痛痛病)就是由于镉污染造成的一种典型的公害病。此病的主要特征是背部和下肢疼痛,行走困难、蛋白尿、骨质疏松和假性骨折。此外,摄入过多的镉还可引起高血压、动脉粥样硬化、贫血等。锌、镉是相互拮抗的元素,镉可以干扰结合锌的酶。进入体内的镉可置换含锌酶中的锌,并抑制该酶活性。提高锌的摄入,能拮抗镉的毒性作用。

3) 食品中残留镉的卫生标准。我国食品卫生标准(GB15201—2005)规定,食品中镉容许限量(≤mg/kg)为:大米0.2,面粉0.1,杂粮和蔬菜0.05,肉、鱼0.1,蛋0.05,水果0.03。

(3) 铅对食品的污染及其危害:

1) 污染来源:含铅工业"三废"的排放和汽车尾气是铅污染食品的主要来源;食品加工用机械设备和管道含铅,在适宜的条件下,可移行于食品中;食品的容器和包装材料也是铅的重要来源,如陶瓷食具的釉彩、铁皮罐头盒的镀焊锡含铅,用这些食具盛酸性食品,或是涂料脱落时,铅易溶出污染食品,用铁桶或锡壶盛酒也可将铅溶出;印刷食品包装材料的油墨、颜料,儿童玩具的涂料也是铅的来源;某些食品添加剂或生产加工中使用的化学物质含铅杂质,亦可污染食品。含铅农药(如砷酸铅等)的使用,可造成农作物的铅污染。

2) 对人体的危害:人体内的铅主要来源于食物。据国外报道,每天进入人体的铅来自食物者大约有400μg,水10μg,城市空气26μg,农村空气1μg,估计目前人体内铅的总量是古代人的100倍。进入消化道的铅有5%~10%在十二指肠被吸收,吸收率受食物中蛋白质、钙、植酸等影响。体内铅主要经过肾和肠道排出。铅在体内的半衰期较长,故可长期在体内蓄积。尿铅、血铅、发铅是反映体内铅负荷的常用指标。

铅的毒性作用主要是损害神经系统、造血系统和肾脏。食物铅污染所致的中毒主要是慢性损害作用,主要表现为贫血、神经衰弱、神经炎和消化系统症状,如食欲不振、胃肠炎、口腔金属味、面色苍白、头昏、头痛、乏力、失眠、烦躁、肌肉关节疼痛、便秘、腹泻等。严重者可导致铅中毒性脑病。儿童摄入过量铅可影响其生长发育,导致智力低下。

3) 食品中铅的允许限量:我国食品卫生标准(GB2762—2005)规定食品中铅容许限量(≤mg/kg)为:蔬菜和水果为0.2,粮食和薯类为0.4,豆类0.8,肉类和鱼虾类0.5,蛋类0.2,鲜奶0.05。

(4) 砷对食品的污染及其危害：

1) 污染来源：砷及其化合物广泛存在于自然界，并大量用于工农业生产中，故食品中通常含有微量的砷。食品中的砷污染主要来源于含砷农药、空气、土壤和水体。如使用含砷农药过量或使用时间距收获期太近，可致农作物中砷含量明显增加。如水稻孕穗期施用有机砷农药，收获的稻米中砷残留量可达 3～10mg/kg，而正常稻谷含砷不超过 1mg/kg。用含砷废水灌溉农田后，可使小白菜含砷量高达 60～70mg/kg，而一般蔬菜中砷平均含量在 0.5mg/kg 以下。

2) 对人体的危害：食品中砷的毒性与其存在的形式有关。食品中的砷有无机砷和有机砷两种形式。一般认为三价砷的毒性大于五价砷，无机砷的毒性大于有机砷。食物和饮水中的砷经消化道进入人体后与多种含巯基的酶结合，使之失去活性，抑制细胞的正常代谢，从而出现一系列症状。长期摄入砷化物可引起慢性中毒，表现为腹泻、便秘、食欲减退、消瘦等消化道症状。皮肤可出现色素沉着，手掌和足底过度角化。血管受累时出现肢体末梢坏疽，即所谓慢性砷中毒黑脚病。神经系统表现为多发性神经炎、神经衰弱综合征。

目前已证实多种无机砷化合物具有致突变性，可导致体内外基因突变、染色体畸变并抑制 DNA 损伤的修复。流行病学调查表明，无机砷化合物可能与人类的皮肤癌和肺癌的发生有关。

3) 食品中砷的允许限量。我国食品卫生标准(GB4810－1994)规定，食品中砷的允许限量(≤mg/kg，按 As 计)为：粮食 0.7，食用食物油 0.1，酱油、食盐、醋、酒类、蔬菜、水果、淡水鱼、肉类、蛋类 0.5，鲜奶 0.2。

3. 预防措施

(1) 控制污染源：有毒金属污染食品后，由于残留期较长，不易去除，因此，消除污染源是最主要措施。重点做好工业“三废”的处理和严格控制“三废”的排放，加强卫生监督。禁用含砷、铅、汞的农药和不符合卫生标准的食品添加剂、容器包装材料、食品加工中使用的化学物质等。

(2) 制定各类食品中有毒金属元素的最高允许限量标准，加强食品卫生质量检测和监督工作。

(3) 加强对有毒有害金属及其化合物的管理，防止误食、误用、投毒或人为污染食品。

(三) N-亚硝基化合物污染及其预防

1. 结构与分类

N-亚硝基化合物(N-nitroso compounds)是一类毒性和致癌性很强的物质，根据其化学结构分为亚硝胺和亚硝酰胺两大类(图 4-3-2、图 4-3-3)。

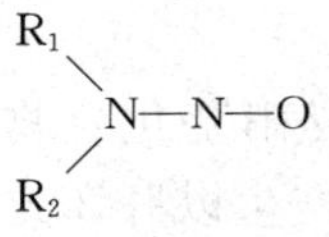

图 4-3-2　亚硝胺的基本结构

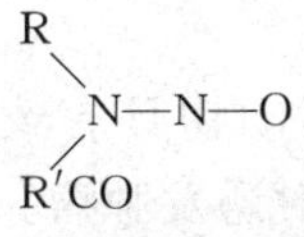

图 4-3-3　亚硝酰胺的基本结构

上式亚硝胺中的 R_1 和 R_2 为烷基或芳香基，R_1 和 R_2 相同者称为对称的亚硝胺，如甲基亚硝胺；R_1 和 R_2 不相同者，称为不对称的亚硝胺，如甲基苯基亚硝胺。亚硝酰胺的 R 为烷基，R′CO 为酰基。

2. N-亚硝基化合物的合成及影响因素

(1) 合成的前体物质:

形成N-亚硝基化合物的前体包括N-亚硝化剂和可亚硝化的含氮有机化合物。N-亚硝化剂包括硝酸盐和亚硝酸盐以及其他氮氧化物等,可亚硝化的有机含氮化合物主要涉及胺、氨基酸、多肽、脲、脲烷、呱啶、酰胺等。

硝酸盐广泛存在于人类的生存环境中,如水、土壤和植物,在一定条件下硝酸盐可转变为亚硝酸盐,因此亚硝酸盐常伴随硝酸盐而存在。

可亚硝化的含氮有机化合物在人类食物中广泛存在,特别是胺和酰胺。在海鱼组织中,二甲胺(仲胺)含量多在100mg/kg以上,三甲胺和氧化三甲胺含量更高(通常为1 000 mg/kg)。鱼中的氧化三甲胺在加热时可转变为二甲胺。

(2) 影响合成的因素:

1) pH:除反应浓度外,氢离子浓度对反应的影响较大,在酸性环境中极易反应。例如,仲胺亚硝基化的最适宜pH为2.5～3.4,胃液酸度pH为1.0～3.0,故胃内适宜于亚硝基化合物的合成。

2) 胺的种类与亚硝基程度:过去认为仲胺反应速度最快,伯胺、叔胺很难反应,但近年来已证实,在有硫氰酸根存在的条件下,伯胺与亚硝酸的反应也很快。人的唾液中含有大量的硫氰酸根,因此,此途径备受重视。

3) 微生物:在微生物的作用下可将硝酸盐还原为亚硝酸盐,又参与胺的形成,故能促进N-亚硝基化合物的生成。另外,肠道硝酸盐还原菌能将仲胺及硝酸盐合成亚硝胺;某些霉菌如黄曲霉、黑曲霉菌也能促进亚硝胺的合成。

3. 食品的污染来源

食品中天然存在的亚硝胺含量极微,但其前身亚硝酸盐及仲胺等则广泛存在于自然界。

(1) 施用硝酸盐化肥可使蔬菜中含有较多的硝酸盐,腌渍蔬菜时,因时间、盐分不够,蔬菜容易腐败变质,腐败菌可将硝酸盐还原为亚硝酸盐,导致亚硝酸盐含量增高。

(2) 食物在烹调、烟熏、制罐过程中,胺类含量增高;食物霉变后,胺类含量可增高数十倍至数百倍。

(3) 肉、鱼类食品加工时,常添加硝酸盐做防腐剂、发色剂,食品中的硝酸盐在细菌硝基还原酶的作用下,可形成亚硝酸盐。

(4) 有些加工食品,如熏鱼、腌肉、酱油、酸渍菜、腌菜、发酵食品、啤酒以及油煎咸肉均含有一定量的N-亚硝基化合物。

(5) 食品容器和包装材料中含有挥发性亚硝胺。

4. 对人体的危害

N-亚硝基化合物对动物具有致癌性是公认的。N-亚硝基化合物可通过消化道、呼吸道、皮肤接触或皮下注射诱发肿瘤。一次大剂量摄入,可产生以肝坏死和出血为特征的急性肝损害。长期小剂量摄入,则产生以纤维增生为特征的肝硬化,并在此基础上发展为肝癌。亚硝酰胺(如甲基亚硝基脲、甲基亚硝基脲烷、甲基亚硝基胍)为终末致癌物,无需体内活化就有致癌作用;而亚硝胺(如二甲基亚硝胺、吡咯烷亚硝胺)是前致癌物,需要在体内活化、代谢产生自由基,使核酸或其他分子发生烷化而致癌。

N-亚硝基化合物对人类直接致癌还缺少证据。但许多学者认为,N-亚硝基化合物对人致癌的可能性很大。在体外实验中发现，人和大鼠的肝脏对二甲基亚硝胺的代谢性质和速度极为相似，均有近相同数量的核酸被甲基化，在人胚肾细胞培养液中加入二甲基亚硝胺，发现很快出现上皮增生，且有剂量反应关系。

据流行病学调查资料表明，人类某些癌症可能与N-硝基化合物摄入量有关。如智利胃癌高发可能与当地大量使用硝酸盐化肥有关，日本人胃癌高发可能与其爱吃咸鱼和咸菜有关。我国林县食管癌高发，经研究发现，该县食物中亚硝胺检出率为23.3%（低发区检出率仅1.2%），并且该县食物中亚硝胺类物质可以使正常人胚肺成纤维细胞发生转化，证实它具有致癌性。

N-硝基化合物还对动物具有致畸作用。至今，在300多种N-亚硝基化合物中，已发现大约有80%以上能诱发动物肿瘤，最常见的是肝、食管及胃癌，肺、膀胱及鼻咽癌偶见。

5. 预防

(1) 制定食品中硝酸盐、亚硝酸盐使用量及残留量标准。我国规定，在肉类罐头及肉类制品中硝酸盐最大使用量为每千克食物0.5g，亚硝酸盐每千克食物0.15g；残留量以亚硝酸钠计，肉类罐头为每千克食物不得超出0.05g，肉制品每千克不得超过0.03g。

(2) 防止微生物造成的食物污染及食物霉变，做好食品保藏。防止蔬菜、鱼肉腐败变质，产生亚硝酸盐及仲胺，对降低食物中亚硝基化合物的含量极为重要。

(3) 阻断亚硝胺合成。维生素C具有阻断N-亚硝基化合物合成的作用。抗坏血酸盐与亚硝酸盐在一起能很快起作用，抗坏血酸被氧化，生成脱氢抗坏血酸，亚硝酸盐则被还原生成一氧化氮(NO)，使硝酸盐离子浓度降低。据研究资料表明，维生素E、维生素A、大蒜及大蒜素可抑制亚硝胺的合成，茶叶、猕猴桃、沙棘果汁也有阻断亚硝胺合成的作用。

(4) 施用钼肥。施用钼肥可以使粮食增产，而且粮食中钼含量增加，硝酸盐含量下降。如大白菜和萝卜施用钼肥后，维生素C含量比对照组高38.5%，亚硝酸盐平均下降26.5%。

（四）多环芳烃类化合物污染及其预防

多环芳烃类(PAH)是由两个以上苯环稠合在一起，并在六碳环中杂有五碳环的一系列芳香烃化合物及其衍生物。目前，已发现约200种，其中多数具有致癌性。苯并(a)芘[B(a)P]是多环芳烃类化合物中的一种主要的食品污染物。

1. B(a)P的理化特性

B(a)P是一种由5个苯环构成的多环芳烃，见图4-3-4。分子式为$C_{20}H_{12}$，分子量252，常温下为针状结晶，浅黄色，可为单斜晶或斜方晶，性质稳定，沸点310～312℃，熔点178℃，在水中溶解度仅为0.5～6μg/L，稍溶于甲醇和乙醇，溶于苯、甲苯、二甲苯和烷己环等有机溶剂，日光和荧光都可使之发生光氧化作用，臭氧也可使之氧化，与NO或NO_2作用则发生硝基化，在苯溶液中呈蓝色或紫色荧光，在浓硫酸中呈带绿色荧光的橘红色。

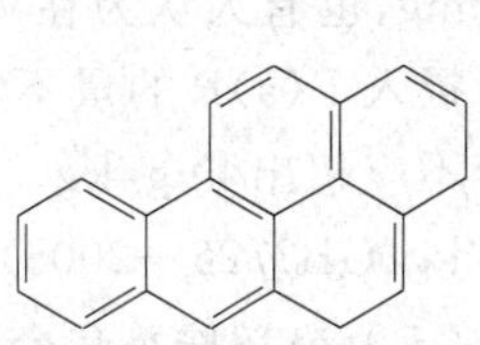

图4-3-4　苯并(a)芘结构图

2. 食品中B(a)P污染来源

(1) 熏烤食品污染：熏烤食品使用的熏烟中含有多环芳烃[包括B(a)P]。在食物烤制过程中，滴于火上的食物脂肪焦化，发生热聚合反应形成B(a)P附着于食物表面，这是烤制食物中B(a)P的主要来源。食物炭化时，脂肪因高温裂解产生自由基，并相互结合(热聚合)生成B(a)P。例如，烤焦的鱼皮，B(a)P可高达53.6～70μg/kg。

(2) 油墨造成的污染：油墨中含有炭黑，炭黑含有多种致癌性多环芳烃。有些食品包装纸的油墨未干时,炭黑里的多环芳烃可以污染食品。

(3) 沥青造成的污染:沥青有煤焦沥青及石油沥青两种。煤焦油的高沸点馏分中含有多环芳烃,石油沥青 B(a)P 含量较煤焦沥青少。我国一些地方的农民常将粮食晒在用煤焦沥青铺的马路上,易使粮食受到污染。

(4) 石蜡油污染:通过包装纸上的不纯石蜡油可以使食品污染多环芳烃。不纯石蜡纸中的多环芳烃还可污染牛奶。

(5) 环境污染食物:大气、水和土壤如果含有多环芳烃则可污染植物。一些粮食作物、蔬菜和水果受污染较突出。

3. 对人体的危害

B(a)P 主要是通过食物或饮水进入机体,在肠道被吸收,入血后很快分布于全身。乳腺和脂肪组织可蓄积 B(a)P。动物实验发现,经口摄入 B(a)P 可通过胎盘进入胎儿体内,引起毒性及致癌作用。B(a)P 主要经过肝脏、胆道从粪便排出体外。

B(a)P 对兔、豚鼠、大鼠、小鼠、鸭、猴等多种动物均能引起胃癌,并可经胎盘使子代发生肿瘤,造成胚胎死亡及仔鼠免疫功能下降。B(a)P 是许多短期致突变实验的阳性物,但它是间接致突变物,在 Ames 试验及其他细菌突变、细菌 DNA 修复、姐妹染色单体交换、染色体畸变、哺乳类细胞培养及哺乳类动物精子畸变等实验中均呈阳性反应。

B(a)P 的致癌机制与其代谢活化过程有关。B(a)P 在体外并不能与 DNA、RNA 或蛋白质以共价键结合,但是进入体内后,即被微粒体混合功能氧化酶氧化成环氧化物,则可与核酸大分子中的亲核基团结合而诱发肿瘤。

B(a)P 对人的致癌作用,至今尚无肯定的结论。目前流行病学的调查研究多集中在多环芳烃与胃癌发生的关系探讨。

4. 预防措施

(1) 防止食物被污染。改进食品的烤熏工艺;使用纯净的食品用石蜡做包装材料;加强环境质量监控,减少多环芳烃对环境及食品的污染。

(2) 限制食品中 B(a)P 的含量。有人估计,每人每年从食物中摄入的 B(a)P 总量为 1～2mg,也有人认为在 40 年内人体摄入 B(a)P 的总量达 8mg 时就有可能致癌,因此,人体每日摄入 B(a)P 的量不宜超过 10μg。如果每人每日进食 1kg 食物,则在食物中 B(a)P 的含量不应超出 6μg/kg。我国目前制定的卫生标准要求:熏烤动物性食品中 B(a)P 含量≤5μg/kg(GB2726—2005),食用油中 B(a)P 含量≤10μg/kg (GB2726—2005)。

(五) 杂环胺类化合物污染及其预防

杂环胺(heterocyclic amines)类化合物包括氨基咪唑氮杂芳烃(AIAs,图 4-3-5)和氨基咔啉两类。AIAs 咪唑环的 α 氨基在体内可转化为 N-羟基化合物而具有致癌和致突变活性。氨基咔啉类杂环胺吡啶环上的氨基易被亚硝酸钠脱去而丧失活性。

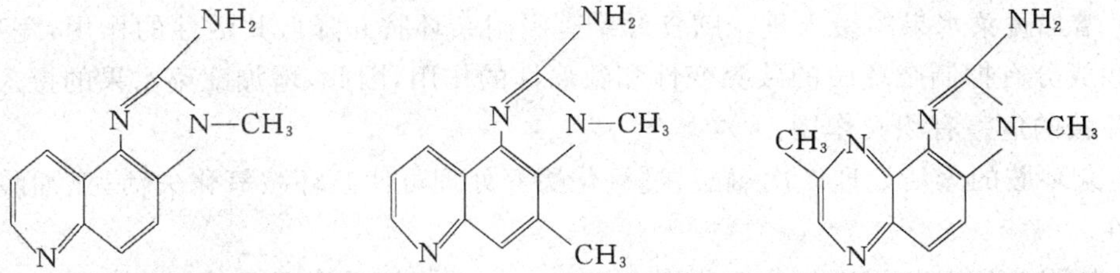

2-氨基-3-甲基咪唑基-[4,5-稠环]喹啉(lQ)　2-氨基-3,4-二甲基咪唑基-[4,5-稠环]喹啉(MelQ)　2-氨基-3,8-二甲基咪唑基-[4,5-稠环]喹啉(MelQX)

图 4-3-5　氨基咪唑氮杂芳烃(AIAs)类杂环胺

1. 杂环胺的生成

食品在高温烹调加工过程可产生杂环胺类化合物，尤其是蛋白质含量丰富的鱼、肉类食品在高温烹调过程中更易产生。影响食品中杂环胺形成的因素主要有以下两方面。

(1) 食物的烹调方式。杂环胺的前体物是水溶性的，加热反应主要产生 AIAs 类杂环胺。水溶性前体物向表面迁移并被加热干燥，加热温度是杂环胺形成的重要影响因素，当温度从 200℃升至 300℃时，杂环胺的生成量可增加 5 倍。

烹调时间对杂环胺的生成亦有一定影响。在 200℃油炸温度时，杂环胺主要在前 5min 形成，在 5～10min 形成减慢，进一步延长烹调时间则杂环胺的生成量不再明显增加。

食品中的水分可抑制杂环胺形成，因此，加热温度愈高、时间愈长、水分含量愈少，产生的杂环胺愈多，故烧、烤、煎、炸等直接与火接触或与灼热的金属表面接触的烹调方法，由于可使水分很快丧失且温度较高，产生杂环胺的数量远远大于炖、焖、煨、煮及微波炉烹调等温度较低、水分较多的烹调方法。

(2) 食物的营养成分。在烹调温度、时间和水分相同的情况下，营养成分不同的食物产生的杂环胺种类和数量有很大差异。蛋白质含量较高的食物产生杂环胺较多，而蛋白质的氨基酸构成则直接影响所产生杂环胺的种类，含有肌肉组织的食品可大量产生 AlAs 类杂环胺。

食品成分的美拉德反应可产生大量杂环物质(可多达 160 余种)，其中一些可进一步反应生成杂环胺，由于不同的氨基酸在美拉德反应中生成杂环物的种类和数量不同，故最终生成的杂环胺也有较大差异。

2. 危害性

杂环胺类化合物主要引起致突变和致癌。Ames 试验表明，杂环胺在 S9 代谢活化系统中有较强的致突变性。另外，它还可经 S9 活化系统诱导哺乳动物细胞的 DNA 损害，包括基因突变、染色体畸变、姊妹染色体交换、DNA 断裂、DNA 修复合成和癌基因活化，但杂环胺在哺乳动物细胞体系中致突变性较细菌体系弱。杂环胺只有经代谢活化后才具有致突变性，Ames 试验中杂环胺的活性代谢物是 N-羟基化合物。

杂环胺对啮齿动物均具不同程度的致癌性，主要靶器官为肝脏，有些可诱导小鼠肩胛间及腹腔中褐色脂肪组织的血管内皮肉瘤及大鼠结肠癌。最近发现，喹啉类 AIAs 对灵长类也具有致癌性。

3. 预防措施

(1) 改变不良烹调方式和饮食习惯。杂环胺的生成与不良烹调加工方式有关，特别是过高温度烹调食物，因此，应注意不要使烹调温度过高，不要烧焦食物，并应避免过多食用烧烤煎炸的食物。

(2) 增加蔬菜水果的摄入量。膳食纤维有吸附杂环胺并降低其活性的作用,蔬菜、水果中的某些成分有抑制杂环胺的致突变性和致癌性的作用,因此,增加蔬菜水果的摄入量对于防止杂环胺的危害有积极作用。

(3) 杂环胺的灭活处理。次氯酸、过氧化酶等处理可使杂环胺氧化失活,亚油酸可降低其诱变性。

(4) 加强食品中杂环胺含量的监测。建立和完善杂环胺的检测方法,加强食物中杂环胺含量监测,深入研究杂环胺的生成及其影响条件、体内代谢、毒性作用及其阈剂量等,尽快制订食品中的允许限量标准。

(六) 二噁英类化合物污染及其预防

二噁英类(dioxins)是由 2 个或 1 个氧原子连接 2 个被氯取代的苯环组成的三环芳香族有机化合物,包括多氯二苯并二噁英(PCDDs)和多氯二苯并呋喃(PCDFs),共有 210 种同类物,统称为二噁英类。二噁英类的分子结构如图 4-3-6 所示,每个苯环上可以取代 1～4 个氯原子,存在众多的同系物异构体,其中 PCDDs 有 75 种同系物异构体,PCDFs 有 135 种同系物异构体。

二噁英类是一类非常稳定的亲脂性固体化合物,其熔点较高,分解温度大于 700℃,极难溶于水,可溶于大部分有机溶剂,易在生物体内积累。自然界的微生物降解、水解和光解作用对二噁英类的分子结构影响较小,故可长期存在于环境中,其平均半衰期约 9 年。在紫外线的作用下可发生光解作用。

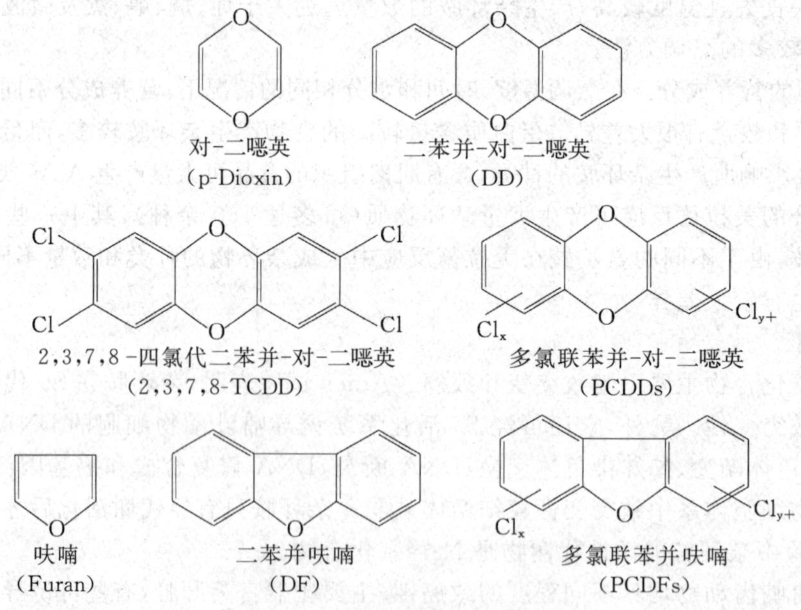

图 4-3-6　二噁英类化合物结构

1. 食品中二噁英类化合物的来源

食品中的二噁英类化合物主要来自环境污染,尤其是经过食物链的富集作用,可在动物性食品中达到较高的浓度。此外,食品包装材料中的二噁英类污染物的迁移以及意外事故,也可造成食品二噁英类化合物的污染。

二噁英类化合物在自然界基本上不会天然生成,也没有工业生产产品。除了科学工作者以科研为目的而进行少量合成之外，二噁英类来源大致有以下几种。

(1) 城市垃圾和工业固体废物焚烧。城市固体废物以及含氯的有机化合物如多氯联苯、五氯酚、PVC 等焚烧时排出的烟尘中含有 PCDDs 和 PCDFs，其产生机制目前尚不清楚，一般认为它是由于含氯有机物不完全燃烧通过复杂热反应形成的。

例如，多氯联苯(PCBC)广泛使用于变压器、电容器和油墨中，这类物品的燃烧，特别是油墨和含油墨的物品混入生活垃圾进入焚烧厂，它们在不完全燃烧的条件下，将会产生 PCDFs；五氯酚是一种木材防腐剂，经防腐处理的木材及其木屑、下脚料等，在加热制成合成板或焚烧时，也会产生 PCDDs 和 PCDFs；聚氯乙烯(PVC)被广泛用于电缆线外覆及家用水管等，遇火燃烧亦会产生 PCDDs 和 PCDFs。也有不少科学研究人员认为任何燃烧过程都可能或多或少地产生二噁英。

(2) 农药生产。含氯化学品及农药生产过程可能伴随产生 PCDDs 和 PCDFs。

(3) 氯气漂白。在纸浆和造纸工业的氯气漂白过程中也可以产生二噁英类，并随废水或废气排放出来。

以上三种过程均可导致环境二噁英类污染，但其产生的数量不同。日本 1990 年的调查结果显示，垃圾焚烧排放的二噁英类占总排放量的 80%～90%，因此垃圾焚烧是二噁英的主要来源。另外，燃煤电站、金属冶炼、抽烟以及含铅汽油的使用等，是环境二噁英类的次要来源。

2. 二噁英类的危害

二噁英是一类剧毒物质，其急性毒性相当于氰化钾的 1 000 倍。大量的动物实验表明，很低浓度的二噁英类就能对动物表现出致死效应。职业暴露和工业事故受害者身上已得到一些二噁英类对人体毒性的数据。暴露在含有 PCDDs 和 PCDFs 的环境中，可引起皮肤痤疮、头痛、失聪、忧郁、失眠等症，并可能导致染色体损伤、心力衰竭、癌症等，其最大危险是具有不可逆的致畸、致癌、致突变毒性。

二噁英类有多种异构体，各异构体的毒性与所含氯原子的数量及氯原子在苯环上的取代位置有很大关系。含有 1～3 个氯原子的异构体被认为无明显毒性；含 4～8 个氯原子的化合物有毒，其中毒性最强的是 2,3,7,8 -四氯二苯并二噁英类(2,3,7,8-TCDD)，是迄今为止发现的最具致癌性的物质。

3. 预防措施

控制环境二噁英的来源是预防二噁英类化合物污染食品及对人体危害的根本措施。减少含二噁英类化合物农药的使用；严格控制有关农药和工业化合物中杂质的含量，控制垃圾焚烧和汽车尾气对环境的污染等。

(七) 食品容器和包装材料污染及其预防

随着化学工业与食品工业的发展，新的包装材料已越来越多，如纸、竹、木、金属、搪瓷、陶瓷、塑料、橡胶、天然纤维、化学纤维、玻璃等制品，已用于食品包装，这些材料在与食品接触时，某些材料的成分有可能迁移于食品中，造成食品的化学性污染，给人体带来危害，所以应该严格注意它们的卫生质量，防止产生有害物质向食品迁移，以保证人体健康。

为了保护消费者的健康安全、保证食品包装行业的健康发展，2008 年 9 月 9 日，我国卫生部和国家标准化管理委员会发布了《食品容器、包装材料用添加剂使用卫生标准》(GB9685－2008)，该标准为强制性国家标准，于 2009 年 6 月 1 日起正式实施。该标准规定,目前我国允许使用的食品容器、包装材料添加剂已增至 959 种。

1. 塑料及其卫生问题

塑料是由大量小分子的单体通过共价键聚合成的一类以高分子树脂为基础,添加适量的增塑剂、稳定剂、抗氧剂等助剂,在一定的条件下塑化而成的。根据受热后的性能变化,可分为热塑性和热固性两类。前者可反复塑制,后者不能反复塑制。目前我国容许使用的食品容器包装材料的热塑性塑料有聚乙烯、聚丙烯、聚苯乙烯、聚氯乙烯、聚碳酸酯、聚对苯二甲酸乙二醇酯、尼龙、苯乙烯-丙烯腈-丁二烯共聚物、苯乙烯与丙烯腈的共聚物等;热固性塑料有三聚氰胺甲醛树脂等。

(1) 常用塑料:

1) 聚乙烯和聚丙烯:属于低毒级物质。高压聚乙烯质地柔软,多制成薄膜,其特点是具透气性,不耐高温,耐油性亦较差。低压聚乙烯坚硬、耐高温,可以煮沸消毒。聚丙烯有防潮性、防透性、耐热性,透明度好,可制成薄膜、编织袋和食品周转箱等。

2) 聚苯乙烯(PS):能耐酸碱,耐热性差,容易碎裂。常用品种有透明聚苯乙烯和泡沫聚苯乙烯两类,后者曾用做快餐饭盒,因可造成白色污染,现已禁用。

聚苯乙烯的主要卫生问题是单体苯乙烯及甲苯、乙苯和异丙苯等杂质具有一定的毒性,如每天给予 400mg/kg 体重苯乙烯可致动物肝、肾重量减轻,并可抑制动物的繁殖能力。

用聚苯乙烯容器贮存牛奶、肉汁、糖液及酱油等可产生异味;贮放发酵奶饮料后,可有少量苯乙烯移入饮料,其移入量与贮存温度和时间成正相关。

3) 聚氯乙烯(PVC):透明度高,易分解及老化。可制成薄膜(大部分供工业用)及盛装液体的瓶子。硬聚氯乙烯可用于制作管道。PVC 本身无毒,主要的卫生问题有以下三个方面:

氯乙烯单体和降解产物的毒性:氯乙烯在体内可与 DNA 结合产生毒性,主要表现在神经系统、骨髓和肝脏。氯乙烯单体及其分解产物具有致癌作用,甚至有引起血管肉瘤的人群报告。我国国家标准规定,食品包装用 PVC 树脂和成型品中氯乙烯单体含量应分别控制在 5mg/kg 和 1 mg/L 以下。

氯乙烯单体的来源:聚氯乙烯的生产可分为乙炔法和乙烯法两种。乙炔法生产的聚氯乙烯含有 1,1-二氯乙烷,而乙烯法生产的聚氯乙烯中含有 1,2-二氯乙烷,后者的毒性是前者的 10 倍。

增塑剂和助剂:PVC 成型品中要使用大量的增塑剂,有些增塑剂的毒性较大。除增塑剂以外,生产聚氯乙烯成型品时还要添加稳定剂和紫外线吸收剂等助剂,这些助剂也会向食品迁移。

4) 聚碳酸酯塑料(Pc):具有无味、无毒、耐油的特点,广泛用于食品包装。可用于制造食品的模具、婴儿奶瓶。美国允许此种塑料接触多种食品。

5) 三聚氰胺甲醛塑料与脲醛塑料:二者均可制食具,且可耐 120℃高温。由于聚合时,可能有未充分参与聚合反应的游离甲醛,此乃此类塑料制品的卫生问题。甲醛含量则往往与模压时间有关,时间短则含量高。

6) 聚对苯二甲酸乙二醇酯塑料:可制成直接或间接接触食品的容器和薄膜,特别适合于制复合薄膜。在聚合中使用含锑、锗、钴和锰的催化剂,因此应防止这些催化剂的残留。

7）不饱和聚酯树脂及玻璃钢制品：主要用于盛装肉类、水产、蔬菜、饮料以及酒类等食品的贮槽，也大量用做饮用水的水箱。

（2）塑料添加剂：添加剂的种类很多，但有些添加剂对人体可能有毒害作用，必须注意选用。

1）增塑剂：可增加塑料制品的可塑性，使其能在较低温度下加工，一般多采用化学性质稳定、在常温下为液态并易与树脂混合的有机化合物。如邻苯二甲酸酯类是应用最为广泛的一种，其毒性较低。

2）稳定剂：可防止塑料制品在空气中长期受光的作用或长期在较高温度下降解。大多数为金属盐类，如三盐基硫酸铅、二盐基硫酸铅或硬脂酸铅盐，钡盐和镉盐，其中铅盐耐热性强。铅盐、钡盐和镉盐对人体危害较大，一般不得用于食品容器和用具的塑料中。锌盐稳定剂在许多国家均允许使用，其用量规定为1%～3%。有机锡稳定剂工艺性能较好，毒性较低（除二丁基锡外）。一般二烷基锡碳链越长，毒性越小。二辛基锡可以认为经口无毒。

3）其他：如抗氧化剂、抗静电剂、润滑剂和着色剂等。常用的抗氧化剂有丁基羟基茴香醚（BHA）、二丁基羟基甲苯（BHT），均较安全。

（3）卫生要求：

1）塑料本身应纯度高，禁止使用有可能游离出有害物质（例如酚、甲醛）的塑料，如酚醛树脂。酚具有凝结组织中蛋白质的作用。酚中毒时，口腔、咽喉及胃有烧灼感，发生呕吐，重者脉搏快而弱，呼吸困难。我国过去曾发生过因使用酚醛树脂食具而出现酚中毒的事例，现已禁止使用该塑料食具。

2）树脂和成型品应符合国家规定的塑料卫生标准（表4-3-1）。卫生标准的主要指标为溶出试验。餐饮业在选购食具和食品包装材料时应注意选择符合国家卫生标准的塑料制品，不得使用再生塑料。

表 4-3-1　常用塑料的卫生标准

测定项目	聚乙烯	聚丙烯	聚苯乙烯	三聚氰胺
4%醋酸浸泡后，蒸发残留物	≤30	≤30	≤30	—
蒸馏水浸泡后，蒸发残留物	—	—	—	≤10
65%乙醇浸泡后，蒸发残留物	≤30	—	≤30	—
正己烷浸泡后，蒸发残留物	≤60	≤30	—	—
水浸液中高锰酸钾消耗量	≤10	≤10	≤10	≤10
重金属	≤1	≤1	≤1	≤1

2. 橡胶及涂料的卫生问题

橡胶的卫生问题主要是单体和添加剂。合成橡胶根据单体不同，有很多种类，但多为二烯结构的单体聚合而成。品种有丁二烯橡胶、苯乙烯丁二烯橡胶、氯丁二烯橡胶、丁腈橡胶等。其中丁腈橡胶由丙烯腈及丁二烯合成，其单体丙烯腈毒性较强，大鼠经口 LD_{50} 为 78～93mg/kg，可引起溶血，并有致畸作用。

橡胶添加剂有硫化促进剂、防老化剂和填充剂。促进剂的种类很多，大体分为无机促进剂和有机促进剂。接触食品的橡胶不可使用氧化铅作硫化促进剂。有机促进剂中,有一些不宜使用于接触食品的橡胶制品,如乌洛托品、乙撑硫脲。乌洛托品加温时可分解出甲醛;乙撑硫脲对动物有致癌性。

防老化剂可提高橡胶的耐曲折性和耐热性。防老化剂中的苯基β-萘胺、联苯胺对动物均有致癌性,应禁止在食品用橡胶中使用。

橡胶填充剂中,白色的为氧化锌、黑色的为炭黑。炭黑为石油产品,在燃烧过程中,由于原料脱氢和聚合反应可产生苯并(a)芘,因此炭黑在使用前,应用苯类溶剂将苯并(a)芘去除。

目前在食品工业中使用的环氧树脂涂料和罐头内壁环氧酚醛涂料已颁布国家卫生标准,可按此标准进行监督。用环氧酚醛涂料作水果、蔬菜、肉类等食品罐头容器的内壁涂料时,应控制游离酚的含量不超过3.5%。接触酸性液态食品的工具、容器不得涂有干性油涂料,以防止催干剂中金属盐类或防锈漆中的红丹(Pb_3O_4)溶入食品。

四、食品物理性污染及其预防

物理性污染是指由于食品受到放射性污染物或外来杂物的污染,影响了食品应有的感官性状和营养价值,导致食品质量下降的过程。根据污染物的性质不同,可将物理性污染分为两类,即食品的杂物污染和食品的放射性污染。

(一)食品的杂物污染及其预防

1. 污染途径

(1)生产过程中的污染。如生产车间密闭不充分而又处于锅炉房的附近,在大风天气时,食品可能会受到灰尘和烟尘的污染;在粮食收割时常有不同种类和数量的草籽的混入;动物在宰杀时血污、毛发及粪便对畜肉污染;加工过程中设备的陈旧或故障引起加工管道中金属颗粒或碎屑对食品污染。

(2)食品储存过程中的污染。如苍蝇、昆虫的尸体和鼠、雀的毛发、粪便等对食品污染,还有食品包装容器和材料的污染,如大型酒池、水池、油池和回收饮料瓶中昆虫、动物尸体及脱落物品、承装物品等杂物的污染。

(3)食品运输过程的污染。如运输车辆、装运工具、不清洁铺垫物和遮盖物对食品的污染。

(4)意外污染。如戒指、头上饰物、头发、指甲、烟头、废纸、杂物的污染及抹布、拖把头、线头等清洁卫生用品的污染。

(5)食品的掺杂掺假。食品掺杂掺假是一种人为故意向食品中加入杂物的过程,其掺杂的主要目的是非法获得更大利润。掺杂掺假所涉及的食品种类繁杂,掺杂污染物众多,如粮食中掺入的沙石,肉中注入的水,奶粉中掺入大量的糖,牛奶中加入的米汤、牛尿、糖、盐等。

2. 预防措施

(1)加强食品生产、储存、运输、销售过程的监督管理,执行良好的生产规范。

(2)通过采用先进的加工工艺设备和检验设备,如筛选、磁选和风选去石,清除有毒的杂草籽及泥沙石灰等异物,定期清洗专用池、槽,防尘、防蝇、防鼠、防虫,尽量采用食品小包装。

(3)制定食品卫生标准,如《小麦粉》(GB1355—2005)中规定了磁性金属物的限量。

（二）食品的放射性污染及其预防

食品放射性污染是指食品吸附或吸收了外来的（人为的）放射性核素，使其放射性高于自然放射性本底，称为食品的放射性污染，其来源有两个：食品中天然存在和环境污染转移而来的放射性核素。

1. 食品中的天然放射性核素

食品中天然放射性核素是指食品中含有的、自然界本身就存在的放射性核素本底。食物中天然放射性核素有两个来源：一是来自宇宙射线，它作用于大气层中稳定性元素的原子核而产生放射性核素，这些核素有^{14}C、^{3}H、^{35}S等；二是来自地球的辐射，这部分核素有铀系、钍系、锕系元素及^{40}K、^{87}Rb等。如^{40}K是食品中含量最多的天然放射性核素，食品中主要以坚果类含量最高，叶菜类、豆类、肉类次之，谷类和奶类较低。

2. 食品放射性污染的来源

（1）核爆炸试验。一次空中的核爆炸可产生数百种放射性物质，包括核爆炸时的核裂变产物、未起反应的核原料以及弹体材料和环境元素受中子流的作用形成的感生放射性核素等，统称为放射性尘埃。其中颗粒较大的可在短期内沉降于爆炸区附近地面，形成局部放射性污染；而颗粒较小者可进入对流层和平流层向大范围扩散，数月或数年内逐渐沉降于地面，产生全球性污染。含大量放射性核素的尘埃可以污染空气、土壤和水。土壤污染放射性核素后，可进入植物导致食品污染。

（2）核废物不合理排放。核废物一般来自核工业中的原子反应堆、原子能工厂、核动力船以及使用人工放射性核素的实验室等排放的“三废”。如果核废物处理不当或没有处理就排放，可以造成对环境乃至食品的污染。

（3）意外核泄漏。1957年英国温茨盖尔原子反应堆发生事故，使大量放射性核素污染环境，影响到食用作物及牛奶。1988年苏联切尔诺贝利核电站发生重大事故，大量的放射性沉降灰飘落到东欧和北欧一些国家，污染了土壤、水源、植物和农作物。事后，瑞典国家食品管理局和其他的官方机构分析了瑞典全部食品，发现食物中^{137}Cs（^{137}铯）活性与当地放射性沉降的剂量间呈密切的正相关。凡吃了受放射性沉降灰污染的草的羊以及生长在该灰污染水域中的鱼体内^{137}Cs的活性均较高。

环境中人为的放射性核素主要有^{90}Sr、^{89}Sr和^{131}I等，人类可通过摄入牛奶和新鲜蔬菜摄入较多的^{131}I；^{89}Sr主要污染奶制品、蔬菜、水果、谷类及制品。

3. 对人体的危害

食品放射性污染对人体的危害在于长时期体内小剂量的内照射作用。对人体健康危害较大的放射性核素有^{90}Sr、^{137}Cs和^{131}I等。

^{90}Sr是一种裂变元素，核爆炸时大量产生，广泛存在于环境中，经食物链进入人体，半衰期为28年。^{90}Sr可经肠道吸收，吸收率为20%～40%。进入人体后主要蓄积在骨骼中，形成内照射，损害骨骼和造血器官。动物实验证明，放射性核素^{90}Sr可诱发骨骼恶性肿瘤，引起生殖功能下降。

^{137}Cs也是一种裂变元素，核爆炸时大量产生，其半衰期为30年。铯与钾的化学性质很相似，对肌肉有亲和力，在体内参与钾的代谢。^{137}Cs进入人体后主要分布于肌肉和软组织中，形成内照射，可引起动物遗传过程障碍和生殖功能下降。

^{131}I属于裂变元素，进入消化道可被全部吸收，并浓集于甲状腺内。其半衰期短，仅6～

8天。^{131}I可通过牧草使牛奶受到污染。由于^{131}I的半衰期短,对食品的长期污染较轻,但蔬菜污染则对人体的影响比较大。如摄入量过大可能损伤甲状腺组织,并可诱发甲状腺癌。

4. 预防

(1) 加强卫生防护和食品卫生监督:食品加工厂和食品仓库应建立在从事放射性工作单位的防护监测区以外的地方,对产生放射性废物和废水的单位应加强监督,对单位周围的农、牧、水产品等应定期进行放射性物质的监测。

(2) 严格执行国家卫生标准:我国1994年颁布的《食品中放射性物质限制浓度标准》(GB14882—1994)中,规定了粮食、薯类、蔬菜水果、肉鱼虾类和鲜奶等食品中人工放射性核素的限制浓度,应严格执行。

(3) 防止食品的核素污染:战时应充分利用地形或构筑食品掩蔽工事贮存食品;选择坚固、不易燃烧、表面光滑和防护性能好的包装材料包装食品;在没有掩蔽条件下堆放的食品应严密覆盖;受放射性污染的食品必须消除污染后方可食用。

第四节 食品添加剂

【案例4-7】

2009年11月29日凌晨4:10,泸县卫生执法监督大队接到泸县人民医院报告,医院收治了几名患者,怀疑为食物中毒。县卫生执法监督大队会同县疾控中心立即前往医院展开调查。

患者范某于11月28日晚6:30左右在县城新兴市场一烤鸭店买了一只烤鸭(人称"手撕鸭"),全家及亲友共6人于当晚7:00左右进餐,有四人吃了烤鸭,且一人(范某四岁的女儿田某)只吃了烤鸭,另两人未吃烤鸭。餐后约30 min,田某便出现头昏、胃痛,不久出现呕吐、嘴唇紫绀和抽搐等症状。约1小时后,吃了烤鸭的另三人也分别出现头昏、胃痛、呕吐、嘴唇紫绀等症状。四人先后被送往县人民医院接受治疗,而未吃烤鸭的另两人无症状。卫生学医师通过卫生学和流行病学调查,初步诊断为亚硝酸盐食物中毒。卫生执法人员经询问卖烤鸭的业主李某,他承认自己在加工烤鸭过程中加入了食品添加剂亚硝酸钠,且加入时仅凭感觉,未使用称量工具,加入量较平时稍多。执法人员对吃后剩余的烤鸭进行了采样,经县疾控中心检测,烤鸭中的亚硝酸钠残留量为8.01g/kg,大大超过国家限量标准0.03g/kg。

11月29日上午,县卫生局会同县食药局、县质监局、工商局对李某经营的烤鸭店内的烤鸭、卤鸡鸭全部予以封存,并抽样送有资质的检验机构进行检测。目前县卫生执法监督大队对这起食物中毒案已进行立案,将对滥用食品添加剂且造成食物中毒的行为进行严肃查处。

问题:

我国食品添加剂的使用原则是什么?

一、食品添加剂的定义和分类

食品添加剂(food additives)是指为改善食品品质和色、香、味以及防腐和加工工艺的需要,加入食品中的化学合成或天然物质。在我国,"营养强化剂"也属于食品添加剂。营养强化剂是指"为增强营养成分而加入食品中的天然或人工合成的、属于天然营养素范围的食品添加剂"。

食品添加剂按照来源可以分为天然食品添加剂和化学合成食品添加剂。天然食品添加剂是指利用动植物或微生物的代谢产物为原料,经提取所获得的天然物质,该类添加剂品种少,工艺性能差;化学合成的食品添加剂是指利用化学合成手段,使元素或化合物通过化学反应得到的物质,其工艺性能好,用量少,但其毒性往往大于天然添加剂,特别是混有有害杂质或用量过大时易造成危害。目前,我们使用的添加剂大多属于化学合成的食品添加剂。

我国 2007 年颁布了《食品添加剂分类和代码》(GB2760—2007),按食品添加剂主要功能作用不同,其分类和代码分别为:酸度调节剂、抗结剂、消泡剂、抗氧化剂、漂白剂、膨松剂、胶姆糖基础剂、着色剂、护色剂、乳化剂、酶制剂、增味剂、面粉处理剂、被膜剂、水分保持剂、营养强化剂、防腐剂、稳定和凝固剂、甜味剂、增稠剂、其他共 21 类,另有食用香料、加工助剂。

二、食品添加剂的使用原则

合理使用食品添加剂,一般是无害的,但由于食品添加剂多为化学物质,有些还有一定的毒性,所以,在实际的食品生产制作中,应尽量少用或不用食品添加剂。在必须使用时,应严格控制食品添加剂的使用范围和添加量。使用食品添加剂应坚持以下原则:

(1) 经过安全性毒理学评价证明,在使用限量内长期使用对人体安全无害。

(2) 不影响食品感官、理化性质,对食品营养成分不应有破坏作用,也不会影响食品的质量和风味。

(3) 食品添加剂应有严格的卫生标准和质量标准,并经中华人民共和国卫生部正式批准、公布。

(4) 食品添加剂在达到一定使用目的后,经加工、烹调或储存时,如能被破坏或排除,避免摄入人体,则更安全。

(5) 食品添加剂进入人体后,最好能参与人体正常的物质代谢;或能被正常解毒过程解毒后全部排出体外;或因不被消化道吸收而全部排出体外。不能在人体内分解或与食品作用形成对人体有害的物质。

(6) 不得使用食品添加剂掩盖食品的缺陷或作为伪造的手段。不得使用非定点生产厂、无生产许可证及污染或变质的食品添加剂。

(7) 专供婴儿、儿童食用的食品按照规定可以加入的食品强化剂外,其他各种添加剂如色素、香精、防腐剂、漂白剂、疏松剂等,一律不得使用。

三、食品添加剂的卫生问题

食品添加剂多为化学合成的物质,具有一定的毒性,有些可能还会引起变态反应和蓄积毒性,食品添加剂的滥用已经成为食品污染的主要来源,主要表现有:

(1) 使用未经国家批准使用或禁用的添加剂。我国允许生产、经营和使用的添加剂必须是《食品添加剂使用卫生标准》和《食品营养强化剂使用卫生标准》所列的品种。如果使用未经批准的品种,可对食品造成污染。如将荧光增白剂掺入面粉、粉丝中用于增白。

(2) 添加剂的使用超出规定限量。如超量使用亚硝酸盐可引起食物中毒。

(3) 添加剂的使用超出规定范围。卫生部明确规定了各种食品添加剂的使用范围,若不按照规定范围添加,即作为违法食品处理。如婴儿食品中不得添加色素、香精等。

(4) 使用工业级代替食品级的添加剂。

(5) 使用添加剂掩盖食品的腐败变质或以掺假、掺杂、伪造为目的。

四、食品添加剂的卫生管理

我国对食品添加剂的卫生管理主要通过以下三个方面:制定和执行《食品添加剂使用卫生标准》,颁布和执行新食品添加剂审批程序,食品添加剂的生产管理办法。

对新品种的审核,除了工艺/质量标准审查外,重点对产品进行安全毒理学评价。另外,为加强对食品添加剂的安全保证,我国实行许可证管理制度,生产食品添加剂的厂家,必须按规定办理生产许可证。

五、常见的食品添加剂

(一) 抗氧化剂

1. 抗氧化剂的作用机制

抗氧化剂的作用机制是比较复杂的,存在着多种可能性。如有的抗氧化剂是由于本身极易被氧化,首先与氧反应,从而保护了食品,如维生素 E。有的抗氧化剂可以放出氢离子将油脂在自动氧化过程中所产生的过氧化物分解破坏,使其不能形成醛或酮的产物如硫代二丙酸二月桂酯等。有些抗氧化剂可能与其所产生的过氧化物结合,形成氢过氧化物,使油脂氧化过程中断,从而阻止氧化过程的进行,而本身则形成抗氧化剂自由基,但抗氧化剂自由基可形成稳定的二聚体,或与过氧化自由基 ROO·结合形成稳定的化合物,如丁基羟基茴香醚(BHA)、二丁基羟基甲苯(BHT)、特丁基对苯二酚(TBHQ)、没食子酸丙酯(PG)、茶多酚等。

2. 几种常用的脂溶性抗氧化剂

(1) BHA:加热后效果保持性好,在保存食品上有效,是目前国际上广泛使用的抗氧化剂之一,也是我国常用的抗氧化剂之一。一般认为 BHA 毒性很小,较为安全。和其他抗氧化剂有协同作用,并与增效剂如柠檬酸等合用,其抗氧化效果更为显著。

(2) BHT:与其他抗氧化剂相比,稳定性较高,耐热性好,在普通烹调温度下影响不大,抗氧化效果也好,用于长期保存的食品与焙烤食品很有效,是目前国际上特别是在水产加工方面广泛应用的廉价抗氧化剂。一般与 BHA 并用,并以柠檬酸或其他有机酸为增效剂,毒性稍高于 BHA。

(3) PG:对热比较稳定。PG 对猪油的抗氧化作用较 BHA 和 BHT 强些,毒性较低。

(4) TBHQ:是较新的一类酚类抗氧化剂,其抗氧化效果较好。

(二) 漂白剂

均能产生二氧化硫,二氧化硫遇水则形成亚硫酸。除具有漂白作用外,还具有防腐作用。此外,由于亚硫酸的强还原性,能消耗果蔬组织中的氧,抑制氧化酶的活性,可防止果蔬中维生素 C 的氧化破坏。

亚硫酸盐在人体内可被代谢成为硫酸盐,通过解毒过程从尿中排出。亚硫酸盐这类化合物不适用于动物性食品,以免产生不愉快的气味。亚硫酸盐对维生素 B_1 有破坏作用,故 B_1 含量较多的食品如肉类、谷物、乳制品及坚果类食品也不适于使用,因其可能导致过敏反应而在美国等国家严格限制使用。

（三）着色剂

着色剂又称色素，是使食品着色后提高其感官性状的一类物质。食用色素按其性质和来源可分为食用天然色素和食用合成色素两大类。

1. 食用合成色素

属于人工合成色素。食用合成色素一般色彩鲜艳、性质稳定、着色力强、牢固、可取得任意色彩，成本低廉，使用方便。但合成色素大多数对人体有害。合成色素的毒性有的为化学物质对人体有直接毒性；有的或在代谢过程中产生有害物质；在生产过程还可能被砷、铅或其他有害化合物污染。

在我国目前允许使用的合成色素有苋菜红、胭脂红、赤鲜红（樱桃红）、新红、诱惑红、柠檬黄、日落黄、亮蓝、靛蓝和它们各自的铝色淀，以及合成的β-胡萝卜素、叶绿素铜钠和二氧化钛。

2. 食用天然色素

食用天然色素主要是指由动植物组织中提取的色素，成分较为复杂，经过纯化后的天然色素，其作用也有可能和原来的不同，而且在精制的过程中，其化学结构也可能发生变化。在加工的过程中，还有被污染的可能，故不能认为天然色素就一定是纯净无害的。

为了保证食用安全，食用色素同其他食品添加剂一样，须进行严格的毒理学评价，包括：① 化学结构、理化性质、纯度、在食品中的存在形式以及降解过程和降解产物；② 随同食品被机体吸收后，在组织器官内的潴留分布、代谢转变及排泄状况；③ 本身及其代谢产物在机体内引起的生物学变化，以及对机体可能造成的毒害及其机制，包括急性毒性、慢性毒性、对生育繁殖的影响、胚胎毒性、致畸性、致突变性、致癌性、致敏性等。

（四）护色剂

护色剂又称发色剂。在食品的加工过程中，为了改善或保护食品的色泽，除了使用色素直接对食品进行着色外，有时还需要添加适量的发色剂，使制品呈现良好的色泽。

1. 发色剂的发色原理和作用

(1) 发色作用：为使肉制品呈鲜艳的红色，在加工过程中多添加硝酸盐（钠或钾）或亚硝酸盐。硝酸盐在细菌硝酸盐还原酶的作用下，还原成亚硝酸盐。亚硝酸盐在酸性条件下会生成亚硝酸。在常温下，也可分解产生亚硝基（NO），此时生成的亚硝基会很快地与肌红蛋白反应生成稳定的、鲜艳的、亮红色的亚硝化肌红蛋白，故可使肉保持稳定的鲜艳色泽。

(2) 抑菌作用：亚硝酸盐在肉制品中对抑制微生物的增殖有一定的作用。

2. 发色剂的应用

亚硝酸盐是毒性较强的添加剂之一，可使正常的血红蛋白变成高铁血红蛋白，失去携带氧的能力，导致组织缺氧。另外，亚硝酸盐为亚硝基化合物的前体物，其致癌性引起了国际上的注意，因此，在保证发色的情况下，把硝酸盐和亚硝酸盐的添加量限制在最低水平。

抗坏血酸与亚硝酸盐有高度亲和力，在体内能防止亚硝化作用，从而几乎能完全抑制亚硝基化合物的生成，所以在腌制肉类时添加适量的抗坏血酸，有可能防止生成致癌物质。

由于亚硝酸盐对保持腌制肉制品的色、香、味有特殊作用，加上迄今未发现理想的替代物质，因此虽然硝酸盐和亚硝酸盐的使用受到了很大限制，但至今国内外仍在继续使用。另外，亚硝酸盐对肉毒梭状芽孢杆菌有明显的抑制作用。但对使用的食品及其使用量和残留量有严格要求。

(五) 酶制剂

酶制剂是指从生物(包括动物、植物、微生物)中提取出的、具有生物催化能力酶特性的物质。主要用于加速食品加工过程和提高食品产品质量。

我国允许使用的酶制剂有:来自未成熟的木瓜的胶乳中提取的木瓜蛋白酶;由米曲霉、枯草芽孢杆菌等所制得的蛋白酶;来自枯草杆菌的α-淀粉酶;黑曲霉、根酶、红曲酶、内孢酶产生的糖化型淀粉酶;由黑曲霉、米曲霉、黄曲霉生产的果胶酶等。

(六) 增味剂

增味剂是指为补充、增强、改进食品原有口味或滋味而添加的物质,有人称之为鲜味剂或品味剂。

我国目前允许使用的增味剂有谷氨酸钠、鸟苷酸二钠和5′-肌苷酸二钠、5′-呈味核甘酸二钠、琥珀酸二钠和L-丙氨酸。

谷氨酸钠为含有一分子结晶水的L-谷氨酸一钠,俗称味精,是我国普遍食用的一种增味剂,易溶于水,在150℃时失去结晶水,210℃时发生吡咯烷酮化,生成焦谷氨酸,270℃左右时则分解。对光稳定,在碱性条件下加热发生消旋作用,增味力降低。在pH小于5的酸性条件下加热时可发生吡咯烷酮化,变成焦谷氨酸,增味力降低。在中性时加热则很少发生变化。

谷氨酸属于低毒物质,在一般用量条件下不存在毒性问题;而核甘酸系列的增味剂均广泛存在于各种食品中,不需要特殊规定。

近年来,又开发了许多肉类提取物、酵母抽提物、水解动物蛋白和水解植物蛋白等增味剂。

(七) 防腐剂

防腐剂是指能抑制食品中微生物的繁殖、防止食品腐败变质、延长食品保存期的物质。防腐剂一般分为酸型防腐剂、酯型防腐剂和生物防腐剂。

1. 酸型防腐剂

常用的有苯甲酸、山梨酸和丙酸(及其盐类)。其抑菌效果取决于所处环境的酸碱度,酸性越大,效果越好,在碱性环境中几乎无效。

(1) 苯甲酸及其钠盐:苯甲酸又名安息香酸。其在水中溶解度低,多使用其钠盐,成本低廉。

苯甲酸进入机体后,大部分在9～15h内与甘氨酸化合成马尿酸而从尿中排出,剩余部分与葡萄糖醛酸结合而解毒。

(2) 山梨酸及其盐类:又名花楸酸。在水中的溶解度有限,常使用其钾盐。山梨酸是一种不饱和脂肪酸,可参与机体的正常代谢过程,并被同化产生二氧化碳和水,故山梨酸可看成是食品的成分,目前的资料可以认为对人体是无害的。

(3) 丙酸及其盐类:抑菌作用较弱,使用量较高。常用于面包糕点类,价格也较低廉。该类物质毒性低,可认为是食品的正常成分,也是人体内代谢的正常中间产物。

(4) 脱氢醋酸(dehydroacetic acid)及其钠盐:为广谱防腐剂,特别是对霉菌和酵母的抑菌能力较强,为苯甲酸钠的2～10倍。能迅速被吸收,并分布于血液和许多组织中,可以抑制体内多种氧化酶的作用,因其安全性受到怀疑,已逐步被山梨酸所取代,且目前尚未规定其ADI值。

2. 酯型防腐剂

包括对羟基苯甲酸酯类(如对羟基苯甲酸甲酯、对羟基苯甲酸乙酯、对羟基苯甲酸丙酯、对羟基苯甲酸异丙酯等),相对其他防腐剂,成本较高。对霉菌、酵母与细菌有广泛的抗菌作用。对霉菌和酵母的作用较强,但对细菌特别是革兰阴性杆菌及乳酸菌的作用较差。作用机制为:抑制微生物细胞呼吸酶和电子传递酶系的活性,以及破坏微生物的细胞膜结构。其抑菌能力及毒性随烷基链的增长而增强;溶解度随酯基碳链长度的增加而下降。对羟基苯甲酸乙酯和丙酯复配使用,其防腐效果存在协同作用,而且可以增加其溶解度。在胃肠道内能迅速完全吸收,并水解成对羟基苯甲酸而从尿中排出,不在体内蓄积。目前,对于此型防腐剂,我国仅限于应用丙酯和乙酯。

3. 生物型防腐剂

主要是乳酸链球菌素。乳酸链球菌素是乳酸链球菌属微生物的代谢产物,可用乳酸链球菌发酵提取而得。乳酸链球菌素的优点是在人体的消化道内可为蛋白水解酶所降解,因而不以原有的形式被吸收入体内,是一种比较安全的防腐剂。该防腐剂不影响肠道正常菌群,以及引起常用其他抗生素的耐药性和交叉抗性。

4. 其他防腐剂

① 双乙酸钠:既是一种防腐剂,也是一种螯合剂,对谷类和豆制品有防止霉菌繁殖的作用。② 仲丁胺:本品不应添加于加工食品中,只在水果、蔬菜储存期防腐使用。市售的保鲜剂如克霉灵、保果灵等均是以仲丁胺为有效成分的制剂。③ 二氧化碳:二氧化碳分压的增高可影响需氧微生物对氧的利用,从而终止各种微生物呼吸代谢,但二氧化碳只能抑制微生物生长,而不能杀死微生物。

(八) 甜味剂

甜味剂是指赋予食品甜味的食品添加剂。其来源众多,大体可分为天然甜味剂和人工合成甜味剂:① 天然甜味剂:分为糖醇类和非糖类。其中糖醇类有木糖醇、山梨糖醇、甘露糖醇、乳糖醇、麦芽糖醇、异麦芽糖醇、赤鲜糖醇;非糖类包括甜菊糖甙、甘草、奇异果素、罗汉果素、索马甜。②人工合成甜味剂:磺胺类有糖精、环已基氨基磺酸钠、乙酰磺胺酸钾;二肽类有天门冬酰苯丙酸甲酯(又阿斯巴甜)、1-α-天冬氨酰-N-(2,2,4,4-四甲基-3-硫化三亚甲基)-D-丙氨酰胺(又称阿力甜);蔗糖的衍生物有三氯蔗糖、异麦芽酮糖醇(又称帕拉金糖)、新糖(果糖低聚糖)等。

按营养价值可将甜味剂分为营养性和非营养性甜味剂,如蔗糖、葡萄糖、果糖等是天然甜味剂,同时也是重要的营养素,供给人体以热能,通常被视做食品原料,一般不作为食品添加剂加以控制。

(1) 糖精:为邻-磺酰苯甲酰,是世界各国广泛使用的一种人工合成甜味剂,价格低廉,甜度大,其甜度相当于蔗糖的300～500倍。由于糖精在水中的溶解度低,故我国添加剂标准中规定使用其钠盐(糖精钠)。一般认为糖精钠在体内不被分解,不被利用,大部分从尿排出而不损害肾功能,不改变体内酶系统的活性。全世界广泛使用糖精数十年,尚未发现它对人体有毒害作用。

(2) 环已基胺基磺酸钠(甜蜜素):1958年在美国被列为"一般认为是安全物质"而广泛使用,但在1984年曾报道本品对动物有致癌作用,1982年的FAO/WHO报告证明无致癌性。美国FDA经长期实验宣布无致癌性,但美国国家科学研究委员会和国家科学院仍认为有促癌和可能致癌作用。故甜蜜素在美国至今仍属于禁用于食品的物质。

(3) 天门冬酰苯丙氨酸甲酯(阿斯巴甜):是一种二肽衍生物,食用后在体内分解成相应的氨基酸。其甜度是蔗糖的100~200倍,味感接近于蔗糖。我国规定可用于罐头食品以外的其他食品,其用量按生产需要适量使用。

此外,也发现了许多含有天门冬氨酸的二肽衍生物,如阿力甜亦属于氨基酸甜味剂,由天然原料合成,甜度高。

(4) 乙酰磺胺酸钾:本品对光、热(225℃)均稳定,甜感持续时间长,味感优于糖精钠,吸收后迅速从尿中排除,不在体内蓄积,与天门冬氨酰甲酯1∶1合用时有明显的增效作用。

(5) 糖醇类甜味剂:糖醇类甜味剂属于一类天然甜味剂,其甜味与蔗糖近似,多系低热能的甜味剂。其品种很多,如山梨醇、木糖醇、甘露醇和麦芽糖醇等,有的存在于天然食品中,多数通过将相应的糖氢化所得。由于糖醇类甜味剂升血糖指数低,也不产酸,故多用做糖尿病、肥胖病患者的甜味剂和具有防止龋齿的作用。该类物质多数具有一定的吸水性,对改善脱水食品复水性、控制结晶、降低水分活性均有一定的作用。但由于糖醇的吸收率较低,尤其是木糖醇,在大量食用时有可能导致腹泻。

(6) 甜叶菊苷:为甜叶菊中所含的一种强甜味成分,是一种含二萜烯的糖苷。甜度约为蔗糖的300倍。但口感差,有甘草味,浓度高时有苦味,常与蔗糖、果糖、葡萄糖等混用,并与柠檬酸、苹果酸等合用以减弱苦味或通过果糖基转移酶或α-葡萄糖基转移酶,改变其结构而矫正其缺点。国外曾对其作过大量的毒性实验,均未显示有毒性作用。在食用时间较长的国家,如巴拉圭对本品已有100年食用史,日本也使用达15年以上,均未见不良副作用报道。

此外,从甘草、罗汉果、索马甜、非洲竹竿等植物中也可提取天然甜味剂。

思考题

1. 食源性疾病的概念和基本特征是什么?
2. 食物中毒的概念及基本特征是什么?
3. 食物中毒按照致病源可分为几类?各有什么特点?
4. 沙门氏菌食物中毒的临床表现是什么?
5. 简述河豚毒素的概念。
6. 化学性食物中毒的特点是什么?
7. 如何对食物中毒进行现场的调查和处理?
8. 简述食品污染的概念及分类。
9. 黄曲霉毒素污染的预防措施有哪些?
10. N-亚硝基化合物、杂环胺、多环芳烃、二噁英的食品污染的来源及预防?
11. 食品中农药残留的来源有哪些?
12. 简述食品添加剂的概念及分类情况。
13. 食品添加剂的使用原则是什么?

(李新莉)

第五章

卫生政策与人群健康

【案例 5-1】

新型公共卫生政策框架主要由八部分组成：一是国际层面的卫生防疫和口岸检疫，主要反映医疗卫生的国际性关系层面；二是国际、国内兼备的环境污染和环境保护，主要反映自然环境状况与质量；三是较广泛的社会环境与社会关系质量，如机会均等、社会平等、社会治安与公民参与状况；四是具体而微的工作、生活场所与环境卫生，如工业卫生与职业病、学校环境卫生与儿童卫生、市政工程与污水处理；五是生活方式与健康社会生活处境；六是以疾病预防控制、食品药品卫生监督、妇幼保健、免疫接种、营养为主要内容的狭义公共卫生；七是疾病防治、医疗保险和社会健康计划；八是无形的精神心理健康与健全人格等。新型公共卫生政策框架实质是将疾病诊断和防治原理应用于现代社会生活，追求健康的社会。

问题：

1. 你是如何理解公共卫生政策的？

2. 公共卫生政策对人群健康产生什么样的影响？

第一节　概　述

卫生政策是一国政府为改善社会的卫生状况而提出的行动方针和方法，是一个国家对卫生资源的社会使用进行合理控制、最优化地配置，从而使有限的卫生资源发挥最大的功用，起到真正维护人类健康利益的一个战略决策。卫生政策定位在人类健康。因此，卫生政策和人群健康密切相关，只有能促进健康的产出才能认为是卫生系统的产出，也只有符合人类普遍的、一致性的、基本的和合理的健康要求的卫生政策才具有政策意义。

一、卫生政策的含义与特征

（一）卫生政策的含义和分类

卫生政策是指国家为了保障人民健康而制定并实施的用以规范政府、公民和医疗卫生机构等的组织目标和行动准则。

卫生政策一般可分为三类：① 指导型卫生政策：是政府的领导决策系统所制定的卫生政策。它规定了卫生工作的方向和指导原则，是卫生总政策。② 法制型卫生政策：是国家权力决策系统制定的卫生政策。通常所说的卫生法律法规就是法定化的卫生政策。③ 实施型卫生政策:是政府授权的卫生行政部门的行政决策系统制定的卫生政策。它具有明显的执行性、较大的选择性、灵活性和时效性等特点。

影响卫生政策的主要因素有以下几个方面:① 政治因素:反映不同意识形态下卫生工作的目标、性质、定位不同;② 经济因素:反映特定发展时期下卫生筹资能力和健康需求层次的变化,包括卫生服务投入、卫生服务经济产出以及与社会经济发展的关系等;③ 社会因素:反映社会环境与社会关系质量,如机会均等、社会平等、社会治安等与健康的关系;④ 环境因素:反映环境污染、环境保护与健康的关系,如生活环境卫生、工业卫生、职业卫生等;⑤ 人口因素:包括人口数量、结构及人群特征等,如人群的生活习惯及方式、精神压力与心理健康以及期望寿命、期望生命质量、发病率、死亡率等。

(二) 卫生政策的特征

1. 政治性

制定和执行良好的卫生政策可以发挥保证基本人权、保护生产力、保障人民健康、维护社会公平、维持政治稳定、增进人民幸福的重要作用。卫生政策在一个国家的社会生活中发挥着极其重要的作用,因而具有政治性,需要从政治的高度看待卫生政策及其产生的效果。

2. 复杂性

我国尚处在社会主义初级阶段,生产力发展水平不高,人民生活还不够富裕,政府财政收入还不能满足人民对物质文化和卫生服务快速增长的要求,在这种形势下制定卫生政策将面临着各种复杂的矛盾关系,必须处理好几种复杂的关系,从这些方面也体现出卫生政策的复杂性。例如,第一,要处理发展卫生事业和经济建设以及其他各项事业之间的关系,卫生投入过少会直接损害人们健康,也会间接影响经济的发展;卫生投入过多又会直接影响经济建设和其他事业的发展,因此,这个“度”的把握就显得更加重要。卫生资源投入量的适宜度还和卫生政策的效果直接关联。卫生政策的效果好,资源就可以多投入一些;效果不好,就须少投入一些。第二,要处理好城镇居民和农民之间的利益关系。城镇居民的收入相对较高,对国家的财政收入贡献也较大;多数农民的收入较低,对国家财政的贡献也较小。因此在卫生事业的发展以及医疗保障制度的建立上,要采取城市反哺农村的方式,但是反哺的力度如何也是很难确定的。第三,要处理好经济发展程度不同的各个地区之间的关系。许多卫生政策适合于经济发展程度较高的地区,并不适合于经济发展程度较低的地区,那么,就要考虑使一些卫生政策具有普遍性,另一些卫生政策具有地方性,还有一些卫生政策具有弹性,这些都构成了卫生政策的复杂性。

3. 稳定性与变动性

任何事物都有一个发生、发展、衰退、消亡的变化过程,卫生政策必须以特定的客观情势及其发展变化为依据。因此,一方面卫生政策必须保持一定的稳定性,才有利于卫生政策的实施及卫生政策目标的实现。朝令夕改、变化无常的卫生政策,不仅会丧失卫生政策的严肃性和权威性,而且会使执行机关和卫生政策对象无所适从,影响他们对卫生政策的信任程度和执行卫生政策的坚定程度,进而影响社会秩序的安定和生产力的发展。另一方面,随着政治、经济、文化的发展和形势的变化,人们对客观事物的认识大大丰富了以后,原有的卫生政策就显得过时了,因此,卫生政策也须进行相应的调整。也就是说,卫生政策是稳定性与变动性的统一。卫生政策的变动性是绝对的,而稳定性是相对的。

4. 系统性

卫生政策具有很强的系统性，需要一系列配套文件共同组成一个系统，使得这个系统更具有完整的功能。认识卫生政策的系统性，可以使卫生行政部门注意政策的配套，同时，也能让卫生管理者能够系统地了解政策，更好地执行卫生政策。

二、卫生政策分析

卫生政策是制定社会卫生策略和卫生措施的前提和依据。卫生政策分析是政府为解决卫生问题而进行的政策本质、产生原因及实施效果的研究，它是一个系统的、连续的过程，贯穿于政策制定的各个环节，用于社会卫生策略及卫生措施的研究及制定。

（一）宏观卫生政策分析

基于人群健康的国家宏观卫生政策系统框架是由政策过程子系统、政策组织子系统、政策方法子系统三维构成(图 5-1-1)。

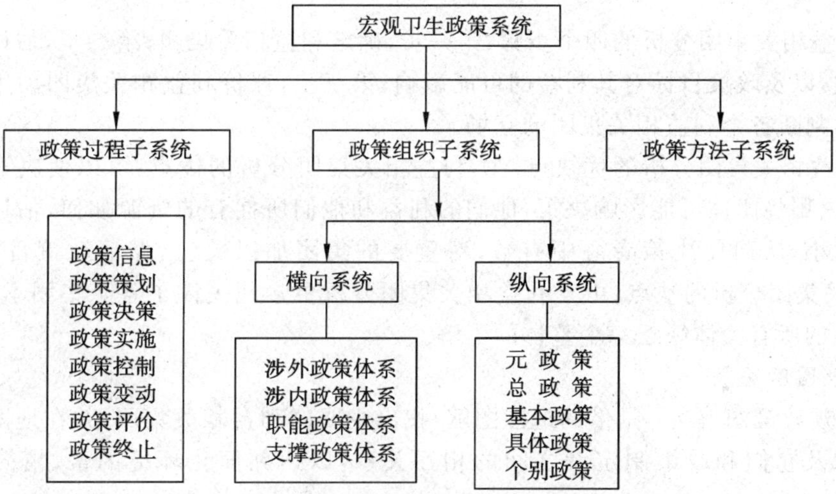

图 5-1-1　宏观卫生政策结构的框架

(1) 宏观卫生政策目标分析：目前中国医疗卫生服务系统改革最为关键和核心的问题是：卫生改革发展将走向何方？宏观卫生政策结构框架是什么？卫生工作的最主要目标是什么？这就需要卫生决策者战略目标的转变：即从医疗技术水平提高的系统行业目标转变为提高人群健康的社会发展系统目标，由疾病治疗转为健康促进，由医疗照顾转为疾病预防，由为病患者服务转变为全体公民的健康保护，由分隔的卫生服务到系统整合的一体化人类健康服务。

(2) 宏观卫生政策的基本特征和功能分析：宏观卫生政策具有阶级性、社会性、强制性、教育性、时效性与稳定性等基本特征，因而关系到“以人为本”的社会主义和谐社会建设的根本和发展。构建宏观卫生政策结构框架，从总体上全局上系统考虑人类健康工作的各个层面，对整个国家的卫生工作起到导引、协调、控制和分配作用。人们只有理解和掌握了宏观卫生政策结构体系，才能领会卫生政策的精神实质，才能从总体上全面地制定和实施卫生政策，才能保证宏观卫生政策制定和实施的公正性和高效率。否则，卫生政策的制定和实施过程中就难免出现互相推诿、前后矛盾、政策打架、朝令夕改等混乱现象。

(3) 宏观卫生政策影响因素分析：我国卫生服务的社会福利性质决定了国家对于卫生

服务的主导地位,但卫生政策还受多种因素的作用和影响。人类健康产出目标是卫生工作与自然环境、国家政治经济状况与人口等诸多因素共同作用的结果,是人与自然、社会相互作用、相互协调的过程。

(二) 卫生政策分析方法

1. 利益相关者分析

(1) 利益相关集团:

是指某些人、团体或者机构,他们能够改变某个政策的目标,影响政策目标的实现;或是当政策目标实现后,他们的利益会受到影响。

(2) 利益相关集团分析的意义:某些利益相关集团所处地位非常有力,能够加强或者削弱决策者的自主权,如政府;某些集团支持态度很坚决,决策者应当特别注意这些集团,与其保持密切联系,以获得足够的支持,如群众;某些集团可能会影响决策的方向或者政策目标。

(3) 利益相关集团分析的四个步骤:第一步,确定利益相关集团;第二步,估计利益相关集团的利益,以及政策目标对其利益的可能影响;第三步,评价利益相关集团动用资源的能力;第四步,判断各个利益相关集团的立场。

(4) 利益相关集团分析的优缺点:① 利益相关集团分析的优点:可以使决策者更好地了解哪些人、哪些团体可能影响决策,他们的利益和他们所拥有的资源如何,估计这些集团影响力的大小,从而使决策者心中有数,对重要的集团加以关注,保证政策目标的实现。② 利益相关集团分析的缺点:由于利益相关集团分析更多地关注了各个集团本身,对于可能影响决策的所有团体缺乏一个整体的了解。

2. 政策图解法

(1) 宏观政策图解法:是借助地图图解,找出主要的利益相关集团,并在地图上标注出它们之间以及它们和政策制定者之间的相互关系,以达到简化环境因素、精简信息量的目的。

地图中央:政策制定者;

纵轴:各个可能的政策参与者;

横轴:团体对政策制定者的支持程度。

越靠近中央,支持程度越高;反之越低。

1) 政策图解分析要考虑两个重要的变量:政策参与者是支持还是反对该政策的制定;政策参与者是处在政策制定者左边还是右边基本上依据的是主观判断,根据研究的目的,把保守派和改革派、左派和右派区分开来。

通过政策图解分析可以了解政策的支持程度、支持的凝聚程度、摇摆程度和支持的位置。

2) 宏观政策图解分析需要注意以下问题:有多少反对团体?反对的程度有多大?有多少团体是真正反对?在政策制定或执行过程中是否有新的联盟形成?反对派的力量能否被平衡?

3) 宏观政策图解分析的优点:第一,形象地了解所要制定政策的处境;第二,了解政策的弱点;第三,发现潜在的反对和支持联盟;第四,了解政策的权威性;第五,清楚政策实施者的能力;第六,明确政策的方向。

(2) 微观政策图解法：微观政策图解法可以用来分析对某一政策具体问题的支持程度，分析一些团体对特定政策作出的反应，或者同一个部门中的不同组织对于该政策的不同态度。

(3) 政策网络分析：

政策网络分析重点关注的是某一个特定的政策。

政策网络分析通过搞清如下几个问题，绘制政策网络图：首先，政策的通过和实施要经过哪几个关键点？其次，每一个步骤的关键人物是谁？再次，政府官员如何接近这些关键人物？最后，政府官员如何对这些步骤施加影响？

(4) 场力分析：场力分析就是划出一条线，一端是"强烈支持"，另一端是"强烈反对"，把相关的团体放在这条连续线的相应位置上。场力分析的最大用途是，把不同的利益相关集团进行分类，以便进一步的分析，同时给管理者一个初步的印象，知道哪些是主要的支持方和反对方。

3. SWOT 分析

SWOT 分析就是把组织内外影响成功的因素进行综合分析，了解组织的优势(strengths)、劣势(weaknesses)、机会(opportunities)和挑战(threats)。

(1) 优势、劣势、机会和挑战：

优势：组织拥有的任何内部资产(包括技术、内驱力、技能、资金、商务关系)；

劣势：组织内部的一些不足，可能会阻碍组织实现目标；

机会：意味着任何外部环境或者趋势，能够有利于组织实现一个特定的目标；

挑战：意味着任何外部环境或者趋势，不利于组织实现一个特定的目标。

(2) SWOT 分析要解决的问题：

1) 我们的目标是什么？

2) 我们的服务对象需要什么？

3) 我们与竞争对手的不同之处是什么？

4) 我们如何改善自己的服务？

5) 我们如何区分内部条件(优势和劣势)与外部环境(机会和挑战)？

(3) SWOT 分析的步骤：

在对组织的上述问题意见达成一致之后，分析团队就可以通过头脑风暴法找出该组织的所有优势、劣势、机会和挑战。在分析之前，可以选出一个主持人，负责发放卡片。分析分四个步骤，每个步骤只分析一个内容(如优势)。每个步骤完成后，对所提出的内容进行归纳，在团队内基本认同后，再进行下一个步骤的分析。如果大家都觉得分析某一个内容(如挑战)有难处，就可以设计一个情景，把问题放在具体的环境当中进行分析。

三、卫生政策的制定与实施

(一) 提出卫生政策问题

1. 卫生政策问题的构建渠道

(1) 大众传播媒介的力量。

(2) 问题解决的可能性。

(3) 政策的倡导者：他们的经历、关注点。

(4) 自然灾害或者经济危机，如地震引发的海啸、核泄漏等。

(5) 政治时机,如反恐行动。

(6) 新的政治角色的进入。

(7) 社会文化的影响。

(8) 重要人物的影响,如决定力量的领导者。

2. 建立卫生政策问题议程

政治学家肯顿认为,一项卫生改革政策要想取得成功,最好要满足以下三个条件:第一,符合客观实际,即它确实是专家和群众所认可的热点问题;第二,有解决的可能性;第三,符合政治事件发展的规律,具有政治可行性。

(二) 卫生政策的制定

1. 确定政策目标

(1) 政策目标要具体明确。

(2) 政策目标之间要求有效和协调:保持一致性、同向性,避免冲突性。

(3) 政策目标与手段要统一:形成手段目标链。

2. 设计政策方案

政策备选方案的设计是个动态的过程,包括设想、分析、初选、评定、淘汰等环节。

3. 备选方案的选定

要求最大限度地实现政策目标,最少地消耗各种政策资源,对多种风险具有最大的应变性,在政策实施中产生最小的负面效应。

4. 方案的论证

寻找证据支持自己的主张、反驳他人看法的过程就是政策论证,这是一个互动的过程。

5. 方案的合法采纳

政策方案被选出来之后,未必立即付诸实施。它需要依照一定的法律程序予以审定,即合法化(legitimation),才具有约束力。

(三) 卫生政策的实施

卫生政策实施是指政策内容付诸实践的过程。

西方政治学家提出了两个政策执行模型:浴盆模型和史密斯模型。

1. 浴盆模型

浴盆模型表示政策“失效”出现于三个阶段:

(1) 早期失效:人们对政策不了解或者是政策本身的缺陷导致了目标实现的可靠性较差,需要增加宣传并完善政策。

(2) 偶然失效:政策功能相对充分发挥,失效率最低。

(3) 耗损失效:主客观条件变化、政策老化导致失效率持续上升,因此需要调整或废止原有政策。

2. 史密斯模型

美国学者 T.B. 史密斯提出的模型具有较大的影响。他认为,理想化的政策、执行机构、目标群体和环境因素可以归纳为政策执行过程中的四大因素。

(四) 卫生政策的评价

1. 卫生政策效果评价标准

(1) 投入工作量:投入资源的质与量、分配状况。

(2) 绩效：包括客观结果和主观满意度。
(3) 效率：运用经济学中的"技术效率"和"配置效率"。
(4) 充分性：满足人们需求、价值或者机会的有效程度。
(5) 公平性：资源分配和绩效在不同社会群体间分布的公平程度。
(6) 适当性：是否体现社会价值期望。
(7) 执行力：衡量政策执行机构的组织、功能和能力。
(8) 社会发展总指标。

2. 制订评价方案

包括确定评价对象、明确评价目的、选择评价标准和规定评价手段四项内容。

3. 实施评价

搜集和分析评价信息的过程。

4. 卫生政策的调整

依据政策评价的结果，对实施中的现行政策进行补充、修正和终止的动态过程。

第二节　预防保健策略

【案例 5-2】

世界卫生组织执行委员会会议最近提出全球健康新战略。该战略由世卫组织与各国政府、联合国疫情有关机构及一些社会民间团体磋商后提出，涉及饮食、运动、生活习惯等健康问题。

世卫组织专家指出，不健康的饮食习惯、缺乏运动和吸烟是心血管疾病、糖尿病及癌症等非传染性疾病发生的主要原因。骨质疏松症和龋齿等疾病也与不健康的生活方式有关。由于贫穷和缺乏必要的基础卫生保健措施，发展中国家此类患者的年龄普遍低于发达国家。

不健康饮食表现为过多食用脂肪类、糖类等高热量但缺乏营养的食物。营养过剩已不仅限于富国。缺乏运动在现代城市居民中非常普遍，家电和汽车的普及以及越来越多的室内工作使脑力劳动者越来越远离体力活动。

世卫组织建议各国制定一些改善国民饮食结构、促进体育锻炼的政策，包括控制饱和脂肪的摄入量，多吃水果、蔬菜、豆类、粗粮和干果。为此，世卫组织营养专家开列了一份营养食品清单：

最佳蔬菜：红薯、芦笋、卷心菜、芹菜、茄子、甜菜、金针菇和大白菜等；最佳水果：木瓜、草莓、橘子、柑子、猕猴桃、芒果、杏、柿子和西瓜等；最佳肉食：鹅肉和鸭肉；最佳汤食：鸡汤；最佳食用油：玉米油、米糠油和芝麻油，植物油和动物油比例为1∶0.5至1∶1。另外，核桃、花生、开心果、松子、杏仁和大豆、米饭、猪肝等都是很好的健脑食品。

专家还建议，控制盐、糖摄入量，防止体重过重，保持能量平衡。建议人们一生坚持锻炼，这是消耗能量的关键、保持正常体重的基础。每天至少进行30min的适度运动，能预防心血管疾病和糖尿病，使肌肉更结实并提高身体的灵活性。

全球健康新战略还强调,食品和饮料公司的广告不应采取“夸大其词”的广告诱惑消费者,避免鼓吹不健康的“垃圾食品”广告,号召各国政府鼓励开发、生产和销售健康食品。

问题:

1. 为什么要提倡全球健康新战略?
2. 你认为全球健康新战略将会带来哪些深刻的影响?

人类进入21世纪,社会环境、生活方式与人类需要已发生重大结构变化,生物医学模式也转为生物—心理—社会医学模式,并由个人卫生进入社会卫生的时代。健康社会化与社会健康化发展趋势的清晰可见,标志着个人健康向社会健康的战略转变,以及大卫生观念形成和新型公共卫生政策框架时代的来临。

一、全球卫生保健战略

在当今世界,人类健康已成为衡量国家社会进步的重要标志之一。预防保健策略的目的是提高人类的健康素质,而保护和增进人的健康对社会进步和经济的持续发展又具有重要的作用。

1978年在阿拉木图召开的国际初级卫生保健会议上通过了“2000年人人享有卫生保健”全球卫生战略。《阿拉木图宣言》明确指出:初级卫生保健是实现“2000年人人享有卫生保健”的关键和基本途径。《阿拉木图宣言》作为国际卫生发展史的里程碑,揭开了全球初级卫生保健的序幕。WHO认为,人人享有卫生保健是一个导致人民健康逐步改善的过程,而不是一个单一有限的目标。1999年第51届世界卫生大会上,WHO发表了《21世纪人人享有卫生保健》宣言,它是“2000年人人享有卫生保健”目标的继续和发展,它将为全世界人民获得最高健康水平创造条件。它旨在改变卫生资源分配严重不公局面,缩小卫生保健和无卫生保健的鸿沟,使人人享有预防保健,目标的重点是针对发展中国家人民人人能够得到最低限度的卫生保健服务。其具体含义是:人们在工作和生活场所都能保持健康;人们将运用更有效的办法去预防疾病,减轻不可避免的疾病和伤残带来的痛苦,并且通过更好的途径进入成年、老年,健康地度过一生;在全体社会成员中均匀地分配一切卫生资源;所有个人和家庭,通过自身充分地参与,将享受到初级卫生保健;人们将懂得疾病不是不可避免的,人类有力量摆脱可以避免的疾病。

(一)21世纪人人享有卫生保健的全球卫生战略

战略目标是指一个组织在实现其预定目标过程中所要遵循的行动方针。

1. 21世纪人人享有卫生保健全球总目标

(1) 使全体人民增加期望寿命和提高生命质量。

(2) 在国家间和国家内部促进卫生公平。

(3) 使全体人民获得可持续发展的卫生系统提供的服务。

2. 到2020年的全球人人享有卫生保健的具体目标

(1) 到2020年将实现在世界会议上决定的孕产妇死亡率低于100/10万,5岁以下儿童死亡率低于4.5‰,所有国家出生期望寿命均在70岁以上的具体目标。

(2) 到2020年全世界疾病负担将极大减轻。将实现能够扭转目前结核病、艾滋病、疟疾、烟草相关疾病和暴力/损伤引起的发病率和残疾率上升趋势的疾病控制规划。

(3) 到2020年麻疹将被根除，淋巴丝虫病和沙眼将被消灭。此外，维生素A和碘缺乏症在2020年前也将被消灭。

(4) 到2020年所有国家将通过部门间行动，在提供安全饮用水，适当的环境卫生，数量充足和质量良好的食物和住房方面取得重大进展。

(5) 到2020年所有国家将通过管理、经济、教育、组织和以社区为基础的综合规划，采纳并积极管理和监测能巩固促进健康的生活方式或减少有损健康的生活方式的战略。

3. 新的全球卫生战略的核心社会准则

(1) 健康权利。健康是一项基本人权，也是充分享有其他各项人权的前提。

(2) 公平。要做到公平就要求：① 通过社会等级、性别、年龄、地形分析卫生信息，了解发展趋势和存在的不公平情况；② 卫生资源要重点应用于那些最需要的人群；③ 要研究全球化和开发贸易活动中利益的不平衡性。

(3) 伦理观。科学进步向死亡概念、父母身份等提出了挑战。在科学研究中要充分关注伦理问题。

(4) 性别观。男女在知识、价值、经验、卫生保健上享有同等权利，他们同等参与决策。

(二) 21世纪全球卫生战略的基本策略

1. 把与贫困作斗争列为重点工作

在全球采取行动，包括如下各项措施：

(1) 减少债务，扩大对贫穷国家和人们的贷款。

(2) 提高食品的安全性。

(3) 改善公共卫生基础设施和基本初级卫生保健服务。

(4) 控制阻碍经济发展的一些疾病。

(5) 授予妇女权利。

(6) 鼓励创造就业机会。

2. 全方位促进健康

在家庭、学校、工厂、社区采取措施促进健康的生活方式，创造益于健康的生活环境。通过健康教育和技能训练，提高自我保健能力。

3. 动员各部门促进健康

健康受国家政策影响很大，对此卫生系统无力控制。所有政府部门如贸易、教育、财政、农业、能源和环境等部门应积极地促进健康。

(三) 21世纪影响健康的新趋势

自1978年提出《阿拉木图宣言》以来，在改善全球健康方面已取得了重大的进展。传染病减少，婴儿死亡率降低，更多的人营养得到改善，获得安全饮用水的人增多，人们比以往任何时候都活得更长。然而，数百万人生活依旧艰难，朝不保夕。卫生保健服务稳步增加，但全球仍有千百万人缺乏初级卫生保健。

1978年以来，极度贫困人数翻了一番，目前，13多亿人生活在极端贫穷之中，贫富差距正在扩大。非洲孕妇在分娩中死亡的可能性是欧洲孕妇的13.5倍。在许多不发达国家，婴儿死亡率仍高于100‰。免疫接种的覆盖率有了巨大的进步，可防止数百万儿童过早死亡。需要综合卫生系统的资源使这些成就得以保持。许多国家旨在减少营养不良的努力已经停滞。

1. 全球影响健康的因素

(1) 全球化。跨国旅游和贸易的大规模增加给健康带来了新的威胁。例如,过去20多年间,世界烟草消费量增长了75%,尤以发展中国家增长为最大;全球粮食贸易助长了广为采用的高脂肪"汉堡包生活方式";全球由微生物引起的食源性疾病发病率增加;每年穿越国境人口超过4亿人,使传染病的控制愈来愈难;等等。

(2) 都市化。不受控制的城市发展导致过度拥挤和环境污染,这有利于传染病扩散。忧虑、抑郁、酒精和药物依赖及暴力是贫穷生活环境的共同特征。

(3) 人口老化。2020年,全球65岁以上人口的数量增加82%,超过6.9亿人。社会保障系统压力越来越大,伤残和精神疾患将更为常见。

(4) 环境恶化。有损健康的公害包括空气和水污染、气候变化、臭氧耗尽和生物多样性丧失。

(5) 新疾病出现。1978年以来新出现29种传染病,抗药性微生物激增。新传染性疾病的出现,如SARS、禽流感,表明保持公共卫生警惕的重要性。到21世纪20年代,非传染性疾病将成为全球死亡和伤残的主因,它与生活方式密切相关。

2. 未来卫生系统的特征

(1) 广泛的卫生联盟:地方、国家及全球水平的大量的各种团体积极合作。个人将参与到健康促进的活动中去。

(2) 灵活性:对健康需求的变化能迅速作出反应,抓住科技进步提供的新机会。

(3) 随着以家庭和社区为基础的卫生服务的发展,需要更广泛的专业和非专业人员提供服务。

(4) 卫生工作将与社会发展和环境保护相结合。

(5) 现代信息通讯技术将越来越多地用于卫生保健组织的活动。

(四) 全球卫生战略的指标

指标是在数量、时间和内容方面规定得更为具体的目标。主要包括四大类指标。

1. 卫生政策指标

(1) 政府对"人人享有卫生保健"战略目标与实施初级卫生保健承担政治义务。

(2) 卫生资源分配。

(3) 社区参与实现人人享有卫生保健目标。

(4) 组织机构与管理程序。

2. 社会经济指标

(1) 人口增长指标。

(2) 国民生产总值和人均国民生产总值。

(3) 收入分配,居民平均收入。

(4) 劳动人口就业率和失业率。

(5) 15岁以上成人识字率(文盲率)。

(6) 人均住房面积。

(7) 人均热量供应量(千焦耳)。

3. 卫生服务指标

(1) 初级卫生保健普及率。

(2) 转诊制度普及率。

(3) 健康教育覆盖率。

(4) 安全水普及率。

(5) 计划免疫覆盖率。

(6) 卫生人力的分布及各类人员比例。

4. 健康状况指标

(1) 儿童营养状况及发育。

(2) 婴儿死亡率。

(3) 幼儿死亡率及儿童死亡率。

(4) 平均期望寿命。

(5) 孕产妇死亡率。

(6) 总死亡率和疾病别死亡率、发病率、伤残率等。

二、中国卫生保健战略

【案例 5-3】

据介绍，"健康中国 2020"战略设想于 2007 年夏季的卫生部卫生工作研讨会上首次提出。经过半年多的研究讨论，2008 年初卫生部决定正式启动"健康中国 2020"战略规划的研究和制定工作。目前，各专家组负责制定的战略总体报告和分领域报告均已完成。在战略研究阶段，专家们对以下几个专题进行了研讨：促进健康的公共政策研究；药物政策研究（以基本药物制度的建立为核心的药物政策研究）；公共卫生研究，包括传染病特别是慢性病的防控和健康促进研究；科技支撑和医学领域前沿的研究；医学模式的转换以及具有中国特色的中医药学的研究。在这六个专题研究报告的基础之上，卫生部还成立了综合研究组，提出"健康中国 2020"战略的总体研究报告。

现在有关的研究即将进入第二阶段，即由专家领衔的战略报告阶段转向以部门为主、专家参与的规划阶段。

陈竺部长在详细介绍了"健康中国 2020"战略的重要方针后表示，希望通过努力，到 2020 年使中国人均期望寿命达到 75 岁；努力争取在 2015 年使孕产妇死亡率较 2008 年的水平进一步降低 1/3，从而实现我国对千年发展目标的庄重承诺；继续努力，进一步降低 5 岁以下儿童的死亡率等，全面提升中国人健康水平。

问题：

1. 中国卫生保健战略演变的背景如何？

2. 你是如何理解"健康中国 2020"战略目标的？

(一) 我国卫生战略目标

1986 年，我国政府明确表示对"2000 年人人享有卫生保健"全球战略目标的承诺；1988 年进一步阐明实现该战略目标是 2000 年我国社会经济发展总目标的组成部分。在 1996 年，提出我国卫生保健事业将贯彻"预防为主、依靠科技进步、动员全社会参与、中西医并重、为人民健康服务、为社会主义现代化建设服务"的方针，据此确定了我国卫生事业发展的战略重点是农村卫生和预防保健。

从20世纪70年代末开始,我国和WHO及联合国开发计划署合作,在我国建立了5个初级卫生保健合作中心和6个农村卫生示范县,随后各省、自治区、直辖市相继建立了初级卫生保健试点县。

20世纪80年代以来,国际上探索着两个不同目的的卫生保健战略目标:一种是WHO提出的全球战略目标;另一种是欧美等一些发达国家的卫生保健战略,目的是摆脱医疗费用急剧上升造成的沉重负担,把战略的重点由医疗转向预防,开展社区保健和自我保健,加强健康教育,改变不良生活方式,促进健康。一些国家把战略重点转移到预防保健的成功,引导世界各国进一步研究制定正确的战略目标。

我国的卫生方针和国内外的经验推进了我国卫生保健战略目标的实施,促进了我国预防保健战略和策略的形成,深化与发展了我国的初级卫生保健。我国是一个人口众多的发展中国家,预防保健资源不足,人口老龄化、城市化的趋势加快,环境恶化,生态失衡,灾害频繁,要实现我国预防保健战略目标,关键在于结合国情,扬长避短,发扬我国卫生工作传统和优势,进一步贯彻预防为主的方针,以较小的投入,取得较好的效益。

预防保健是预防疾病和增进健康、提高人群健康水平的综合性卫生服务。预防保健目标应是国家卫生目标的具体体现,也是阐明国家卫生目标、衡量和评价人群健康水平的指标,是提出国家预防保健策略和改进国家卫生状况的行动方案,加强预防保健是卫生部门的战略重点。

(二)战略目标的制定

1. 制定意义

制定预防保健战略目标,加强预防保健战略,进一步体现了预防为主的方针,也反映了疾病控制的必然趋势和客观需求。控制病因不明的疾病,预防慢性病和意外伤害等主要死亡原因,迫切需要开展健康教育,发展自我保健、家庭保健和社区保健,改变人群的行为和生活方式,也是适应医学模式转变的客观需要。可以进一步充实和完善21世纪人人享有卫生保健的战略目标。

2. 指导思想

制定预防保健战略目标,应坚持以我国国民经济和社会发展十年规划为指导,坚持我国卫生保健事业的方针。预防保健是我国卫生事业发展的一个战略重点,将预防保健纳入政府规划,与社会经济协调发展,以提高全民族健康水平作为指导思想。

3. 制定原则

(1)制定预防保健战略目标要从我国实际情况出发,预防保健与社会经济发展相适应。

(2)预防保健事业的发展速度优先于整个卫生事业的发展速度。由于长期以来卫生资源的分配与卫生工作重点不相适应,必须调整卫生资源的分配政策,以保证预防保健这个战略重点,不失时机地向预防保健倾斜。

(3)大卫生观念,多部门与全社会参与。所谓大卫生观念,就是要站在宏观的、社会发展和人类进步的高度来看待卫生工作,并依靠全社会的力量推进卫生工作,进行全方位的综合治理,即卫生工作的社会发展观和卫生工作的系统工程观。大卫生观念是与过去那种传统的、狭义的对卫生工作的看法相比较而言的。传统的观念往往把卫生工作看做孤立的工作,单纯的技术性工作,看做是卫生部门自己的事。而大卫生观念则把卫生工作看做是全社会的事业、全民的事业,看做是人类生存和发展的基本要素;强调卫生工作的社会性、群体性，强调卫生工作是社会与经济发展的重要组成部分；而且承认卫生工作与社会经济发展之间的相互促进作用。以此观念组织和指导预防保健，使制定的预防保健目标既有广泛的社会性和群众性，又有充分的权威性及可行性。

(4) 根据卫生问题的重要性确定重点，以健康状况为中心制定指标。即依据疾病重要性和卫生问题的危害性、预防保健对策的可行性、卫生信息的可提供性等原则，确定目标的重点。

(三) 我国预防保健目标

(1) 2010 年，全国初步建立了覆盖城乡居民的基本卫生保健制度框架，我国进入了实施全民基本卫生保健的国家行列。

(2) 到 2015 年，使我国医疗卫生服务和保健水平进入发展中国家的前列。

(3) 到 2020 年，保持我国在发展中国家前列的地位，东部地区的城乡和中西部的部分城乡接近或达到中等发达国家的水平。

(四)"健康中国 2020"战略的目标

"健康中国 2020"战略的目标与核心内容：以提高人民群众健康为目标，坚持预防为主、防治结合的方向，采用适宜的技术，坚持中西医并重，以危害城乡居民健康的主要问题和健康危险因素为重点，通过健康促进和健康教育，坚持政府主导，动员全社会参与，努力促进人人享有基本医疗卫生服务。

第三节 初级卫生保健

一、初级卫生保健的基本概念

初级卫生保健是指最基本的、人人都能得到的、体现社会平等权利的、人民群众和政府都能负担得起的卫生保健服务。我国农村实现人人享有卫生保健的基本途径和基本策略是在全体农村居民中实施初级卫生保健。实施初级卫生保健是全社会的事业，是体现为人民服务宗旨的重要方面。2006 年《中国农村初级卫生保健发展纲要》中期评估结果显示，全国已有半数以上的参评县达到评估衡量标准。

具体来说，初级卫生保健至少包括下面四层含义：

(一) 从居民的需要和利益来看

从居民的需要和利益来看，初级卫生保健是居民最基本的必不可少的，居民团体、家庭、个人均能获得的，费用低廉、群众乐于接受的卫生保健。

(二) 从它在卫生工作中的地位和作用来看

(1) 初级卫生保健需应用切实可行、学术上可靠的方法和技术。

(2) 初级卫生保健是最基层的第一线卫生保健工作。

(3) 初级卫生保健是国家卫生体制的一个重要组成部分和基础。

(4) 初级卫生保健是以卫生观念为基础，工作领域宽，内容上更加广泛。

(三) 从政府职责和任务来看

(1) 初级卫生保健是各级政府及有关部门的共同职责。

(2) 初级卫生保健是各级人民政府全心全意为人民服务、关心群众疾苦的重要体现。

(3) 初级卫生保健是各级政府组织有关部门和社会各界参与卫生保健活动的有效形式。

(四) 从社会和经济发展来看

(1) 初级卫生保健是社会经济总体布局的重要组成部分,必须与社会经济同步发展。

(2) 初级卫生保健是社会主义精神文明建设的重要标志和具体体现。

(3) 初级卫生保健是农村社会保障体系的重要组成部分。

二、初级卫生保健的要素

初级卫生保健的任务分为四个方面、八项要素。

(一) 四个方面

(1) 健康促进:包括健康教育、保护环境、合理营养、饮用安全卫生水、改善卫生设施、开展体育锻炼、促进心理卫生、养成良好生活方式等。

(2) 预防保健:在研究社会人群健康和疾病的客观规律及它们和人群所处的内外环境、人类社会活动的相互关系的基础上,采取积极有效措施,预防各种疾病的发生、发展和流行。

(3) 合理治疗:及早发现疾病,及时提供医疗服务和有效药品,以避免疾病的发展与恶化,促使早日好转痊愈,防止带菌(虫)和向慢性发展。药物应用以"节约、有效"为原则,那些药物应用"愈贵愈有效"、"愈多愈好"的观念是错误的。用药物不仅造成药物浪费,增加患者经济负担,也增加了药物不良反应发生的可能性。

(4) 社区康复:对丧失了正常功能或功能上有缺陷的残疾者,通过医学的、教育的、职业的和社会的综合措施,尽量恢复其功能,使他们重新获得生活、学习和参加社会活动的能力。

(二) 八项要素

(1) 对当前主要卫生问题及其预防和控制方法的健康教育。

(2) 改善食品供应和合理营养。

(3) 供应足够的安全卫生水和基本环境卫生设施。

(4) 妇幼保健和计划生育。

(5) 主要传染病的预防接种。

(6) 预防和控制地方病。

(7) 常见病和外伤的合理治疗。

(8) 提供基本药物。

在1981年第34届世界卫生大会上,除了上述八项内容以外,又增加了"使用一切可能的方法,通过影响生活方式的控制自然、社会心理环境来防治非传染性疾病和促进精神卫生"一项内容。强调重视工业发展和生活方式改变可能带来的职业性疾病、慢性病、外伤和肿瘤的预防及精神卫生等,这一切都应包括在初级卫生保健的内容中,故近年来,国内各地在制定初级卫生保健的工作内容和评价指标时,也相应纳入了乡镇工业劳动卫生、精神卫生、老年卫生、口腔卫生、社区康复等相关指标。

三、初级卫生保健的特点和原则

(一) 初级卫生保健的特点

1. 社会性

健康不仅是指没有疾病或虚弱,而是指健全的身心及社会适应能力的总体状态,这是每个人的基本权利。使所有人达到尽可能高的健康水平是世界范围内的一项重要社会性目标。要实现这一目标，开展初级卫生保健是关键性措施。影响居民健康的因素，既有社会经济、自然环境、生态环境和医疗卫生条件的影响，又有生物因素、理化因素、心理因素和居民习俗的影响。因此，初级卫生保健具有广泛的社会性。

2. 群众性

初级卫生保健的对象是居民群体。初级卫生保健关系到全世界每个居民、每个家庭、每个社区。居民不仅有享有卫生保健的权利，同时有参与实施初级卫生保健的义务。因此，初级卫生保健具有广泛的群众性。要不断教育、组织群众自己起来同不卫生的习惯和各种疾病作斗争，采纳合乎卫生要求的生活方式，养成爱清洁、讲卫生的习惯，形成健康行为，提高自我保健与家庭保健的能力。

3. 艰巨性

不论是从当今世界亟待解决的卫生问题来看，还是从我国卫生状况来分析，初级卫生保健的任务是相当艰巨的。我国农村的经济、文化和教育水平还比较差，卫生事业的发展与社会经济发展不同步，初级卫生保健经费不足，缺少所需要的适宜人才及适宜技术，医疗卫生事业还满足不了人民对医疗保健日益增长的需要。加上我国各地经济、文化发展很不平衡，城乡之间、沿海内地之间卫生状况差别甚大，不少农村人口仍然饮用不合卫生要求的水，绝大部分粪便尚未得到无害化处理。在相当多的地区，传染病、寄生虫病和地方病仍然严重威胁着人民的健康。心血管病、脑血管病、恶性肿瘤和遗传性疾病等在全国已上升为对人民生命的主要威胁。随着经济改革和对外开放的不断深入，已经和将要带来的若干新的卫生问题，亟待研究解决。

4. 长期性

随着社会的发展和居民生活水平的不断提高，人们对卫生保健的要求愈来愈高，不仅要求有医有药，而且追求健康长寿。因此，初级卫生保健的范畴要随时间的推移，经济的发展而不断扩展。随着我国人口老龄化的到来，老年保健上升到重要位置。经济的发展和人民生活方式的改变，使环境因素、心理因素和社会因素成为致病的重要原因，医学模式由生物医学模式转变为生物－心理－社会医学模式。医疗、预防保健工作要从理论上、技术上、方式方法上适应这一发展变化的趋势，初级卫生保健势必具有新的内涵。

（二）初级卫生保健的基本原则

（1）全面的基本需要的可及性和覆盖率。

（2）社区和个人参与及自力更生。

（3）强调疾病预防和健康促进的综合卫生保健。

（4）部门间的合作。

（5）在可以得到的资源内，采用适宜技术和注重成本效益。

四、21 世纪初级卫生保健的体系

未来的卫生系统必须达到个体卫生保健与促进全民健康之间的一种新的平衡。通过增加投入，进行卫生改革，强化初级卫生保健服务，把工作重点放在社区卫生服务上。同时必须充分地认识到公共卫生的极端重要性，目前许多地方的公共卫生问题仍被忽视，而且缺乏公共财政的投入（图 5-3-1）。

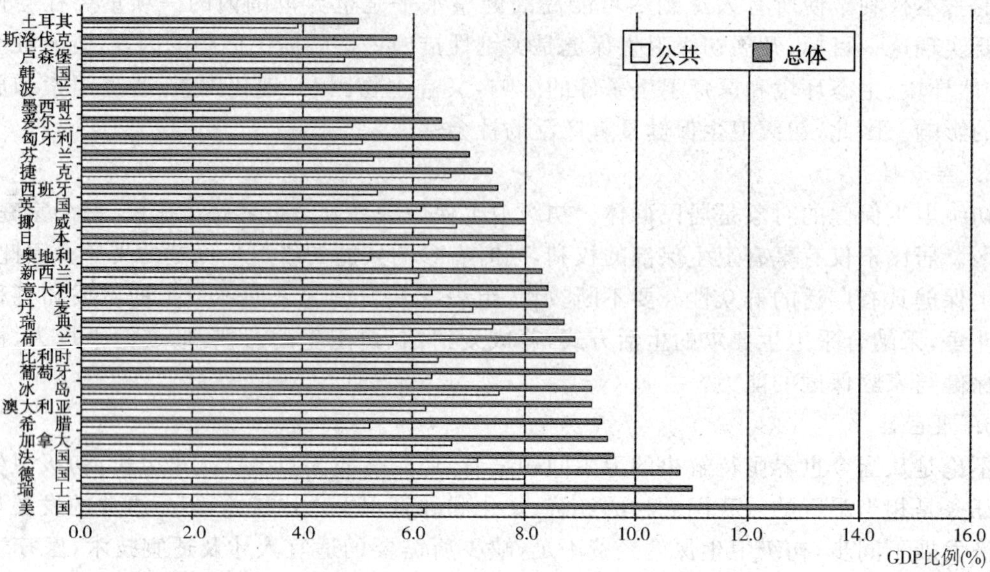

图 5-3-1　2001 年经济合作和发展组织(OECD)国家对健康的公共投入和总体投入

初级卫生保健具有多种方式,但基本要素包括:① 整个生命期的考虑:在任何时候,一个人的健康状况都受生命早期的经历和环境条件的影响。采取综合措施满足儿童的需求,它不仅有益于人口的长期健康,也体现了卫生公平。② 工作重点向常见病、流行病、损伤和暴力的转移,采取专门的方法控制和预防上述疾病。③ 利用法律、法规进行指导,制定标准,推进有益于健康的集体活动。④ 卫生信息系统能为合理解决问题及时提供情报和对健康公害的早期警告。⑤ 根据需要增加技术的利用。⑥ 现代卫生系统要求为传统医疗技能补充新内容,包括社区发展、通讯、技术利用、工作能力等;继续教育的课程应及时更新,以反映发展的需求。⑦ 提供足够和持续的资金,确保干预的费用效果,重视服务的普遍性和公正性。

21 世纪全球卫生战略极具远见卓识,要把这些理论和思想变为初级卫生保健的行动,需要有清晰的目标、广泛的公众支持、良好的管理及足够的资源,也需要全球、区域、国家和地方各级水平的承诺和行动。

地方水平:通过创造伙伴关系和充分分配资源的机制,承认和支持社区的卫生发展行动;发展和实行责任机制,保证对当地居民的责任性;促进和支持以社区为基础的卫生项目的发展,以需求为导向,明确优先解决的问题和有效的途径,并要重点满足脆弱人群的需要。

国家水平:提倡初级卫生保健的优先权,并确保政府不放弃他们对初级卫生保健的责任;保证对初级卫生保健优先分配稳定的、可持续的经费来源;优先解决基本卫生问题;加强初级卫生保健的核心地位和卫生专业人员的竞争力;给予社区卫生服务的战略优先权;对初级卫生保健系统的其他组成部分,采取一体化的途径;以共同的总目标、具体目标、具体战略和行动来建立伙伴关系、联盟及联合;加强卫生信息系统的发展,促进相关的卫生系统研究,在全国范围内扩大试点项目和试验区研究;保证卫生改革做到增强公平性、促进健康、高质量、性别敏感、获得性好、参与性强、符合成本效益。

国际水平:提倡国际组织通过合作来推动人人享有卫生保健;推动和普及初级卫生保

健;保证给予初级卫生保健方面具有高度优先权,使不同的组织机构共同努力,保证国际团体和捐助者对初级卫生保健项目提供支持。

五、中国农村初级卫生保健的进展

农村初级卫生保健是保障农村居民卫生公平的基础,是构建和谐社会的基石。中国农村初级卫生保健围绕新时期农村卫生目标,大力推进新型农村合作医疗制度,加强以乡镇卫生院为重点的农村基础设施建设,提高农村卫生人员业务水平,加强公共卫生和重大疾病防治,使农村卫生事业有了长足的发展,农民健康水平得到进一步提高。

(一) 农村卫生三级网建设不断巩固和发展

目前,在中国的每个县都建立了疾病预防控制、卫生监督、医疗救治、妇幼保健等卫生机构,在每个乡镇举办一所卫生院,支持每个行政村设立一个卫生室。同时,鼓励在农村发展多种形式的医疗机构。县级卫生机构在提供卫生服务的同时,承担对乡村两级卫生机构的业务指导;乡镇卫生院集预防保健、基本医疗、公共卫生管理等功能于一体,是综合性卫生机构;村卫生室在承担常见病、多发病常规诊治的同时,协助乡镇卫生院提供部分公共卫生服务。

到 2006 年底,全国在县级地区已设立医疗、妇幼保健、疾病预防控制和卫生监督机构共 10 165 个,平均每县 6.22 个卫生机构;设立乡镇卫生院 4.0 万个,平均每乡镇有卫生院 1.12 个;设立村卫生室 60.9 万个,平均每村有卫生室 0.97 个。农村三级卫生服务网络得到了进一步完善和加强。

(二) 农村卫生人力建设进一步加强

依据《执业医师法》和《乡村医生从业管理条例》,在全国农村实行执业注册制度,法律法规对专业技术人员的准入有明确要求。2004—2007 年,国家对乡村两级卫生技术人员累计培训 145.2 万人次。从 2005 年开始,国家组织实施了“万名医师支援农村卫生工程”,由中央财政支持,对 600 个国家扶贫开发工作重点县的县级医院及其这些县所辖的乡镇卫生院进行支援。医疗队在为当地农村居民提供医疗卫生服务,传播健康知识的同时,也对农村卫生技术人员开展了基本技能、基础知识和管理知识的培训,提高他们的管理水平和服务水平,达到“派出一支队伍、带好一所医院、服务一方群众、培训一批人才”的任务要求。截至 2009 年,全国农村县级卫生技术人员数为 172.96 万,每千人口有 2.46 人;乡镇卫生院卫生人员数 105.10 万,每千农业人口有 1.47 人;村级卫生人员数 106.1 万人,每千农业人口有 1.22 人。

(三) 新型农村合作医疗制度全面实施

新型农村合作医疗制度是由政府组织、引导、支持,农民自愿参加,个人、集体和政府多方筹资,以大病统筹为主的农民医疗互助共济制度,重点解决农民因患大病而出现的因病致贫、返贫问题。

与传统合作医疗比较,这项制度的主要特点是:一是加大了政府的支持力度,明确规定中央和地方财政对参加新型农村合作医疗的农民给予一定补助,体现了国家对农村的支持和对农民的关爱;二是农民以家庭为单位自愿参加,体现了农民互助共济的合作原则,也体现了政府对农民意愿的尊重;三是以县为单位统筹和组织实施,增强了抗风险和监管能力;四是以大额医疗费用补助为主,重点减轻农民因患大病造成的经济负担,缓解农民“因病致贫、因病返贫”的矛盾;五是由政府负责和指导建立组织协调机构、经办机构和监督管理机构,加强领导、管理和监督,同时赋予农民知情权和监管权,提高了制度的公开、公平和公正性;六是同步推进的农村医疗救助制度,改善最贫困人群的基本卫生保健问题。这是历史上我国政府第一次为解决农民的基本医疗卫生问题而对农民直接进行补助,是目前农民医疗保障的主要形式。

目前,新型农村合作医疗统筹补偿模式有三种,其中大病统筹结合门诊家庭账户,占新农合县(市、区)的68.3%,主要在中西部地区;住院统筹结合门诊统筹形式,占新农合县(市、区)的16.1%,主要集中在东部地区;主要对住院和部分特殊病种门诊费用进行补偿的大病统筹形式,占新农合县(市、区)的15.6%,也主要是在东部地区。

参合农民持新型农村合作医疗证可到所在县内任何一个定点医疗机构就诊,县外就诊需要办理转诊手续。大部分地区实行农民在定点医疗机构就诊结算时当场报付,在规定的药品目录和诊疗目录范围内,按一定比例享受报销补偿。所需资金由定点医疗机构先行垫付,定点医疗机构统一与县级经办机构结算,经经办机构和财政部门审核后由代理银行直接将资金转入医疗机构银行账户。基金实行封闭运行,保证了安全。

为保证新型农村合作医疗工作取信于民,从组织上、制度上强化新型农村合作医疗的监督管理,农民代表在管理委员会和监督委员会都占有一定比例。各地区将基金的收支情况、大病医药费用的补助情况列入了政务公开的内容,定期在县、乡、村公示。一些地区还设立了监督电话、意见箱,聘请了义务监督员,广泛接受农民和社会各界人士的监督。

在推行新型农村合作医疗制度的同时,加强了配套制度的建立和完善。一是建立农村医疗救助制度,资助贫困农民参加合作医疗,并对合作医疗补偿后个人医药费用仍难以承担的贫困农民再给予适当的医疗救助。逐步解决贫困人口看病就医和大病经济负担过重问题。二是健全农村卫生服务网络,提高医疗服务水平。各级政府加大对农村卫生的投入力度,改善农村医疗机构的服务条件;加强农村卫生人员培养和队伍建设,提高农村医疗机构的服务水平;强化农村医疗服务监管,努力降低医药费用。三是加强农村药品监督和供应网络建设,通过多种形式,保证农村药品供应质量,降低药品价格。

到2009年底,全国开展新型农村合作医疗试点县数达到2 716个,占全国县(市、区)总数的95.03%;参加新型农村合作医疗的人数达到8.33亿。

(四)农村卫生状况持续改善,农民健康水平不断提高

1. 改水改厕力度加大

农村改水受益人口所占比例由1990年的75.4%上升到2006年的90.8%,饮用自来水人口比例从30.7%上升到61.1%。2006年农村卫生厕所普及率达到55.0%,“十二五”期间,国家将再加大投入力度,用于解决1.6亿农村人口饮水安全问题。

2. 疾病预防与控制取得了显著成绩

2003年全国卫生服务调查结果显示,农村儿童卡介苗接种率为95.4%,百白破疫苗接种率为87.0%,脊髓灰质炎疫苗接种率为88.6%,麻疹疫苗接种率为93.7%。2002年中国政府将乙肝疫苗列入国家免疫规划,2007年将甲型肝炎、乙型肝炎、结核病、百日咳、白喉、新生儿破伤风、脊髓灰质炎、麻疹、风疹、流行性腮腺炎、流行性脑脊髓膜炎、流行性乙型脑炎、钩端螺旋体病、出血热、炭疽共15种可以通过接种疫苗有效预防的传染病纳入国家免疫规划。在艾滋病防治中,为自愿接受艾滋病咨询检测的人员免费提供咨询和初筛检测;对农村居民和城镇未参加基本医疗保险等保障制度的经济困难人员中的艾滋病病人免费提供抗

病毒药物；为感染艾滋病病毒的孕妇提供免费母婴阻断药物及婴儿检测试剂；艾滋病病死率由 2000 年的 57.8%下降到 2006 年的 20.0%。中国于 2004 年建立了国家卫生信息网络直报与管理系统。截至 2006 年 10 月底，全国 100%的疾病预防控制中心、93.5%的县级及县级以上医疗卫生机构和 70.3%的乡镇卫生院已经实现了网络直报。

3. 孕产妇保健取得了重大进展

国家投资的“降低孕产妇死亡率和消灭新生儿破伤风项目”，以促进住院分娩为目标，通过接生员职能转变、贫困孕产妇救助和专家下基层蹲点督导，使农村孕产妇保健服务普遍可及，质量明显提高。农村孕产妇住院分娩率由 2000 年的 65.2%上升到 2006 年的 84.6%；新生儿破伤风发病率由 2000 年的 1.88/万人下降到 2006 年的 0.64/万人。

4. 农村居民健康水平不断提高

中国农村孕产妇与婴幼儿死亡率持续下降至历史最低水平，我国监测数据显示，农村孕产妇死亡率由 1990 年的 112.5/10 万人下降到 2006 年的 45.5/10 万人，同期婴儿死亡率从 58.0‰下降到 19.7‰，2008 年全国人口期望寿命达到 74 岁。农村居民健康状况的改善直接提高了全国的健康水平。根据联合国儿童基金会的数据统计，中国孕产妇死亡率、婴儿死亡率、5 岁以下儿童死亡率和中重度发育迟缓比例远低于世界和发展中国家平均水平。

第四节　健康教育与健康促进

【案例 5-4】

国外研究表明，健康教育与健康促进是公共卫生的主要内容，是提高公民健康素质的重要手段，是减少和消除卫生服务不公平的有效方法。提高公众健康素养水平是提高公众健康素质的前提条件之一。公众健康素养状况可通过制定稳定的监测系统进行评价，具有可监测性。公众健康素养的提高可以在一定程度上反映健康教育与健康促进的工作效果。美国等发达国家对公民健康素养十分重视，已进行了三十多年的研究，制定了健康素养评价标准体系，进行过数次全国健康素养调查，开展了形式多样、针对性强的公民或特殊人群（如病人）健康素养促进活动，制定了相应的规划和考核评价标准，如美国《健康人民 2010》。2006 年，中国疾病预防控制中心健康教育所获得科技部社会公益基金资助，首次在全国范围内开展了我国公众健康素养状况调查。2007 年《国家人口发展战略研究报告》指出，提高人口健康素质，必须从提高出生人口素质、提高全民健康素养、建立以预防为主的公共卫生体系三方面着手。

问题：

公民健康素养与健康教育和健康促进有何关系？

一、基本概念

我国的健康教育始于 20 世纪 80 年代，1984 年正式使用“健康教育”一词。1997 年《中共中央、国务院关于卫生改革与发展的决定》和 2002 年《中共中央、国务院关于进一步加强农村卫生工作的决定》明确提出，健康教育是公民素质的重要内容。2008 年全国健康教育与健康促进工作研讨会上强调要加快发展健康教育与健康促进事业。

1. 健康教育(health education)

健康教育是指通过有计划、有组织、有系统的社会教育活动,使人们自觉地采纳有益于健康的行为和生活方式,消除或减轻影响健康的危险因素,预防疾病,促进健康,提高生活质量,并对教育效果作出评价。健康教育的核心是教育人们树立健康意识,促使人们改变不健康的行为生活方式,养成良好的行为生活方式,以降低或消除影响健康的危险因素。通过健康教育,能帮助人们了解哪些行为是影响健康的,并能自觉地选择有益于健康的行为生活方式。

2. 健康促进(health promotion)

健康促进是指运用行政的或组织的手段,广泛协调社会各相关部门以及社区、家庭和个人,使其履行各自对健康的责任,共同维护和促进健康的一种社会行为和社会战略。

关于健康促进的确切定义,目前最受公认的是《渥太华宪章》中的概念:"健康促进是促使人们维护和改善他们自身健康的过程"。而世界卫生组织前总干事布伦特兰在2000年的第五届全球健康促进大会上则作了更为清晰的解释:健康促进就是要使人们尽一切可能让他们的精神和身体保持在最优状态,宗旨是使人们知道如何保持健康,在健康的生活方式下生活,并有能力作出健康的选择。在中国第二届健康教育与健康促进大会上(2009年,深圳),提出了"动员社会参与,促进全民健康"的主题。

二、健康教育的原则

1. 科学性

传播医学知识,内容要正确无误,引用证据可靠,举例实事求是,切忌哗众取宠、片面绝对。例如,妊娠初的三个月内感染风疹引起婴儿畸形的可能性约为25%,危险性最易发生在母亲还不知道已经妊娠的时候。传播内容既要能指导预防,又要避免造成群众的误解。

2. 群众性

健康教育的根本是以健康为中心,面对全社会人群的全民性教育。健康教育应从幼儿园抓起,对于建立良好的行为定型,对于造就一代有良好健康文化素质的新人,具有决定性意义;健康教育要适应不同人群的需要,采取群众喜闻乐见易于接受的各种形式。例如,把"吸烟有害健康"的医学科学理论,通过深入浅出、通俗易懂的健康教育,使烟民自觉采纳戒烟的行为。

3. 艺术性

为了保证健康教育取得较大社会效益,针对主要疾病的危害及有关危险因素,根据不同对象的心理特点、兴趣爱好和自我保健要求,组织直观形象教育和视听电化教育,提高群众接受的兴趣。

4. 针对性

健康教育的对象是整个人群。每个人在不同年龄阶段均有不同的健康问题,不同性别、职业和文化程度的人在认知水平、心理状态及对卫生保健的需求方面也各不相同。因此,对不同人群、不同卫生保健需求者进行有针对性的健康教育,做到因人施教。医生对基层卫生工作者进行健康教育培训,培训内容对不同对象应有所侧重。学校校医以合理营养、良好卫生习惯、戒烟、性知识、体格锻炼、意外伤害、口腔卫生等为主;工厂保健站医生以戒烟、酗酒危害、药物滥用、性行为、职业安全、常见病与职业病等为重点;农村医生以戒烟、避免酗酒、合理营养、注重卫生道德与卫生习惯、破除迷信、预防农药与意外伤害及传染病与地方病、注意口腔卫生、重视婚前和产前检查等为重点，以达到有的放矢，开展健康教育。

三、健康教育的基础

健康教育的成败在于使受教育者形成接受教育的态度，建立健康信念，激励健康动机，纠正不良行为，采纳健康行为，实现“知(识)—信(念)—行(为)”的改变。实现这一过程的基础是流行病学、医学社会学及行为科学。

1. 流行病学和医学社会学

充分运用流行病学、医学社会学的基本理论和方法，找出健康教育对象所在社区中危害人群健康的主要因素、危害程度、分布及作用规律，分析社区人群生活质量的影响因素等。

2. 行为科学

许多疾病与不良生活方式、习惯和行为有关。例如，中国预防医学科学院寄生虫病研究所抽样调查了726个县近150万人，结果经推算全国感染蛔虫的人数达5.31亿，其中绝大多数为中、小学学生。寄生虫感染中混合感染(感染两种或两种以上)占43.33%，最多的人感染九种寄生虫。寄生虫感染的原因，主要是生食淡水鱼、虾、蟹，吃腌制、熏烤、曝晒等肉制品，饮用河浜水等。另外，集贸市场家畜、鱼类缺乏食品卫生监督，使寄生虫感染率呈上升趋势。有目的地进行行为习俗的矫正，即可控制某些疾病的发生和流行，用行为科学与健康教育解决人群的某些健康问题势在必行。1987年WHO提出的腹泻病控制规划策略，在五个主要策略中有三个是行为措施，即改善营养、安全用水和良好的个人及家庭卫生习惯。但也应该认识到，行为作为社会现象有其深远的历史根源和社会基础，要影响和改变人们健康的偏离行为是一项十分艰巨的任务。

四、健康教育的任务

WHO预测，到2015年中国慢性病直接医疗费用将超过5 000亿美元。当前，中国慢性病正处于快速增长期，干预控制慢性病也正处于关键时期。随着医学科学技术的不断发展，在应对疾病模式转变方面，特别强调公民健康意识的提升和主动参与。投入资源开展健康教育与高危行为干预，提高相应的医疗卫生服务等，是十分紧迫的任务。2009年中国公民健康素养调查结果显示，群众的知晓率只有6.48%。如果不采取积极的行动，提高公众的自我保健能力，我们面临的将不仅是单纯的疾病负担问题，而是关系到和谐社会和全面建设小康社会目标的实现的问题。

健康教育是三级预防中第一级预防的核心，它作为预防战略的根本，已得到世界许多国家和地区的公认。许多国家通过健康教育和健康促进，改变了人们的生活方式，降低了慢性病的发病率与病死率。如美国从1963年到1980年吸烟率下降了27%，白酒消费量下降了33.3%，食用动物性油脂下降了38.8%，而蔬菜与植物油消费量增加了57.6%；同期美国冠心病死亡率下降了近40%，脑血管病死亡率下降了近50%。

1. 健康教育的主要任务

健康教育的目的是通过健康促进的活动和过程，以改善、达到、维持和促进个体和群体的健康素质和社会健康水平，主要任务是：

(1) 提高健康教育知识普及率与卫生行为形成率。建立或促进个人或社会对预防疾病和保持自身健康的责任感；促使人们自愿采纳健康的行为；帮助个人、家庭和社区理解和认识哪些行为有利于健康，哪些行为有害于健康；认识特定的生活方式引起的健康损害；促进和加强有助于健康的自觉行为,积极参与自我保健活动。

(2) 提高社会人群参与健康教育活动的参与率。促进个人和社会积极主动地参与制定和采用明智的决策,或选择有利于健康的行为,如减少吸烟危害和推动制定《吸烟危害控制法》,以创造一个有利于改变某行为的社会环境和自然环境。

(3) 为各级领导、权威人士或专业人员提供健康教育信息,有效地促进和影响领导决策层及时进行观念的改变,以采取明智的决策。

(4) 促进社会主义精神文明建设;提高全民族的科学文化水平;广泛建立正确的健康意识;提倡文明、健康、科学的生活方式;克服社会上存在的愚昧落后的不良习俗,改善一般不卫生行为。例如,饭前便后洗手,是一般卫生行为,也是预防肠道传染病的重要手段。但这种简单的行为常为人们所忽视,目前我国北京学生饭前便后洗手率仅为 49.8%,上海大学生为 65.5%。因此,应不遗余力对这种"老生常谈"的事进行教育,并推动设立相应的清洁水与洗手设备等的设施建设。

2. 医务工作者在健康教育和健康促进中的作用

在实施健康教育和健康促进活动中,医务卫生工作者在群众中具有信仰优势,保健知识信息和技能优势,是义不容辞的健康教育指导者、咨询者和工作者。其主要作用有:

(1) 支持地区健康教育计划的实施和评价。

(2) 协调各级群众组织参与健康教育活动。

(3) 促进卫生部门与非卫生部门的合作,如促进卫生部门配合教育部门积极开展学校健康教育等。

(4) 进行健康教育培训。我国预防保健战略目标研究提出对重点人群的健康教育培训。

(5) 推动个人、家庭和社区积极参与健康活动,在基层开展由家庭和社区参与的健康教育活动。

(6) 提供和研究不同健康教育活动所需的资料或信息。

五、健康教育的形式

1. 大众传播

应用视听教育手段,通过报刊,组织收听收看无线电、有线广播、电视台的卫生节目或录像、电影等,对群众中存在的影响人群健康问题进行健康宣传教育是传播卫生知识的极好形式。例如,我国开展的以除害灭病为中心的群众性的爱国卫生运动,也是一种动员与教育人民自觉改变某些不卫生行为和不健康生活方式的健康教育和健康促进形式。这种形式是单向式传播,传播者一般无法直接了解教育对象对信息传播的需求和反馈,但具有效率优势,是大规模健康教育的主要形式。如 2008 年第四次国家卫生服务调查,城乡居民获取健康知识的主要渠道有看电视(城市和农村分别约为 83.5%和 76.6%),阅读报刊书籍(城市和农村分别约为 53.8%和 18.3%)。

2. 个体传播与群体传播

对个体或特定人群,应用口头、文字、视听等方式,通过健康咨询、讲授示教、专题讨论等形式进行健康教育,如医院向社会、向病人开展健康教育,开展幼儿园及学校健康教育、社区健康教育和工厂健康教育。健康咨询是帮助人们建立健康的愿望并提供达到健康愿望的方法和技术的一种健康教育形式,也是卫生服务的重要内容。已有健康咨询点、咨询热线和联络信箱、卫生报刊咨询栏目、医疗单位咨询门诊等形式。目前健康咨询内容侧重于三个方面：精神心理咨询，性知识、青春期健康咨询，长寿和自我诊断法健康咨询。这是一种双向式传播，传播者能及时得到教育对象的反馈信息，及时调整健康教育的内容，适用于小范围的健康信息传播。如2008年第四次国家卫生服务调查，城乡居民获取健康知识的主要渠道之一——由医生告知，分别占49.7%和39.8%。

六、健康教育的评价

对健康教育的效果，应进行系统、长期的随访观察，取得反馈信息，进行三个层次的评价。

1. 行动过程评价

分析健康教育项目规划中达到预定目的所采取行动的工作进度、发展水平及工作效率。例如，2008年8月，卫生部办公厅以文件形式印发《中国公民健康素养促进行动工作方案》(2008—2010)，要求各地充分利用全国亿万农民健康促进行动和全国相约健康社区行活动两个平台，建立卫生部门牵头、多部门合作、全社会参与的健康素养促进行动工作网络，省、市(地)、县三级网络覆盖率分别达到100%、80%、60%；健康素养促进行动工作网络专业人员培训率达到80%；建立公民健康素养监测、评价体系；"健康66条"传播活动覆盖率以县为单位达到60%。

2. 近期效果评价

对开展健康教育后达到的"知-信-行"转变作出评估。如在减少吸烟危害中，《迈向无烟中国》项目总目标：二手烟烟雾暴露率从72.5%下降到40%。分目标包括4个方面：二手烟烟雾暴露有严重危害的认知率从21.6%上升到90%；在公共场所和工作场所内吸烟和二手烟暴露比例下降；人们在家庭中遭受二手烟暴露比例下降；改变社会风气，敬烟的比例从64.8%下降到30%。

3. 远期效果评价

对规划的预期目的达到的程度作出评价。如我国1980—1990年城乡居民每年因吸烟所致恶性肿瘤、呼吸系统疾病、心脏病等死亡人数约150万人，其中有30%～40%的中年人因吸烟而中年早逝。《中国2000年预防保健战略目标制订研究》提出，到1995年降低10%左右，2000年降低20%左右，这是对减少吸烟危害人群健康活动的远期效果评估指标。

开展健康教育，提高自我保健能力，实行健康促进，其成效大小往往取决于人们的文化素质、个人毅力、知识信念、生活条件、社会条件及经济基础，而人的总体素质是关键性因素。

七、健康教育与健康促进的联系和区别

健康促进是指运用行政或组织手段，广泛动员和协调社会各相关部门以及社区、家庭和个人，使其履行各自对健康的责任，共同维护和促进健康的一种社会行为和社会战略。

健康促进的基本特征有：

(1) 健康促进涉及整个人群的健康和生活的各个层面，而非仅限于某一部分人群和针对某一疾病的危险因素。

(2) 在疾病三级预防中，健康促进强调一级预防甚至更早阶段，即避免暴露于各种行为、心理、社会环境的危险因素，全面增进健康素质，促进健康。

(3) 健康教育是以健康为中心的全民教育，它需要社会人群自觉参与，通过自身认知态度和价值观念的改变而自觉采取有益于健康的行为和生活方式。

(4) 社区和群众参与是健康发展的基础,而人群的健康知识和观念是主动参与的关键。通过健康教育激发领导者、社区和个人参与的意愿,营造健康促进的氛围。

(5) 与健康教育相比,健康促进融健康教育、行政措施、环境支持于一体。健康促进不仅涵盖了健康教育信息传播和行为干预的内容,同时,还强调行为改变所需的组织支持、政策支持、经济支持等环境改变的各项策略。

(6) 健康促进的核心策略——社会动员:社会动员是健康教育与健康促进的核心策略。健康教育是面向全民的教育活动,具有很强的社会性。无论是在城市,还是在农村,为了使确定的健康教育目标转化为当地群众的健康行为,都要依靠社区领导的重视,各有关部门、组织的合作,医护人员和群众的广泛参与。因此,开展城乡基层健康教育,首要的做法是进行社会动员。通过开发领导,争取通过组织协调和网络建设,实现与各有关部门、单位和机构的协作;通过舆论导向,发动群众积极参与健康教育活动。

第五节　社区卫生服务与健康管理

一、社区卫生服务

(一) 基本概念

社区卫生服务是社区建设的重要组成部分,是在政府领导、社区参与、上级卫生机构指导下,以基层卫生机构为主体,全科医师为骨干,合理使用社区资源和适宜技术,以人的健康为中心,家庭为单位,社区为范围,需求为导向,以妇女、儿童、老年人、慢性病人、残疾人等为重点,以解决社区主要卫生问题、满足基本卫生服务需求为目的,融预防、医疗、保健、康复、健康教育、计划生育技术服务功能等为一体的综合、基本、便捷、连续、有效、经济的管理或实施行为。截至 2009 年,我国的社区卫生服务中心(站)合计为 27 308 个。

(二) 发展社区卫生服务的意义

第一,提供基本卫生服务,满足人民群众日益增长的卫生服务需求,提高人民健康水平的重要保障。社区卫生服务覆盖广泛、方便群众、能使广大群众获得基本卫生服务,也有利于满足群众日益增长的多样化卫生服务需求。社区卫生服务强调预防为主、防治结合,有利于将预防保健落实到社区、家庭和个人,提高人群健康水平。

第二,深化卫生改革,建立与社会主义市场经济体制相适应的城市卫生服务体系的重要基础。社区卫生服务可以将广大居民的多数基本健康问题解决在基层。积极发展社区卫生服务,有利于调整城市卫生服务体系的结构、功能、布局,提高效率,降低成本,形成以社区卫生服务机构为基础,大中型医院为医疗中心,预防、保健、健康教育等机构为预防、保健中心,适应社会主义初级阶段国情和社会主义市场经济体制的城市卫生服务体系新格局。

第三,建立城镇职工基本医疗保险制度的迫切要求。社区卫生服务可以为参保职工就近诊治一般常见病、多发病、慢性病,帮助参保职工合理利用大医院服务,并通过健康教育、预防保健,增进职工健康,减少发病,既保证基本医疗,又降低成本,符合"低水平、广覆盖"原则,对职工基本医疗保险制度长久稳定运行起重要支撑作用。

第四,加强社会主义精神文明建设,密切党群干群关系,维护社会稳定的重要途径。社区卫生服务通过多种形式的服务为群众排忧解难,使社区卫生人员与广大居民建立起新型医患关系，有利于加强社会主义精神文明建设。积极开展社区卫生服务是为人民办好事、办实事的德政民心工程，充分体现全心全意为人民服务的宗旨，有利于密切党群干群关系，维护社会稳定，促进国家长治久安。

（三）发展社区卫生服务的目标和基本原则

发展社区卫生服务，要以邓小平理论和“三个代表”重要思想为指导，全面落实科学发展观，坚持为人民健康服务的方向，将发展社区卫生服务作为深化城市医疗卫生体制改革、有效解决城市居民“看病难、看病贵”问题的重要举措，作为构建新型城市卫生服务体系的基础，着力推进体制、机制创新，为居民提供安全、有效、便捷、经济的公共卫生服务和基本医疗服务。2010 年，全国地级以上城市和有条件的县级市要建立比较完善的城市社区卫生服务体系。具体目标是：社区卫生服务机构设置合理，服务功能健全，人员素质较高，运行机制科学，监督管理规范，居民可以在社区享受到疾病预防等公共卫生服务和一般常见病、多发病的基本医疗服务。东中部地区地级以上城市和西部地区省会城市及有条件的地级城市要加快发展，力争在两三年内取得明显进展。

发展社区卫生服务应遵循以下基本原则：

(1) 坚持社区卫生服务的公益性质，注重卫生服务的公平、效率和可及性。

(2) 坚持政府主导，鼓励社会参与，多渠道发展社区卫生服务。

(3) 坚持实行区域卫生规划，立足于调整现有卫生资源、辅以改扩建和新建，健全社区卫生服务网络。

(4) 坚持公共卫生和基本医疗并重，中西医并重，防治结合。

(5) 坚持以地方为主，因地制宜，探索创新，积极推进。

（四）社区卫生服务机构的设置原则

(1) 大力推进城市社区建设，改善社区居民的卫生条件，提高人民群众的生活水平和生活质量，促进城市经济和社会协调发展，构筑以社区卫生服务为基础的城市卫生服务体系新格局，必须把城市卫生工作的重点放到社区，积极发展社区卫生服务，不断丰富城市社区建设内涵。

(2) 社区卫生服务是社区建设的重要组成部分。社区卫生服务机构的建设必须纳入社区发展规划和区域卫生规划，要与城镇医药卫生体制改革、城镇职工基本医疗保险制度改革紧密结合，并充分利用中医和西医卫生资源。

(3) 社区卫生服务机构属非营利性医疗机构，是为社区居民提供预防、保健、健康教育、计划生育和医疗、康复等服务的综合性基层卫生服务机构。

(4) 设置社区卫生服务机构由地市级政府卫生行政部门审批。

(5) 社区卫生服务机构以社区卫生服务中心为主体。社区卫生服务中心一般以街道办事处所辖范围设置，服务人口 3 万～5 万。对社区卫生服务中心难以方便覆盖的区域，以社区卫生服务站作为补充。社区卫生服务机构设置应充分利用社区资源，避免重复建设，择优鼓励现有基层医疗机构经过结构和功能双重改造成为社区卫生服务机构。

(6) 社区卫生服务机构业务用房、床位、基本设备、常用药品和急救药品应根据社区卫生服务的功能、居民需求配置；卫生人力应按适宜比例配置。

(7) 社区卫生服务机构的建设要坚持社区参与的原则。

(8) 社区卫生服务机构的设立、运行应引入竞争机制。

(9) 社区卫生服务中心的命名原则是:区名+所在街道名+识别名(可选)+社区卫生服务中心;社区卫生服务站的命名原则是:所在街道名+所在居民小区名+社区卫生服务站。

(五) 社区卫生服务中心设置指导标准

1. 基本功能

(1) 开展社区卫生状况调查,进行社区诊断,向社区管理部门提出改进社区公共卫生的建议及规划,对社区爱国卫生工作予以技术指导。

(2) 有针对性地开展慢性非传染性疾病、地方病与寄生虫病的健康指导、行为干预和筛查,以及高危人群监测和规范管理工作。

(3) 负责辖区内免疫接种和传染病预防与控制工作。

(4) 运用适宜的中西医药及技术,开展一般常见病、多发病的诊疗。

(5) 提供急救服务。

(6) 提供家庭出诊、家庭护理、家庭病床等家庭卫生保健服务。

(7) 提供会诊、转诊服务。

(8) 提供临终关怀服务。

(9) 提供精神卫生服务和心理卫生咨询服务。

(10) 提供妇女、儿童、老年人、慢性病人、残疾人等重点人群的保健服务。

(11) 提供康复服务。

(12) 开展健康教育与健康促进工作。

(13) 开展计划生育咨询、宣传并提供适宜技术服务。

(14) 提供个人与家庭连续性的健康管理服务。

(15) 负责辖区内社区卫生服务信息资料的收集、整理、统计、分析与上报。

(16) 在社区建设中,协助社区管理部门不断拓展社区服务,繁荣社区文化,美化社区环境,共同营造健康向上、文明和谐的社区氛围。

(17) 根据社区卫生服务功能和社区居民需求,提供其他适宜的基层卫生服务。

2. 基本设施

(1) 业务用房使用面积不应少于 $400m^2$,布局合理,符合国家卫生学标准及体现无障碍设计要求。

(2) 根据社区卫生服务功能、居民需求、社区资源等可设置适宜种类与数量的床位。

(3) 具备开展社区预防、保健、健康教育、计划生育和医疗、康复等工作的基本设备以及必要的通讯、信息、交通设备,具体内容由省级卫生行政部门规定。

(4) 常用药品和急救药品的配备按省级卫生行政部门及药品监督管理部门的有关规定执行。

(5) 按照国家基本药物制度规定使用基本药物。

3. 科室设置

设有开展全科诊疗、护理、康复、健康教育、免疫接种、妇幼保健和信息资料管理等工作的专门场所。

4. 社区卫生服务人员配备

(1) 从事社区卫生服务的专业技术人员须具备法定执业资格。

(2) 根据功能、任务及服务人口需求,配备适宜类别、层次和数量的卫生技术人员。辖区人口每万人至少配备2名全科医师。在全科医师资格认可制度尚未普遍实施的情况下，暂由经过全科医师岗位培训合格、具有中级以上专业技术职称的临床执业医师承担。医护人员在上岗前须接受全科医学及社区护理等知识培训。

(3) 待国家有关部门颁布社区卫生服务机构人员编制标准后，按有关规定执行。

5. 管理制度

建立健全的规章制度，包括：

(1) 各类人员职业道德规范与行为准则。

(2) 各类人员岗位责任制。

(3) 各类人员培训、管理、考核与奖惩制度。

(4) 社区预防、保健、健康教育、计划生育和医疗、康复等各项技术服务工作规范。

(5) 家庭卫生保健服务技术操作常规。

(6) 服务差错及事故防范制度。

(7) 会诊及双向转诊制度。

(8) 医疗废弃物管理制度。

(9) 财务、药品、设备管理制度。

(10) 档案、信息资料管理制度。

(11) 社区卫生服务质量管理与考核评价制度。

(12) 社会民主监督制度。

(13) 其他有关制度。

(六) 社区卫生服务站设置指导标准

1. 基本功能

(1) 开展社区卫生状况调查，协助社区管理部门实施健康促进。

(2) 开展免疫接种、传染病的预防与控制工作。

(3) 开展一般常见病、多发病的诊疗以及诊断明确的慢性病的规范化管理工作。

(4) 提供院外急救服务。

(5) 提供家庭出诊、家庭护理、家庭病床等家庭卫生保健服务。

(6) 提供双向转诊服务。

(7) 提供妇女、儿童、老年人、慢性病人、残疾人等重点人群的保健服务。

(8) 提供康复服务。

(9) 开展健康教育与心理卫生咨询工作。

(10) 提供计划生育咨询、宣传服务。

(11) 提供个人与家庭的连续性健康管理服务。

(12) 在社区建设中，协助社区管理部门不断拓展社区服务，繁荣社区文化，美化社区环境，共同营造健康向上、文明和谐的社区氛围。

(13) 根据社区卫生服务功能和社区居民需求，提供其他适宜的基层卫生服务。

2. 基本设施

业务用房使用面积不应少于 $60m^2$，至少设诊断室、治疗室与预防保健室，有健康教育宣传栏等设施，符合国家卫生学标准及体现无障碍设计要求。

3. 管理制度

有相应的各项规章制度。

二、健康管理

(一) 健康管理的概念

健康管理是指一种对个人或人群的健康危险因素进行全面管理的过程。其宗旨是调动个人及集体的积极性,有效地利用有限的资源来达到最大的健康效果。

健康管理是对健康危险因素的检查监测(发现健康问题)→评价(认识健康问题)→干预(解决健康问题)循环的不断运行。其中干预(解决健康问题)是核心。健康管理循环每循环一周,解决一些健康问题,健康管理循环的不断运行使管理对象走上健康之路。其目的是调动管理对象的自觉性和主动性,有效地利用有限的资源来达到最大的健康改善效果,保护和促进人类的健康,达到预防控制疾病的发生、提高生命质量、降低疾病负担的目的。

实施健康管理是变被动的疾病治疗为主动的管理健康,达到节约医疗费用支出、维护健康的目的。健康管理由医院等传统医疗机构之外的第三方服务机构(如专业健康管理公司社区卫生服务机构等)所提供,健康管理公司和医疗机构是合作关系。具体的做法是,通过专业的健康管理公司对个人和群体的健康状况、生活方式和居住环境进行评估,为个人和群体提供有针对性的健康指导,并干预实施。

健康管理就是基于个人健康档案基础上的个体化健康事务管理服务。它是建立在现代营养学和信息化管理技术模式上,从社会、心理、环境、营养、运动的角度来对每个人提供全面的健康保障服务。它帮助、指导人们成功、有效地把握与维护自身的健康。但传统的医疗卫生专业人员已不能满足人们日益发展的健康保障服务需求,为此,健康管理师成为一个独立职业就显得很有必要。

世界范围内生活方式疾病不断上升,医疗费用不堪重负,给家庭和社会带来了沉重的负担。如何实现战略前移,重心下沉,从大医院的医生诊治病人转向社区对整个人群健康和疾病进行管理,是我们迫切需要解决的问题。

健康管理的实质是预防医学与临床医学的结合,实现三级预防:一级预防:通过健康教育、健康促进手段来改善健康状况,降低疾病的发生率;二级预防:早发现、早治疗、早诊断、规范化的管理和治疗;三级预防:预防各种并发症的发生,有效降低病人残疾。

20 世纪 60～70 年代美国保险业最先提出健康管理的概念,医生采用健康评价的手段来指导病人自我保健,大大降低了医疗费用,为保险公司控制了风险,为健康管理事业的发展奠定了基础。到了 90 年代,企业决策层意识到员工的健康直接关系到企业的效益及发展,这种觉悟使健康管理第一次被当成一项真正的医疗保健消费战略,企业决策层开始改变为员工健康的投资导向。与此同时,德国、英国、芬兰、日本等国家逐步建立了不同形式的健康管理组织。

在美国经过 40 多年的研究得出了这样一个结论:对于任何企业及个人都有这样一个秘密,即 90%和 10%。90%的个人和企业通过健康管理后,医疗费用降到原来的 10%。10%的个人和企业未参加健康管理,医疗费用比原来上升 90%。

美国太平洋联合铁路公司为其员工提供健康管理服务,除了人群的健康指标有了很大的改善外,其效益费用比是 3.24∶1。其中,高血压 4.29∶1;高血脂 5.25∶1;戒烟 2.24∶1;体重 1.69∶1。

在我国，从2006年起健康管理成为了一个新的职业，引起了各方的关注。目前，以健康管理名义服务社会的服务机构越来越多，他们从不同层面来完成相关健康管理服务。如健康体检、健康评估、健康指导等。我国政府对健康管理也越来越重视，2003年12月由卫生部、劳动和社会保障部、中国保监会共同主办，由北京耀华康业公司承办的《健康管理与健康保险高层论坛》在北京召开，对健康管理大业在中国的开展起了重要推动作用。

（二）健康管理科学基础

疾病的发生、发展过程及其危险因素的干预策略是健康管理的科学基础。个体从健康到疾病要经历一个发展过程。一般来说，是从处于低危险状态发展到高危险状态，发生早期病变，出现临床症状，形成疾病。这个过程可以很长，往往需要几年甚至十几年，乃至几十年的时间。期间的变化多数不被轻易地察觉，各阶段之间也无截然的界线。在形成疾病以前进行有针对性的预防干预，可成功地阻断、延缓甚至逆转疾病的发生和发展进程，从而实现维护健康的目的。

在西方，健康管理计划已经成为健康医疗体系中非常重要的一部分，并已证明能有效地降低个人的健康风险，同时降低医疗开支。美国的健康管理经验证明，通过有效的主动预防与干预，健康管理服务的参加者按照医嘱定期服药的概率提高了50%，其医生能开出更为有效的药物与治疗方法的概率提高了60%，从而使健康管理服务参加者的综合风险降低了50%。

（三）健康管理面临的问题

目前，健康管理对于我国来说还是一个新事物。虽然已有一定的规模，但总体来说，健康管理在我国处于刚刚起步阶段，存在的问题主要有：

(1) 政府支持有待加强。健康管理事业不仅需要相关产业政策的扶持，而且需要与健康管理相配套的措施，涉及国家医疗预防投入、医疗保险体制改革等方面。目前，我国政府在这些方面的工作还有待加强。

(2) 公众认知度和接受度不高。健康管理在我国还是一个新概念，健康管理的服务对象较狭窄，主要集中在经济收入的高端人群，公众的认知度还不高，健康管理的一些理念（比如为预防疾病的发生而预先付费等）目前还不能被公众所接受，我国多数公民对健康的认识还停留在疾病治疗和自我保健上。

(3) 健康管理的运作机制不成熟。国家、健康管理公司、医院、消费者、保险公司等相关各方都应该为健康管理进行投资，但目前我国相关各方对此在观念上还未接受。我国许多医院都在搞信息化建设，但存在医院间信息不能共享的瓶颈。

(4) 健康管理公司发展模式还有待探索。现在我国健康管理公司的发展模式主要有两种：一是成为经营实体，二是作为资源共享平台。是否还有更好的发展模式，有待在实践中进一步探索。

（四）健康管理的意义

我们的健康状况与个人对健康的认识、周围环境、医疗保健、个人的生物学因素和生活方式以及自我保健有着密切的关系。其中生活方式是由我们自己来掌控的，我们能够通过对自己生活方式的调整，适当采取保健措施，达到最大限度促进自身健康的目的。

生活方式包括饮食结构、工作、睡眠、运动、文化娱乐、社会交往等诸多方面。过重的压力造成精神紧张，不良的生活习惯，如过多的应酬、吸烟、过量饮酒、缺乏运动、过度劳累等，都是危害人体健康的不良因素。例如，对于长期从事办公室工作的人来说，长时间坐位、运动不足、长期使用计算机等,可以导致颈腰肌劳损、颈椎病、腰椎间盘突出、便秘、痔疮、皮肤损害等,饮过量咖啡、浓茶、酒、吸烟、工作紧张、压力大、睡眠不足、睡眠质量差等,也都会不同程度地导致健康受损。长此以往,可以出现各种各样的病症。

现代医学研究也表明,不少疾病病因主要不是生物因素引起的,而是由不良的生活方式、心理因素、环境因素等引起的,这种新的医学观念被称为"生物—心理—社会医学模式"。

健康管理就是运用信息和医疗技术,在健康保健、医疗的科学基础上建立的一套完善、周密和个性化的服务程序,其目的在于通过维护健康、促进健康等方式帮助健康人群及亚健康人群建立有序健康的生活方式,降低健康风险,远离疾病;而一旦出现临床症状,则通过就医服务的安排,尽快地恢复健康。

健康管理不仅是一个概念,也是一种方法,更是一套完善、周密的服务程序,其目的在于使病人以及健康人群更好地恢复健康、维护健康、促进健康,并节约经费开支,有效降低医疗支出。

在最早诞生健康管理的美国,健康管理发展日益迅速。目前,有 7 700 万的美国人在大约 650 个健康管理组织中享受医疗服务,超过 9 000 万的美国人成为健康管理计划的享用者。美国的权威专家预言:二十一世纪是健康管理的世纪!

健康管理的实际效果如下:

1. 降低医疗费用的开支

健康管理参与者与未参与者平均每年人均少支出 200 美元,这表明健康管理参与者总共每年节约了 440 万美元的医疗费用。

2. 减少了住院的时间

在住院病人中,健康管理参与者住院时间比未参与者平均减少了两天,参与者的平均住院医疗费用比未参与者平均少了 509 美元。在 4 年的研究期内,健康管理的病人节约了 146 万美元的住院费用。

3. 健康管理是一个慢性过程,但回报很快

健康管理参与者在两年或者少于两年的时间内的投资回报为:参与者总的医疗费用净支出平均每年减少 75 美元。

4. 减少了被管理者的健康危险因素

有 2 个或者更少健康危险因素的参与者数量从 24%增加到了 34%(随着年龄的增长,人的健康危险因素必然会增长);有 3 个到 5 个健康危险因素的参与者数量从 56%减少到了 52%;有 6 个或者更多健康危险因素的参与者的数量从 21%减少到了 14%。

截至 2008 年 8 月,中国健康管理相关机构现状调查发现,我国至少有 5 744 家健康管理相关机构。其中,体检中心占健康管理相关机构总数的 64.5%。从 2000 年开始,我国的健康管理相关服务机构数量增长迅速,平均每年机构数比上年增加 52%。5 744 家健康管理相关机构分布在全国 23 个省、4 个直辖市和 4 个自治区。其中北京市数量最多,约占全国总数量的 1/10,其次是广东省、江苏省、山东省和上海市。

从健康管理机构的经济属性来看,以国有机构最多,达到 41%(321/792);其次是个体机构,约占 11%(90/792);联营机构数量与个体机构数量相近,约占 10%(80/792)。国有机构数量最多可能与参与调查的机构大部分为医院附属的体检中心有关。

从健康管理相关机构的规模来看,目前以小型机构为主。在方便抽样 500 家调查涵盖的机构,44%(222/500)的机构服务人数在 50 人以下,30%(148/500)的机构服务人数在

100～499人之间。营业面积多在100～499m²之间。

从健康管理相关机构提供的健康管理服务内容来看，方便抽样结果显示大多数机构提供健康信息搜集、健康风险评估、生活方式管理、疾病管理、灾难性病伤管理和企业员工健康管理服务。

(五) 健康管理的内容

1. 健康档案管理

建立以问卷调查、体检数据和疾病诊疗档案为基础的基本健康信息，并以问题为导向建立连续的数据积累，不仅使治疗更有针对性，而且真正实现以预防为目的的健康管理。完整的健康档案对患有慢性疾病和长期处于亚健康的人尤其有意义。

2. 健康体检管理

保健医生将根据每个受检者的健康状况，出具一个体检项目单。安排常规体检、专项体检和一些必需的特殊检查。保健专家对体检报告进行评估、异常指标分析和医疗安排建议及必要的健康指导。

3. 亚健康管理

从健康到疾病有一个漫长的亚健康过程，如高血压、糖尿病、冠心病、脑中风、癌症等都很难确定病程从何时开始，治疗都自发现开始即持续终生，疗效几乎完全取决于能否在早期获得良好的治疗。美国前10位死因疾病中不良行为和生活方式在致病因素中占70%，美国经过30年的努力使心血管疾病的死亡率下降50%，其中2/3是经过改善行为和生活方式取得的。

4. 健康知识管理

保健专家不仅是健康监护人，还是健康知识的咨询者和教育者。在健康管理的每一个环节，为管理对象提供各种健康与疾病问题咨询服务。保健处方是健康知识管理的重要载体。

5. 医疗信息管理

医疗信息管理包括提供就医导航，指导选择最佳的就诊医院和医生；提供就医服务，快速安排疾病诊疗相关事宜。

(六) 健康管理工作流程

1. 数据采集

(1) 健康管理师对顾客的生活状态、行为习惯等进行详细调查，并形成档案表格；

(2) 顾客向健康管理师提供常规医院体检报告，两者相结合形成一套完整的健康数据。

2. 建立健康档案

健康管理师根据所获取的数据建立详实的顾客健康档案，以供评估和干预、跟踪服务。

3. 健康评估

健康管理师利用电脑软件或其他手段对顾客健康数据进行分析和评估，对顾客目前的健康状况、影响健康的因素以及未来几年内可能会得某种疾病作出判断，并进行预警。

4. 健康方案

健康管理师根据对顾客的健康所进行的评估报告提供系列个性化健康管理方案：

(1)《营养改善方案》，包括餐谱配制及营养补充等。

(2)《运动健身方案》，包括日常运作方案和专门针对某疾病的专项健身方案。

(3)《环境改善方案》，包括住家环境的改善和相关材料的应用指导。

(4)《心理调节方案》,包括日常心理健康和特殊心理调节。

(5)《日常食疗方案》。

5. 跟踪执行

健康管理师要协助顾客进行系列健康改善方案的实施工作,并进行定时提醒和跟踪指导服务。

6. 评估调整

健康管理师定期对健康改善方案应用于顾客的实施效果进行跟踪和评估,并根据顾客的个体实际情况不断地进行健康改善方案的优化和调整,最终以最小的投资、最少的时间使顾客的健康达到最佳状态,从而使顾客在工作中更具有竞争力,在生活中更加快乐地享受人生。

(七)健康管理实施的步骤——以某个健康管理中心为例

1. 客观、准确、无任何损伤的检测

健康检测:健康调理示范基地、健康管理服务中心的健康测评不同于传统的医学体检,可通过无损伤的检测设备进行,如美国、加拿大、德国和日本等国的众多科学家共同研制开发了一种全新的健康检测分析仪器。该技术是建立在核磁共振理论、量子物理学理论、生物电磁波共振理论、生物传感及分析等多学科理论基础之上的全新技术,结合了中西医的特点,应用生物波医学及生物信息技术在同一平面比较各内脏器官的功能,量化分析寻找根源,定位健康水平。对个体的身体状况进行一次健康测评,客观明确地了解个体身体处于何种状态(疾病、疾病临界、亚健康、基本健康),建立个人健康维护档案,纳入到健康管理系统中进行动态跟踪管理。

检测说明:

① 检测时间:每位客体检测时只需要30 min,检测前无须做任何特殊准备。

② 针对个体的特殊性,基地可以预约式为客户提供服务。

2. 客观的健康状况评估及调理

通过对检测结果的评估并结合临床体检报告,从整体和平衡观的角度,首先明确了解自身处于何种状况,确定具有针对性和个性化的调理方案。

首先明确身体现阶段的状态。对处于疾病状态的个体,确定病因,给予及时就医和用药方面的指导、营养指导和个性化辅助性的康复方案。本阶段以治疗性养生计划为主,促进疾病的康复。对于正在服用药物和保健品的,可以利用先进的技术和设备对其服用的药物和保健品进行筛选,寻找出效果最好、毒副作用最小的药物。同时明确了解所使用的保健品是否有效,真正起到对身体保健的作用,减少不必要的经济支出。

对处于亚健康和基本健康状态的个体,可以从预防和提高入手,在饮食营养、生活起居、运动保健、心理减压等方面给予个性化有针对性的指导和调理。采用"对症保健"、"针对性养生"。根据每个人不同的健康状况,一方面提示要注意重点保护哪些脏腑和系统,让每个人都直观地知道自己各脏腑系统功能和结构的强弱趋势;另一方面,每个人养生采用的方法、药物都有了选择依据。养生是针对三种健康(躯体、心理、精神)的全方位养生,按照个体临时健康状况的不同,本阶段以提高性养生计划为主,达到理想的健康状态。

对处于疾病预警、疾病前期的个体,将从预防和改善入手,主要针对的是脏器功能性改变的恢复,以阶段性健康用品为主,配合其他健康指导(包括各种自然疗法、民间疗法等)的综合调理方法。调理重点以不适的主诉症状、身体系统低点的改善及病因为主,达到症状消失、远离疾病的目的，恢复健康状态。本阶段以预防性养生为主。

制订健康食谱——进行系统的膳食指导，建立每周营养配餐食谱，对整体的营养不平衡状态进行纠正，结合不同季节进行食疗养生保健。把好饮食营养关，为职员个体针对性地提供人体必需的营养物质，提高自身抵抗疾病的能力和自愈能力。

为服务对象设定个性化的运动处方指导，利用现有场地、时间和条件，开展健身锻炼，提高身体整体素质。

3. 定期跟踪和回访

在通过以上具体而有针对性的检测、评估、指导和调理后，健康管理服务中心还将定期进行跟踪回访，密切关注每位客户的身心健康状况，做到早发现、早预防、早调理、早康复。

4. 开办健康大课堂(每月 1 次)

针对客户，开展健康知识的普及教育，使团体、个体客户树立正确的营养健康观念，能够在生活和工作中养成良好的习惯，学会自我心理状态调整，让疾病远离自己和家人，提高工作效率。健康大课堂有系列专项课题针对现在客户存在的健康问题，有目的性地开展，如脂肪肝的调养、营养与健康、女性保健、心脑血管疾病的预防等。

5. 健康电子档案

健康管理中心为每一位客户保留健康电子档案，每一位客户均可获得一个健康电子档案的账号，可以通过专业的网站，随时查阅自己的健康电子档案。

6. 健康促进

健康管理的目的是通过健康评估对人群进行分类，患病的进入就医通道，由医疗机构(医院、卫生站)服务，另外一类高风险、亚健康、慢性病人群进入健康促进(健康管理师)通道，对这类人群实施定期跟踪干预，这类人群也可以通过网上个人健康管理空间查看饮食、运动、心理保健等方案，并记录最新健康状况，让每个人都随时随地看得见自己的健康，个人与健康管理师实时互动，最终目的是让这些人不生病、慢生病。

思考题

1. 卫生政策的影响因素有哪些？请举例说明。
2. 卫生政策分析主要有哪些方法？在什么条件下应用？
3. 我国预防保健目标是什么？
4. 在制定预防保健战略目标时要考虑哪些方面？
5. 初级卫生保健的概念和基本要素各是什么？
6. 初级卫生保健在全球的发展状况如何？请举例说明。
7. 请谈谈中国初级卫生保健取得的成绩及面临的挑战。
8. 健康教育和健康促进的含义及其区别各是什么？
9. 我国在健康教育方面的成绩如何？面临的挑战是什么？
10. 我国社区卫生服务目前存在的问题有哪些？如何科学地发展社区卫生服务？
11. 你是如何理解健康管理的？目前健康管理在中国的发展趋势如何？

(马亚娜)

第六章 突发公共卫生事件的危机管理

【案例 6-1】

2005 年 11 月 22 日,节气小雪。晚间,几片匆忙的雪花在哈尔滨街头一瞬即逝。这是哈市近年来少有的暖冬。

关于地震的传言,经过口耳相传和互联网论坛两种途径,正把哈市居民的人心凝结在冰点之下。当晚,已有居民为躲避地震,露宿街头。

与此同时,另外一种威胁,还在以每小时 2~3 千米的速度向这座城市逼近。这是一股长达 80 千米的污染水体,含有对人体危害极大的人工合成物——硝基苯,自 11 月 13 日产生以来,顺着松花江尚未封冻的江面,昼夜潜行。

22 日晚,哈尔滨市政府发出公告,称 11 月 13 日中石油吉化公司双苯厂爆炸后可能造成松花江水体污染。为确保用水安全,决定自 23 日零时起,关闭松花江哈尔滨段取水口,停止向市区供水,具体恢复供水时间另行公告。

这是在 24 小时之内哈市政府发布的第二份公告。21 日,市政府宣布自 23 日起停水 4 天,公告给出的理由是管道检修。

猜测就是从那时开始在市民中蔓延,没有人知道发生了什么。日杂商店里任何一种可以储水的器皿几乎在几个小时内就被抢购一空。超市平时卖 0.8 元一瓶的纯净水涨到了 3 元,10 元一桶的桶装水,100 元也有人毫不犹豫地买走了。当晚,交警忙于在各大超市门口指挥交通,开车出来购水的人群使得超市门口成为交通要冲……

危机正以政府未曾预期的方式露头。

问题:

1. 哈尔滨水危机事件的发生原因是什么?
2. 你认为应该如何避免哈尔滨水危机事件的发生?

第一节 概述

随着改革开放进程的加快和人员流动频率的增加,疫病的传播途径和传播速度不断变化,给公共卫生和人群健康带来日益严重的挑战。同时,随着城市化的快速发展,大城市中人口拥挤和环境污染等因素使得对传染病的控制更为困难。我国这次非典型肺炎的暴发流行不仅充分暴露了我国公共卫生体制上存在着的弊端,而且也反映了我国各级政府普遍都缺乏一个有效的危机管理体制。因此，增强风险意识和风险防范的应对建设，正成为我国现代化建设面临的重要课题。然而，在现实中，危机管理是被忽略的关键的管理领域之一。我国学术界对危机管理的研究还处于探索阶段，如何借鉴社会学和管理学理论来预防控制突发公共卫生事件是今后公共卫生体系建设的重要内容。

一、危机管理的内涵

1. 危机的含义

危机(crisis)一词来源于希腊语中的Krinein。目前，不同学科由于角度不同，对危机的有不同的定义。危机管理理论认为，危机是事物的一种不稳定状态，在危机到来时，当务之急是要实行一种决定性的变革；企业管理学认为，危机是一种决策形势，在此形势下，企业的利益受到威胁，任何拖延均可能会失控而导致巨大损失；组织行为学认为，危机是组织明显难以维持现状的一种状态。一般认为，危机通常是指在决策者的核心价值观受到严重威胁或挑战、有关信息很不充分的情况下，事态发展具有高度不确定性和需要迅速决策等不利情景的会聚。危机是对组织系统的总体目标和利益构成威胁而导致的一种紧张状态。危机根据影响时空的范围分为国际危机、国内危机和局部组织危机。一般突发公共卫生事件引发的危机往往是局部的，如食物中毒、工厂有毒有害物质的泄漏等往往仅影响局部地区和人群，但一些局部的突发公共卫生事件如处理不好，可引发全国性甚至国际危机，如2003年我国"非典"的暴发流行就是一个典型案例。

一般而言，危机有几个比较明显的特征：① 威胁性。危机的出现会威胁到一个社会或者组织的基本价值或者目标，当然其威胁程度视决策者的认知程度而定。② 不确定性。由于环境的不确定性、人类的有限理性以及信息的不对称，危机往往产生不确定性，这种不确定性主要表现为状态的不确定性、影响的不确定性和危机回应的不确定性。③ 时间的有限性。决策者对于危机情形的处理，在决策上只有有限的反应时间，决策者面临着巨大的压力和不确定性。④ 危机的双重效果性。危机会带来各种损失，但危机也是机会和转机，如果决策者直面危机，危机可以促进制度的革新和环境的变革。

任何国家和政府都不可能免于各种各样的危机，但是政府危机管理能力有强有弱；危机固然具有突发性，但是危机也是可以预防的；危机固然有不确定性，但是危机的不确定性是可以降低的；有些危机是无法避免的，但是人们可以减缓危机的强度，缩小和控制危机的范围；危机固然会造成危害和损失，但是危机管理可以把危机造成的损失尽可能地减少到最低限度；危机固然会产生风险，但是，危机也是机会，是改善和发展的机会。

2. 危机管理的含义

所谓危机管理，就是指组织为应付各种危机情境所进行的信息搜集、信息分析、问题决策、计划制订、措施制订、化解处理、动态调整、经验总结和自我诊断的全过程。危机管理的目的就是变危险为机遇，使之越过陷阱进入新的发展阶段。

从最广泛的意义上说，危机管理包含对危机前、危机过程中、危机后所有方面的管理。通过寻找危机根源、本质及表现形式，并分析它们所造成的冲击，就能够通过降低风险和缓冲管理来更好地进行危机管理。简而言之，有效的危机管理需要做到如下方面：减少危机的来源、范围和影响；提高危机初始管理的地位；改进危机冲击的反应管理；完善修复管理，以迅速、有效地减轻危机造成的损害。

二、加强危机管理的意义

首先,危机管理是提高组织管理绩效的决定因素。众所周知,危机的发生必然会导致政府管理系统内部的无序和系统失衡,从而影响政府的管理绩效。实施危机管理可以保证政府组织系统在相对稳定的环境下运行,也可以使政府组织实现渐进式的管理变革,促进社会兴旺发达。其次,危机管理是提高政府组织管理水平的必需。历史和现实已经证明,缺乏危机意识,必然会导致管理水平低下。我国的政府组织和企业目前缺乏一种能够预防、察觉和化解危机的内在机制,这种机制应同时具有引导式的东方管理特征和防范式的西方管理特征。危机管理包容了政府组织在顺境、逆境之中以及发展过程各阶段的管理内容,是一种超微观的、具有较强操作性的管理思想,因而它是目前较合适的管理模式。最后,也是最重要的一点,危机管理是防止政府组织老化,使政府组织之树常青的关键所在。在经济学中,有个"帕金森"定律,即政府组织从成立之日起就日渐倾颓,这也就是说,政府组织存在的最重要职能便是防止老化。随着社会和经济的发展,政府组织的生存威胁越来越大,遇到的危机越来越多,因此,要防止政府组织老化,就必须实施和加强政府组织危机管理。

三、危机管理阶段

在众多危机管理的阶段分析中,有三种最为学界所认同的模型,它们分别是芬克(Fink)的四阶段生命周期模型(1986)、米特罗夫(Mitroll)的五阶段模型(1994)和最基本的三阶段模型。

芬克用医学术语形象地对危机的生命周期进行了描述(简称"F 模型"):第一阶段是征兆期(prodromal),有线索显示有潜在的危机可能发生;第二阶段是发作期(breakout or Acute),具有伤害性的事件发生并引发危机;第三阶段是延续期(chronic),危机的影响持续,同时也是努力清除危机的过程;第四阶段是痊愈期(resolution),危机事件已经完全解决。他认为一个好的危机管理者就不能仅仅局限在设计危机管理计划(CMP),而是要积极地识别并防范可能的引发事件。危机是开始于一个导火索(引发事件),然后发生长期的影响,并会有个清楚的结束,相应的危机管理也就不是一个简单的一次性行为。

第二种流行的阶段研究方法源自危机管理专家米特罗夫(Ian Mitroff)。他将危机管理分成五个阶段(简称为"M 模型"):信号侦测——识别新的危机发生的警示信号并采取预防措施;探测和预防——组织成员搜寻已知的危机风险因素并尽力减少潜在损害;控制损害——危机发生阶段,组织成员努力使其不影响组织运作的其他部分或外部环境;恢复阶段——尽可能快地让组织运转正常;学习阶段——组织成员回顾和审视所采取的危机管理措施,并整理成文,使之成为今后的运作基础。

总体上看,以上两个模型的根本区别就在于 M 模型更为积极主动,关注危机管理者在每一阶段应该作出的决策。而 F 模型更具描述性,勾勒出危机的过程,并侧重阐述危机每一阶段的特点。

三阶段模型把危机管理分成危机前(precrisis)、危机(crisis)和危机后(postcrisis)这三个大的阶段,每一阶段可再分为不同的子阶段。F 模型和 M 模型的阶段也可以很自然地与三阶段划分相对应。这样的宏观划分显然易于得到大多数的专家学者的认同。

总之,以上的阶段划分研究模型提供了一个可以较为完整、清晰地研究危机及危机管理的框架与机制。我们在此基础上,提出了全面预防和控制突发公共卫生事件的三级管理模型——危机前管理、危机过程管理和危机后管理。

四、突发公共卫生事件的危机管理机制

突发公共卫生事件是指突然发生，造成或者可能造成社会公众健康严重损害的重大传染病疫情、群体性不明原因疾病、重大食物和职业中毒以及其他严重影响公众健康的事件。突发公共卫生事件如果处理不好，不仅会对人群健康造成严重损害，而且会影响社会经济的发展。那么根据危机管理理论，如何预防和控制由于突发公共卫生事件而引起的危机呢？

1. 建立突发公共卫生事件的预警机制

要进行突发公共卫生事件的危机管理，政府部门必须首先能够识别出危机的最初状态，确认政府和社会所面临的危机，并且能够准确地估计和衡量突发公共卫生事件发生的可能性和严重程度。为此，政府必须能够及时、全面和准确地搜集各种可能会导致突发公共卫生事件的信息，并且能够及时和高效率地处理这些信息。政府部门搜集和处理信息的能力将决定政府部门对于危机的预警能力。

政府部门搜集和处理信息的能力取决于以下 5 个因素：① 政府部门的危机意识。如果政府部门没有危机意识，那么，它根本就不会去搜集与危机有关的信息。② 政府官员。如果既有的行政体制倾向于鼓励政府官员隐藏各种"坏"消息，那么，各种关于危机的信息就很难传送到政府的最高决策层，从而会使得政府失去在危机的早期控制危机事件继续发展的机会。③ 私人部门和公民隐藏信息的动机。如果现有的政策和制度安排倾向于鼓励私人部门和公民隐藏与危机有关的信息，那么，即使政府具有很高的危机意识，官员也没有隐藏信息的动机，政府部门搜集信息的成本也是非常高的。因此，必须设计某种制度来鼓励官员和私人部门或者公民放弃"瞒报"的动机，并将危机管理的意识引入公共管理。④ 健全信息搜集机制，提高其效率。如果政府的危机信息搜集机制非常分散、沟通层级过多，而且覆盖面比较窄，那么，政府的信息搜集能力就会比较低。⑤ 政府部门处理危机信息的能力，其受制于政府部门对突发公共卫生事件的科研能力。要识别和确认政府和社会所面临的突发公共卫生事件，并且能够准确地估计和衡量突发公共卫生事件发生的可能性和严重程度，这需要卫生专业知识。因此，政府的预警能力取决于政府所具有的突发公共卫生事件专业性研究能力。

2. 内部协调机制

突发公共卫生事件的危机管理通常不是一个政府部门就能够有效完成的，在很多情况下，它都涉及多个部门。因此，要提高政府处理危机事件的能力，必须建立某种有效的协调机制。

理论上，存在两种协调机制：一种是市场型协调，即由各个政府部门之间自行进行协调；另一种是等级制协调，即在政府内部建立一个可以对各个部门发布命令的专门机构来协调各个部门之间的行动。前者涉及的交易费用通常要高于后者。当政府所面临的社会、经济与自然环境充满变化和不确定性时，建立一种专门的危机管理机构就显得非常必要。

3. 政府间或者国家间的合作机制

在很多情况下，某个地方发生的突发公共卫生事件的影响可能会蔓延到其他地方政府的辖区，甚至蔓延到其他国家。为了控制这种负的外部效应的蔓延，尤其防止"以邻为壑"现象的出现，必须在国内建立某种政府间或者在国家之间的某种合作机制。同时，这种机制的建立非常有助于那些仍未出现危机事件的地方政府或者其他国家做好危机管理的准备，防止危机发生。当危机具有外部效应时，危机管理的结果依赖于所有的地方政府和相关的国

家所采取合作的态度,即互相通报信息,分享经验,并且都对自己辖区内的危机处理负起责任。此时,只要有一个地方政府或者国家采取“不合作”的态度或策略,那么,危机都不可能得到最终的有效的控制。

4. 组织机构建设

当预警机制能够及时和准确地识别突发公共卫生事件的最初状态之后,政府能否有效地进行危机管理则取决于政府是否具备一种应对突发公共卫生事件的专业化组织能力,即一种能够将突发公共卫生事件的最初状态控制住(防止其蔓延)并彻底解决的能力。如前所述,政府部门的组织能力取决于政府应对突发公共卫生事件的科研能力以及政府用于处理危机的组织资源。前者是指政府获取和积累处置突发公共卫生事件的知识的能力,后者是指政府部门在处理危机事件的过程中必须具备的人力和财力资源。在一定程度上,政府获取和积累处置突发公共卫生事件的知识的能力取决于政府是否安排了专门用来处理危机事件的资源,即是否有某种专门的突发公共卫生事件处理基金并在平时也配备专门的人员。因为处置突发公共卫生事件的知识的能力具有很强的专业性,不可能在短时间内产生或形成。所以,根据组织能力理论,必须在公共卫生体系中建立一个稳定的、有利于知识积累的应对突发公共卫生事件的专业机构。

5. 应对突发公共卫生事件的社会支持机制

政府的突发公共卫生事件危机管理向社会供给了健康安全的公共服务。在危机管理中,公民或者私人部门的参与可以有效地提高这种公共服务的效率和效果。首先,公民或社会的参与可以降低政府生产公共服务的成本。例如,在危机管理中,如果社区自愿地参与对危机进行控制,并自动地采取某些方案来解决危机,那么,政府的生产成本就可以降低。而且,在获得社区合作的情况下,政府的危机管理政策也更加容易实施。其次,公民和社区的参与还非常有助于降低政府搜集信息的成本,从而提高政府对于危机事件的预警能力。从政府的角度来看,要想获得公民和社区的这种合作与支持,必须建立起公民对于政府的信任。为此,政府必须确保在危机管理方面的信息公开。突发公共卫生事件危机管理中的社会支持系统还可以从另一个角度来理解,即在社会层面上是否形成了这样一种社会互动:所有或者大多数公民或者私人组织都倾向于鼓励和支持每一个公民对政府的危机管理行动进行积极合作。从危机管理的角度来看,政府应该鼓励和推动建立这样一种社会支持系统。因为如果不存在这样一种社会支持系统或者存在一种完全相反的社会互动结构的话,公民与政府合作的动机与效果就会大大地降低。

另外,在突发公共卫生事件危机结束后,需要危机评估系统对危机进行分析评估;同时成立危机“康复”系统,消除危机造成的损害;最后还需要一个突发公共卫生事件的危机管理学习、创新系统,通过总结经验教训,以提高以后的应对能力。

有效的危机管理是急迫而错综复杂的工作,彻底遏制危机可能会花费大量的人力、物力和财力,但是,纵观世界各国的组织发展史,凡是能居安思危的政府组织,均能不断发展壮大,而安于现状、安于常态的政府组织将会被逐渐淘汰。我国的许多组织和企业之所以会昙花一现,究其本质,在于它们的组织危机管理能力差,而危机管理能力差的关键则在于我国管理理论研究的相对滞后和缺少有效的危机管理机制及体系。因此,研究和探讨突发公共卫生事件的危机管理问题就显得十分紧迫和必要,这也是我国公共卫生管理面临的新课题。

第二节　突发公共卫生事件前的危机管理

突发公共卫生事件与其他危机事件的发生过程一样，可分成三个阶段：危机前阶段、危机阶段以及危机后处理阶段，各个过程之间体现了危机发展的一个循环周期。对危机管理过程的各个阶段应当采取什么策略和措施，有哪些需要注意的问题，如何尽可能地将危机事件的发生控制在某一个特定的阶段，使它不向性质更为严重的下一阶段演变，防止危机扩大，减少损失，这是危机管理需要解决的问题。在危机管理的各个阶段中，危机发生前的管理最为重要。

一、突发公共卫生危机事件的预警及准备

危机预警及危机管理准备是突发公共卫生事件整个危机管理过程的第一个阶段，目的是为了有效地预防和避免危机事件的发生。在某种程度上，危机状态的预防以及危机升级的预防比单纯的某一特定危机事件的解决显得更加重要，因为如果能够在危机发生之前就及时把产生危机的根源消除，则均衡的社会秩序能够得以有效保障，我们也可以节约大量的人力、物力和财力。

戴维·奥斯本(David Osborne)和特德·盖布勒(Ted Gabler)也认为，政府管理的目的是“使用少量钱预防，而不是花大量钱治疗”。与危机过程中其他阶段相比较而言，危机避免是一种既经济又简便的方法，只是我们在日常的危机管理活动中未能对它给予足够的重视。

避免危机作为控制潜在危机花费最少、最简便的方法，显然是最好的危机管理。但是由于许多管理者将危机看做是日常工作中不可避免的现象，避免危机经常被管理者长期疏忽，甚至完全忽略，成为危机管理过程中最不受重视的一环。

随着我国公共卫生事业的发展，我们虽然通过卫生监督和卫生监测每天都避免了很多潜在的突发公共卫生事件引发的危机，但由于受社会发展水平的限制，在社会发展过程中仍留下了大大小小各种各样突发公共卫生事件危机的种子。那么，如何才能做到从根源上杜绝突发公共卫生事件危机、有效避免危机事件的发生呢？

1. 动态预测

要预防危机，首先要在日常生活中将所有可能会对组织活动造成潜在威胁的突发公共卫生事件(灾害源、灾害体)一一列举出来，并加以分类，考虑其可能造成的后果，设计应对的预案，估计预防所需的花费，并且应当把这样的组织行为变成组织的惯例，以便事关组织安全的各项信息得到适时更新。如果信息及时得以监测，损害就可在一定程度上减轻甚至避免。

目前在改革力度不断加大的过程中，在向社会主义市场经济体制整体推进的形势下，正在或将要暴露出的各类深层次的矛盾和问题都有可能构成引发突发公共卫生事件、危害人类健康甚至社会稳定的直接因素或潜在因素。因此，从宏观判断的高度，对我国突发公共卫生事件作出及时的预测和预警，并提出相应的危机处理对策，对于我国现阶段政府的突发公共卫生事件危机管理具有特别重要的意义。

2. 避免过分自信和麻痹大意

危机管理过程的几个阶段中，人们往往把注意力更多地投向危机事件已发生的紧急救援方面,而对于危机潜伏时期的各种症状却置之不理、麻痹大意,未能给予足够的重视,结果带来很多无谓的损失。同时,组织的管理者往往受传统思维惯性和认识盲区的束缚,过于相信组织抵御各类危机事件的能力,未能做到居安思危、防患于未然,结果很多原本有足够的时间可以避免或是及时采取各种救援措施就可以把危机局势控制在某一特定的范围内的突发公共卫生事件,由于组织管理者的粗心大意、过于自信而导致发生严重的危机事件。

二、构建良性激励机制

突发公共卫生危机事件与广大人民群众的健康密切相关。任何隐瞒公共卫生危机事件真相的行为,都会产生严重后果。然而,目前我国一些地方政府和组织在突发公共卫生危机事件处理过程中呈现出一种普遍的趋势,那就是虚报、隐瞒事件真相,相互推诿扯皮,不惜弄虚作假,以保住一批人的"乌纱帽"。发生这种现象的原因,一方面,现行的干部考核体制不完善或过于笼统或指标单一,民主程序流于形式,以致在实际干部考核中无法形成良性激励机制,常常出现"默默无闻避免危机得不到奖励,轰轰烈烈解决危机成为英雄的现象";另一方面,我国现有的组织体系的特点也推波助澜,使得下级管理部门理性地选择"报喜不报忧"的策略,于是在危机的发生、发现及应对中就出现了一些不应该出现的情况。

因此,要纠正突发公共卫生危机事件管理中激励机制和惩罚机制错位所引发的种种弊病,关键是在日常的公共决策中,要确实以党的"三个代表"理论武装自身,以广大群众利益为先导,采取科学民主的决策方式,在源头上降低危机事件发生的可能性;要在应急的非常规决策中制订行之有效、有的放矢的危机管理计划,并及时总结,以修正、调整常规性决策,标本兼治,建立科学合理的公共治理结构。

三、危机管理预案

当然,并不是所有的突发公共卫生危机事件都能在事先通过危机预警得以避免,很多危机是无法准确预测的。因此,我们必须为危机做好准备,加强战略规划、物资储备、长期预算和设立意外事故基金。而在为危机做准备的过程中,危机管理预案的制定,通信计划以及重要关系的建立等,就显得格外重要了。

1. 突发公共卫生危机事件应对组织系统建立

从组织的角度而言,突发公共卫生危机发生后政府及其他组织的快速、及时、高效的应对有赖于建立具有综合会商决策功能的现代危机管理体系,以此作为政府和其他组织具体应对各类突发性危机事件的应急平台,以提高政府和各类组织在危机状态下非常规决策和紧急救助的效率和质量。

就组织目标而言,完善的危机管理体系不仅要能保证危机应对时各职能部门间协同运作,还必须制订一整套的危机应对计划,防患于未然。一方面,危机管理体系必须用法制化的方式明确政府危机处理的管辖范围。从政府管理的分工和职能分析,现在确实有政府危机处理的管辖范围,但其界定不十分明晰,经常有"重大问题"究竟属于哪一级的争论,这一争论的原因是"重大问题"的相对性,它既相对于一级政府管理的地域而言,也相对于问题的程度而言,而这些都是模糊的,所以明晰政府危机处理的管辖范围有助于政府进行及时、有效的预警治理。另一方面,危机管理体系必须加强反危机的战略规划和长期预算,使它具有对未来的预测和防范功能,像程序一样分析未来趋势,形成未来可供选择的方案,为政府危机管理的预警提出建议和目标。

突发公共卫生事件的危机管理组织体系还应当根据现代公共治理发展的要求,吸纳社会组织有序参与，充分体现完善的现代危机管理体系的分权性质。托夫勒(Toffler)认为，面对越来越多的各种决策，政府往往采用两种方法：一种是政府机关不断增加政治家、官僚、专家和计算机，设法进一步加强政府这个中心作用；还有一种是让"下面"或"外面"做出更多的决定，减轻政府做决定的负担，而不是把做决定的权力集中在已经紧张和乱了套的政府中心。随着公民对公共政策需求回应性的提高和中心治理多元化的需要，政府建立分权性质的危机管理体系成为可能。分权的政府能促使政府管理从等级制到参与和协作的转变，具有更多的灵活性、创新精神，产生更高的士气、更强的责任感、更高的效率。

目前，对于突发公共卫生事件的处置我国既没有在国家层面上建立具有会商决策功能的综合体系和常设性危机管理的综合协调部门，也没有在国家安全的高度上制订长期的反危机战略和应急计划。因此，为加强各地区、各部门以及各级政府之间的危机应对协同运作，提高政府在重大突发公共卫生事件中的预见和救援能力，在中央和地方各级层面相应地设立相关部门至关重要。

2. 突发公共卫生危机事件的模拟演习

既然很多时候突发公共卫生事件的发生是不可避免的，那么，社会情景模拟演习也就成为危机准备工作中必不可少的一个极其重要的环节。通过模拟危机情势，未雨绸缪，防患于未然，不仅可以不断完善危机发生的预警与监控系统，也能够使政府和公众培养危机意识。正如应当不断进行的消防演习一样，通过演练各种可能在实战中碰到的问题培养消防人员的消防意识，使消防人员时刻做好防火的心理和物质准备。1989 年美国旧金山发生的大地震，由于 6 个星期前举行了大规模的社会模拟演习而大大减少了灾害损害。

四、学会识别危机

识别突发公共卫生事件危机，其关键工作是通过危机监测系统或信息监测处理系统认识和辨别出危机潜伏期的各种症状。在这个阶段，危机已经进入了前兆阶段，但如果政府及其他组织能够及时处理的话，则整个危机局势仍可以转危为安。

在突发公共卫生事件危机形势彻底暴发之前，社会生活和社会交往的各个方面会不同程度地反映出一些迹象，即引发危机的一些基本条件正在不断地形成、积累，并通过一定的方式表现出来，如一些突发公共卫生危机事件常伴随小规模的泄漏和中毒事件，这是防范危机发生的最好时期。政府有关部门和高层决策者必须密切关注这些社会中存在的许多社会卫生健康问题，争取在社会卫生健康问题孕育时期控制问题的发展，很好地解决问题，将危机消灭在萌芽状态。

第三节　突发公共卫生事件发生过程中的危机管理

突发公共卫生事件虽然大多是局部的危机，但也有少数事件引发的危机会深化到一定的程度，使组织赖以运转的结构和机制遭受严重破坏，社会秩序趋于严重瘫痪和混乱，组织及其成员的生产、生活受到严重影响。在这种情况下，危机管理人员就要寻求一些可行的办法。在危险程度比较大的紧急状态下，政府甚至可以动用一系列的危机对抗措施，如总动员、戒严、军事管制、宵禁、中止宪法或法律规定条文的施行等，以争取在最短的时间内控制危机，迅速恢复法律和社会秩序，将危机造成的破坏和利益损失降到最低程度。

一、人员调度的管理

【案例 6-2】

印度博帕尔事件:1984 年 12 月 3 日凌晨,位于印度中央邦首府博帕尔市的农药厂发生甲基异氰酸酯(MIC)储罐泄漏,近 40 吨 MIC 及其反应物从博帕尔农药厂冲向天空,顺着每小时 4 海里的西北风向东南方向的市区飘去。博帕尔市顿时成了一座恐怖之城。此次事故共有 2 500 余人丧生,20 余万人中毒。博帕尔农药厂实际上是美国联合炭化公司的子公司——联合炭化印度有限公司所属的一个工厂,主要生产氨基甲酸酯类农药西维因,生产的原料、产品及中间体包含多种有毒物质,其中包括剧毒的光气和 MIC 等。但令人遗憾的是,政府各部门对博帕尔农药厂的潜在威胁一无所知,工厂的管理人员也无相关的毒物救治知识,事件发生时人们完全处于无助的状态,这是损失如此惨重的重要原因之一。

问题:

你认为博帕尔事件损失惨重的原因有哪些?应如何避免?

危机情景下,人力资源成为一个重要的约束条件。一方面,威胁生命、健康的危机事件,容易使正常的秩序趋于瘫痪,民众心理不稳定,这需要组织的最高领导层出面稳定民心;同时,危机事件应对也需要组织各部门和人员的协同运作,动用组织的各种资源争取迅速控制危机局势。另一方面,对于那些因工业技术而引起的突发公共卫生事件(如有毒有害的危险物品、辐射事故),在处理过程中应当特别注意科学性、技术性,切忌盲目行事,这就需要大批技术专家的参与。

首先,主要人物应亲赴危机事发现场,发挥领导者的人格魅力。这样做不仅表明组织对危机事件的责任和重视,具有凝聚和威慑的作用,可提高工作人员的自信心,而且组织的主要领导人在危机现场也便于调动组织内外的各种资源和各方积极沟通,并实施有效决策。国外的反危机策略专家将领导亲临第一线指挥的任务归纳为三项,称为 3C 策略,即命令(command)、控制(control)和沟通(communication)。在处理十分复杂的危机事件时,组织的决策者和危机管理人员(国家的最高决策机构和领导机关)必须谨慎从事,认真对待。

第二,在处理突发公共卫生事件时,需要公共卫生专家到达现场。组织的决策者应当火速派遣相关的技术专家赶赴事发现场,加入组织的危机管理队伍,用科学的方法应对技术性危机。一些专业技术性危机事件正是由于得不到专业技术人员的指导和支持而引发新的灾害。1984 年印度博帕尔事件(此事件为人类有史以来最惨重的一次中毒事件)的惨痛教训充分说明了向危机事发现场派遣专业技术人员的重要性。

二、紧急决策管理

由于危机发展急剧变化性和潜在的巨大破坏性,危机状态下很多事情都是不确定的,都要在特别短的时间内作出决定,而机会稍纵即逝。因此,无论是安排组织工作的优先次序,还是主要人物亲赴危机现场,都必须强调快速决策,争取时间尽快控制危机事态,解决危机。

首先,要做到快速决策。对于组织高层决策者和危机管理人员而言,决策能力是为维持组织生存必须具备的、最起码的素质。这些决策能力包括快速判断、快速反应、快速决策、快速行动及快速修正的综合能力。当危机解决的机会出现时,组织应在科学的危机信息调查和准确的危机预测基础上迅速作出决策,把握机遇及时控制、解决危机,否则就可能失去宝贵的解决危机的机会。

其次，尽量避免过度分析。危机状态下，要在信息极其有限的条件下迅速作出决策，组织决策者和危机管理队伍必须避免优柔寡断、犹豫不定、过度分析的倾向，否则就有可能让灾害蔓延造成更大的生命和财产损失。1999 年 9 月 30 日，位于东京以北 140 公里的茨城县东海村发生核物质严重泄漏事故，日本领导人没有认真对待这次事故，也不明白事故的严重性，以致延误了对事故的处理。

三、媒体的管理

【案例 6-3】

天津“艾滋病患者扎针”事件：2002 年初，有关有人用装有含艾滋病病毒的注射器扎市民的传闻，造成天津全城不安，进而波及北京、广州等城市。天津警方抓获了 4 名用针扎人的犯罪嫌疑人。天津电视台播出专家释疑：艾滋病病毒离开人体一分半钟后因血液凝固就会死亡，除非病毒携带者现场抽血后立即大量注射给他人，否则，用扎针的方式很难传播艾滋病病毒。实际上，关于“扎针”事件的传闻有相当一部分都是虚假信息，这些信息夸大了事件发生的频率和严重性，给人们造成错觉，加剧了社会的不安心理。但天津政府方面电视台的消息和解释性报道来得太晚，比如，犯罪嫌疑犯安某某是 1 月 7 日被抓住的，但直到 1 月 17 日天津市公安局才公布了该案件的一些初步情况，这也是官方就此事的第一次表态。如果有关部门能够把案情的进展及时地通报给社会，同时尽早地通过权威的途径解释艾滋病的传播情况，效果显然就会好得多。

问题：

政府在应对突发公共卫生事件时应如何处理与媒体的关系？

在突发公共卫生事件应对过程中，新闻媒体作为危机管理组织的主要合作对象之一，在危机状态下，发挥着极其重要的作用，承担着多重任务。危机管理组织从控制社会秩序、防止危机升级和不必要的恐慌等实际出发，当然要有目的、有选择地控制信息源和信息传播渠道，这就涉及妥善利用新闻媒体力量的问题。

政府的危机管理组织要妥善使用新闻媒体的力量，必须把握以下几个原则：首先，要和媒体合作，做媒体的盟友和合作者，利用新闻媒体宣传、阐释组织的危机管理政策，掌握新闻媒体的舆论导向；其次，要恰当处理好和敌对媒体的关系；第三，要控制谣言的误导，保持一个权威的、主流的声音。2002 年年初发生在京津地区的“艾滋病患者扎针”事件，正是由于在公共安全出现某种危机时缺乏一个权威的、主流的声音，从而导致谣言满天飞。

公共关系学理论强调，信息沟通是危机管理的核心。英国危机公关专家里杰斯特曾提出著名的危机沟通“三 T”原则：第一，以我为主提供情况（tell your owntale)；第二，提供全部情况（tell it all)；第三，尽快提供情况（tell it fast)。为什么要实行“三 T”？新闻传播学揭示过一个规律：没有你的声音，就会有别人的声音。以你为主提供情况，你成为了信息主渠道，公众就会把你作为主要的信息来源，别人的声音就无足轻重了；你提供了全部情况，即使有人想造谣也会找不到素材；你在第一时间很快提供了情况，你就能先声夺人，而不会在不利信息满天飞的时候再被动地“辟谣”。

第四节 突发公共卫生事件的危机后管理

突发公共卫生事件的管理危机阶段的结束,并不意味着危机管理过程已经完结,组织的危机管理任务宣告完成,只是组织的危机管理进入一个新的阶段——危机后处理。如果一个组织在危机管理的前两个阶段处理得完美无缺的话,危机后处理阶段就可以为组织提供一个至少能弥补部分损失和纠正混乱的机会。在危机后处理阶段,组织应当立足于现实的危机问题,明确大规模的危机事件发生之后组织工作的目标取向和政策导向。为此,组织需要很好地了解、确定和解决两个重要任务:第一,圆满处理危机善后,即组织以危机问题的解决为中心和契机,配套解决和控制一些与危机问题相关的、可能导致危机局势再度发生的各种社会问题,巩固危机管理的成果;第二,从危机中获益,即组织通过对危机发生原因、危机处理过程的细致分析,总结经验教训,提出组织在技术、管理、组织机构及运作程序上的改进意见,进而进行必要的组织变革。

一、危机后处理

突发公共卫生事件经过组织成员危机管理前两个阶段的共同努力,危机事态得以完全被控制,危机事件最终被解决。但是,危机事件导致组织或社会出现一种高度不稳定的紧张、失衡的状态,这种状态可能会持续较长的一段时期;而且,一些危机具有明显的多因性、变异性和互动性,集中体现组织面临的各种问题的复杂性和尖锐性。因此,从极度紧迫的逆境状态解放出来以后的政府及其他组织,其危机管理过程应当还有危机后的特定时期的跟踪、反馈工作,以确保危机事件得以根本解决。

1. 变危险为机遇

对于任何一个组织来说,危机既可能是组织走向衰亡的开始,也可能是走向新阶段兴盛的开始。无论发生的是何种类型的危机事件,组织都应当在危机发生后及时利用这些活生生的“教材”,培养民众的危机意识,提高危机应对技能,增进社会整体的抗逆水平。为此,组织不应当以单纯的某一项突发公共卫生事件的终结为目标,而应该结合此次危机事件处理阶段的各种契机,变危险为机遇,顺利进行观念更新、组织变革,重新塑造组织在公众心目中的良好形象,充分发挥危机可能成为促进组织发展、社会整合的一种积极力量的功能,以维持组织和社会系统的活力和生命力。

2. 危机后的恢复重建

危机对社会或组织生存和稳定的破坏力大大超过了正常的水平,造成组织或社会整体或某一局部的失衡和混乱,一定范围内的人群失去了和谐安定的社会环境,生活在高度的不稳定之中。特别是一些由突发公共卫生事件造成的危机事件,在造成重大人员伤亡的同时,它们往往更容易造成社会秩序的破坏,使得正常的生产、生活无法进行。因此,政府及其他组织要尽快帮助受灾群众进行生产自救,以便尽快推动社会正常的企业生产和商业经营秩序。这些活动内容包括:给予企业必要的经济援助,弥补其在危机中的损失,启动生产;组织、调节供销渠道,及时提供民众生活的日常和急需物品,保障公众的正常生活;强化相关的社会福利政策的实施力度等。实施这些措施的主要目的是发展经济、稳定政治、重新恢复和建立各种秩序。

一般来说，经过突发公共卫生事件发生时管理危机两个阶段的工作，组织通过损害程度分析、医疗服务和准备重建等工作最大限度地保护了人民生命后，就马上进入了恢复重建阶段，争取尽快恢复或重新创造正常的生活秩序并帮助人民建立信心。

二、建立独立调查制度

在危机后处理阶段，政府及其他组织必须设立第三方性质的独立调查委员会，公正甄别事件诱因，举一反三，吸取教训，最大限度地杜绝和减少类似事件的再次发生；同时，独立调查委员会还应当进行责任归属、纠纷处理及补偿分配等工作。

1. 建立独立调查制度

探究危机事件诱因需要一个独立于行政之外的司法体系和独立调查制度，具有相对的独立性并具有相当的权威性，以公正甄别事件诱因。同时，独立调查委员会作为督察机关，有权将调查报告连同有关建议向新闻界公布，以寻求社会舆论力量的支持，给监督对象以压力，迫其改正。

目前，西方各国一般都建立了设置于政府系统之外的督察机关，监督国家法律法令的执行并独立开展各种调查活动。比如，瑞典议会监察员公署就是一个履行法律监督职能的专门机构，由议会根据宪法和法律选举产生，设立于政府系统之外。起初，监察专员的主要职责是对行政和司法机构进行监督，在当代则侧重于监视法律法令在公共事务中的执行及受理公民对于行政机关及公务员在公共权力行使过程中所出现的不合法、不公平行政行为的申诉案件，并有权展开独立调查。瑞典的议会监察专员制度自建立之后便为其他国家所仿效：1919 年芬兰独立后，建立了一个以瑞典监察专员为样板的专员公署；1962 年，新西兰国民党组建新政府，兑现竞选诺言，也仿效瑞典确立了监察专员制度；与此同时，西欧英联邦各国、美国的若干州及一些亚洲国家（如日本）也相继仿效，使得这一制度在世界范围内逐步开展起来。

需要说明的是，在建立权威的独立调查制度的同时，政府及其他组织应当强化行业协会的自律和监管，建立和完善行业质量监督体系，充实行业监管队伍，建立行业调查委员会、惩戒委员会、技术鉴定委员会，提高行业监管的权威性。

2. 分析危机诱因

突发公共卫生事件危机的发生往往具有复杂诱因。从某种意义上说，危机是一定时期内潜在的社会及卫生安全问题的外化表现。因此，第三方性质的独立调查委员会必须从政治、经济、文化、卫生、社会等多方面、多角度地公开分析突发公共卫生事件发生的诱因。独立调查委员会不仅要查明突发公共卫生事件发生的原因、人员伤亡及财产损失情况，检查控制突发公共卫生事件的应急措施是否得当和落实，查清事件的性质和责任，提出对事件责任者的处理建议，更要提出事件处理及防止类似事件再次发生所应采取措施的建议。写出的事件调查报告也应当尽快公之于众，一方面，让民众了解突发公共卫生事件的真相，以正视听，并使整个社会从中吸取教训；另一方面，组织在总结经验教训的基础上，能在技术、管理、组织结构及运作程序上加以改进，避免类似的危机事件再次发生。

我国目前由于尚未建立第三方性质的独立调查制度和机构，对各种危机事件的调查结果缺乏足够的权威性，而且很多时候政府出于"稳定压倒一切"的政治生态的影响，很少通过法制化的信息披露制度及时公布突发公共卫生事件调查报告，民众经常无法及时了解事件真相，因而，现存的事件调查机构在实际运作中存在不少困难，也带来很多不必要的麻烦。

三、危机后遗症的处理

突发公共卫生事件造成的危机会带来各种各样的危机后遗症，严重影响人类的健康、社会行为和心理活动。因此，危机发生后，组织必须采取各种策略和措施，矫正治疗各种危机后遗症，抚平受害民众的心理创伤，尽快让他们恢复生理和心理健康，恢复生活的信心。

俗语说："一朝被蛇咬，十年怕井绳。"人们对危险或威胁的体验会诱发一种复合性负情绪——焦虑。由于危机事件往往造成巨大的人员伤亡和财产损失，对社会生产、生活带来巨大的震荡和破坏，如自然灾害，特别是洪水、旱灾等足以毁灭生产成果和人类生命的灾害，威力往往非常强大，因此，危机后社会公众的心理往往呈现反弹和低落的状态，表现为"创伤后紧张综合征"，遭受危机事件的严重创伤后他们往往表现出各种方式、各种程度的恐惧心理及紧张状态，有时候回避创伤发生的环境和地点。比如，二噁英污染导致的集体恐惧心理在比利时和法国引发人们对可口可乐公司生产的罐装可乐的怀疑。

四、危机后的学习机制

对政府来说，发生的每一次突发公共卫生事件，都是一次新的体验，它可以从中获益，发现原有危机管理体制中存在的种种问题，进而加以修正和改进。"发现、培育，进而收获潜在的成功机会，就是危机管理的精髓；而错误地估计形势，并令事态进一步恶化，则是不良危机管理的典型特征。"因此，对于发生的危机事件，应当设立第三方性质的独立调查制度，公正甄别事件诱因，举一反三，吸取教训，最大限度地杜绝和减少新的灾难、事故的发生。而实际观察中，我国一些部门在危机事件的处理中却往往敷衍应付、草草了事，未能从事故中吸取经验教训，导致同类危机事件重复发生。

五、危机后的组织变革

在现实社会中，突发公共卫生危机事件往往是组织变革的主要促进因素。当在常态秩序下，组织自身无力修复和遏制其结构、功能失调时，危机正是激发组织进行积极的变革的外部刺激物和动力。通过它，社会能在面对新环境时进行调整。一个灵活的社会通过冲突行为而受益，因为这种冲突行为通过规范的改进和创造，保证了它们在变化了的条件下延续下去。而一个僵化的社会制度，不允许冲突发生，它会极力阻止必要的调整，而把灾难性崩溃的危险增大到极限。特别是对于承担公共管理职责的现代政府而言，危机的出现，能够作为一个危险的信号，警示处于政治权力中心的人们，目前的政治、经济、社会发展状况已引起了问题，如果政府再不注意，那么社会系统就会处于危机的边缘。

因此，由危机而引发的组织变革，是对组织行为、组织策略的一种基本的刺激—反应模式。如果组织能够把握危机的契机，迅速对危机发生诱因、危机管理过程进行细致分析，总结经验教训，回应社会系统提出的要求，适应新环境的变化，提出在技术、管理、组织机构和运作程序上的改进意见，开展积极主动的或渐进性的变革，那么，危机就有助于维持组织系统的活力和生命力。

1. 观念更新

突发公共卫生事件发生后，组织必须适时进行组织观念更新，破除"天下太平，没有危机意识"的组织安全主义，时刻强化成员的危机意识，在组织的管理工作中把正常管理和危机管理有效结合起来。正常管理是组织管理的最基本内容，但在进行正常管理的时候，要注重危机管理，把危机管理同正常管理有效地结合在一起。组织在正常管理中几乎每一步都要考虑：一旦出现突发性危机事件，组织怎么办？一旦出现了风险，组织怎样预防和避免危机发生，使危险不再转化为危机？同时，对现代组织来讲，它的风险和不确定随时都在增大，因此，在组织的反危机管理中，每一个管理环节都要考虑反危机的问题。

2. 制度完善

突发公共卫生事件的制度建设是危机管理的重要环节。在现代政府及其他组织的管理制度设计中，首先要求对所有组织管理活动制定正常的管理条例，但这还远远不够，考虑到危机与风险的存在，应该在制定好正常管理条例之后，还要分析危机及存在的风险，然后制定反危机和防风险方案，而且要同时提出多个方案，以便在危机和风险出现时，供组织根据实际情况进行有效选择。

完善危机管理制度的首要举措就是以法律手段确立突发性危机事件应急管理的基本原则。世界各国都在经历各种危机事件后纷纷以法制化的方式明晰了政府危机管理的权限、职责和应对策略，颁布了《紧急状态法》、《戒严法》、《自然灾害抢救与援助法》等相关法律。目前，虽然我国已经制定了《传染病防治法》、《传染病防治法实施办法》以及《突发公共卫生事件应急条例》，但是，并没有解决政府可以依法采取行政紧急权力的起始期间问题，所以，给人造成的影响是，政府采取的各项措施有一定道理，但好像又没有什么章法，缺少一定的法律依据。要从根本上解决这个问题，应当在《传染病防治法》中，至少应当在《突发公共卫生事件应急条例》中对政府可以采取行政紧急权力的起止时间应当明确加以规定，这样做也有利于政府工作人员和社会公众明确有关的法律规定何时开始正式生效，何时应当结束，既可以准确地履行自身的法律职责和义务，也可以更好地遵守政府为防治非典所采取的各项行政紧急措施，从而消除政府与社会公众之间不必要的误解，提高政府实施法律的透明度。

完善危机管理制度的另一个举措是建立危机应急备用系统、风险基金制度、保险制度以及其他危机备用资源，保障组织在危机状态下的正常运行。正如在战时状态下要储备好武器装备、作战物资等各种后备力量一样，各类组织必须完善战略储备物资建设，预防不测。比如，对国家来说，在关系国计民生的高度上，必须搞好国家粮食储备库、商品储备库以及油料库、药库和各种瓜果、蔬菜建设，增强以丰补歉的能力；在国家安全的战略高度上，必须做好资金、技术、能源以及其他重要战略物资的储备制度建设，维护国家的安全和稳定；同时，整个社会应当加大社会保障力度，完善各种保险制度，尽可能降低发生某一类特定的突发性危机事件所带来的风险和损失。

3. 机构建设

经过各种类型的突发性危机事件后，组织应当综合分析、检讨在技术、管理、组织机构和运作程序上的不足之处，进而提出改进组织机构建设的相关意见和措施。一方面，组织应当及时检查组织内既定的各个职能部门（特别是危机管理部门）存在的种种弊病，对这些部门的职能、权限、危机应对原则等提出系统的修正和改进意见。如“挑战者”号航天事故调查后就发现了美国国家航天航空管理局（NASA）管理上的很多问题。另一方面，更为重要的是，组织应当分析和反思危机发生的原因和危机处理过程，根据对新形势、新环境下各类危机性质、特点的预测和判断，建立新的危机应对机构，或者在合并原有的多个危机应对部门的基础上组建适应形势发展的危机应对组织机构。

实际上，世界各国业已建立的危机管理体系和各种职能部门也都是在经历种种危机事件的过程中逐步建立的。比如，1979 年 3 月震惊全球的三里岛核泄漏事故发生后，美国随即成立专职的联邦紧急事务管理署（FEMA）。当第二次世界大战结束时，美国还没感到空袭的威胁,因此一直没有设置防空机构。直到1947年底,美国空军才正式成立了防空司令部,执行防空作战任务。但随着1949年苏联的第一次核爆炸,特别是轰炸机性能不断提高及其空中攻击力量的逐渐增强,美国明显加快了防空体系的建设。"9.11"事件发生后,由于美国各部门缺乏搜集和评估信息的协调,导致恐怖袭击事件前对恐怖分子的失策,当时的美国总统布什为改善国家安全,采取重要步骤建立内阁级的部门——国土安全办公室(OHS),并于2002年1月24日启动国土安全部(DHS)。

随着社会经济的发展和人们生活水平的提高,社会对公共卫生安全的需求越来越重视,卫生管理者所面临的突发公共卫生事件应急任务日趋繁重,为进一步提高处置紧急突发事件的能力和管理水平,如何建立突发公共卫生事件应急联动中心,进一步提高、深化、规范社会服务联合行动工作也就显得很有必要了。

4. 政策改进

对于政府及其他组织而言,突发公共卫生事件危机管理的实质是典型的非程序化决策问题。处理突发事件是一种非常规决策。作为政治变革与政治发展的一部分,危机对于一个理性的、有活力的政府而言,能够成为公共政策改进和完善的外部动力。如果政府及其他组织能够通过公开甄别危机事件的发生诱因,调整组织的政策导向与价值选择,了解和尽量满足政策受众的各种合理的利益和要求,改善他们在新的政策目标下的环境和地位,危机不仅能强化对组织的政策评估与预警系统的作用,还能充分发挥其"社会健康安全阀"的积极功能,进而可以把危机变成改善组织政策的回应手段和措施。

突发公共卫生事件的危机管理是一项系统工程,它不仅是卫生行政部门的责任,而且是整个政府部门的责任,特别是当一个突发公共卫生事件演变为社会危机时。由于卫生行政部门权力的局限,政府各个部门包括整个社会资源都要参与应对,而且需要从法律、政策和专业技术多个层次进行管理,只有这样才能有效地预防和控制由突发公共卫生事件引发的危机,减少危机造成的损失。

第五节 危机管理的创新与发展

随着全球经济的发展,各类突发事件所导致的损失与日俱增,发达国家的情况尤其严峻。更严重的是,在经济全球化的背景下,一国的危机很容易演化成地区、洲的灾难,甚至扩散至全球。因此,公共危机管理创新已成为全球的焦点,各国政府都在公共危机管理方面投入了大量的资源。在公共危机管理的发展过程中,不仅是应急机制的强化和权责体系的明晰,而且在法治、民主和科学等领域同步推进,在理论、战略、体制和管理四大领域呈现创新态势。突发公共卫生事件的危机管理作为公共危机管理的重要组成部分也不可避免地要吸收当代危机管理的创新思想,形成日益完善、科学高效的管理模式。

一、危机管理的理论创新

传统的公共危机管理的指导思想倾向直接救灾,而当前国际上前沿的危机管理理论认为应着重于全方位的危机管理与社会的全面发展。

1. 全面危机管理(total disaster risk management)

全面危机管理要求应用系统论的观点来应对危机,其有效运作需要四大机制:① 政策支持:需要明确、周详的政策,确定危机管理的目标,合理授权给各级政府、团体、社区,规定其在危机管理中的各自职责。政策可以是法律文件、政策指南、规划或是协议。在危机管理循环中,通过战略规划和咨询流程形成的政策还能够有效地发现管理中现存的漏洞。② 体制设计:组织结构及其制度设计应该便于各界的合作和发挥整个社会的力量。还包括建立和强化中央和地方的合作团体,形成抗灾、救灾的关注焦点等。③ 能力提升:强化中央和地方建立和执行救灾及应对措施,特别是薄弱环节和弱势社区的防灾建设,更要持久进行。还包括在抗灾和相关领域的教育和培训工作。④ 资源供给:识别和提供所需的资源,包括极其重要的信息、资金、物品和教育资源。

2. 周期理论(periodicity)

危机的复发循环使得危机往往能够形成"暴发—修复—再暴发"的周期规律,因而,公共危机管理也可以遵循周期,形成"预防—筹备—应对—修复"的循环。就研究方法而言,这是一种整体分析论,从此视角出发,须强化预防和筹备的环节,也就相应地提高了政府和全民的抗危机能力。从常态和非常态的角度,突发事件的预防和筹备应纳入政府的日常工作中;从社会分工的角度,预防和筹备的工作可以纳入社会发展的部分,而应对和修复工作则可以纳入人道主义援助的部分。这样,政府的运作能够更加合理,社会也可重新进入良性发展的轨道。

3. 可持续发展论(sustainable)

危机往往给公民、财产、经济和环境带来重大的破坏,但是危机的修复却又需要经济资源的救济。可持续发展理论从整体分析论的视角,深入地理解了危机与环境和经济的关系,认为应该将救灾项目纳入经济发展战略中,在可持续发展的进程中培养公民的自救和互助能力,规划好各项援助工作,提高各地区、各层级的公民对于危机的承受能力,最终形成全民防御的文化。

二、危机管理的战略创新

随着社会的进步和各领域的逐渐完善,与公共卫生危机管理相关联的面也日益扩大,涉及社会、政治、经济、法律、科技、环境等因素,形成了影响危机管理因素的多元化趋势。因此,公共卫生危机管理的战略创新主要体现为做好国内与国际两方面的资源整合工作,充分地利用国内与国际两方面的资源,提高危机管理的效率。

(一) 国内战略

做好资源共享和全民动员工作。国内社会资源是应对危机的保证,而能否整合可运用的所有社会资源是公共危机管理的关键。一方面,强化对于有组织资源的整合。有组织的资源包括全国的物资供给、急需资源的物流管理、全国各部门的运作配合、所有相关科研机构的紧密合作和资源共享等,消除原有体制的"条块分割"和"各自为政"的弊病。另一方面,强化对于自发资源的整合。自发资源包括物资和人力资源两大方面。在物资方面,主要表现在捐款捐物工作中。监察部、人事部、审计署等部门应该及时查处和取缔多种形式的非法募捐活动,严格捐赠工作责任制,进行跟踪审计监督,逐级建立审计质量责任追究制度,对贪污、私分、截留、挪用基金和捐赠款物者严肃处理。在人力资源方面,主要表现为志愿者活动。可借鉴美国在此方面的经验,由政府倡导建设社区危机反应小组(community enmergency response team),组织编写专门的指南、手册等教程,提供全方位的危机防治指导和支持,强化以社区、居委会为基础的志愿者活动。另外,随着危机对公民造成的伤害日益严重,针对性越来越直接,社区和公民应对危机的能力不足已经凸显出来。因此,公共危机管理需要突出全民的危机教育、灾难培训、实地演习等素质教育,强化防灾抗灾的全民意识和社会氛围。主要措施包括:第一,全民危机意识的培养,逐步适应联合国提出的"与危机共存"的观念;第二,全民防范危机能力的提高,通过培训、演习等方式,具备抵御一定程度危机的能力;第三,全民信息能力、健康状况、生活习惯等综合素质的全面提高。

(二) 国际战略

有效利用国际资源,加大国际合作。首先要政府树立开明、负责的国际形象,营造友好的国际环境;其次有益于借助国际上先进的科研、资金等资源。政府在国际合作问题上通常应注重以下两个方面:第一,在公共危机管理的合作互助、资源共享等方面,各国政府均有国际合作的态度。而全球非营利组织,如联合国、国际卫生组织、红十字会等在物资、人力、知识等方面的无偿支援,更有利于公共卫生危机管理的绩效提升。第二,在国际化趋势的过程中,政府应注意运用国际规则,有效地保护本国权利,如外交政策、国际专利等。

三、危机管理的体制创新

针对危机管理部门在机构运作、政策执行、立法执法、综合管理等方面的高强度要求,国际上出现了以政府系统和法律系统为主体的全方位危机管理体制的创新。创新的危机管理体制对革除旧体制的弊病和提高管理效率具有重要作用。

(一) 完善公共危机管理系统

对于公共卫生突发事件而言,其涉及的内在结构体系并非单纯的卫生系统线性逻辑抑或平面关联,而是一个包含全社会的决策、信息、执行、保障等系统的四位一体的构架体系。正如美国的突发公共卫生事件应对系统是一个全方位、立体化、多层次和综合性的应急管理网络,从结构体系来看,结构体系的四大系统具有密切的关联性和互补性。

1. 决策系统

决策系统是公共卫生突发事件管理结构体系的核心。决策系统的主要任务是:制订突发事件处理预案,构建预案储备库;对突发事件的性质、程度、潜在范围和影响进行预判断,并在此基础上根据预案或紧急处理导则启动危机处理过程,进而导入对事件处理的意志,不断调整细化对事件的判断,从而对事件的处理做出敏捷的、具有针对性和可执行性的决策;根据决策执行调整或重新制定决策以及总结突发事件运作绩效等。

由于公共卫生突发事件发生突然,其现场抢救、控制和转运救治、中长期监控、原因调查和善后处理往往涉及多系统多部门,必须倚仗多重政府部门的综合协调处理。因此,公共卫生突发事件管理的决策体系不但涉及公共卫生部门内部的治理结构问题,还涉及多部门的整合与协调问题。

从国外的一般经验来看,分级管理、各负其责的从属性原则是各国公共卫生突发事件管理的普遍原则。决策系统的重要作用就是在尽可能短的时间内、在不完备信息的情况下,迅速作出反应,启动相应规模和层次的公共卫生处理机制,既要屏蔽危害,又要减少对危机事件处理所产生的负面影响。比如,2003 年的"非典"事件,我国政府就注意到突发事件处理中的综合平衡,既要注意对病情的防范,又要考虑到过严的防范措施可能造成的恐慌和对经济的负面影响。从对决策体系的研究来看,如何划定区划,界定公共卫生突发事件的决策主体,界定各级政府(公共卫生处理区)的职能、权限和相互联系是各个国家决策系统的关键所在,各个国家也基于其各自的空间特点、经济实力、医疗卫生服务能力进行了不同的探索,虽然美、英、日等国家公共卫生突发事件预案区划和决策体系各有特点，但是都十分注重公共卫生的内涵特征，以最优的执行可能作为首要原则。

2. 信息系统

信息系统是公共卫生突发事件管理结构体系各个系统关联衔接的重要通道。信息系统的任务在于适时、适度发布警情和公示，让居民获取有益、可信、清晰、及时、有权威和具有安定效力的信息。同时，其任务还突出表现在三个方面：其一是对突发事件的事前宣传。只有通过良好的宣传才能在突发事件产生时降低恐慌和其他的不利影响。掌握基本应急措施的居民在第一时间内的正确反应，是防止和控制突发事件恶性结果暴发、蔓延的核心要旨之一，良好的宣传体系和信息发布制度可以有效地降低人们的恐慌情绪。如 2003 年在我国局部地区突发"非典"的环境下，虽然总体上没有出现大的恐慌和抢购，但是局部地区仍出现对食醋、艾草、板蓝根等产品的盲目抢购。其二，信息系统还必须兼负多部门、多层次、多主体之间的信息传递之任务。在对警情总结和统计时，实现信息低损耗的、敏捷的传递是制订正确决策的基础，也是执行的首要保障，这其中，应当特别强调医疗保健部门内部的信息共享。这一点对我国健全和完善公共卫生突发事件处理机制也具有十分重要的作用。同样以"非典"为例，我国科研人员由于内部信息共享机制的缺陷，虽然具有独立研究发布病毒的能力，但是最终仍为美国科学家首先发布了病毒基因图谱，实现了知识产权的垄断。其三，信息系统还必须具有强化监控与即时反应突发事件特征性指标（如疾病谱等）变化的功能，定期向全国公布国民健康状况，预测预报疾病发生、发展及流行趋势，并向政府提出政策建议。从我国目前的情况来看，总体上疾病监测系统还不够完善，运行机制还存在一定问题，重大疫情报告系统中迟报、漏报的现象仍有发生。这些方面都是今后信息系统应当强化的重点。

3. 执行系统

执行系统是公共卫生突发事件管理结构体系中最直观的表征。执行系统的任务在于对决策进行敏捷的、全面的贯彻。具体来看，执行系统必须保障能够迅速启动预案，对于首次出现的情况应能够迅速转化采取近似处理方案；即时反馈执行结果，并通过信息系统向决策系统进行执行反馈；对执行决策需要的资源进行细化和整合，保障在较小的投入下实现对突发事件的妥善处理，对执行中的短缺资源进行评估，并及时反馈至决策系统，采取替代或加大投入的方法来保障执行的绩效。

对执行系统而言，最为重要的方面是执行的敏捷化程度，而这一点又与信息系统的完备和信息渠道的畅通息息相关。在执行过程中，还必须保障明确部门职责，密切部门配合，使卫生、财政、公安、工商、农业、教育、民政、运输、环保、新闻媒体等有关部门履行各自职责，共同控制公共卫生突发事件。我国在对抗"非典"过程中提出的"首诊负责制"就是根据我国目前的执行能力而进行的决策调整。

4. 保障系统

保障系统是公共卫生突发事件管理结构体系的支撑。前面所提到的三个系统建设就需要诸多方面的支撑。而保障系统就是人、财、物、智、时、空、信息等诸元素的集成者，其主要作用集中于以下三个方面：

(1) 为应对突发事件提供物质资源保障。

(2) 为应对突发事件提供非物质资源保障，如信息库、数据库、人才库等。

(3) 提供有效的作为绩效评估系统基体的物质载体。

突发事件的特殊属性,要求决策系统提供包括即时绩效评估在内的评估体系。决策系统对执行绩效的评估将集中于过程和事件、管理者、当事人三个方面。对于过程和事件以及当事人两个方面,决策系统内部可以进行奖惩判别,但是决策者很难直接对自身进行必要的惩戒,这就需要保障系统作为一个具有相对独立属性的第三方对绩效评估的结果进行奖惩。日本阪神地震后公共部门职员和志愿者有序、自觉地履行其职责除了与其良好的决策预案系统与执行系统相关外,以物质和非物质保障为基础的完善的绩效体系也起到了重要作用。

(二) 建构危机管理的法律体系

危机管理的法律体系需要满足两项相互关联的标准:第一,法律体系的全方位内涵,囊括国家卫生、安全、经济、交通运输、福利保障、新闻舆论等宏观领域的危机立法和具体管理环节等微观领域的实施细则。第二,法律体系的协调统一,在全方位体系建设的基础上,宪法、部门法、地方的行政法规等法律条文不得相互矛盾冲突,发现问题能够及时纠错和补救。

四、公共卫生危机管理的管理创新

(一) 引入科学管理,提升绩效

(1) 引入危机管理的绩效标准。随着改革政府的浪潮在全球的扩散,新公共管理、全面质量管理等理念的引入,绩效导向的科学管理已经深入到政府管理的实践中。

(2) 明确危机管理的专业化和流程化发展方向。随着危机的不断升级、政府管理的不断创新、公民期望的与日俱增,公共卫生危机管理逐步向管理团队和措施的专业化、管理环节的流程化方向发展,以期达到节约成本、优化配置、效益最大化的目标。

(3) 应用高新科技。高新科技的引入改变了原先通讯信息技术落后的局面,网络、卫星监测、全球定位系统、遥感等一系列技术及国际前沿的管理方法,在公共卫生危机管理领域的应用极大地提高了管理的绩效。

(二) 突出预防和准备,筹建危机预警和危机评估系统

当前危机管理的国际趋势已经显示出工作思路的明显转变,各国都在预防和准备方面大幅度投入。广义上的危机预防和筹备工作的内涵极其广泛,根据联合国开发计划署(UNDP)的危机筹备框架,包含九大块内容:薄弱评估、规划、机构设置、信息系统、资源基础、预警系统、应对机制、教育培训、演习。其中重要的工作有两项:一是筹备计划,确保国家最薄弱的环节已受到危机管理计划的周全保护,减少损失;二是调动所有的力量,按照危机管理计划处理灾难。

危机预警系统有三个重要环节。第一,建立健全危机汇报制度,明确危机信息的界定和分类;各层级汇报各类危机信息的时间期限;特大危机的特殊汇报方式;向国务院直接汇报的要求说明;责任追究细则。第二,筹建全国范围的危机公告制度。美国防恐的经验是设立国土安全警戒体系(homeland security advisory system),由低到高分别是:低(low),绿色标示,表示遭恐怖袭击的风险低;警戒(guarded),蓝色标示,表示存在一定的恐怖袭击危险;高度警戒(elevated),黄色标示,表示存在比较严重的恐怖袭击的风险;高(high),橙色标示,表示遭恐怖袭击的风险高;极其严重(severe),红色标示,表示极容易遭到恐怖袭击。该警戒体系由美国国土安全部升降安全级别,并在全国公告,有效地起到了全国预警的作用。第三,建设配套的危机评估系统,定期考核,有效管理,推广先进,鞭策后进。

(三) 应用高新科技,保障社会安全

高新科技的引入改变了原先通讯信息技术落后的局面,网络、卫星监测、全球定位系统、

遥感等一系列技术及国际前沿的管理方法在公共危机管理领域的应用极大提高了管理的绩效，对危机的预防、筹备、应对和修复各环节都起到了减少损失、提高效率和节约成本的功效。从国际主流的高新科技应用来看，主要包括三项工程：第一，灾害评估，包括灾害管理、地理评估、环境评估、经济分析、统计等内容，形成灾情分析和危机评估报告；第二，卫星遥感应用，包括遥感、地理信息系统等远距离监控技术，负责接收和分析卫星传送的信息；第三，网络通讯，包括计算机、网络、通信、电子等设备，维护危机管理部门的网络和对外的通讯。

（四）提升危机管理的信息系统

信息系统在危机管理的各环节均起到了至关重要的作用。提升危机管理的透明度，不仅有利于政府防治危机，而且便于全民动员，群防群控，缩短危机周期。借鉴当前的国际主流经验，强化危机管理的信息系统需要注重三个层次的科技工程。第一层次：建设单一、便利的危机管理信息门户网站；第二层次：建设全国的危机信息通讯系统，便于快速发现威胁，为所有应对危机的社区提供准确及时的信息，确保各层政府的所有领导及时掌握全部信息，随时联络负责的人员。第三层次：运用知识管理协调危机管理信息，建设和实施全国的知识共享战略来为所有应对危机的社区获取、组织和分布信息，对于尚未确定政策的危机，保持与媒体的联系，使其运用高新科技的途径发布信息。

综上所述，公共卫生危机管理已成为政府绩效的关注焦点和政府责任的直接体现，其创新的必要性和急迫性与日俱增。但是，随着经济社会文化的全面发展，由于公共卫生危机管理涉及社会、政治、经济、法律、科技、环境、国际等多方面因素，其影响和制约是显而易见的，因此，突发公共卫生事件的危机管理创新将是综合性的长期社会系统工程，任重而道远。

思考题

1. 根据危机管理理论，如何利用我国体制上的优势，消除其劣势，构筑我国公共卫生危机管理体系？

2. 预防是突发公共卫生事件危机管理最重要的一环，你认为应该如何预防突发公共卫生事件的发生？

3. 社区是突发公共卫生事件危机管理的最基本单位，你认为社区在突发公共卫生事件危机管理中应该做好哪些工作？

（饶永华　徐勇）

第七章 卫生统计学

【案例 7-1】

1951—1961 年,在西欧诸国家,特别是德国、英国等,新生儿患短肢畸形明显增加,其临床特点是四肢多处缺损,故称为"短肢畸形"或"海豹肢畸形",还可发生无耳、无眼、缺肾、心脏畸形等,当时即引起医学界的注意。

问题:

1. 该医学事件是如何发生的?
2. 造成该医学事件的原因是什么?
3. 用什么方法可以发现隐藏在其背后的罪魁祸首?

案例分析:由于没有对临床新药严格的药物安全监管和法律约束体系,缺乏实施严格临床试验后临床准入制度,从而造成了该公共卫生学事件的发生;经过临床医生及科研人员的共同努力,通过收集大量的数据和统计分析,以雄辩的证据证明:反应停是短肢畸形的罪魁祸首。这件重大的药物畸形公共卫生事件发生以后,不少国家建立了先天性畸形监测系统,强化了临床新药在进入市场之前的准入制度,即需要经过临床试验证明其安全性和有效性。这也充分说明了卫生统计学对医学科研发展的作用是巨大的。将来从事临床医学和预防医学的专业人员十分必要学习卫生统计学的基本理论和方法。

第一节 卫生统计学的基本概念

一、卫生统计学的定义

(一) 统计学的来源及概念

统计学来源于古希腊的城邦统计。《流行病学词典》(John M. Last,*A Dictionary of Epidemiology*) 对其的解释是"The science and art of dealing with variation in data through collection, classification, and analysis in such a way as to obtain reliable results)。总之,统计学是一门处理数据中变异性的科学与艺术,内容包括收集、整理、分析、解释和表达数据,以获得可靠的结果。

(二) 卫生统计学的概念

随着人类社会的不断发展,统计学作为一门工具学科已经逐步在各个学科中得到应用,如农业、工业和医学等。卫生统计学是一门运用统计学尤其是数理统计学的原理和方法,研究医学科研及卫生工作中有关数据的收集、整理、分析的科学。国内有卫生统计学、医学统计学等不同名称。卫生统计学与医学统计学的原理和方法完全一致。卫生统计学的应用更侧重于医学与卫生学的社会方面，如居民健康状况及卫生服务领域；医学统计学的应用更侧重于临床医学、基础医学、口腔医学、中医学等学科的非公共卫生方面的研究。国际上更普遍使用生物统计学(biostatistics)这一名称。生物统计学的应用涵盖整个生物学范围，对统计方法的重视和研究也是生物统计学区别于医学与卫生统计学的另一显著特点。

二、统计学的几个基本概念

(一) 同质与变异

卫生统计学中的研究对象(如调查研究中的调查对象或实验研究中的受试对象)是由最基本的观察单位(observed unit)组成的。观察单位是根据研究目的所确定的研究对象中的基本研究单位，可以是一个人、一头动物、一群人(如一个县、一个乡、一个村、一所学校、一个家庭等)，也可以是一个器官、一个细胞、一个采样点等。例如，调查某地 2009 年 35 岁以上正常男子的血压时，若采用简单随机抽样，观察单位是每名正常男子；若采用二阶段随机抽样，第一阶段随机抽取该地一部分社区，第二阶段从每个抽中的社区随机抽取一部分男子作调查，则社区为一级观察单位，男子为二级观察单位。

当一批观察单位的主要条件(对研究指标有影响的主要因素)相同时称该批观察单位同质(homogenity)。即使一批观察单位的主要条件相同，但一些次要因素、无法控制的偶然因素使得同质观察单位的某指标值不同，这种同质基础上观察单位间测量值的差异称为变异(variation)。例如，调查某年某地 7 岁男童的身高，时间、地点、年龄和性别同质，但因为遗传、营养、体育锻炼、环境等因素的影响，他们的身高不可能是一个常数；新药临床试验中，实验组和对照组病例的年龄、性别和疾病的严重程度基本相同，但由于还可能受治疗方案、研究对象的其他临床因素的影响，治疗效果也不尽相同。

(二) 总体与样本

根据研究目的所确定的同质观察单位的某项特征观测值的集合称为总体(population)。在实际中，总体往往也指由研究目的所确定的同质观察单位的全体。总体包含有限个观察单位的，称为有限总体；总体包含无限个观察单位的，称为无限总体。

实际中往往没有必要也不可能对总体所对应的全部观察单位都作研究。为了节省人力、物力、财力和时间，采取从总体的全部观察单位中抽取部分有代表性的观察单位进行研究，这也是卫生统计学中一个核心的思想，我们把它叫做抽样研究(sampling study)。为了保证抽样有代表性，必须随机抽样。从总体的全部观察单位中随机抽取的部分观察单位(某项特征的观测值)的集合叫做样本(sample)。样本所包含的观察单位的数量叫做样本量(样本大小)。

(三) 参数与统计量

总体的指标(特征)称为参数(parameter)，参数是一个常数。参数往往是不知道的，需通过样本资料来估计。参数的样本估计，即样本的指标称为统计量(statistic)，统计量是一个变量，因每次抽样的样本不同而有所变化。例如，为了估计某山区正常人的红细胞数(个/L)，从该山区随机抽取 100 名正常人，他们的红细胞数分别记作 x_1、x_2、…、x_{100}，按统计公式 $\bar{x}=(x_1+x_2+\cdots+x_{100})/100$ 计算该山区正常人红细胞数的样本均数。这里“该山区正常人的红细胞数的均数”是参数，样本均数“$\bar{x}=(x_1+x_2+\cdots+x_{100})/100$”叫统计量。

(四) 变量与资料

总体或样本所对应的观察单位的某项特征(指标)称为变量(variable),对变量的观测值称为变量值,由变量值构成资料(data)。资料可分为以下几种类型。

1. 数值变量(numerical variable)资料

数值变量资料又称定量资料或计量资料。用定量的方法对每个观察单位的某项指标测得对应的数据,一般有度量衡单位,如身高(cm)、体重(kg)、血压(kPa)等资料。

2. 分类变量(categorical variable)资料

分类变量资料又称定性资料或计数资料。根据观察单位某项特征(指标)的不同性质或类别,将观察单位分成若干组,各组的观察单位数称为计数资料,如阳性数、阴性数、治愈数、有效数、无效数。

分类变量又包含二分类变量与多分类变量:

(1) 二分类变量:观察单位某项特征(指标)分为两种不同性质或类别,如某种医学检验的结果分为阳性和阴性,则阳性数、阴性数属于二分类变量(资料)。二分类资料不属于等级资料。

(2) 多分类变量:观察单位某项特征(指标)分为多种不同性质或类别,又可分为多分类有序变量及多分类无序变量。

1) 多分类有序变量:按观察单位某项特征(指标)的不同程度(等级)分组的多分类变量,也称等级资料或半定量资料。例如,某血清反应根据反应强度分为−、±、+、++、+++、++++六个等级,各等级的计数称为多分类有序变量(资料)。

2) 多分类无序变量:观察单位某项特征(指标)在各组间不反映出等级关系,如 ABO 血型资料,分为 A、B、AB、O 四组,四组间无等级关系。

当然,资料类型的划分是相对的,它们之间可以相互转化。定量资料可以转化为定性资料(计数资料或等级资料),定性资料也可以数量化转化为定量资料。例如,健康调查简表 SF-36 中把健康状况分为"非常好、较好、一般、差、非常差"五个等级,应划归为等级资料。但若将这五个等级数量化,分别将它们赋值为 5、4、3、2、1,就转化为定量资料了。资料类型不同,所采用的统计方法亦不同。

(五) 频率与概率

一个试验(如某种治疗、医学检验、医学观察、医学调查、医学实验等),有两种对立的结果:事件 A(试验结果可能出现的某种现象)发生或不发生。一次随机试验结果,事件 A 发生或不发生完全是偶然的;观察大量试验,事件 A 的发生呈现规律性的结果,此种试验称为随机试验,此种事件称为随机事件。

1. 频率(relative frequency)

将随机试验重复 n 次,n 次试验中随机事件 A 共发生 m 次,则 m/n 表示随机事件 A 发生的频率。

2. 概率(probability)

随机事件发生的可能性大小称为概率,记作 P。

(1) 概率的统计定义:当试验次数 n 趋向于无穷大时,频率 m/n 的极限值为概率,即 $P=\lim\limits_{n\to\infty}\frac{m}{n}$。在实际中,当 n 很大(大样本)时,往往用频率近似估计概率。

(2) 概率的古典定义：一个随机试验，有 n 种等可能的结果，其中有利于事件 A 发生的结果数为 m，则事件 A 发生的概率等于 m/n。例如，随机事件为抛掷一枚（质量分布均匀的）硬币，有两种等可能的结果：硬币落下时数字朝上或数字朝下。事件 A 定义为硬币落下时数字朝上，有利于数字朝上的等可能的结果数为 1。则抛掷一枚硬币出现数字朝上的概率为 $m/n=1/2=0.5$。

由以上概率的两个定义可看出，$0\leqslant P\leqslant 1$。当 $P=0$ 时称为不可能事件，当 $P=1$ 时称为必然事件。当 P 很小时称为小概率事件，如 $P\leqslant 0.05$ 或 $P\leqslant 0.01$ 的随机事件，试验 100 次，平均发生数不超过 5 次或 1 次，一般认为是几乎不会发生的事件。

三、统计工作的基本步骤

统计工作可分为以下四个步骤：

（一）设计(design)

由于统计或医学科研工作是一个比较复杂的系统工程，在正式实施这项工作之前，要有详细的规划和设计。良好的设计是决定一项科研工作成败的关键。如果统计设计存在缺陷，即使统计方法再高深，所得的结论也是不可靠的。所以有的学者提出，学习卫生统计学不仅仅是学会数据的处理分析，同时应该掌握这门学科中所蕴含着许多科学的科研设计思想。

非常遗憾的是，即使是在今天，仍有许多研究人员并不真正重视科研设计中所蕴含的统计设计元素，如随机化、对照、样本量的大小、准确的统计方法选择等问题。往往都是等数据收集完成，遇到具体困难了，才去咨询统计专业人员，悔之晚矣。英国著名统计学家，现代统计学的奠基人之一 Fisher 曾指出：做完实验以后才找统计学家无异于请他做尸体解剖，他能做的事件就是告诉你这实验死于什么原因。因此，在研究之前一定要查阅大量文献，必要时咨询统计学专家，做好周密的设计。

（二）资料收集(collection of data)

卫生统计资料有三个来源：① 统计报表，如法定传染病报表、职业病报表、医院工作报表等。这些报表由卫生部统一设计、逐级上报。② 经常性工作记录，如卫生监测记录、健康检查记录、门诊病历、住院病历等。③ 专项实验或专题调查。资料收集的方法与要求见本章第二节。

（三）资料整理(data sorting)

资料整理也称数据处理。医学数据的统计处理涉及医学专业知识、统计专业知识、处理数据的经验和技巧，是一门高超的艺术。在资料整理过程中，原始数据的录入、数据的管理、统计软件的使用都是必须重视的关键环节。随着计算机软件（如 Epidata、Excel、Foxpro、Access 等）在数据处理中的广泛运用，现代的数据处理技术流程一般包括：调查表的双遍编码、双人双遍录入、双遍核查、逻辑校对，其目的是保证收集的资料比较准确地录入到数据库中，这也是数据处理过程中的质量控制措施。

（四）资料分析(analysis of data)

资料收集完成后，最后的工作是资料分析，它包括两个方面的主要内容：统计描述和统计推断。统计描述是指采用统计图、统计表及相关的统计指标对数据的分布特征进行简单的描述；统计推断是指由样本信息推断总体信息的过程，包括参数估计和假设检验。

第二节　医学科研设计

【案例 7-2】

观察某公司生产的新型血管栓塞微球经导管肝动脉化学栓塞(TACE)对治疗晚期肝癌的临床试验效果。该研究是一个典型的新型医疗器械临床疗效和安全性试验,需要采取多中心、随机开放、平行对照试验来研究其疗效和安全性。

问题:

1. 这是何种实验设计的研究?
2. 该研究的受试对象、处理因素和效应指标是什么?
3. 如何设计才能使该研究结果具有可靠性?

该研究属于临床试验(clinical trial)。受试对象是符合纳入和排除标准的初治晚期原发性肝癌病人;处理因素是采用血管栓塞微球经导管肝动脉化学栓塞。处理因素分成两个水平:一组是试验组,即采用该公司生产的新型血管栓塞微球,另外一组是平行对照组,是在市场上应用比较成熟的栓塞产品即波士顿科学微球栓塞剂。为了使得研究对象在性别、年龄、病期等混杂因素在两组间尽可能均衡,需要采取完全随机设计的方案将研究对象随机分配到试验组和对照组中,这样才能尽可能地保证试验结果的可靠性。根据专业知识,效应指标是指瘤体内血供的变化和血管栓塞的成功率、总缓解率(*CR*)、疾病无进展生存时间(*PFS*)等。安全性指标有不良事件和严重不良事件发生率。采取的统计方法是 χ^2 检验、Fisher's确切概率法、Log-rank 检验等。

由该案例得知,医学科研是一项极其复杂的系统工程,在实施之前必须有详细的规划和设计,只有这样才能保证研究工作的成功。医学科研设计的定义是:在拥有一定专业知识的基础上,根据统计学原理,为某一现场调查、临床疗效观察或实验室研究等所制订的具体工作计划。它包括医学专业设计和统计设计两个部分。

专业设计包括选题、提出假设、确定研究对象和技术方法(指选用观察指标及搜集资料的方法)。统计设计包括:确定设计类型(如实验中的完全随机化设计或是随机化区组设计;调查中的队列研究还是病例—对照研究等);估算样本大小;建立对照组,将研究对象随机分配到各组;资料齐全后用何种统计检验方法以确保研究结果的信度和效度。

在医学科研设计中,根据观察者是否主动施加干预而分为实验研究与调查研究两类。实验研究是研究者根据研究目的人为地对受试对象(包括人和动物)设置干预因素,控制非干预因素的影响,总结干预因素的效果。调查研究是指对特定群体进行调查,被动地获取研究对象的静态信息。在调查时研究条件难以控制,一般通过合理分组、设计对照、多因素的分析等手段尽可能地减少干扰。实验与调查研究虽然在设计上有区别,但随着医学科研设计的日益复杂化,在实际工作中常结合使用,某些现场调查可为实验提供线索,而实验结果还需要通过调查加以证实。

一、实验研究

（一）实验研究的类型

【案例 7-3】

研究环境雌激素辛基酚(OP)和三羟异黄酮(GEN)对大鼠乳腺癌中血管内皮生长因子(VEGF)表达的影响。将雌性 SD 大鼠随机分为对照组、模型组及 3 个实验组[GEN、OP 和 GO 组(GEN+OP)]。二甲基苯蒽启动致乳腺癌(对照组除外)，第 210 天处死大鼠，用免疫组化和免疫印迹检测大鼠乳腺癌组织中 VEGF 的蛋白表达情况。结果表明，与模型组相比，GEN 组 VEGF 蛋白表达降低，OP 组 VEGF 蛋白表达升高，GO 组没有变化。

问题：

1. 该研究属于实验研究的哪一种？
2. 该研究的处理因素、受试对象和效应指标各是什么？

根据研究对象和场合的不同，实验研究可分三种类型：动物实验、临床试验和社区干预试验。

(1) 动物实验(animal experiment)：本案例是一个典型的动物实验研究，其研究对象是雌性 SD 大鼠，在本实验中研究者可主动施加干预措施(环境雌激素因素)，干扰因素较易控制，实验过程中各种条件容易达到均衡、齐同。当然广义的动物实验，实验对象除了动物(鼠、兔、狗等)外，也可为细胞株、血液标本或者尿、粪、痰等排泄物。

(2) 临床试验(clinical trial)：合成新药或医疗器械上市之前必须经过临床试验验证；或者几种药物的疗效比较。研究对象是人，研究者不可能任意采取严格的控制措施使试验条件各组保持齐同。人有思想并受心理活动和社会潮流的影响，研究结果容易产生偏性，须严格执行临床试验的一套规则，才能取得可信的结论。一般地说，临床试验操作难度较动物实验大，如案例 7-2 新型血管栓塞微球对治疗晚期肝癌的临床试验疗效观察。

(3) 社区干预试验：这是一种面广量大的群体试验。试验必须在当地政府和卫生行政部门的许可和支持下进行。如果研究结果有差别(“自来水中加氟”或“食盐中加碘”的例子)，一般都具有统计学意义，因为社区试验的样本量大，产生的抽样误差必然很小。

（二）实验设计的基本要素

1. 处理因素(study factor or treatment)

自然界对动物和人类产生影响的因素极多，只要它们参与实验过程，对动物和人体发生作用，都有可能成为一种处理因素。但是每进行一项具体的实验，总是锁定目标的、希望探讨的某个特定因素，即对动物和人体产生某种预期效应的处理因素。如案例 7-3 中环境雌激素就是处理因素。于是有如何控制非处理因素的问题，传统的实验目标是单因素的，即除了某特定处理因素在各实验组间有差别外，其他所有的因素保持齐同一致。非处理因素也叫混杂因子，指在实验研究中与主要研究因素同时存在，同样对受试对象会产生实验效应，不是主要的研究因素，但是需要控制和均衡的因子。同一因素可以分不同的等级(水平)，如药物的剂量、温度的高低、时间的长短等。案例 7-3 中处理因素分成 3 个水平，即 GEN 组、OP 组和 GO 组(GEN+OP)。

在确定了处理因素后,需要注意以下两点:

(1) 处理因素标准化。使某一处理因素在整个实验过程中始终如一,保持不变。例如,应用某种药物,要求固定为某药厂的产品,批号、剂量都应一致;或如手术治疗,要求操作的熟练程度自始至终保持恒定。否则由于处理因素没有进行标准化(统一),必定对实验结果产生影响。

(2) 分清处理与非处理因素。例如,在综合治理高血压的过程中,降压药物是处理因素,合理调配的膳食变化是非处理因素。只有准确控制处理因素,排除或合并考虑非处理因素的干扰或相加(平行关系)、相乘(交互作用)作用,才能保证医学实验的成功。

2. 受试对象(study subjects)

处理因素作用的客体——受试对象的选择十分重要,对象选择的认真、严格、正确与否,直接影响到研究的结果。受试对象有动物和人两类。

(1) 动物的选择:与临床试验相比,动物实验具有许多独特的优点:① 可以更严格地控制实验条件。② 可以对实验对象进行有害或可能有害的因素研究。③ 可以直接获取反映实验效应的样本资料。如在上节中提到的"测定大白鼠肝脏中维生素 A 含量"的例子,可把肝脏取出测定。④ 多数实验动物传代比人类快得多,可以培育基因型明确的品系或有各种遗传缺陷的特殊品系动物(如裸鼠、高癌率鼠等),为遗传、免疫、肿瘤研究提供极大便利。⑤ 实验动物在饲养、管理上一般都比较经济。

(2) 人的选择:尽管动物实验具有不少优点,但是从生物进化角度看,即使动物界中级别最高的,与人类最接近的灵长类(猴、狒狒等)与人类之间仍然存在极大的差距,更何况人类具有思想、心理活动和社会影响,所以动物实验的结果不一定与人体情况完全相符。且有些疾病是人类所独有的(如精神病),这些疾病不易建立动物模型,只能通过临床观察、人体试验才能阐明规律。

1) 患者的选择:首先要有统一的诊断标准,研究对象应该是某病的确诊病人,不能是误诊病人。病人有门诊病人和住院病人之分。住院病人所处环境较安静,条件容易控制,试验容易维持恒定,便于医生作观察、检查和记录;资料完整且易达到一定的精确度。门诊病人受客观环境和主观心理状态不断变化的影响,对医嘱的依从性(compliance)得不到保障、病历记录粗糙而难以达到所要求的精确度。但是门诊病人亦有住院病人所不具备的优点,门诊病人并非处在特殊环境下,所进行的试验而获得的结果经得起日常生活的考验,不至于出现某种治疗方案在医院里效果好,出院后效果差的情况,所以门诊病人的试验结果应用面较广。另外用门诊病人作为受试对象,经济上较为合算,他们不需要特殊的照顾与护理,且病例数量远多于住院病人。根据实际情况,初步试验可在门诊病人中进行,较为细微和深入的试验应该在住院病人中进行。

2) 用正常人做受试对象:临床医学研究中,多数是研究处理因素(药物、手术或其他治疗措施)的治疗效果,试验对象多数是病人。但在研究某种新药在体内的生理、毒理作用及药物代谢动力学时,则应以正常人作为受试者更恰当。又如,考察疫苗预防接种效果和副反应时,更是接种于健康人体内。应用正常人作受试对象时必须注意以下两点:一是事先向受试者讲清试验方法和目的,做到知情选择(informed consent),绝不允许隐瞒和保密;二是应该保证做到受试对象的健康不受损害,试验是绝对安全的。

3) 志愿受试者:志愿者可以是病人或正常人,他们非常愿意参加试验,也清楚地知道自己参加试验的内容。一般来说，志愿受试者大多有强烈的偏因性，即他们了解医生希望得到某种反应或结果，会下意识地按医生的意图回答问题，甚至发生某种药物的副作用时，他们的耐受性会比普通人更好。偏因志愿者较多时，会使试验方法（新药或新疗法）的"副作用"灵敏度下降，相对应的是使"效果"灵敏度升高。案例 7-2 中肝癌病人就是受试对象。

4）受试者"脱落"问题：受试者开始时参加了试验，以后因某种原因没有按试验计划到终点，称为受试者"脱落"（drop out）。脱落的原因是多样的：有的因病情加重而去寻求别的疗法或转别的医院，有的甚至死亡，这些脱落例数应归入无效一类。有些受试者感到病情减轻或是迁徙别处而终止试验，这种脱落称自然脱落，不能归入无效类。对脱落者的正确处理是应该搞清脱落案例的原因，迁居者应追踪病情变化情况，实在追不到结果的则剔除。

3．实验效应（experimental effect）

处理因素作用于受试对象后会产生实验效应。效应表现是多方面的（主、客观各个方面），要选择适当的指标来反映，这也就是研究工作需要观察的结果，指标选择正确与否，直接关系到研究工作的质量。实验指标有两大类：

（1）客观指标：由研究者按观察或测量的资料类型可分两种：定量指标、定性及等级指标。案例 7-2 中的定量指标是疾病无病生存时间（PFS）；案例 7-3 中的定量指标是 VEGF 的表达量。

（2）主观指标：这里指的主观指标是由受试者亲身感觉到的症状或一种状态，也称"主诉"（chief complaints），如疼痛、发热、头昏、乏力、麻木、心慌、胸闷、恶心等。但是受试者主观指标中的某些指标（主诉症状），如咳嗽、呕吐，又是旁观者能看到的客观指标，而上述第一类客观指标中的定量指标，有些项目如身高、体重的读数读得准或不准又是与观测者的主观因素（技术熟练程度）有关的。所以说实验效应指标的分类只能从大体上分，而不是绝对的，一般来说选择的原则是先客观指标后主观指标，客观指标中先定量后定性。在定量指标中还有选择灵敏度和特异度兼佳的指标。

（三）实验设计的三大原则

实验设计的主要目的是减少研究中的误差。这些误差会造成研究中的各组不可比，科学研究强调"可比性"，为此，必须遵循对照、重复和随机化三个基本原则。

1．对照（control）

建立对照组是为了比较，有比较才能鉴别。临床上有些疾病，如感冒、腰背扭伤、关节酸痛等有自愈趋势。例如慢性气管炎会随着季节变化、气候转暖而缓解，如果给这些疾病用药而不设对照，痊愈后把"功劳"记在某种药物的账上是不妥当的。为了鉴别，必须设立对照。对照方式有以下几种：

（1）空白对照：对照组不加任何处理。例如，在观察某种疫苗的预防接种效果时，接种组注射疫苗，对照组不接种也不服用任何增强免疫功能的制剂，处理因素完全空白；再有临床上考察某药物的疗效时，对照组用无该药成分，但外形与该药相同剂型的安慰剂（placebo）等均属空白对照。必须指出：空白对照是在不违背伦理学和医德的前提下进行的，在患者需要紧急救治的情况下是不允许设空白对照的。因此空白对照非但不宜提倡，而且要慎用！

（2）实验对照：在某种实验条件下进行观察的对照方法。例如，在观察赖氨酸对儿童发育影响的研究中，实验组儿童食用加赖氨酸的面包，对照组儿童食用不加赖氨酸的面包，除了赖氨酸的有无，对照组儿童不能吃大米饭，且面粉是同一工厂产品。再如，研究某中药烟熏剂的空气灭菌作用，对照组应是不加中药的单纯烟熏，此时若用不加处理的空白对照，即使实验组有灭菌作用，也分不清是中药的作用还是烟剂的作用。

(3) 标准对照：不专门设立对照组，用现有的常规(标准)方法作为对照。在临床疗效评价时，标准方法要能够代表当时疗法的水平，不能为了迎合新方法的有效而降低“标准方法”的水平。

(4) 自身对照：也称配对比较。可以有下述三种形式：① 实验与对照在同一个体身上进行，例如高血压患者在用降压药物治疗前后分别测定血压值；② 同一份标本(血、尿、痰或咽喉部分泌物)分成两份，分别用两种方法(或仪器)测定某生化物含量或两种培养基培养细菌的生长情况；③ 条件(同一窝的动物，性别、年龄、体重)相同或相似的一对动物，随机地将其中一只分配到实验组，另一只就在对照组。自身对照设计的实验效率高于完全随机设计。

(5) 相互对照：各实验组之间互相为对照。如有几种不同药物治疗同一疾病的疗效比较，或是同一种药物的不同剂量间的比较，不必另设对照组，在它们各组间互相比较即可。

(6) 文献对照：又称“历史对照”。以本人过去的研究结果或文献(期刊、专著)上记载他人的研究成果与本次研究结果作比较。历史对照适宜用在非处理因素影响极小的疾病研究中。例如，某癌症过去的病死率为100%(治愈率为0)，若有某一新药连续治愈数例，即使未设对照组，仍可认为它是一种特效的抗癌药。医学史上曾把“结核病”视为绝症，当链霉素和雷米封用于结核病并取得显著效果时，尽管没有设立对照，它们仍被认为是抗结核病的特效药。需要指出的是：通常情况下，时间、地点的不同，条件差异很大，历史对照的可比性较差，所以也不太提倡。

2. 重复(replication)

自然界普遍存在变异现象，由变异产生随机性，也称偶然性。科学与偶然是对立的，科学讲究规律性、重现性。从科学总是消除偶然性这点来说，科学是偶然性的敌人；但从偶然性不断给科学提供新课题这点来说，偶然性倒是科学的友人。恩格斯说：在表面上是偶然性在起作用的地方，这种偶然性始终是受内部的隐蔽着的规律支配的，而问题只是在于发现这些规律。对随机现象(或事件)的规律是通过概率来阐述的，即“偶然”与“必然”这对矛盾，通过“概率”这个媒介来度量随机事件发生的可能程度大小而消除二者的对立。对一个随机事件来说，它的个别实现具有偶然性，它的大量实现具有必然性。对同质的研究对象进行大量的观测(或对一个研究对象进行多次重复测定)，统计术语称为“重复”。设某病真实病死率为10%，如果观察该病患者10例，不会那么巧有一例死亡，若观察100例，也许死亡数会接近10例，观察的例数(n)越多，病死率就越接近真实值，即样本率与总体率之间的误差越小。同样道理，测定数值变量的样本均数($\bar{x}$)与总体均数(μ)间的抽样误差亦是如此，n越小误差越大，n越大则抽样误差越小。因此，重复是用来克服抽样误差的。在研究设计时，考虑样本含量(n)大小，既不排除小样本(但不能偏爱小样本)，也不是样本量越大越好。

3. 随机化(randomization)

为了使得各比较组在难以控制的非研究因素的分配方面尽量保持一致，必须采取随机化措施。有一种似是而非的理解是“随机”与“挑选”对立，只要做到主观上不挑选就认为是“随机”了，其实仅是不挑选只能叫“随便”，“随便”绝不是“随机”。举个例子，有人把甲鼠笼内种系、年龄、体重相同或相近的20只小白鼠分成数目相等的两组，为避免主观挑选，闭着眼伸手进笼子，顺手依次抓出10只小鼠放进乙笼为一组，留在甲笼内的10只为另一组，自以为做到了随机化。其实这么做是“随便”,不是“随机”,此时两组存在明显的差别:乙笼内先抓到的10只老鼠是性情温和、反应迟钝、体力弱、跑得慢的个体,留在甲笼未被抓走的10只老鼠正好是身强力壮、凶猛机灵的个体。存在偏性的组间比较是不公正的,一切统计检验均是无效的。

随机化设计的操作有下面四种形式:

(1) 随机抽样:总体内每一个对象被抽入样本的概率相等,保证抽得的样本对总体具有充分的代表性,使研究结果可以进行统计分析,其结论具有普遍意义。社会科学研究中的社会调查、民意测验要做到准确、真实地反映群众的呼声与意愿,也必须使用随机抽样的方法(除非是全面调查)。样本应该是总体的一个没有被歪曲(偏性)的缩影。

(2) 随机分组:实验组和对照组所用实验单位是同质的,但不管研究者如何努力,要使各种条件(除处理不同)完全均衡是困难甚至做不到的,应用随机分配方法可使两组或多组达到自动平衡,避免分配误差,这是因每个实验对象被分到各不同处理组的机会相等。例如,上述20只小白鼠分为两组的例子,可根据掷硬币出现正面朝上放实验组,反面朝上放对照组,一般会使两组中小白鼠体质强弱等一系列特征自动得到平衡。

(3) 随机顺序:当一项新方法实行之初,技术、步骤颇觉生疏,随着时间的推移,会越来越熟练。如果某一组或某因素的处理均安排在实验早期,而另一组或另一处理因素均安排在实验的后期,则两组间会存在差别。再如,平日上班之初,精力充沛,注意力集中,观察仔细;临近下班,身感疲乏,精力涣散,甚至腹中有饥饿之感,实验操作会受到影响。如果每天一上班先处理实验组,后半段时间处理对照组,顺序固定不变,两组间必定存在差别,这种差别称为“顺序误差”。这时应使用随机顺序,使两组内每个研究对象接受处理的先后机会相等,顺序上均衡,误差就不存在了。

(4) 随机分层:随机分组虽然提高了各组的均衡性,但不能始终保证某些特征在各组间一定达到严格的齐同,此时可采取随机分层。按研究对象的一些重要特征,如性别、年龄、病情轻重、病理类型等分成各个层次,然后在各个层次内再随机分配。例如,某一临床试验有男病人30例,女病人18例,分为两组,要使各组的男女例数相等,先要男女分层,再以每层随机分配,才能保证每组男病人15例,女病人9例;如果48总例数,不分层分配,将48例等分成两组,不一定能做到两组男女相等(男15例,女9例)。

(四) 几种常用的实验设计方法

本节讨论的几种常用实验设计方法就是随机化原则的具体体现。同时,哪种设计类型选用哪种统计检验公式都是配套的。随机化处理不是单靠掷硬币和抽签来操作的,一般是使用随机数字表和随机排列表,前者为0到9十个数字,它们出现的先后顺序和多寡是随机和均等的。当然现在的随机分组方法往往采用统计软件,如SAS的随机函数产生随机数字和分组方案。

1. 完全随机设计

(1) 两组完全随机设计:适用于两独立随机样本比较的 t 检验、z 检验、t' 检验、秩和检验、χ^2 检验等。

例 7-2-1　设有同种系同性别小白鼠14只,试用随机数字表将它们分成两组。

方法:先将小白鼠随机编号为1、2、…、14,然后在随机数字表(附表12)内任一列及任一行作为起点向任何方向(上、下、左、右,甚至对角线斜方向)连续抄录14个二位数,事先规定

奇数归入甲组,偶数归入乙组(反之亦可)。现从表内第15行第1列数字开始向右抄录14个随机数字,结果如下:

动物编号	1	2	3	4	5	6	7	8	9	10	11	12	13	14
随机数字	37	85	94	35	12	83	39	50	08	30	42	34	07	96
归　组	甲	甲	乙	甲	乙	甲	甲	乙	乙	乙	乙	乙	甲	乙

分配结果为甲组6只,乙组8只,两组不等,要达实验最高效率应在乙组8只内随机抽出一只调到甲组,继续在第15行内再往后抄录一个随机数字(本例为"88"),此数用8(乙组共8只)去除,当余数为0、1、2、…、7时,按顺序将第8、1、2、…、7只动物放到甲组,本例将编号为"14"的小鼠抽出放到甲组。

(2) 多组完全随机设计:适用于多组独立随机样本比较的单因素方差分析、秩和(H)检验、χ^2检验等。

例7-2-2 试将18只小白鼠随机等分成三组。

方法:先将18只动物随机编号:1～18,从附表11随机排列表内任意一行,假定为第13行,依次抄录除去"18、19"的从0～17的十八个随机数字,结果如下:

动物编号	1	2	3	4	5	6	7	8	9	10	11	12	13	14	15	16	17	18
随机数字	10	9	14	12	17	15	3	5	2	11	8	0	1	4	7	13	6	16
归　组	乙	乙	丙	丙	丙	丙	甲	甲	甲	乙	乙	甲	甲	甲	乙	丙	乙	丙

事先分组规定:0～5入甲组,6～11入乙组,12～17入丙组,整理如下:

甲组动物编号	7	8	9	12	13	14
乙组动物编号	1	2	10	11	15	17
丙组动物编号	3	4	5	6	16	18

2. 配对设计

(1) 适用统计方法:配对设计可以是同一个体处理前后或同一标本分成两份,或者是性质十分相近的两个对象配成一对。配对设计适用于配对设计t检验、z检验、差值的符号秩和检验、χ^2检验等统计方法。配对设计可以更加严格控制非处理因素的干扰,提高实验效率。

(2) 设计方法:

例7-2-3 有8对受试者,试将每对受试者随机分配到甲乙两种处理组中。

方法:将每一对中的受试者编为1、2号,如第1对中的第1号为1.1,另一个为1.2;第2对分别编为2.1和2.2,余仿此。在附表11随机排列表中任一行依次抄录"0～7"八个随机数字。事先规定奇数时对子中的1号对象入甲组,2号对象为乙组;如是偶数时,则对子中的1号对象入乙组,2号对象入甲组。现任意指定附表11随机排列表某一行,例如第24行,抄录8个随机数字(0～7)如下:

受试者	1.1	1.2	2.1	2.2	3.1	3.2	4.1	4.2	5.1	5.2	6.1	6.2	7.1	7.2	8.1	8.2
随机数字	0		6		1		2		4		3		7		5	
归　组	乙	甲	乙	甲	甲	乙	乙	甲	乙	甲	甲	乙	甲	乙	甲	乙

整理如下：

甲组	1.2	2.2	3.1	4.2	5.2	6.1	7.1	8.1
乙组	1.1	2.1	3.2	4.1	5.1	6.2	7.2	8.2

3. 随机区组(配伍)设计

(1) 适用统计方法：随机区组(配伍)设计适用于控制区组因素的单处理因素的方差分析、(无交互作用的)两处理因素方差分析、多组比较的非参数 M 检验等统计方法。

(2) 设计方法：

例 7-2-4　12 名受试者，按性别、年龄和病情等特征分为三个区组(每组 4 名)，统一编号：1～4号为第Ⅰ区组，5～8 号为第Ⅱ区组，10～12 号为第Ⅲ区组。拟在每一区组内分别给予 A、B、C、D 四种处理，应该怎样将每一区组内的 4 名受试者随机地分配到 A、B、C、D 四组中去？

操作：先从附表 11 随机排列表中任意指定三行，如第 6～8 行，每行内依次取“1～4”四个随机数字列在区组内受试者编号之下，事先规定随机数字 1、2、3、4 分别代表 A、B、C、D 四种处理，抄录结果如下表：

区组	Ⅰ				Ⅱ				Ⅲ			
受试者编号	1	2	3	4	5	6	7	8	9	10	11	12
随机数字	2	1	4	3	3	2	4	1	3	2	1	4

整理如下：

区　组	处　理			
	A	B	C	D
Ⅰ	2	1	4	3
Ⅱ	8	6	5	7
Ⅲ	11	10	9	12

二、调查研究

【案例 7-4】

为了研究环境危险因素对胃癌癌前病变的影响，2008 年某课题组在江苏某市进行了一项关于胃癌癌前病变危险因素调查的病例对照研究。病例组为：根据胃镜检查为萎缩性胃炎、胃溃疡和胃息肉的病例或病理诊断为萎缩性胃炎、肠上皮化生、异型增生的病例；对照组为本次诊断为非癌前病变的病例。通过设计结构式调查表调查研究对象本次诊断 5 年前的暴露情况：包括饮食史、既往疾病史、吸烟、饮酒及饮茶史、上消化道疾病遗传史、职业史等。

问题：

1. 该研究属于何种研究？
2. 该研究与案例 7-2 和案例 7-3 有何区别？

通过多因素非条件 Logistic 回归分析发现，影响该地胃癌癌前病变的危险因素有吸烟、大量食用腌制食品、家族史等；保护因素有经常食用新鲜蔬菜、水果等。

该研究又称为观察性研究，其特点是：不能对调查对象人为施加干预措施，不能将调查对象随机分组,很难控制干扰因素,从而决定了只能“被动”地观察客观存在的现象,因此一般不能下因果结论。

(一) 调查研究的类型

调查研究的类型有不同的划分方法。根据调查的抽样比例可划分为全面调查及抽样调查;根据调查时间可划分为横断面(现况)调查、病例对照研究、队列研究及回顾性队列研究;根据调查的抽样概率可划分为概率抽样调查及非概率抽样调查。

1. 根据调查的抽样比例划分

(1) 全面调查(complete survey):所谓全面调查,即对研究总体全部(抽样比例为100%)进行调查,如某病患病率普查、全国人口普查。全面调查的优点是能得到总体的参数,不存在抽样误差。但由于总体数量庞大,操作时可能会引入系统误差和过失误差,且消耗较多的人力、物力和财力。

(2) 抽样调查(sampling survey):抽样调查是从总体中抽取一定数量的观察单位组成样本,然后用样本资料的信息对总体进行研究。抽样调查与全面调查相比,因观察例数较少,可节省人力、物力和时间,并可获得较为深入细致和准确的资料,大大减少了系统误差和过失误差产生的机会,往往可达到事半功倍的效果,值得大力推广应用。

抽样调查又分为概率抽样调查和非概率抽样调查。所谓(等)概率抽样调查,即在抽样过程中必须保证总体中的每个观察单位都有同等的概率被抽到样本中来,然后根据样本信息来推断总体特征。基本的概率抽样方法有单纯随机抽样、系统抽样、分层抽样、整群抽样。所谓非概率抽样调查,即当总体不明、为特殊调查目的或无法进行概率抽样时,常常采用典型调查(选择个别典型的人和事物在深度方面进行详细的调查)、方便抽样(最为便利的方式抽样)、雪球抽样(通过样本对象介绍样本对象)、配额抽样(按相同抽样比例在总体各类中方便抽样或雪球抽样)等方法获取样本,此时每个个体被抽中的概率是未知的或无法计算的。非概率抽样调查不能进行统计推断,社会医学定性调查常采用非概率抽样方法。

2. 根据时间划分

(1) 横断面调查(cross-sectional survey):横断面调查又称现况调查,调查总体某时点断面上的情况,通常是针对一个人群的描述性调查,目的是估计该人群一组变量的代表性水平,了解该人群的现状。

(2) 病例对照研究(case-control study):病例对照研究是以患所研究疾病的病例和未患该病的合适对象为对照,分别调查其既往暴露于某个(或某些)危险因子的情况及程度,以判断暴露危险因子与某病有无关联及其关联程度大小的一种观察研究方法。因为这种调查始于疾病发生之后,是由结果到原因的顺序,所以也称为回顾性调查。例如,调查某精神疾病患者与正常对照组过去一年内所遭遇的生活事件即是一种病例对照研究。

(3) 队列研究(cohort study):队列研究是选定暴露及未暴露于某个(或某些)因素的两组人群,追踪其各自的结局,并比较两组人群发病的差异,从而判定暴露因子与发病有无因果关联及关联大小的一种观察性研究方法。该类研究设计的特点是由原因到结果的顺序,也称为前瞻性研究。例如,调查某不良生活方式对人群健康的影响可采用队列研究。

(4) 回顾性队列研究:回顾性地收集人群既往暴露于危险因子的情况及程度,再随访不同暴露人群的疾病发生情况,是将病例对照研究与队列研究相结合的一种研究方法。

（二）常用抽样方法

例 7-2-5 国家社会科学基金某项目组分别采用多种常用的抽样方法，于 2008 年随机抽取某大学新校区的部分本科生与硕士研究生，调查分析学生的身体健康状况、学习成绩、考试作弊、生活消费、婚前性行为等指标。

下面结合例 7-2-5 介绍常用的抽样方法。

1. 单纯随机抽样（simple random sampling）

(1) 概念：所谓单纯随机抽样是指，先将调查总体的全部观察单位统一编号，然后采用随机数字表、统计软件或抽签等方法之一随机抽取 n（样本大小）个编号，则由这 n 个编号所对应的 n 个观察单位构成研究样本。

(2) 操作：在例 7-2-5 的项目中，该大学新校区共有硕士研究生 5 200 名，采用单纯随机抽样从中抽取 800 名调查其婚前性行为。使用常用的随机数字表法，具体操作如下：

1) 统一编号：将 5 200 名研究生统一编号：1、2、…、5 200。

2) 确定随机数：从附表 12 随机数字表中任一行、任一列开始向任何方向抄录 800 多个 4 位数（因最大编号为 4 位数）。例如，从第 36 行第一列开始向右抄录：0526、9370、6022、3585、1513、9203…当然，对于大样本的随机分配方案的确定往往采用 SAS 随机函数程序进行随机化分配。

3) 确定样本：将重复数字、首数大于 6 的数弃之，得符合要求的 800 个数：0526、3585、1513…然后将与这 800 个编号对应的学生抽出即可。在这里特别要注意：不能按一般卫生统计学书中介绍的“首数≥6 000 减 6 000，≥8 000 减 8 000 形成新数字”的做法，因这样做的结果首数为 6、7、8、9 的四位数分别变为首数为 0、1、0、1 的四位数，致使首数为 0、1 编号学生被抽中的概率将是其他学生的 3 倍。

(3) 特点：单纯随机抽样是最基本的抽样方法，也是其他抽样方法的基础。优点是操作简单，统计量的计算较简便；缺点是当总体观察单位数量庞大时，给观察单位逐一编号甚为繁复，有时难以做到。

2. 系统抽样（systematic sampling）

(1) 概念：系统抽样，又称机械抽样或等距抽样。事先将总体内全部观察单位按某一顺序号等距分隔成 n（样本大小）个部分，每一部分内含 m 个观察单位；然后从第一部分开始，从中随机抽出第 i 号观察单位，依此用相等间隔 m 机械地在第二部分、第三部分直至第 n 部分内各抽出一个观察单位组成研究样本。

(2) 操作：在例 7-2-5 的项目中，该大学新校区共有本科生 15 000 名，采用系统抽样，从中抽取 1 500 名，调查其学习成绩。具体操作如下：

1) 统一编号：对 15 000 名学生统一编号：1、2、3、…、15 000；

2) 抽一数字：本例抽样比例为十分之一，故在 1～10（号）内随机抽得一数字为 6；

3) 确定样本：则对应编号为 6、16、26、…、14 986、14 996 的学生被抽中。

(3) 特点：优点是易于理解、操作简便；被抽到的观察单位在总体中分布均匀，抽样误差一般比单纯随机抽样小。缺点是在某些特殊情形下，会出现偏性或周期性变化；无计算抽样误差的专用公式，一般用单纯随机抽样的公式来代替。

3. 分层抽样（stratified sampling）

(1) 概念：所谓分层抽样是指，先按对观察指标影响较大的某项或某几项特征将总体分成若干层(strata),该特征的测定值在层内变异较小、层间变异较大;然后分别从每一层内随机抽取一定数量的观察单位结合起来组成样本。

(2) 操作:例 7-2-5 的项目中,将该大学新校区的学生划分为本科生、研究生 2 层,每层均采用单纯随机抽样抽取 1/20 的学生调查其身体健康状况,具体操作如下:

1) 分层:因本科生与研究生在年龄、学习、体育锻炼、生活等方面差别较大,这些因素都与健康状况有关,故将学历层次作为分层的特征;

2) 抽本科生:在 15 000 名本科生中采用单纯随机抽样抽取学生 750 人,具体操作同单纯随机抽样。

3) 抽研究生:在 5 200 名研究生中采用单纯随机抽样抽取学生 260 人,具体操作同单纯随机抽样。

(3) 特点:优点是抽样误差小,各层可以独立进行统计分析,尤其适合大规模的调查。缺点是事先要对总体进行分层,操作麻烦。如果只调查一个指标,最好是用该指标作为分层的特征。但实际调查中同时须调查多个指标,且考虑调查的行政组织需要,往往用经济状况(与健康水平有关)、地理位置(与经济状况有关)或行政区划(与调查的组织管理有关)作为分层的特征。

4. 整群抽样(cluster sampling)

(1) 概念:所谓整群抽样,是将总体划分为群(初级观察单位),各群由次级观察单位组成,随机抽取一部分群,调查抽中群的全部次级观察单位。

(2) 操作:例 7-2-5 的项目中,将该大学新校区的学生以班为群,采用整群抽样从中随机抽取 38 个班,对这 38 个班的全体学生进行考试作弊情况的调查。具体操作如下:

1) 编号:该大学新校区共有 448 个班,进行统一编号:1、2…、448;

2) 随机抽号:采用附表 12 随机数字表法,从 448 个编号中随机抽取 38 个编号,操作同单纯随机抽样。

3) 确定样本:这 38 个编号所对应的 38 个班构成调查样本。对抽中的 38 个班的全体学生进行考试作弊情况的调查。

(3) 特点:整群抽样的优点是对大规模的抽样调查易于组织和操作,可节省人力、财力。缺点是抽样误差大。

(三) 调查设计的基本内容和步骤

整个调查设计包括调查准备阶段的设计、实施阶段的设计和总结阶段的设计三个基本步骤。调查准备阶段的设计包括明确调查目的和指标、确定调查对象和观察单位、选择调查方法与技术、估计样本大小、编制调查表、评价问卷的信度和效度 6 项基本内容。调查实施阶段的设计(制订资料的搜集计划)包括制订调查人员培训方案、确定资料的搜集方式。调查总结阶段的设计(制订资料的整理与分析计划)包括问卷的接受与核查计划、调查资料的计算机录入计划、资料的分组计划、统计分析计划。整个调查研究都需要强有力的组织保障,必须制订周密的调查组织措施,这也是调查设计的基本内容。

第三节　定量资料的统计描述

统计描述是统计分析的内容之一，用统计图表和统计指标描述其分布规律和数量特征，从统计资料中获取信息的最基本方法，也是进一步统计分析的基础。本章主要介绍用频数表、频数图及统计指标对定量资料的统计描述。

一、频数表和频数分布图的编制

频数分布表(frequency distribution table)，简称频数表，常用于大样本资料的统计描述，可以清楚地显示数据分布的范围和形态。不同类型的定量资料可以制作不同分组形式的频数表。频数分布图是用图示的方法描述频数分布的特点，其用途与频数表类似，但比频数表更直观、形象。

(一) 频数分布表的编制步骤

例 7-3-1　某市 2007 年 120 名 6 岁女孩的身高(cm)资料如下：

105.4	113.2	118.7	119.0	107.0	106.8	114.2	101.2	114.9	114.1
119.5	104.3	113.3	112.2	110.7	112.7	110.8	115.6	109.2	116.0
105.7	127.8	115.8	118.5	115.7	116.7	110.3	118.0	113.0	118.5
105.8	118.9	124.0	117.5	123.1	113.7	124.1	125.3	117.8	108.7
106.2	103.8	122.6	104.0	126.5	116.0	117.5	110.3	120.1	113.2
123.4	112.4	115.0	128.1	110.9	125.1	114.4	110.2	112.0	116.4
108.3	110.9	120.4	108.2	121.2	112.3	121.8	117.0	111.4	117.2
113.9	116.1	114.4	118.8	116.1	108.4	114.5	109.0	116.8	110.8
119.8	114.1	118.8	116.7	113.4	122.2	118.1	121.2	114.0	116.7
112.3	121.1	116.5	110.3	119.1	118.4	106.3	115.3	121.0	107.5
112.8	121.6	119.2	113.5	112.5	123.1	116.6	129.5	112.3	126.8
122.8	121.1	124.6	125.7	122.5	121.0	124.4	120.9	111.3	112.5

请根据以上数据编制频数分布表。

1. 求全距(range，R)

全距又称为极差，是指全部数据中最大值与最小值之差。本例最大值为 129.5 cm，最小值为 101.2cm，故全距为

$$R=129.5-101.2=28.3\text{cm}$$

2. 划分组段

(1) 确定组数：一般观察单位个数 n 在 50 以下时可分 5～8 组，随着 n 的增加，分组数适当增加。较大样本时，一般取 8～15 组左右。本例 n 为 120，拟分 10 组。

(2) 确定组距：组距可以相等，也可以不等。对于有些资料，如乙脑患者的年龄分布，因为儿童发病率高，老年人发病率低，因此采用不等距分组。为了整理方便，组距一般取整数，等距划分。等距分组时，组距$=R/$组段数。本例组距$=28.30/10=2.83$cm，取整数 3cm 为组距。

(3) 确定各组段的上下限：每个组段的起点称为该组的下限，终点称为该组的上限。各

个组段包括下限,但不包括上限,使得各组段不重叠,即半开半闭区间。如表 7-3-1 的第(1)栏,“99～”组段,包括身高在 99cm 及以上但不足 102cm 的观察值。最后一个组段是全封闭区间。须注意的是,第 1 个组段和最后一个组段应分别包括最小值和最大值。

3. 画记并统计频数

统计各组段内的观察值个数(频数),将各组段与相应的频数列表即得到频数表,如表 7-3-1 的第(2)、(3)栏。画记在手制频数表中是非常重要的一个部分,用“正”字笔画表示频数。

表 7-3-1 某市 120 名 6 岁女孩身高频数分布

组段(1)	画记(2)	频数 f(3)	频率(%)(4)	累计频数(5)	累计频率(%)(6)
99～	一	1	0.83	1	0.83
102～	下	3	2.50	4	3.33
105～	正下	8	6.67	12	10.00
108～	正正正	15	12.50	27	22.50
111～	正正正正	20	16.67	47	39.17
114～	正正正正𠃋	24	20.00	71	59.17
117～	正正正𠃋	19	15.83	90	75.00
120～	正正正	15	12.50	105	87.50
123～	正正	10	8.33	115	95.83
126～	𠃋	4	3.33	119	99.17
129～132	一	1	0.83	120	100.00
合计	—	120	100.00	—	—

(二) 频数表的主要用途

(1) 揭示了频数分布的两个重要特征:集中趋势和离散趋势。由表 7-3-1 可见,120 名 6 岁女孩的身高频数向中央部分集中,即中等身高者居多,反映了数据的集中趋势;而高于或低于平均身高的人数逐渐减少,反映了数据的离散程度。

(2) 描述频数分布类型,是选用适当统计方法的依据。频数分布类型有两种:对称分布、偏态分布。对称分布是指集中位置在中间,左右两侧的频数基本对称。若集中位置偏向数值小的一侧,长尾部在右侧,称为正偏态或右偏态;若集中位置偏向数值大的一侧,长尾部在左侧,称为负偏态或左偏态。

(3) 核查数据。例如在频数表的两端,连续出现几个组段的频数为 0 后,又出现一些特大或特小值,则须检查数据的正确性,以便纠正错误的数据。

连续型资料的频数分布图为直方图,用表 7-3-1 资料绘制的直方图如图 7-3-1。由图 7-3-1可直观地看出,某市 120 名 6 岁女孩的身高呈对称分布。

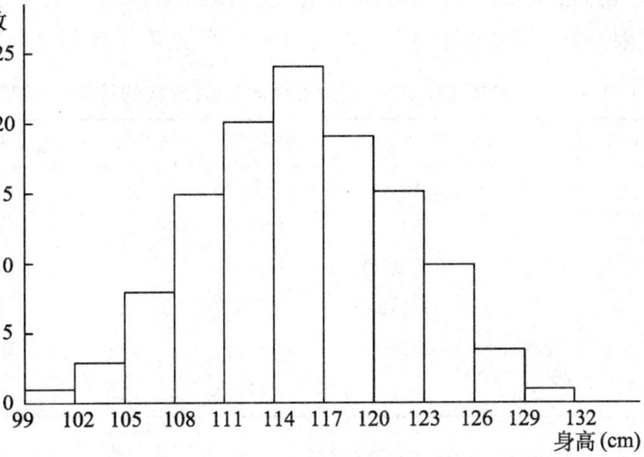

图 7-3-1　某市 120 名 6 岁女孩的身高分布

二、集中趋势

频数分布表和频数分布图可以直观地描述数据的分布特征，但数据太少时，不适合用频数分布表或频数分布图描述，并且频数分布表或频数分布图也不够简洁、精确，可采用统计指标分别描述资料的集中趋势和离散趋势。

定量资料集中趋势的描述，常用平均数(average)，平均数表示一组同质定量数据的平均水平或集中位置，包括算术均数、几何均数及中位数。

(一) 算术均数(mean, $\bar{x}$)

算术均数(arithmetic mean)简称均数(mean)，可描述一组定量资料的平均水平，是用一组观察值的和除以观察值的个数所得。均数易受到极端值的影响，因此适于描述正态分布或近似正态分布资料的集中趋势。总体均数用希腊字母 μ 表示，样本均数用 $\bar{x}$ 表示。计算方法如下：

1. 直接法

将所有观察值相加后，除以观察值个数 n，见式(7-3-1)。

$$\bar{x}=\frac{x_1+x_2+\cdots+x_n}{n}=\frac{\sum x}{n} \quad (7\text{-}3\text{-}1)$$

式中，n 为样本含量，$x_1, x_2, \cdots, x_n$ 为观察值。$\sum x$ 为各变量值的总和。

例 7-3-2 中，现有 10 名 6 岁女孩身高值(cm)分别为：110.9，120.4，108.2，121.2，112.3，121.8，117.0，111.4，117.2，108.3，计算其均数。

$$\bar{x}=\frac{110.9+120.4+\cdots+108.3}{10}=114.87\text{cm}$$

故 10 名 6 岁女孩身高值的平均水平为 114.87cm。

2. 加权法

当资料中观察值的重复数(即频数 f)较多时，可用相同观察值的个数 f 乘以观察值 x，以代替相同观察值逐个相加，再除以观察值的总个数，见公式(7-3-2)。

$$\bar{x}=\frac{\sum fx}{\sum f}=\frac{\sum fx}{n} \quad (7\text{-}3\text{-}2)$$

对于频数表资料,可用每个组段的组中值代替该组段的观察值,再用加权法求均数,组中值=(下限+上限)/2。例如,对例 7-3-1 的资料计算见表 7-3-2。

表 7-3-2　某市 120 名 6 岁女孩身高(cm)均数的计算(加权法)

组段(1)	频数 f_i(2)	组中值 x_i(3)	$f_i \times x_i$(4)	组段(1)	频数 f_i(2)	组中值 x_i(3)	$f_i \times x_i$(4)
99～	1	100.5	100.5	117～	19	118.5	2 251.5
102～	3	103.5	310.5	120～	15	121.5	1 822.5
105～	8	106.5	852.0	123～	10	124.5	1 245.0
108～	15	109.5	1 642.5	126～	4	127.5	510.0
111～	20	112.5	2 250.0	129～132	1	130.5	130.5
114～	24	1 15.5	2 772.0	合计	120	—	$\sum fx = 13\ 887$

将表 7-3-2 中有关数据代入公式(7-3-2)得:

$$\bar{x}=\frac{13\ 887}{120}=115.7\text{cm}$$

该市 2007 年 120 名 6 岁女孩平均身高为 115.7cm。

(二) 几何均数(geometric mean, G)

当观察值呈倍数关系或其频数分布明显偏态,但经过对数变换后呈正态分布或近似正态分布的资料,如血清抗体滴度、细菌计数等,宜采用几何均数描述其集中趋势。计算方法如下:

1. 直接法

n 个观察值的乘积开 n 次方,即为几何均数。见公式(7-3-3)。

$$G=\sqrt[n]{x_1 \cdot x_2 \cdots x_n} \tag{7-3-3}$$

写成对数形式,即

$$G = \lg^{-1}\left(\frac{\sum \lg x}{n}\right) \tag{7-3-4}$$

例 7-3-3　有 5 人接种某种疫苗后,测定抗体滴度分别为 1∶8,1∶16,1∶32,1∶64,1∶128,求其平均水平。

$$G=\sqrt[5]{8\times16\times32\times64\times128}=32$$

或　　$$G=\lg^{-1}\left(\frac{\lg8+\lg16+\lg32+\lg64+\lg128}{5}\right)=\lg^{-1}1.505\ 2=32$$

则 5 人接种某种疫苗后,平均抗体滴度为 1∶32。

2. 加权法

对于频数表资料,可用公式(7-3-5)计算几何均数。

$$G = \lg^{-1}\left(\frac{\sum f\lg x}{\sum f}\right) \tag{7-3-5}$$

例 7-3-4　某医生对 34 人皮下注射某种菌苗进行免疫,30 天后,IgA 抗体滴度测定结果见表 7-3-3,求几何均数。

表 7-3-3　34 人平均抗体滴度计算表

抗体滴度	频数 f	滴度倒数 x	$\lg x$	$f\cdot\lg x$
1∶8	6	8	0.903 09	5.418 54
1∶16	12	16	1.204 12	14.449 44
1∶32	8	32	1.505 15	12.041 20
1∶64	6	64	1.806 18	10.837 08
1∶128	2	128	2.107 21	4.214 42
合计	34	—	—	46.960 68

根据公式(7-3-5)计算几何均数如下：

$$G=\lg^{-1}\left(\frac{46.960\,68}{34}\right)=24.05$$

34 人进行免疫接种后，平均抗体滴度为 1∶24.05。

（三）中位数(median,M)和百分位数(percentile,P_x)

当资料分布不对称时，为偏态分布资料，不适合用均数描述其集中趋势，数据也不呈倍数变化关系，故也不适合用几何均数描述。对于偏态分布不适合用平均水平来描述集中趋势，应用集中位置的指标——中位数来描述集中趋势。

1. 中位数

将一组观察值按大小顺序排列后，位于中间位置的观察值称中位数。全部观察值中，大于和小于中位数的观察值个数相等。计算方法如下：

(1) 直接法：

当 n 为奇数时：
$$M=x_{\left(\frac{n+1}{2}\right)} \tag{7-3-6}$$

当 n 为偶数时：
$$M=\frac{1}{2}\left[x_{\frac{n}{2}}+x_{\left(\frac{n}{2}+1\right)}\right] \tag{7-3-7}$$

其中 x_i 是有序数列中的第 i 个数据。

例 7-3-5　测定 7 名成年男性红细胞数(10^{12}/L)为 3.83、4.25、4.58、4.83、5.17、5.60、5.95，求其中位数。

本例 n 为奇数，根据公式(7-3-6)计算如下：

$$M=x_{\frac{7+1}{2}}=x_4=4.83\times10^{12}/\text{L}$$

例 7-3-6　现测得某市某大学 8 名正常女子总胆固醇(mmol/L)为 2.58、3.02、3.41、3.87、4.25、4.73、5.13、5.71，试求其中位数。

本例 n 为偶数，根据公式(7-3-7)计算如下：

$$M=\frac{1}{2}\left[x_{\frac{8}{2}}+x_{\left(\frac{8}{2}+1\right)}\right]=\frac{1}{2}(x_4+x_5)=\frac{1}{2}(3.87+4.25)=4.06\text{mol/L}$$

(2) 频数表法：

$$M=L+\frac{i}{f_m}\left(\frac{n}{2}-\sum f_L\right) \tag{7-3-8}$$

式中，n 为总例数，L 为中位数所在组段的下限；i 为中位数所在组段的组距；f_m 为中位数所在组段的频数，$\sum f_L$ 为小于 L 的各组段的累计频数。

例 7-3-7 某研究者 2006 年测得某市 60 名正常成年女子总胆固醇(mmol/L)的结果见表 7-3-4。

表 7-3-4 某市 60 名正常成年女子总胆固醇(mmol/L)测定结果

组段 (1)	频数 f (2)	累计频数 (3)	累计频率(%) (4)	组段 (1)	频数 f (2)	累计频数 (3)	累计频率(%) (4)
2.5～	2	2	3.33	4.3～	5	49	81.67
2.8～	5	7	11.67	4.6～	4	53	88.33
3.1～	8	15	25.00	4.9～	4	57	95.00
3.4～	12	27	45.00	5.2～	2	59	98.33
3.7～	11	38	63.33	5.5～5.8	1	60	100.00
4.0～	6	44	73.33	合计	60	—	—

确定中位数所在的组段是最重要的一步。中位数所在组段为，第(4)栏累计频率从上往下第一个大于 50%的那个组段。根据公式(7-3-8)计算如下：

$$M=3.7+\frac{0.3}{11}\times\left(\frac{60}{2}-27\right)=3.78\text{mmol/L}$$

2. 百分位数

将观察值从小到大排列后，等分成 100 个等分，对应于每个分割位置上的数值就是一个百分位数，第 x 百分位置上的数值称第 x 百分位数，记为 P_x。中位数也是一个百分位数，即第 50 百分位数，表示为 P_{50}，P_{25}、P_{50}、P_{75} 这三个百分位数将全部观察值等分成四个部分，又称为四分位数，其中 P_{25} 称为下四分位数，用 Q_L 表示，P_{75} 称为上四分位数，用 Q_U 表示。百分位数的计算原理与中位数完全相同，计算方法如下：

$$P_x = L+\frac{i}{f}(n\cdot x\% - \sum f_L) \qquad (7\text{-}3\text{-}9)$$

计算例 7-3-7 中表 7-3-4 资料的百分位数 P_{25}、P_{75}、P_{90}：

$$P_{25}=3.4+\frac{0.3}{12}\times(60\times25\%-15)=3.4\text{mmol/L}$$

$$P_{75}=4.3+\frac{0.3}{5}\times(60\times75\%-44)=4.36\text{mmol/L}$$

$$P_{90}=4.9+\frac{0.3}{4}\times(60\times90\%-53)=4.98\text{mmol/L}$$

3. 中位数和百分位数的应用

(1) 中位数可用于各种分布的资料，在实际工作中主要用于偏态分布资料、两端无确切值或分布不明确的资料。

(2) 多个百分位数结合应用，可全面描述一组观察值的分布特征；百分位数还可用于确定非正态分布的医学参考值范围。

(3) 对于样本含量过小的资料，不宜计算百分位数。

三、离散趋势

【案例 7-5】

三组同性别、同年龄儿童的体重(kg)资料如下：

甲组	16	18	20	22	24
乙组	14	17	20	23	26
丙组	16	19	20	21	24

问题：

三组体重的均数是否相同？能否说明三组体重资料是相同的？

分析：

三组体重的均数相同，均为 20kg；资料的分布有两个特征：集中趋势和离散趋势，均数相同仅表示平均水平相同，但是从数据间参差不齐的程度（即变异）看，其离散的程度不完全相同，故不能认为三组资料完全相同。

在分析资料时，只有从集中趋势和离散趋势两方面来描述，才能全面描述资料的分布特征。描述离散趋势的常用指标有极差、四分位数间距、方差、标准差及变异系数，现分述如下。

（一）极差（range，R）

极差亦称全距，即一组观察值中最大值与最小值之差。极差大，说明变异度大；反之，说明变异度小。

例 7-3-8 计算例 7-3-1 中的全距。

$R=129.5-101.2=28.3$cm

极差可用于反映各种分布资料的变异程度，简单明了，但也存在缺点：① 只涉及最大值和最小值，不能反映组内其他数据的变异程度；② 样本较大时，抽样误差大，因此抽到最大值和最小值的可能性也越大，故样本例数相差较大时，不宜比较其极差。

（二）四分位数间距（quartile range，Q）

四分位数间距是指上、下四分位数之差，即

$$Q=Q_U-Q_L \tag{7-3-10}$$

例 7-3-9 计算例 7-3-7 中表 7-3-4 资料的四分位数间距：

$$Q=Q_U-Q_L=P_{75}-P_{25}=4.36-3.40=0.96\text{mmol/L}$$

四分位数间距常用于描述偏态分布资料、两端无确切值或分布不明确资料的离散程度，其值越大，表示观察值分布的离散程度越大，反之越小。四分位数间距与极差相比，相对比较稳定。

（三）方差（variance）和标准差（standard deviation，SD）

全距和四分位数间距均没有全面考虑每个变量值的离散程度，方差和标准差综合每个变量值的离散程度，可用于描述对称分布，特别是正态分布或近似正态分布资料的离散程度。总体标准差用 σ 表示，样本标准差用 s 表示。方差是标准差的平方，总体方差 σ^2 的计算公式如下：

$$\sigma^2=\frac{\sum(x-\mu)^2}{N} \tag{7-3-11}$$

式中，$(x-\mu)$ 称为离均差，是总体中每个观察值 x 与总体均数 μ 之差，因 $\sum(x-\mu)=0$，不能反映离散程度的大小，故用离均差平方和（sum of squares）$\sum(x-\mu)^2$ 反映变异程度的大小。为了消除观察值个数对离均差平方和的影响,用离均差平方和除以观察值个数即得到方差。方差越大,说明观察值变异程度越大;反之,说明观察值变异程度越小。

在实际工作中,常采用随机抽样,得到的是样本均数 $\bar{x}$,总体均数 μ 未知,只能用样本均数 $\bar{x}$ 作为 μ 的点估计值,因此常用样本方差估计总体方差。样本方差用 s^2 表示,计算公式如下:

$$s^2=\frac{\sum(x-\bar{x})^2}{n-1}=\frac{\sum x^2-(\sum x^2)/n}{n-1} \tag{7-3-12}$$

式中,$n-1$ 是自由度(degree of freedom),记为 ν。采用 $n-1$ 代替 n 来校正使样本方差是总体方差的无偏估计。自由度的意义是随机变量在一定条件下能“自由”取值的变量值个数。

总体标准差和样本标准差的计算公式分别为:

$$\sigma=\sqrt{\frac{\sum(x-\mu)^2}{N}} \tag{7-3-13}$$

$$s=\sqrt{\frac{\sum(x-\bar{x})^2}{n-1}}=\sqrt{\frac{\sum x^2-(\sum x^2)/n}{n-1}} \tag{7-3-14}$$

例 7-3-10 已知某市 10 名 6 岁女孩身高(cm)为 119.5、104.3、113.3、112.2、110.7、112.7、110.8、115.6、109.2、116.0、109.2、116.0,$\bar{x}=112.43$cm,$\sum x=1\ 124.3$cm,$\sum x^2=126\ 560.89(cm^2)$,求其样本方差和标准差。

$$s^2=\frac{(104.3-112.43)^2+(119.5-112.43)^2+\cdots+(116.0-112.43)^2}{10-1}=17.32\text{cm}^2$$

或 $s^2=\frac{126\ 560.89-(1\ 124.3)^2/10}{10-1}=17.32\text{cm}^2$

$$s=\sqrt{\frac{\sum(x-\bar{x})^2}{n-1}}=\sqrt{\frac{\sum x^2-(\sum x^2)/n}{n-1}}=\sqrt{17.32}=4.16\text{cm}$$

(四) 变异系数(coefficient of variation,CV)

变异系数(亦称离散系数)为相对数,没有单位,便于资料间的比较。它常用于比较测量单位不同,或均数相差悬殊的几组资料的离散程度。计算公式如下:

$$CV=\frac{s}{\bar{x}}\times 100\% \tag{7-3-15}$$

1. 度量衡单位不同的几组资料间比较

例 7-3-11 2006 年某市 120 名 6 岁女孩身高分布见图 7-3-2。身高均数为 115.7cm,标准差为 6.04cm;体重均数为 22kg,标准差为 3.12kg。试比较 6 岁女孩身高和体重这两组资料的离散程度。

身高:$CV=\frac{6.04}{115.7}\times 100\%=5.22\%$

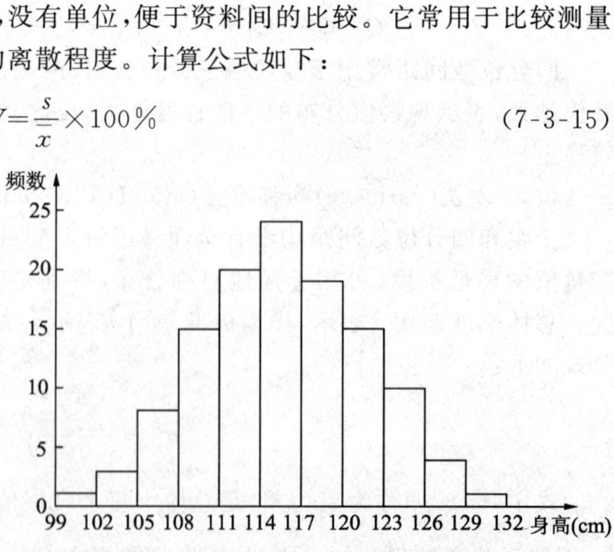

图 7-3-2 某市 120 名 6 岁女孩的身高分布

体重：$CV=\frac{3.12}{22}\times 100\%=14.19\%$

可见，该市城区6岁女孩体重的变异大于身高的变异。

2. 均数相差悬殊的几组资料间比较

例 7-3-12　以表7-3-5资料为例，可以看出标准差反映了随着年龄的增大，儿童身高的变异增加。而从变异系数来看，随着年龄的增大，儿童身高的变异却减小。由此说明，不同年龄儿童的身高相差较大，不能只看标准差的大小，而应用变异系数来分析。

表 7-3-5　四个年龄组儿童身高的变异程度

年龄组	人数	均数	标准差	变异系数(%)	年龄组	人数	均数	标准差	变异系数(%)
1～2月	100	56.3	2.1	3.7	3～3.5岁	300	96.1	3.1	3.2
5～6月	120	66.5	2.2	3.3	5～5.5岁	400	107.8	3.3	3.1

第四节　分类变量资料的统计描述

医学研究领域常采用率、构成比、相对比等相对数指标对分类变量资料进行描述。

一、常用相对数及其应用

(一) 常用相对数

1. 率

率(rate)是说明某现象发生的频率或强度的指标，其计算公式为：

$$\text{率}=\frac{\text{某时段内实际发生现象的观察单位数}}{\text{同时期内可能发生某现象的观察单位数}}\times k \quad (7\text{-}4\text{-}1)$$

k为比例基数，可以是100%，也可以是1 000‰、100 000/10万。k的选择可根据习惯用法决定，如计算恶性肿瘤的死亡率时常选择k为100 000/10万；如无习惯用法，可根据实际情况选择合适的k，使得率保留1～2位整数。

例 7-4-1　某市2005年年中平均人口数为664 875人，其中男性年中平均人口为346 815，因恶性肿瘤而死亡的人数有440人，女性平均人口为318 060，因恶性肿瘤而死亡的人数有235人，试分析该市2005年男性和女性的恶性肿瘤死亡的严重程度。

男性：$\frac{440}{346\ 815}\times 100\ 000/10\text{万}=126.9/10\text{万}$

女性：$\frac{235}{318\ 060}\times 100\ 000/10\text{万}=73.9/10\text{万}$

2. 构成比

构成比(proportion)表示事物内部各组成部分所占的密度，常以百分数表示，因此又称为百分比。构成比的计算方法如下：

$$\text{构成比}=\frac{\text{事物内部某一组成部分的观察单位数}}{\text{事物内部各组成部分的观察单位总数}}\times 100\% \quad (7\text{-}4\text{-}2)$$

事物中某部分的构成比大，说明事物中以该部分的频数为多。

例 7-4-2　某研究者获得该市居民2007年各种原因所导致的伤害死亡数据，试计算各种原因导致死亡的构成比,见表7-4-1。

表7-4-1 2007年某市居民伤害死亡原因构成

伤害死亡原因 (1)	死亡人数 (2)	构成比(%) (3)	伤害死亡原因 (1)	死亡人数 (2)	构成比(%) (3)
意外跌落	450	34.61	他杀	50	3.85
交通事故	322	24.77	机械窒息	23	1.77
自杀	165	12.69	其他	120	9.23
溺水	118	9.08	合计	1 300	100.00
意外中毒	52	4.00			

表7-4-1描述了该地2007年各种原因所导致的伤害死亡的分布情况,并且从表7-4-1可以看出,该地意外跌落所致死亡在伤害死亡所占密度最大,其次是交通事故,说明在预防和控制伤害死亡中应重点控制意外跌落及交通事故。

构成比具有以下特点:某事物内部各个组成部分构成比之和一定为100%或1,即各个分子的总和等于分母,若由于四舍五入造成合计不等于100%时应进行调整,使其等于100%;构成比中某一部分构成部分减少时,其他部分的构成比必然会相应增大。

3. 相对比

相对比(ratio)是两个有关的指标之比,即:

$$相对比=\frac{甲指标}{乙指标}(或\times 100\%) \tag{7-4-3}$$

甲、乙两个指标可以是绝对数,也可以是相对数。

甲、乙性质可以相同,如:新生儿性别比=(男性新生儿数/女性新生儿数)×100。也可以性质不同,如医院的床位数与医护人员之比,以反映卫生资源的配置情况。

(二) 应用相对数须注意的问题

1. 计算相对数时分母不宜过小

如果分母过小,计算的相对数不稳定。如某人用自行研制的中药治疗3例乙型病毒性肝炎病人,如果2人达到临床治愈的标准,则该方法的治愈率为67%,如果1人治愈,则治愈率为33%。由67%至33%的波动幅度较大,但实际上只有1例的变化。因此,在观察例数较少时最好用绝对数表示。若必须用率表示时,则应列出总体率的可信区间。

2. 分析时不能以构成比代替率

构成比只能说明事物内部各组成部分所占的百分比,并不能说明某现象发生的强度或频率大小。

例7-4-3 某医生统计了该院各科室在2008年11月份住院病人及死亡人数,根据死亡人数计算各科室的死亡构成比,见表7-4-2。能否据此认为外科病人的病死情况最严重?为什么?

表 7-4-2　某医院 2008 年 11 月各科室住院病人数及死亡人数

科室(1)	病人数(2)	病死人数(3)	死亡构成(%)(4)	病死率(‰)(5)	科室(1)	病人数(2)	病死人数(3)	死亡构成(%)(4)	病死率(‰)(5)
内科	350	25	30.86	71.43	皮肤科	56	0	0.00	0.00
外科	650	30	37.04	46.15	眼科	45	0	0.00	0.00
肿瘤科	120	20	24.69	166.67	儿科	100	1	1.24	10.00
妇产科	300	5	6.17	16.67	合计	1 621	81	100.00	49.97

表 7-4-2 第(4)列的百分比，说明在 81 个死亡病例在各科室所占的百分比。因为外科的死亡人数最多，其死亡构成比最大，但这并不说明外科病人的病死情况最严重。如要比较各科室中哪一科室的病死情况严重，应计算各科室的病死率这一频率指标，即用第(3)列的病死人数除以第(2)列的病人数得到第(5)列的病死率。由第(5)列可知肿瘤科的病人病死率最高。

还有些相对数，既像是率，又像是构成比。例如，某医院某年出院病人 9 762 人，其中痊愈 7 758 人，好转 1 532 人，无效 297 人，死亡 175 人。这样，就可以计算出治愈率、好转率、无效率与死亡率。这几个相对数，实质上是结构指标，但习惯上称为率，使用时应注意。

3. 正确计算合计率或平均率

当观察单位数不等的几个率计算合计率或平均率时，不能简单地把各组率相加求其平均值。

例 7-4-4　某研究者获得某地 2007 年各年龄组的恶性肿瘤的死亡情况，见表 7-4-3。如果计算各年龄组的平均死亡率为：

$$p=\frac{3.08+9.46+69.26+363.47+533.75}{5}=195.80/10\text{ 万}$$

该结果是否正确？

表 7-4-3　某地 2007 年各年龄组恶性肿瘤死亡情况

年龄组	人口数	死亡数	死亡率(1/10 万)	年龄组	人口数	死亡数	死亡率(1/10 万)
0～	356 980	11	3.08	50～	121 882	443	363.47
15～	232 505	22	9.46	70～	20 047	107	533.75
30～	205 032	142	69.26				

因为各年龄组的人口数不等，在计算平均率时应该用死亡数的合计除以人口数的合计得到的率才是正确的，即

$$p=\frac{11+22+142+443+107}{356\ 980+232\ 505+205\ 032+121\ 882+20\ 047}\times 100\ 000/10\text{ 万}=77.42/10\text{ 万。}$$

4. 注意相对数的可比性

相对数比较时，除了要对比的因素之外，其余的影响因素应尽可能相同或相近，以确保资料的可比性。比较相对数时应注意：研究方法、观察时间以及地区、周围环境和民族等因素应相同或相近。观察对象的内部构成应相同。例如，比较两个地区发病率，当两组资料的年龄、性别构成不同时，应分别按年龄或性别分组比较，或用标准化法(详见本节第二部分)。

5. 样本率或构成比的比较应作假设检验

样本率或构成比也有抽样误差，不能直接根据样本率或构成比的差别作结论，而须进行

样本率或构成比差别比较的假设检验。

二、标准化法

例 7-4-5 某医生分别在某一市立医院和某一县级医院收集了在两个医院进行乳腺癌手术的病人,并计算两个医院的病人术后 5 年生存率,资料见表 7-4-4。由此得出的结论是市立医院乳腺癌病人的 5 年生存率比县级医院低。该医生的结论正确吗?应该如何比较两个医院乳腺癌病人的 5 年生存率?

表 7-4-4 两个医院乳腺癌病人手术后的 5 年生存率比较

腋下淋巴结转移	市立医院			县级医院		
	病例数	生存数	生存率(%)	病例数	生存数	生存率(%)
无	61	48	78.69	154	108	70.13
有	345	200	57.97	58	29	50.00
合计	406	248	61.08	212	137	64.62

由表 7-4-4 可知,腋下淋巴结转移者的 5 年生存率与无转移者的生存率不同,说明乳腺癌病人生存率的高低与腋下淋巴结是否发生转移有关。在市立医院收治的病人中有淋巴结转移者所占百分比较大,而县级医院收治的病人中无淋巴结转移者百分比较大,因此两个医院病人的 5 年生存率不具有可比性。

要正确比较两个医院乳腺癌病人 5 年生存率可采用以下两种方法:① 分层比较,即按照淋巴结有无转移的情况,分别比较两个医院的病人 5 年生存率;② 采用直接标准化法计算两个医院病人的 5 年生存率,并进行比较。由于市立医院收集了 406 例病人,县级医院收集了 212 例病人,是两个样本,因此对两个医院的乳腺癌病人 5 年生存率或标准化率的比较要进行统计学检验。

(一) 率的标准化的意义与基本思想

标准化法(standardization method)就是在一个指定的标准构成条件下进行率的对比的方法。两组率进行比较时,若其他影响因素如年龄、性别、病情等在两组间的构成不同,并足以影响结论时,则不能直接比较两组的总率。通常采用率的标准化法消除这种影响,使两个率具有可比性。

标准化法的基本思想是将所比较的两组或多组资料,按照选定的某个统一标准构成计算得到理论的或预期的率,再作比较。经过标准化处理得到的率被称为标准化率(standardized rate)或调整率(adjusted rate)。如比较两个人群的出生率、死亡率、患病率和病死率等时,常要考虑人群性别、年龄构成的标准化。试验组和对照组治愈率的比较,常要考虑两组病情轻重、病程长短的标准化等。标准化率不能反映各组的实际发病或死亡等水平,只是相对于标准组的情况。

(二) 标准化率的计算

1. 选择方法

常用的标准化方法有直接法和间接法两种。直接法要求被观察人群内部各层观察例数足够多,并且各层阳性事件数或阳性率已知;否则,只能选用间接法计算。

2. 选择标准组

根据研究目的选择具有代表性的、内部构成较稳定的较大人群。例如,可选择世界的、全国的、全省的、本地区的有关资料作为标准,也可采用对比组资料内部各相应小组的观察单位数之和作为标准,或从两组中任选一组(一般选择例数较多组)的内部构成数据作为标准。

3. 选择公式计算标准化率

(1) 直接标准化法:

已知被标化组的各层阳性事件率时,宜采用直接法计算标准化率。

已知标准组年龄别人口数时,标准化率 p' 的计算公式为:

$$p' = \frac{\sum N_i p_i}{N} \quad (7\text{-}4\text{-}4)$$

已知标准组年龄别人口构成比时,标准化率 p' 的计算公式为:

$$p' = \sum \left(\frac{N_i}{N}\right) p_i \quad (7\text{-}4\text{-}5)$$

例 7-4-6 根据例 7-4-5 的资料计算两院标准化生存率。

例 7-4-5 资料已有两个医院的分层乳腺癌生存率,选择直接法计算标准化率,把市立医院和县级医院的治疗病例数合并,作为标准病例数 N_i,采用公式 7-4-4 计算结果如表 7-4-5。

表 7-4-5 直接法计算两医院的标准化率

腋下淋巴结转移(1)	标准组病例数(2)	市立医院		县级医院	
		原生存率(%) p_i(3)	预期生存人数 $N_i p_i$(4)	原生存率(%) p_i(3)	预期生存人数 $N_i p_i$(4)
无	215	78.69	169.18	70.13	150.78
有	403	57.97	233.62	50.00	201.50
合计	618	—	402.80	—	352.28

市立医院标准化 5 年生存率:$p'=(402.80/618)\times 100\%=65.18\%$

县级医院标准化 5 年生存率:$p'=(352.28/618)\times 100\%=57.00\%$

(2) 间接法计算标准化率:

由标准化率可见,市立医院标准化生存率高于县级医院,消除了两院内部构成不同对原生存率的影响。

当被标化组的各层事件阳性数或阳性率未知时,可采用间接标准化法。间接标准化法必须有标准组的各层事件阳性率,计算公式为:

$$p' = P \cdot \frac{r}{\sum n_i P_i} \quad (7\text{-}4\text{-}6)$$

式中,p 为标准组的事件发生总率,r 为被标化组的实际发生人数,$\sum n_i P_i$ 是根据标准组的事件发生率推算出的被标化组的预期发生人数,$\frac{r}{\sum n_i P_i}$ 是被标化组的实际发生人数与预期发生人数之比,称之为标准化比。如果要计算标化死亡率,则 $\frac{r}{\sum n_i P_i}$ 被称为标准化死亡比(standardized mortality ratio,SMR)。若 SMR<1,表示被标化人群的死亡率高于标准组;若 SMR<1,表示被标化人群的死亡率低于标准组。

例 7-4-7 某县女性人口数 494 520 人,2005 年该县女性因肺癌死亡 80 人,肺癌死亡率为$\frac{80}{494\ 520}$=16.17/10 万,而该县所在地区的女性肝癌死亡率为 23.55/10 万。该县女性肺癌死亡率是否低于该县所在地区的一般女性人群的肺癌死亡率?

要回答上述问题,必须分清该县女性肺癌总死亡率低于其所在地区死亡率是否由该县女性人口的年龄构成造成的。因为年龄越小,肺癌死亡率越低,如果该县女性人口年轻人的百分比大于全地区的年轻女性人口百分比,则也会导致该县肝肺癌死亡率低于所在地区的肺癌死亡率。

采用间接法计算标准化率,已知该县女性年龄别人口以及该县所在地区的女性肺癌年龄别死亡率见表 7-4-6 中第(2)、(3)列。

表 7-4-6 某县女性人口年龄构成及所在地区女性肺癌死亡率(1/10 万人)

年龄组 (1)	全县女性人口数 (2)	所在地区女性肺癌死亡率 (3)	预期肺癌死亡人数 (4)=(2)(3)
0～	317 850	0.00	0.00
30～	54 320	1.12	0.61
40～	48 260	29.18	14.08
50～	34 190	73.20	25.03
60～	20 830	150.74	31.40
70～	15 970	192.85	30.80
80～	3 100	170.67	5.29
合计	494 520	23.55	107.21

选用该地区女性人口的肺癌死亡率作为标准,该县女性的预期肺癌死亡人数见表 7-4-6 中第(4)列。它是假定该县女性肺癌死亡率与所在地区的女性肺癌死亡率相同时该县女性所应该有的肺癌死亡人数。

该县女性的肺癌标化死亡比:$SMR=\frac{\text{实际死亡人数}}{\text{预期死亡人数}}=\frac{80}{107.21}=0.75$

该县女性的肺癌标准化率:$p'=p\times SMR=23.55/10$ 万$\times 0.75=17.66/10$ 万

即:扣除了女性年龄别人口构成的影响后,该县女性肺癌标准化死亡率为 17.66/10 万,仍低于所在地区的肺癌死亡率 23.55/10 万。

间接法标准化率常用于将某个特殊人群与标准死亡率的人群比。例如,将知识分子、科研人员的死亡情况与当地人群的死亡情况比较,以判断知识分子、科研人员的健康状况;将锡矿工人的肺癌死亡情况与当地人群比,以判断职业性危害;等等。

4. 应用标准化法的注意事项

(1) 计算标准化率是为了消除如年龄等混杂因素在各组内部构成不同的影响,从而达到具有可比性。标准化率的大小受选择的方法、标准的影响,同一份资料用不同的方法和标准计算的标准化率虽然不同,但比较的结论应该一致。因此,标准化率反映的是相对水平,仅在比较时选用,而用未标化的率反映实际水平。报告统计结果时,最好一起报告原率、标准化法所选用的方法、标准及标准化率。

(2) 如果计算标准化率是样本指标值，则样本标准化率与总体标准化率之间存在抽样误差。若要比较其代表的总体标准化率是否相同，须做假设检验，进行假设检验的方法可参照有关统计学专著。

(3) 在已知被标化组各层事件发生率时，宜采用直接法计算标准化率；若只有总的事件发生数和各分层人口数而缺乏各层事件发生率时，则宜用间接法。在应用间接法计算标准化率时应注意，由于计算预期事件发生人数时用到了被标化组的各层人口数，计算出的标准化率与被标准化组的人口构成有关，因而两个人口年龄构成不同的人群的间接法标准化率一般不能互相比较大小。

(4) 如果两个对比组中各层所对应的率有明显交叉时，不宜采用标准化法，应直接分层进行比较。

三、动态数列及其分析指标

动态数列(dynamic series)是按时间顺序排列起来的一系列统计指标，包括绝对数、相对数和平均数，用来说明某事物在时间上的变化和发展趋势。常用分析指标有：绝对增长量、发展速度与增长速度、平均发展速度与平均增长速度。

设动态数列为：a_0，a_1，a_2，…，a_n，分别对应于 0，1，2，…，n 个时期某个统计指标的值。

例 7-4-8　某地某医院在 2000—2007 年呼吸内科的日均门诊量统计数据见表 7-4-7，试做动态分析。

表 7-4-7　某地某医院 2000—2007 年呼吸内科门诊量动态变化

年份 (1)	日门诊人次 (2)	符号 (3)	绝对增长量		发展速度(%)		增长速度(%)	
			累计 (4)	逐年 (5)	定基比 (6)	环比 (7)	定基比 (8)	环比 (9)
2000	120	a_0	—	—	—	—	—	—
2001	135	a_1	15	15	112.5	112.5	12.5	12.5
2002	150	a_2	30	15	125.0	111.1	25.0	11.1
2003	220	a_3	100	70	183.3	146.7	83.3	46.7
2004	230	a_4	110	10	191.7	104.5	91.7	4.5
2005	245	a_5	125	15	204.2	106.5	104.2	6.5
2006	260	a_6	140	15	216.7	106.1	116.7	6.1
2007	270	a_7	150	10	225.0	103.8	125.0	3.8

(一) 绝对增长量

绝对增长量是指两个不同时期或时点的指标数值相比较所增加的数量，说明某事物在一定时期所增加的绝对数值。

1. 累积绝对增长量

各个时期或时点的指标数值都与第一个时期比较，计算所得的增长量称为累积增长量。

$$累积绝对增长量=a_i-a_0 \qquad (7\text{-}4\text{-}7)$$

如表 7-4-7 中，2001 年与 2000 年相比较，日门诊量增加了 15 人次，2002 年与 2000 年相比较，日门诊量增加了 30 人次，依次类推，见表 7-4-7 第(4)栏。

2. 逐年绝对增长量

各个时期或时点的指标数值与其前一个时期比较，计算所得的增长量称为逐年增长量。

$$逐年绝对增长量=a_i-a_{i-1} \quad (7\text{-}4\text{-}8)$$

如2001年与2000年相比较，日门诊量增加了15人次，2002年与2001年相比较，也增加了日门诊量增加了15人次，依次类推，见表7-4-7第(5)栏。

(二) 发展速度与增长速度

发展速度是指在不同时期或时点的指标数值变化情况，说明事物在一定时期发展的速度变化。增长速度说明各个时期或时点的指标数值和某个时期的指标数值相比，增长了多少倍。

1. 定基比发展速度与增长速度

表7-4-7中以2000年的床位数为基数，其他各年的日门诊量相当于2000年的倍数，称为定基发展速度，即各时期指标与基期指标之比。

$$定基比发展速度=\frac{a_i}{a_0} \quad (7\text{-}4\text{-}9)$$

$$定基比增长速度=定基比发展速度-1=\frac{a_i}{a_0}-1 \quad (7\text{-}4\text{-}10)$$

例如，2001年日门诊人次为135人次，是2000年的1.125倍，而2002年为是2000年的1.25倍，依次类推计算每年的定基比发展速度具体见表7-4-7第(6)栏。按照公式4-10计算定基比增长速度值见表7-4-7第(8)栏。

2. 环比发展速度与增长速度

各时期或时点的指标数值各相当于前一个时期指标数值的倍数，称为环比发展速度，即某一时期指标与其上一时期指标之比。

$$环比发展速度=\frac{a_i}{a_{i-1}} \quad (7\text{-}4\text{-}11)$$

$$环比增长速度=环比发展速度-1=\frac{a_i}{a_{i-1}}-1 \quad (7\text{-}4\text{-}12)$$

例如，2001年日门诊量是2000年的1.125倍，2002年是2001年的1.11倍，依次类推计算每年的环比发展速度，见表7-4-7第(7)栏。环比增长速度见表7-4-7第(9)栏。

(三) 平均发展速度与平均增长速度

平均发展速度说明某事物在一定时期的平均速度变化。平均增长速度说明某事物在一定时期逐年平均增长的速度。计算公式为：

$$平均发展速度=\sqrt[n]{\frac{a_n}{a_0}} \quad (7\text{-}4\text{-}13)$$

$$平均增长速度=平均发展速度-1=\sqrt[n]{\frac{a_n}{a_0}}-1 \quad (7\text{-}4\text{-}14)$$

对表7-4-7资料计算平均发展速度与平均增长速度：

$$平均发展速度=\sqrt[n]{\frac{a_n}{a_0}}=\sqrt[7]{\frac{270}{120}}=1.123$$

$$平均增长速度=\sqrt[n]{\frac{a_n}{a_0}}-1=1.123-1=0.123$$

通过表 7-4-7 的分析可知，该医院 2000 年呼吸内科日门诊量为 120 人次，至 2007 年达到 270 人次，相当于 2000 年的 225.0%。7 年间呼吸内科日门诊量增长了 150 人次，增加了 125.0%。该医院 2000—2007 年呼吸内科日门诊量平均每年是前一年的 1.123 倍；2000—2007 年医院呼吸内科日门诊量平均每年增长 12.3%。该院呼吸内科日门诊量呈逐年增加趋势，但由环比增长速度可知，2004 年以后的增长趋于平缓。

动态数列指标的分析不仅有助于研究者总结过去，而且可以根据平均发展速度等指标，预测未来某事物发生的情况，在疾病监测与控制中常用以说明随时间变化的趋势。

第五节　基本分布

一、正态分布

（一）正态分布(normal distribution)的概念

【案例 7-6】　为了研究某地 2008 年 12 岁男童身高分布特征，从该地随机抽取 120 名男童，分别测量其身高。

问题：

如何发现其分布规律呢？

首先将 120 例身高的观察值编制成频数分布表，如表 7-5-1。

表 7-5-1　某地某年 120 名 12 岁男童身高的频数分布(cm)

组段 x (1)	频数 f (2)	频率 (3)
125～	1	0.01
129～	4	0.03
133～	9	0.08
137～	28	0.23
141～	35	0.29
145～	27	0.23
149～	11	0.09
153～	4	0.03
157～161	1	0.01
合计	120	1.00

根据表中第(1)、(3)栏数据可绘制直方图，图中所取组距相等，直条高度反映了该组段频率的大小，见图 7-5-1a。可以设想，若观察例数逐渐增多，组段不断分细、变窄，则直方图顶端逐渐接近一条光滑曲线如图 7-5-1b 和 7-5-1c 所示。

图 7-5-1a 曲线称为频率曲线，略呈钟形，两侧低，中间高，左右对称，近似于概率分布中的正态分布。频率的总和为 1，故正态分布曲线下横轴上的面积也应为 1。

正态分布的概率密度函数(也称为正态分布曲线方程)为：

$$f(x)=\frac{1}{\sigma\sqrt{2\pi}}e^{\frac{-(x-\mu)^2}{2\sigma^2}},-\infty<x<\infty \tag{7-5-1}$$

式中：μ 为总体均数，σ 为总体标准差，$\pi=3.141\ 59$(圆周率)，$e=2.718\ 28$ (自然对数的底)，x 为随机变量。

可见只要已知 μ 和 σ 两参数即可绘出正态分布曲线图形。对于给定参数 μ 和 σ 的正态分布常用符号 $N(\mu,\sigma)$来表示。

概括起来，正态分布具有下列特性：

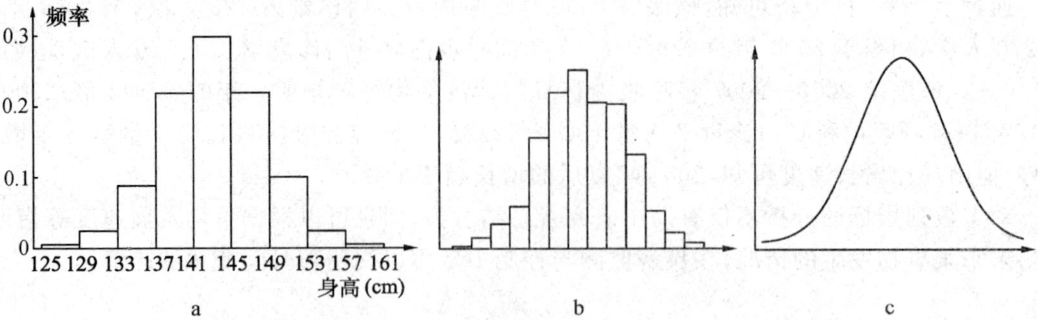

图 7-5-1　某地某年 12 岁男童身高的分布接近正态分布示意图

(1) 正态分布只有一个峰值,位于 $x=\mu$ 处;

(2) 正态分布以 $x=\mu$ 为对称轴左右对称;

(3) 正态分布的两个参数 μ 和 σ 决定分布位置和形状。μ 是位置参数,μ 增大则曲线沿横轴向右移动;μ 减小则沿横轴向左移动。σ 是变异度参数,σ 愈大数据分布愈分散,曲线愈“矮胖”;反之 σ 愈小则数据分布愈集中,曲线也就愈“高瘦”(图 7-5-2)。

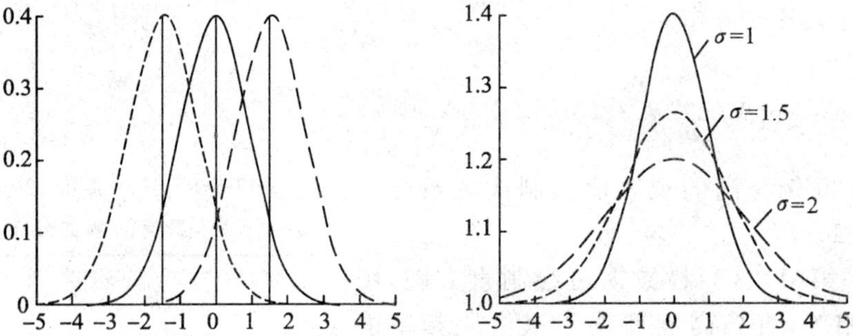

图 7-5-2　正态曲线位置、形状与 μ、σ 关系示意图

对于不同的正态分布两参数 μ 和 σ,形成一组正态分布曲线族。为了便于一般化应用,如计算正态分布曲线下的面积分布,可通过一变量变换 $z=\frac{x-\mu}{\sigma}$ 得到一个新的服从正态分布的变量 z,并且有 $\mu=0$ 和 $\sigma=1$。定义这样的正态分布为标准正态分布(standard normal distribution),以符号 $N(0,1)$ 表示。可以证明,任意一个正态分布 $N(\mu,\sigma)$ 均可通过变量变换 $z=\frac{x-\mu}{\sigma}$ 得到一个新的随机变量 $z\sim N(0,1)$,这称为正态分布标准化。标准正态分布也称作 z 分布。z 分布的概率密度函数形式最为简单,研究分析它的分布特性最为方便。获得了标准正态分布特性后,通过相应的变换关系即可推出一般正态分布情况下的分布特性。由此可见标准正态分布具有特别重要的意义。

(二) 正态分布曲线下的面积分布规律

(1) 正态分布是一种对称分布,对称轴为直线 $x=\mu$。因此 $x>\mu$ 和 $x<\mu$ 范围内曲线下面积相等,各为 50%,靠近 $x=\mu$ 处曲线下面积分布较为集中,两边逐渐减少。整个正态分布曲线下面积为 1。

(2) 以下几个特殊区间内正态曲线下面积分布会经常用到,应加以熟悉:

① $\mu\pm\sigma$　　0.682 7

② $\mu \pm 1.64\sigma$　0.899 0

③ $\mu \pm 1.96\sigma$　0.950 0

④ $\mu \pm 2.58\sigma$　0.990 0

例 7-5-1　由 110 名 7 岁男童身高资料求得 $\bar{x}=121.95$cm，$s=4.72$cm，可用上述特殊区间的面积分布来估计其频数分布，结果如表 5-18 所示。

因为样本量(sample size)较大，可用 $\bar{x}$ 和 s 作为 μ 和 σ 的近似估计。将表 7-5-2 中理论频率与实际频率相比较，可以发现实际频率和理论频率十分接近。从这一角度也可以说明，7 岁男童身高这一随机变量是服从正态分布规律的。

表 7-5-2　110 名 7 岁男童身高频数实际分布与理论分布的比较

理论分布范围	理论分布范围计算	身高范围(cm)	理论频率(%)	实际频数	实际频率(%)
$\bar{x} \pm s$	121.95±1×(4.72)	117.23～126.67	68.27	75	68.18
$\bar{x} \pm 1.64s$	121.95±1.64×(4.72)	114.21～129.69	89.90	99	90.00
$\bar{x} \pm 1.96s$	121.95±1.96×(4.72)	112.70～131.20	95.00	104	94.55
$\bar{x} \pm 2.58s$	121.95±2.58×(4.72)	109.77～134.13	99.00	109	99.10

3. 正态分布 $N(\mu,\sigma)$ 曲线下区间 (x_1,x_2) 范围内的面积分布一般可用下列公式进行计算：

$$D=\int_{x_1}^{x_2}\frac{1}{\sigma\sqrt{2\pi}}e^{\frac{-(x-\mu)^2}{2\sigma^2}}dx \qquad (7\text{-}5\text{-}2)$$

但是对于不同的正态分布 $N(\mu,\sigma)$，不同的区间 (x_1,x_2) 每次都作一次积分是非常麻烦的。解决这一问题的方法就是利用标准正态分布 $N(0,1)$。统计学家已经计算并建立了标准正态分布表，见附表 1。表中列出了标准正态分布曲线下 $-\infty$ 到 z 范围内面积函数 $\varphi(z)$。由正态分布的对称性，仅计算 $z \leqslant 0$ 这一半。当 $z>0$ 时可按计算公式 $\varphi(z)=1-\varphi(-z)$ 求得。因此，在附表 1 中没有列出 $z>0$ 时 $\varphi(z)$ 的值。

例如：$\varphi(1.96)=1-\varphi(-1.96)=1-0.025=0.975$。

对于任意的 z_1 和 $z_2(z_2>z_1)$，要求标准正态分布曲线下 (z_1,z_2) 区间范围面积 D，可查附表 1(或通过计算)得到 $\varphi(z_1)$ 和 $\varphi(z_2)$，则面积 D 为：$D=\varphi(z_2)-\varphi(z_1)$。

例 7-5-2　$z_1=-1.50$，$z_2=-0.31$，求标准正态分布曲线下 $(-1.50,-0.31)$ 区间内面积 D。

查附表 1 得 $\varphi(-1.50)=0.066\,8$ 和 $\varphi(-0.31)=0.378\,3$，

则面积 $D=\varphi(-0.31)-\varphi(-1.50)=0.311\,5$。

对于非标准正态分布 $N(\mu,\sigma)$，欲求正态分布曲线下任一区间 (x_1,x_2) 范围内的面积，可先作标准化变换，再查附表 1 标准正态分布表求得。

例 7-5-3　已知某地 2003 年 120 名 7 岁男童身高 $\bar{x}=122.0$cm，$s=4.7$cm，试估计该地 7 岁男童身高介于 118cm 和 124cm 范围内的比例及 110 名 7 岁男童身高介于此范围内的人数。

此例 $n=120$ 为大样本资料，可用样本均数 $\bar{x}$ 和样本标准差 s 作为总体均数 μ 和总体标准差 σ 的近似估计，并作标准化变换

$$z=\frac{x-\mu}{\sigma}\approx\frac{x-\bar{x}}{s}=\frac{x-122}{4.7}$$

由此可求得：

$$z_1=\frac{118-122}{4.7}=-0.8511$$

$$z_2=\frac{124-122}{4.7}=0.4255$$

$\varphi(z_1)=\varphi(-0.8511)=0.1989$

$\varphi(z_2)=\varphi(0.4255)=1-\varphi(-0.4255)=1-0.3354=0.6646$

所以面积 $D=0.6646-0.1989=0.4657=46.57\%$。

即可估计出该地2003年7岁男童身高介于118cm和124cm范围内的比例为46.57%,人数为120×46.57%≈56人,即约有56名7岁男童身高介于118cm和124cm范围内。

(三)参考值范围

正常人的解剖、生理、生化各种指标不仅因人而异,且同一人还会随着其机体内外环境和时间的改变而改变,因此有必要确定其波动范围,称为医学参考值范围(medical reference ranges)。医学上参考值范围的主要用途是:划分指标正常与异常的界限,如作为诊断指标;反映人群某项指标的动态变化。如某地不同时期发汞值的参考值范围可反映环境污染的变化或环境保护的效果。

确定医学参考值范围应遵循的主要原则有:

(1)抽取足够大例数的正常人作为样本:这里说的正常人并非指机体任何器官、组织的形态和机能都正常的人,而是指排除了影响所研究指标的疾病和有关因素的人。例如,研究某市成年人血铅值的参考值范围,选取正常人的条件应为已留住该市一年以上、无明显肝肾疾病、无铅作业或接触史的成年人。正常人是抽样调查的同质基础,保证研究对象的同质性是确定参考值范围的首要任务,这常常也是最困难的问题,因为影响研究指标的疾病和因素是复杂的和多方面的,要妥善地逐一加以排除,往往需要较多的专业知识和较高的诊断、检测水平与条件。此外,参考值范围是根据样本数据估计的,样本分布愈接近总体分布,所得结果愈可靠,故抽取的样本量要足够大,一般应在100例以上。如被研究的指标影响因素较多,数据变异大,样本量还要再大一些,如150~200例。

(2)控制测量误差:测量的方法、仪器、试剂、精密度以及操作的熟练程度都要统一,以便将测量误差控制在一定范围之内。

(3)确定是否需要分组确定参考值范围:原则上若组间差别明显且具有生物医学意义,则应分组;否则,就合并确定参考值范围为宜。如红细胞数要作性别分组,男女分组制定参考值范围;而白细胞数则不需要分男女制定参考值范围。

考察组间是否有差别,最简便、有效的方法是绘制频数分布表和直方图并比较各组的分布范围、高峰位置、分布趋势等是否相同或相近。如相近即合并,如差别明显则分组进行参考值范围的制定。

(4)决定取双侧还是取单侧:取双侧或单侧医学参考值范围要根据指标的实际用途而定,像红细胞和白细胞数这样的指标过高或过低均应视为异常则应取双侧,参考值范围要确定下限和上限。指标仅过高或过低才视为异常,则应取单侧。如肺活量仅过低为异常,则取单侧下限;尿铅值仅过高为异常,取单侧上限。

(5)选定合适的百分界限:医学参考值范围是指绝大多数正常人的观察值应在该范围内。此处所谓"绝大多数"习惯上指80%、90%、95%或99%,以95%最为常用。要根据使用该参考值范围的目的来确定合适的界限。若目的是减少误诊则取较高的百分界限，如95%、99%；反之，若为了减少漏诊则应取较低的百分界限，如80%或90%。

(6) 对资料的分布作正态性检验：参考值范围界值的具体确定应根据资料的分布类型、样本容量的大小及研究的目的和要求，选用适当的方法来确定参考值范围的界值——上限和下限。常用方法有正态分布和百分位数法两种。

1）正态分布法：当资料经检验是服从或近似服从正态分布时，利用前面介绍的正态曲线下面积分布规律确定医学参考值范围。

双侧参考值范围，过高过低均视为为异常时，公式：$\bar{x} \pm z_{\alpha/2} s$　　(7-5-3)

过高视为异常的单侧参考值范围，公式：$\bar{x} + z_{\alpha} s$　　(7-5-4)

过低视为异常的单侧参考值范围，公式：$\bar{x} - z_{\alpha} s$　　(7-5-5)

z_{α} 和 $z_{\alpha/2}$ 为标准正态分布在给定小概率 $\alpha(\alpha=0.01, 0.05, \cdots)$ 时相应的界值。

对于界值 z_{α}，标准正态变量 z 落在 z_{α} 右侧或是 $-z_{\alpha}$ 左侧的概率为 α，即只考虑单侧尾部的概率分布；对于界值 $z_{\alpha/2}$，标准正态变量 z 落在左右两侧尾部概率之和为 α，即同时考虑两侧尾部的概率分布。正态近似法常用参考值见表 7-5-3。

表 7-5-3　正态近似法常用参考值范围

百分界限	双侧	单侧		百分界限	双侧	单侧	
		只有下限	只有上限			只有下限	只有上限
80%	$\bar{x} \pm 1.282s$	$\bar{x} - 0.842s$	$\bar{x} + 0.842s$	95%	$\bar{x} \pm 1.960s$	$\bar{x} - 1.645s$	$\bar{x} + 1.645s$
90%	$\bar{x} \pm 1.645s$	$\bar{x} - 1.282s$	$\bar{x} + 1.282s$	99%	$\bar{x} \pm 2.576s$	$\bar{x} - 2.326s$	$\bar{x} + 2.326s$

资料的样本量应大于100，最少也不能小于50。正态分布法亦可用于经变量变换服从正态分布的资料，如经对数变换为正态分布的对数正态分布。

例 7-5-4　某地调查了156个正常男子红细胞数，近似正态分布，计算得均数 $\bar{x}=5.38 \times 10^{12}/\mathrm{L}$，标准差 $s=0.44 \times 10^{12}/\mathrm{L}$，试估计该地正常成年男子的95%参考值范围。

因红细胞数过多过少均属异常，应估计双侧参考值范围：

下限为：$\bar{x}-1.96s=5.38-1.96 \times 0.44=4.52 \times 10^{12}/\mathrm{L}$

上限为：$\bar{x}+1.96s=5.38+1.96 \times 0.44=6.24 \times 10^{12}/\mathrm{L}$

该地正常成年男子红细胞数的95%参考值范围可定为 $(4.52 \sim 6.24) \times 10^{12}/\mathrm{L}$，超出此范围者则视为异常。

2）百分位数法：当资料偏离正态分布较大，且不能用变量变换使其近似服从正态分布时，显然不能再用(7-5-3)式确定其医学参考值范围。此时常用百分位数法来估计参考值范围的界值，即根据有关样本，计算给定百分范围所对应的百分位数，见表 7-5-4。

表 7-5-4　常用参考值范围对应的百分位数 P_x

参考值范围(%)	单侧		双侧	
	下限	上限	下限	上限
80	P_{20}	P_{80}	P_{10}	P_{90}
90	P_{10}	P_{90}	P_{5}	P_{95}
95	P_{5}	P_{95}	$P_{2.5}$	$P_{97.5}$
99	P_{1}	P_{99}	$P_{0.5}$	$P_{99.5}$

特别要强调的是,采用百分位数法确定参考值范围,样本量要比正态分布法更多一些,一般不应少于150例。因样本量小,分布不稳定,尤其是两端的分布很不稳定,因此计算出来的百分位数不太可靠,如 $P_{2.5}$、$P_{97.5}$ 等。

百分位数法的主要优点是可用于任何分布乃至分布不明的资料。自然也可以应用于正态分布资料,只是此时直接利用(7-5-3～7-5-5)式计算更为简便,故多选用(7-5-3～7-5-5)式确定正态分布资料的参考值范围。

例 7-5-5 用硫酸-高锰酸钾-硝酸消化法和无火焰原子吸收光谱法测得某市238名正常人的发汞值,如表7-5-5所示,试确定该市发汞值95%参考值范围。

表 7-5-5 238 名正常人发汞值的频数分布

发汞值(μg/kg)	频数 f	累计频数	累计频率(%)	发汞值(μg/kg)	频数 f	累计频数	累计频率(%)
0.3～	20	20	8.39	2.3～	16	228	95.79
0.7～	66	86	36.13	2.7～	6	234	98.32
1.1～	60	146	61.34	3.1～	1	235	98.74
1.5～	48	194	81.51	3.5～	0	235	98.74
1.9～	18	212	89.07	3.9～4.3	3	238	100.00

发汞值过高为异常,故取单侧95%上限,即须计算百分位数 P_{95}。由表7-5-5可知,P_{95} 应位于"2.3～"组段内,据百分位数公式可计算出:

$$P_{95}=2.3+\frac{0.4}{16}(238\times95\%-212)=2.65\mu g/g$$

据此可认为该市正常人发汞值的95%参考值范围为2.65μg/g。观测值大于此值时为异常。

确定参考值范围的方法很多,如容许区间法、K因子法、特定分布法等。这里不一一加以介绍,有兴趣的读者可参考有关文献。

二、t 分布

(一)抽样误差和样本均数分布

1. 抽样误差(sampling error)

【案例 7-7】 2009年某研究者从某地7岁男童中随机抽取110名作为样本,平均身高120.0cm,而该地7岁男童身高的总体均数为119.2cm;该研究者在2010年又进行了一次抽样研究,样本量仍为110例,经计算这次抽样的样本均数为120.5cm。

问题:

1. 为什么两次抽样的样本均数与总体均数之间存在差别,这种差别在统计学中叫什么?

2. 这种差别可以用何种统计量来描述其大小?

在本章第一节中讲述过总体和样本的概念以及两者之间的关系,也介绍过抽样研究的方法。所谓抽样研究就是从总体中随机抽取一定数量的观察单位作为样本进行分析,从而用样本信息来推断总体特征,即作统计推断。由于研究对象间存在变异而样本仅仅是总体的一部分,故样本统计量一般不会等同于相应的总体参数。我们把本案例两次抽样的样本均数与总体均数之间存在差别或两次抽样的样本均数之间存在的差别均称为抽样误差。所以由随机抽样所引起的样本统计量与总体参数之间存在的差别，或样本统计量之间存在的差别叫抽样误差。抽样误差按照研究资料的类型分为均数的抽样误差和率的抽样误差。本案例属于均数的抽样误差。

在抽样研究中，抽样误差不可避免，但又是有规律的，因而是可以估计并加以控制的。如何估计和控制抽样误差是统计分析中常见且十分重要的问题。

2. 样本均数的分布

实践和理论都证明，从正态分布 $N(\mu,\sigma)$ 的总体中随机抽取一定数量的样本量为 n 的样本，所得样本均数 $\bar{x}$ 这一统计量也呈正态分布，其总体均数仍为 μ，总体标准差则为 $\sigma/\sqrt{n}$，即统计量 $\bar{x}$ 服从 $N(\mu,\sigma/\sqrt{n})$ 正态分布。

进一步对样本均数进行正态分布标准化：$z=\dfrac{\bar{x}-\mu}{\sigma/\sqrt{n}}$。

z 服从 $N(0,1)$ 标准正态分布。可见，样本均数 $\bar{x}$ 的分布离散程度与总体标准差 σ 和样本量 n 有关，且与 $\sqrt{n}$ 成反比。n 愈大，$\bar{x}$ 这一统计量分布愈显集中。

通常，为与随机变量的标准差相区别，称统计量的标准差为标准误(standard error)。样本均数的标准误反映了样本均数这一统计量分布的离散程度，也反映了样本均数与总体均数间的差异，说明抽样误差的大小。当总体标准差 σ 已知时，样本均数标准误可用下式进行计算：

$$\sigma_{\bar{x}}=\frac{\sigma}{\sqrt{n}} \tag{7-5-6}$$

实际应用中，总体标准差 σ 常常未知，此时需用样本标准差 s 对其进行估计，样本均数标准误的估计值则为：

$$s_{\bar{x}}=\frac{s}{\sqrt{n}} \tag{7-5-7}$$

由(7-5-6)和(7-5-7)式可见，增大样本量 n 可以减少标准误，即可以减少抽样误差。

当样本取自非正态分布总体时，如随机抽取的样本的样本量 n 很大时，根据概率论中的中心极限定理，$\bar{x}$ 也趋向于服从 $N(\mu,\sigma/\sqrt{n})$ 正态分布。

（二）t 分布（t-distribution）

实际应用中总体标准差 σ 往往是未知的，要用样本标准差 s 来估计，因而样本均数标准误也只能用(7-5-7)式进行估计。则统计量 t 为：

$$t=\frac{\bar{x}-\mu}{s_{\bar{x}}} \tag{7-5-8}$$

就不服从标准正态分布 $N(0,1)$。特别是样本量 n 较小时，统计量 t 偏离 $N(0,1)$ 分布还是十分明显的。数学上已推证，这一统计量服从 t 分布，也称学生氏分布。以下介绍 t 分布，这一分布在小样本资料统计推断时有很重要的意义。

t 分布有一个重要参数，即自由度 ν，可用公式 $\nu=n-1$ 进行计算，ν 决定了分布的形状，图 7-5-3 给出自由度 ν 分别为 2 和∞的 t 分布。

由图可见，t 分布与标准正态分布相比有以下特征：

(1) 二者均是单峰，并以 $t=0(z=0)$ 为对称轴左右对称。

(2) t 分布的峰部较标准正态分布较低,且两尾翘得较高,说明离 $t=0$ 较远的部分 t 值分布相对较多,即尾部面积较大(概率 P 较大)。自由度 ν 愈小,这种情况愈明显。

(3) 自由度 ν 逐渐增大,t 分布就逐步向标准正态分布逼近。当 ν 趋向于∞时,t 分布即可视作标准正态分布。在实际应用时,当 ν 足够大时,如 $\nu \geqslant 100$ 即可近似地将 t 分布视作标准正态分布,计算也就较为简便。

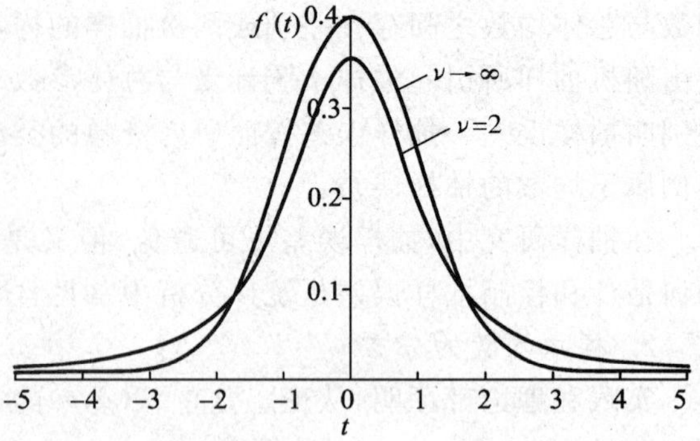

图 7-5-3 不同自由度下 t 分布图

由于 t 分布为一簇曲线,t 分布曲线下某一确定区间的面积并非一确定值,而是随着自由度 ν 的不同而不同。为方便应用,统计学家编制了附表 2:t 界值表。因为 t 分布是以 $t=0$ 为对称轴对称分布,故附表 2 中只列出正值。

如前所述,标准正态分布是自由度 ν 趋于∞时的 t 分布,是 t 分布的特殊情况,所以对于给定的概率 α 和自由度 ν,t 分布也有类似的 t 界值 $t_{\alpha,\nu}$ 和 $t_{\alpha/2,\nu}$。应特别指出的是,t 界值不仅与概率 α 有关,也与自由度有密切关系,因为 t 分布的形状是由自由度 ν 决定的,因此不同的自由度 ν 的 t 分布其界值也是不同的。

对于界值 $t_{\alpha,\nu}$,统计量 t 落在 $t_{\alpha,\nu}$ 右侧或 $-t_{\alpha,\nu}$ 左侧的概率为 α,即可看作:

单侧:$P(t \leqslant -t_{\alpha,\nu})=\alpha$ 或 $P(t \geqslant t_{\alpha,\nu})=\alpha$

对于界值 $t_{\alpha/2,\nu}$,统计量 t 落在 $t_{\alpha/2,\nu}$ 左右两侧的概率之和也为 α,即可看作:

双侧:$P\left(t \leqslant -t_{\alpha/2,\nu}\right)+P\left(t \geqslant t_{\alpha/2,\nu}\right)=\alpha$,也即 $P(-t_{\alpha/2,\nu}<t<t_{\alpha/2,\nu})=1-\alpha$

例如:当概率 $\alpha=0.05$,自由度 $\nu=20$,查附表 2 得 $t_{0.05,20}=1.726$,则有 $P(t \leqslant -1.726)$ 或 $P(t \geqslant 1.726)=0.05$。

又查附表 2 得 $t_{0.025,20}=2.086$,则有:$P(t \leqslant -2.086)+P(t \geqslant 2.086)=0.05$

也即:$P(-2.086<t<2.086)=1-0.05=0.95$。

第六节 总体均数与总体率的估计

一、参数估计的基本概念

在抽样研究中,对总体参数估计是统计推断的内容之一。参数估计(parameter estimation)是用样本统计量估计总体参数。其方法有点值估计(point estimate)和区间估计(interval estimate)。

(一) 点值估计

点值估计是直接用样本统计量作为所对应的总体参数的估计值。比如用样本均数 $\bar{x}$ 作为总体均数 μ 的点值估计,样本率 p 作为总体率 π 的点值估计等。但是这种方法未考虑抽样误差,即无法评价估计值和真值之间的差距。

（二）区间估计

结合样本统计量和抽样误差在一定的可信度 $100(1-\alpha)\%$ 下来估计总体参数所在的范围，称为总体参数的可信区间或置信区间（confidence interval，CI）。α 值一般取 0.05 或 0.01，故 $1-\alpha$ 为 0.95 或 0.99，总体参数 95%、99%可信区间常表示为 95%CI 和 99%CI。可信区间通常由两个数值即两个置信限（confidence limit，CL）表示，较小者称为置信下限（lower limit，L），较大者称为置信上限（upper limit，U）。可信区间估计的理论基础是抽样分布规律。下面分别介绍总体均数和总体率的区间估计方法。

二、总体均数的可信区间估计

（一）总体均数可信区间的计算

1. 总体标准差 σ 已知

根据均数的抽样分布理论可知，从正态分布总体 $N(\mu,\sigma)$ 中随机抽取样本含量为 n 的一个样本，则统计量 $z=(\bar{x}-\mu)/\sigma_{\bar{x}}$ 服从标准正态分布。

根据 z 分布原理：$P(-z_{\alpha/2}<z<z_{\alpha/2})=1-\alpha$，即 $P\left(-z_{\alpha/2}<\dfrac{\bar{x}-\mu}{\sigma_{\bar{x}}}<z_{\alpha/2}\right)=1-\alpha$

则：$$P(\bar{x}-z_{\alpha/2}\cdot\sigma_{\bar{x}}<\mu<\bar{x}+z_{\alpha/2}\cdot\sigma_{\bar{x}})=1-\alpha$$

因此总体均数 μ 的可信度为 $(1-\alpha)$ 的可信区间计算公式如下：

$$(\bar{x}-z_{\alpha/2}\sigma_{\bar{x}},\bar{x}+z_{\alpha/2}\sigma_{\bar{x}}) \tag{7-6-1}$$

2. 总体标准差 σ 未知且 n 较小（$n\leqslant 50$）

总体标准差未知时，样本均数的分布不再服从 Z 分布，而是服从 t 分布。

据 t 分布原理：$P(-t_{\alpha/2,\nu}<t<t_{\alpha/2,\nu})=1-\alpha$，即 $P\left(-t_{\alpha/2,\nu}<\dfrac{\bar{x}-\mu}{s_{\bar{x}}}<t_{\alpha/2,\nu}\right)=1-\alpha$

则：$$P(\bar{x}-t_{\alpha/2,\nu}\cdot s_{\bar{x}}<\mu<\bar{x}+t_{\alpha/2,\nu}\cdot s_{\bar{x}})=1-\alpha$$

因此总体均数 μ 的可信度为 $(1-\alpha)$ 的可信区间计算公式如下：

$$(\bar{x}-t_{\alpha/2,\nu}s_{\bar{x}},\bar{x}+t_{\alpha/2,\nu}s_{\bar{x}}) \tag{7-6-2}$$

例 7-6-1　某地随机调查了 25 名 18 岁女大学生，计算得到 25 名女大学生的体重均数 $\bar{x}=49.52$kg，标准差为 $s=5.30$kg，试估计该地 18 岁女大学生体重总体均数的 95%可信区间。

本例 $\nu=n-1=24$，双侧 $\alpha=0.05$，查附表 2，得 $t_{0.05/2,24}=2.064$，按式(7-6-2)计算得

$$\left(49.52-2.064\times\frac{5.30}{\sqrt{25}},49.52+2.064\times\frac{5.30}{\sqrt{25}}\right)=(47.33,\ 51.71)\text{kg}$$

该地 18 岁女大学生体重总体均数的 95%可信区间为 47.33～ 51.71kg。

3. 总体标准差 σ 未知但 n 较大（$n>50$）

如果样本例数 n 足够大（$n>50$），随着自由度的增加 t 分布逐渐逼近标准正态分布。按照近似正态分布原理，总体均数的 $1-\alpha$ 可信区间计算公式：

$$(\bar{x}-z_{\alpha/2}s_{\bar{x}},\bar{x}+z_{\alpha/2}s_{\bar{x}}) \tag{7-6-3}$$

例 7-6-2　某研究者于 2003 在内蒙古东部农牧地区随机抽取了 650 名年龄 30～50 岁正常成年男性，测得其收缩压的均数为 120mmHg，标准差为 8mmHg。试估计该地区正常成年男性血压的总体均数 95%可信区间。

本例 $n=650$ 比较大，取双侧 $z_{0.05/2}=1.96$，$\bar{x}=120$mmHg，$s=8$mmHg，代入式(7-6-3)

得内蒙古东部农牧地区正常成年男性血压总体均数95%可信区间为：

$$\left(120-1.96\times\frac{8}{\sqrt{650}},120+1.96\times\frac{8}{\sqrt{650}}\right)=(119,121)\text{mmHg}$$

若总体不服从正态分布，一般很难确定其总体中的未知参数，但当样本量 n 很大时，我们可利用中心极限定理按公式(7-6-3)对其总计均数作出近似的区间估计。

（二）可信区间的含义

从总体中重复抽取样本含量相等的若干个样本，每一个样本按同一方法构建 $100\times(1-\alpha)\%$ 可信区间，则在这些可信区间中，理论上有 $100\times(1-\alpha)$ 个可信区间包含了总体参数，而有 $100\times\alpha$ 个区间不包含总体参数。如95%可信区间可以认为是每抽100个样本含量相等的样本，算得到100个可信区间，平均有95个可信区间会包含总体参数，只有5个可信区间不会包含总体参数。5%是小概率事件，因此，实际应用中就认为根据样本所计算出的可信区间包含总体参数。

在参数的区间估计中，总体参数虽然未知，但却是固定的值，且只有一个。因此，95%的可信区间不能理解为，总体参数有95%的可能性落在该区间；也不能理解为，有95%的总体参数在该区间内。

（三）可信区间的两要素

一是准确度，反映在可信度 $1-\alpha$ 的大小上，从准确度的角度讲，愈接近1越好，如99%可信区间比95%的准确度高；二是精密度，它反映在区间的宽度上，即区间越窄越好，如95%可信区间比99%的精密度好。在误差确定的情况下，二者是互相矛盾的。因此，不能笼统地认为99%的可信区间比95%可信区间好。在准确度确定的情况下，可通过增大样本含量来提高精密度。在实际工作中常计算95%可信区间，认为它较好地兼顾了准确度和精密度。

三、总体率的区间估计

根据样本率，也可以对总体率做出点估计和区间估计。如果用样本率 p 作为总体概率 π 的点估计值，与总体均数的点估计同理，总体概率的点估计亦未考虑其抽样误差大小，而总体率的区间估计克服了点估计的缺点。

根据样本含量 n 和样本率的大小，总体率的区间估计可用精确概率法（即查表法）或近似正态法估计。精确概率法是根据二项分布的原理确定总体率的可信区间，由于计算繁琐，统计学家已编制出工具表供查阅。总体率区间估计的近似正态法是根据样本率近似服从正态分布推导所得，它适用于样本容量较大，且样本率不接近0也不接近1的情况。

1. 精确概率法

当样本例数较小（$n\leqslant 50$），特别是 p 接近于0或1时，一般可通过查表得到总体率的可信区间（限于篇幅本书未提供相关附表，请读者查阅有关统计学专著）。

2. 正态近似法

当样本例数 n 较大（$n>50$），p 和 $1-p$ 均不太小，如 np 和 $n(1-p)$ 均大于5时，样本率的抽样分布近似服从正态分布，故总体率的 $100(1-\alpha)\%$ 可信区间为：

$$(p-z_{\alpha/2}s_p,p+z_{\alpha/2}s_p) \tag{7-6-4}$$

例 7-6-3 用抗凝剂治疗心血管梗塞病人70例，有52例存活，生存率为74.29%，试估计药物治疗后病人生存率的95%可信区间。

本例 $n=70, p=0.7429, s_p=\sqrt{0.7429(1-0.7429)/70}=0.0522$

总体生存率的 95%可信区间为：

$(0.7429-1.96\times0.0522, 0.7429+1.96\times0.0522)=(0.6046, 0.8452)$

所以该药物治疗心血管梗塞病人生存率 95%可信区间为 60.46%～84.52%。

第七节　t 检验

两组数值变量资料均数的比较，是通过比较两组样本的样本均数，来推断两组样本分别来自的总体的均数是否相等，是统计推断的另一内容，即假设检验(hypothesis test)，假设检验也称显著性检验(significance test)。

一、假设检验的步骤及基本原理

(一) 假设检验的步骤

例 7-7-1　通过以往大规模调查，一般婴儿出生体重均数为 3.30kg，2007 年某市妇幼保健医院测得 35 名难产儿体重如下(kg)：

3.83 3.28 4.05 3.62 3.49 2.86 3.91 4.24 3.20 4.30 3.39 3.54
4.16 2.79 3.25 3.14 3.44 3.11 3.14 3.16 3.80 3.87 3.29 3.23
3.18 3.63 3.48 3.48 3.87 3.50 3.53 2.95 3.72 3.52 3.36

如何比较难产儿的出生体重是否与一般婴儿出生体重相等？

1. 建立检验假设，确定检验水准

检验假设包括原假设(null hypothesis)和备择假设(alternative hypothesis)，原假设亦称为零假设，记为 H_0，备择假设记为 H_1。H_0 和 H_1 都是根据统计推断的目的提出的对总体特征的假设。原假设通常为：总体服从于某种分布、两个或多个总体参数相等、两个或多个总体分布相同等；而备择假设则通常为：总体不服从于某种分布、两个或多个总体参数不等或不全相等、两个或多个总体分布不同或不全相同等。据此，例 7-7-1 检验假设为：

H_0：难产儿出生体重的总体均数 μ 与一般婴儿出生体重的总体均数 μ_0 相等，即 $\mu=\mu_0$

H_1：难产儿出生体重的总体均数 μ 与一般婴儿出生体重的总体均数 μ_0 不等，即 $\mu\neq\mu_0$

由于 $\mu\neq\mu_0$ 存在两种可能，即 $\mu>\mu_0$ 或 $\mu<\mu_0$，故称为双侧检验(two-sided test)；如果根据专业知识能判定，μ 除等于 μ_0 外，只可能大于 μ_0，而不可能小于 μ_0(或相反)时，应取单侧检验(one-sided test)。那么单侧检验与双侧检验有何区别与联系、如何选择详见本节第七部分。本例取双侧检验。

检验水准(significant level)是预先规定小概率事件的标准，一般取 $\alpha=0.05$。单侧检验的检验水准应写为单侧 $\alpha=0.05$。

2. 选定检验方法和计算检验统计量

不同的资料，不同的设计，不同的推断目的和适用条件，选用不同的检验方法，用不同的公式计算检验统计量。所有的检验统计量都是在 H_0 成立的前提下计算出来的。不同的统计量所涉及的统计分布不同。

本例样本资料假设为正态分布，根据 t 分布和 z 分布的概率分布规律，构造检验统计量

$t=\frac{\overline{x}-\mu}{s/\sqrt{n}}$,又有 $H_0:\mu=\mu_0$, $\mu_0=3.30\text{kg}$, $t=\frac{\overline{x}-\mu_0}{s_{\overline{x}}}$满足于自由度 $\nu=n-1=34$ 的 t 分布,故用 t 检验。其检验统计量计算公式为:

$$t=\frac{\overline{x}-\mu_0}{s_{\overline{x}}}=\frac{3.49-3.30}{0.36/\sqrt{35}}=3.05 \qquad (7\text{-}7\text{-}1)$$

$$\nu=n-1=34$$

3. 确定 P 值,作出推断结论

P 值是指从 H_0 规定的总体中进行随机抽样,获得等于或大于现有样本检验统计量的概率。对本例,在假设 H_0 成立的条件下,继续随机抽取 $n=35$ 例的样本,由公式(7-7-1)计算的检验统计量 t 值,我们要确定的 P 值是指所有 t 值的绝对值大于等于 3.05 的概率,它正好是自由度为 34 的 t 分布的两个尾部面积和(图 7-7-1)。

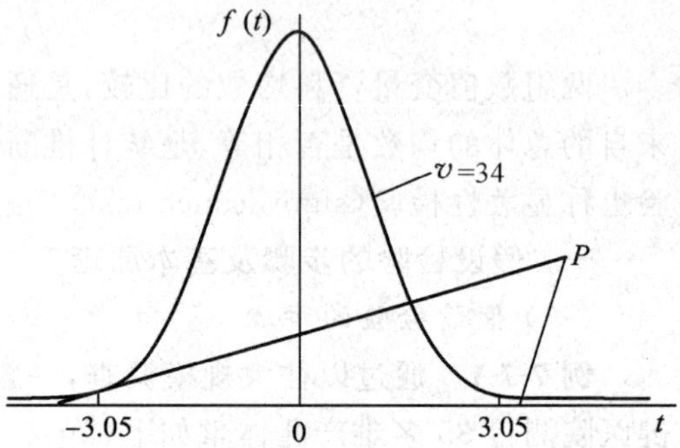

图 7-7-1 由 t 分布确定 P 值的示意图

P 值可通过查附表 2(t 界值表)来确定。若 $t\geqslant t_{\alpha/2,\nu}$(双侧检验),则 $P\leqslant\alpha$,其含义为理论上从 H_0 成立的总体中抽取样本含量为 n 的样本,其检验统计量(变量)的绝对值大于或等于现有统计量取值(变量值)的绝对值的可能性为不超过小概率 α 值,依小概率事件原理,有理由怀疑实际所得的样本来自于 H_0 成立的总体。故结论为:按 α 水准,拒绝 H_0,接受 H_1,差异有统计学意义;相反,若 $t<t_{\alpha/2,\nu}$(双侧检验),$P>\alpha$,则结论为:按 α 水准,不拒绝 H_0,差异无统计学意义。本例 $t_{0.05/2,34}=2.030$,$t>t_{0.05/2,35}$,$P<0.05$。故按 $\alpha=0.05$ 的水准,拒绝 H_0,接受 H_1,差异有统计学意义(统计结论),即 $\overline{x}$ 与 μ_0 的差别由于来自两个总体而不同,故可以认为难产儿出生体重的总体均数与一般婴儿出生体重的总体均数不等(专业结论)。值得注意的是,任何推断结论应包括统计结论和专业结论两部分,统计结论只得出差异有无统计学意义,还须结合专业知识得出最后的专业结论。

(二) 假设检验的基本原理

假设检验的基本思想是小概率及反证法原理。反证法的基本思想是:对证明的目的进行假设,在假设的前提下进行推导,若在推导过程中出现与某个已知条件有矛盾的情况,则拒绝假设,否则不拒绝假设。而假设检验是推断,因此,假设检验的基本思想是:对推断的目的进行假设(如例 7-7-1 可假设样本来自的总体的总体均数 $\mu=\mu_0(H_0)$,H_1 为其对立面),以确定的假设总体(如本例确定的假设分布总体为自由度 $n-1$ 的 t 分布)为依据,用适当的统计方法求出理论上从中获得现有样本(含与总体参数偏离更大的样本)之概率(通过查 t 界值表或统计软件确定概率 $p\left\{|t|\geqslant\frac{|\overline{x}-\mu_0|}{s/\sqrt{n}}\right\}$),如果此概率是小概率(如 $P\leqslant0.05$),由小概率原理可认为从假设的总体中一次抽得现有样本一般是不会发生的,而实际恰恰抽到了这样的一个现有样本,故有理由怀疑实际所得的样本来自于假设的总体,因而拒绝假设,反之不拒绝假设。

二、单样本资料 t 检验

样本均数与总体均数的比较是检验样本均数来自的未知总体均数 μ 和已知总体均数

μ_0。服从正态分布的数值变量资料样本均数与总体均数比较可采用 t 检验和 z 检验。t 检验一般应用于计量资料、正态分布或近似正态分布样本、总体标准差未知，样本含量 n 不是非常大($n<50$)时，用式 (7-7-1)计算 t 检验统计量。当样本含量较大($n\geqslant50$)时，或者小样本但总体标准差已知时，选用 z 检验，按公式 7-7-2 计算 z 值

$$z=\frac{\bar{x}-\mu_0}{s/\sqrt{n}} \tag{7-7-2}$$

当 σ 已知时，按公式 7-7-3 计算 z 值

$$z=\frac{\bar{x}-\mu_0}{\sigma/\sqrt{n}} \tag{7-7-3}$$

例 7-7-1 假设检验的完整步骤：

$H_0: \mu=\mu_0$

$H_1: \mu\neq\mu_0$

$\alpha=0.05$

$$t=\frac{\bar{x}-\mu_0}{s_{\bar{x}}}=\frac{3.49-3.30}{0.36/\sqrt{35}}=3.05$$

查附表 2，得 $t_{0.05/2,34}=2.030$，$|t|>t_{0.05/2,35}$，则 $P<0.05$。故按 $\alpha=0.05$ 水准，拒绝 H_0，接受 H_1，差异有统计学意义，可以认为难产儿出生体重的总体均数与一般婴儿不等。

三、配对设计资料的 t 检验

配对设计是一种尽可能地使两组的非处理因素相同、使两组的齐同性更好的设计方案，检验效能高于完全随机化设计。配对设计有两种情况，自身配对和异源配对。配对设计资料的特点是每个对子的条件基本相同，所以应该求每个对子的差值 d，对差值 d 进行分析。用单样本 t 检验的方法，检验差值 d 的总体均数 μ_d 是否为 0，即配对的 t 检验。配对 t 检验的条件为差值 d 服从正态分布。配对 t 检验的计算公式为：

$$t=\frac{\bar{d}-\mu_d}{s_{\bar{d}}}=\frac{\bar{d}}{s_d/\sqrt{n}}, \nu=n-1 \tag{7-7-4}$$

例 7-7-2 为研究某种新研制的饲料对小鼠体重增重的影响，将 15 对同窝、同性别和体重接近的小鼠随机分为两组，实验组用新制饲料饲养，对照组用普通饲料饲养，20 周后测量体重增重，结果见表 7-7-1。问新研制的饲料增重是否优于普通饲料？

表 7-7-1 配对设计新制饲料与普通饲料喂养小鼠 20 周后的体重增重(g)

小鼠对数	新研制饲料	普通饲料	差值(d)	d^2	小鼠对数	新研制饲料	普通饲料	差值(d)	d^2
1	8.4	2.5	5.9	34.81	9	16.4	8.0	8.4	70.56
2	9.9	2.9	7.0	49.00	10	17.0	8.1	8.9	79.21
3	21.0	10.8	10.2	104.04	11	13.9	7.4	6.5	42.25
4	15.2	7.6	7.6	57.76	12	19.1	8.6	10.5	110.25
5	12.1	4.2	7.9	62.41	13	18.6	8.3	10.3	106.09
6	13.7	6.7	7.0	49.00	14	19.6	10.4	9.2	84.64
7	11.4	3.8	7.6	57.76	15	14.3	7.6	6.7	44.89
8	12.3	5.4	6.9	47.61	合计			120.6	1 000.28

假设检验的步骤：

(1) 建立检验假设，确定检验水准。

H_0：两种饲料对体重增重无差别，即 $\mu_d=0$

H_1：新研制的饲料对小鼠体重的增重优于普通饲料，即 $\mu_d>0$

$\alpha=0.05$(单侧)

(2) 计算检验统计量 t 值。

$$n=15,\sum d=120.6,\sum d^2=1\,000.28,\quad \bar{d}=\frac{\sum d}{n}=\frac{120.6}{15}=8.04$$

$$s_d=\sqrt{\frac{\sum d^2-\frac{\left(\sum d\right)^2}{n}}{n-1}}=\sqrt{\frac{1\,000.28-\frac{(120.6)^2}{15}}{15-1}}=1.48$$

$$t=\frac{\bar{d}-0}{s_d/\sqrt{n}}=\frac{8.04}{1.48/\sqrt{15}}=21.04$$

$$\nu=n-1=15-1=14$$

(3) 确定 P 值，作出统计推断。

以 $\nu=14$ 查 t 界值表得 $t_{0.05,14}=1.761$，$P<0.05$，按 $\alpha=0.05$ 水准，拒绝 H_0，接受 H_1，即两组间差异有统计学意义，可认为新研制的饲料对小鼠体重的增重优于普通饲料。

四、完全随机设计两样本均数比较的 t 检验

完全随机化设计的资料，也称为成组设计资料。可考虑，完全随机化设计的 t 检验。两独立样本均数比较的 t 检验的应用条件是两组数据均服从正态分布，且两样本的总体方差齐。若两总体方差不齐，可采用 t'检验或进行变量变换。

(一) t 检验

当两总体方差相等即 ${\sigma_1}^2={\sigma_2}^2$ 时，将两样本方差合并，可用合并方差 ${s_c}^2$(combined pooled variance)估计两者的共同方差。

$$s_c^2=\frac{\sum x_1^2-\left(\sum x_1\right)^2/n_1+\sum x_2^2-\left(\sum x_2\right)^2/n_2}{n_1+n_2-2}$$

或

$$s_c^2=\frac{(n_1-1)S_1^2+(n_2-1)S_2^2}{n_1+n_2-2} \tag{7-7-5}$$

两样本 t 检验统计量可按下式计算：

$$t=\frac{(\bar{x}_1-\bar{x}_2)-(\mu_1-\mu_2)}{s_{\bar{x}_1-\bar{x}_2}}=\frac{\bar{x}_1-\bar{x}_2}{S_{\bar{x}_1-\bar{x}_2}},\nu=n_1+n_2-2 \tag{7-7-6}$$

式中 $s_{\bar{x}_1-\bar{x}_2}$ 为两样本均数差值的标准误，其计算公式为

$$s_{\bar{x}_1-\bar{x}_2}=\sqrt{S_c^2\left(\frac{1}{n_1}+\frac{1}{n_2}\right)} \tag{7-7-7}$$

例 7-7-3 某市医院妇产科医生于 2008 年对该年新生儿的出生体重进行了研究，随机抽查了 18 份病例，其中父母来自农村的 10 名，父母来自城市的 8 名，该 18 个新生儿的出生体重(kg)分别为：

农村：3.50　3.59　3.48　2.98　3.40　3.49　3.40　4.20　3.20　3.60

城市：3.48　3.60　2.60　3.30　3.50　4.00　3.20　3.50

假设两组资料均来自正态总体，试分析农村和城市的新生儿的出生体重是否有差异。

(1) 建立检验假设，确定检验水准。

$H_0:\mu_1=\mu_2$ 即农村和城市的新生儿的出生体重相等

$H_1:\mu_1\neq\mu_2$ 即农村和城市的新生儿的出生体重不等

$\alpha=0.05$

(2) 选定检验方法，计算检验统计量。

现 n_1、n_2 均小于 50，为两小样本且方差齐性，故选用两样本均数比较的 t 检验。

按公式(7-7-5)、(7-7-6)、(7-7-7)计算，有

$$t=\frac{\bar{x}_1-\bar{x}_2}{S_{\bar{x}_1-\bar{x}_2}}=\frac{\bar{x}_1-\bar{x}_2}{\sqrt{S_c^2\left(\frac{1}{n_1}+\frac{1}{n_2}\right)}}=\frac{\bar{x}_1-\bar{x}_2}{\sqrt{\frac{\sum x_1^2-\left(\sum x_1\right)^2/n_1+\sum x_2^2-\left(\sum x_2\right)^2/n_2}{n_1+n_2-2}\left(\frac{1}{n_1}+\frac{1}{n_2}\right)}}$$

$$=\frac{3.48-3.40}{\sqrt{\frac{122.27-34.84^2+93.46-27.18^2}{10+8-2}\left(\frac{1}{10}+\frac{1}{8}\right)}}=0.52$$

$\nu=n_1+n_2-2=16$

(3) 确定 P 值，作出推断结论。

以 $\nu=16$ 查 t 界值表，得 $t_{0.05/2,16}=2.120$，$t<t_{0.05/2,16}$，所以 $P>0.05$。按 $\alpha=0.05$ 水准，不拒绝 H_0，差异无统计学意义。可以认为农村和城市的新生儿的出生体重无差别。

(二) z 检验

当两组数值资料均来自正态总体，并且两组总体方差相等(方差齐性)，且样本含量较大时，一般均大于或等于 50，用 z 检验。

当两样本含量较大(如 $n_1>50$，$n_2>50$)时，检验统计量按下面公式计算：

$$z=\frac{\bar{x}_1-\bar{x}_2}{\sqrt{\frac{S_1^2}{n_1}+\frac{S_2^2}{n_2}}} \qquad (7\text{-}7\text{-}8)$$

例 7-7-4 某研究者于 2003 年对北方某农村 200 名 30～45 岁居民测量了血压，收缩压见下表：

表 7-7-2 某地 200 名男女性居民收缩压均数和标准差(mmHg)

	n	$\bar{x}$	S
男性	100	138	36
女性	100	130	30

比较北方农村男女性居民收缩压是否相等。

本资料给出的统计指标是均数和标准差，且样本含量较大，可进行 z 检验。

(1) 建立检验假设，确定检验水准。

$H_0:\mu_1=\mu_2$ 男女性居民收缩压相等

$H_1:\mu_1\neq\mu_2$ 男女性居民收缩压不等

$\alpha=0.05$

(2) 选择检验方法，计算检验统计量。

按公式(7-7-8)计算

$$z=\frac{\overline{x}_1-\overline{x}_2}{\sqrt{\frac{s_1^2}{n_1}+\frac{s_2^2}{n_2}}}=\frac{138-130}{\sqrt{\frac{30^2}{100}+\frac{36^2}{100}}}=1.707$$

(3) 确定 P 值,作出推断结论

查 z 界值表(即 t 界值表中 ν 为∞一行),得 $z_{0.05/2}=1.96$,$z<z_{0.05/2}$,故 $P>0.05$。按 $\alpha=0.05$ 水准,不拒绝 H_0,差异无统计学意义。故还不能认为北方农村男女性居民收缩压不同。

(三) t'检验

当两总体呈正态分布,但方差不等即 $\sigma_1{}^2\neq\sigma_2{}^2$ 时,两小样本均数比较,用 t'检验。

其检验统计量为 t',用下述公式计算 t',并利用 t 的临界值计算 t'的临界值 t'_α 或 $t'_{\alpha/2}$。

$$t'=\frac{\overline{x}_1-\overline{x}_2}{\sqrt{\frac{s_1^2}{n_1}+\frac{s_2^2}{n_2}}} \tag{7-7-9}$$

$$t'_\alpha=\frac{s_{\overline{x}_1}^2\cdot t_{\alpha,\nu_1}+s_{\overline{x}_2}^2\cdot t_{\alpha,\nu_2}}{s_{\overline{x}_1}^2+s_{\overline{x}_2}^2} \tag{7-7-10}$$

$$\nu_1=n_1-1,\nu_2=n_2-1$$

t'值与 P 值的关系同 t 值与 P 值的关系。当 $n_1=n_2=n$ 时,$\nu_1=\nu_2=\nu$,$t'=t$,$t'_\alpha=t_{\alpha,\nu}$,而 $\nu=n-1$。

例 7-7-5 为研究某种新的降压药的降压作用是否优于常规的降压药,某医生用该新药和常规降压药分别治疗两组高血压病人,连续、规律地用药 4 周后,测得各病人的收缩压降低值(mmHg)如下:

新药组:6 25 18 8 26 12 14 20 15 9 10 6 30 10 35

常规药组:10 20 6 11 9 12 12 3 11 12 15 10

经检验两组总体方差不相等,但均来自正态总体,请比较两组血压降低值是否不同?

因 $n<50$ 且两总体方差不齐,选用 t'检验。

(1) 建立检验假设,确定检验水准。

$H_0:\mu_1=\mu_2$ 即两总体的血压降低值相同

$H_1:\mu_1\neq\mu_2$ 即两总体的血压降低值不同

$\alpha=0.05$

(2) 选定检验方法,计算检验统计量。

按公式(7-7-9)计算如下:

$$t'=\frac{\overline{x}_1-\overline{x}_2}{\sqrt{\frac{s_1^2}{n_1}+\frac{s_2^2}{n_2}}}=\frac{16.27-10.92}{\sqrt{\frac{9.11^2}{15}+\frac{4.21^2}{12}}}=2.02$$

$\nu_1=n_1-1=14$,$\nu_2=n_2-1=11$

(3) 确定 P 值,作出推断结论。

查 t 界值表 $t_{0.05/2,14}=2.145$,$t_{0.05/2,11}=2.201$。因此按公式(7-7-10)计算

$$t'_{0.05/2}=\frac{\frac{9.11^2}{15}\times 2.145+\frac{4.21^2}{12}\times 2.201}{\frac{9.11^2}{15}+\frac{4.21^2}{12}}=2.157$$

由 $t'=2.02<t'_{0.05/2}=2.157$，得 $P>0.05$，按 $\alpha=0.05$ 水准，不拒绝 H_0，差异无统计学意义，可认为新药组和常规药组血压降低值无差别。

五、方差齐性检验

例 7-7-6　检验例 7-7-3 中两组样本来自的总体的总体方差是否相等。由样本方差推断总体方差是否相等用 F 检验。

$$F=\frac{s_1^2(\text{大})}{s_2^2(\text{小})},\ \nu_1=n_1-1,\ \nu_2=n_2-1 \tag{7-7-11}$$

式中，$s_1{}^2$：较大的样本方差，$s_2{}^2$：较小的样本方差，ν_1：分子的自由度，ν_2：分母的自由度。

方差齐性检验的步骤同假设检验的基本步骤，也分为三步：

(1) 建立检验假设，确定检验水准。

H_0：$\sigma_1{}^2=\sigma_2{}^2$，即农村和城市新生儿的出生体重的总体方差相等

H_1：$\sigma_1{}^2\neq\sigma_2{}^2$，即农村和城市新生儿的出生体重的总体方差不等

$\alpha=0.05$

(2) 选定检验方法，计算检验统计量。

两样本的方差齐性检验选用 F 检验。按公式(7-7-11)计算

$n_1=8, \bar{x}_1=3.39, s_1=0.40, n_2=10, \bar{x}_2=3.48, s_2=0.31$，

$$F=\frac{s_1^2(\text{大})}{s_2^2(\text{小})}=\frac{0.40^2}{0.31^2}=1.62$$

$\nu_1=n_1-1=7$

$\nu_2=n_2-1=9$

(3) 确定 P 值，作出推断结论。

查 F 界值表(方差齐性用)，因 $1.62<F_{0.05,(7,9)}=4.20$，故 $P>0.05$，按 $\alpha=0.05$ 水准，不拒绝 H_0，差异无统计学意义。可以认为农村和城市新生儿的出生体重的总体方差齐。

六、正态性检验和变量变换

(一) 正态性检验

1. 图示法

图示法是一种简单易行的方法，通过图示，可以大致了解观察资料是否服从正态分布，缺点是比较粗糙。

(1) 正态概率纸图：横坐标是指标的刻度(组段)，纵坐标是用概率单位的尺度，表示累计概率，应用起来较为方便。如果资料服从正态分布，所画图形应为一条直线。

(2) P-P 图(proportion-proportion plot)：使用统计软件可以直接绘制 P-P 图。P-P 图的横坐标是所观察数据的累计概率，纵坐标是假设数据是正态分布的累计概率的期望值。如果所分析的数据服从正态分布，则在 P-P 图上数据点应在从左下到右上的直线上。如图 7-7-2 所示。

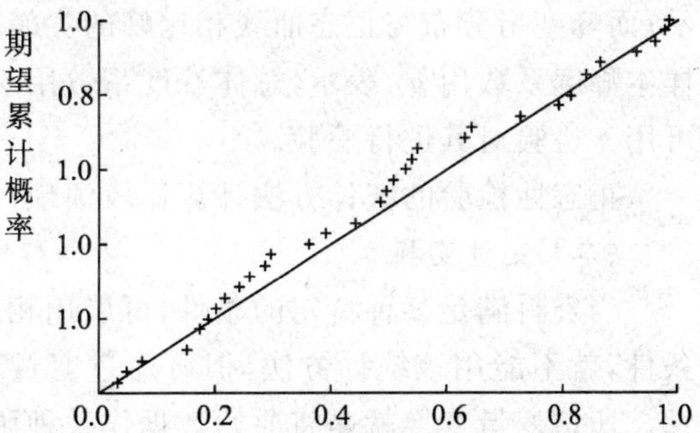

图 7-7-2　数据呈正态分布时的 P-P 图

2. 统计检验法

(1) W 检验(S. S. Shapiro and M. B. Wilk):在样本量为 $3 \leqslant n \leqslant 50$ 时使用。

有 n 个来自同一总体的数据,将其按从小到大的顺序排列。

$$x_1 < x_2 < x_3 < \cdots < x_{n-1} < x_n$$

检验假设:

H_0:样本来自正态分布的总体

H_1:样本不是来自正态分布的总体

检验水准 α

计算检验统计量 W 的计算公式为:

$$W = \frac{\left\{\sum_{i=1}^{n/2} a_i \left[x_{(n+1-i)} - x_{(i)}\right]\right\}}{\sum_{i=1}^{n} (x_i - \bar{x})^2} \tag{7-7-12}$$

当 n 为奇数时,$n/2$ 值取 $(n-1)/2$。

其中 x_i 为按从小到大的顺序排列后第 i 个数据的值,$\bar{x}$ 为均数。a_i 需要从专用的表查得。

(2) D 检验(D'Agostino):样本量为 $50 \leqslant n \leqslant 1\,000$ 时使用。检验的统计量 Y 的计算公式为

$$Y = \frac{\sqrt{n}(D - 0.282\,094\,79)}{0.029\,985\,98} \tag{7-7-13}$$

其中

$$D = \frac{\sum_{i=1}^{n}\left[i - \frac{n+1}{2}\right] x_i}{(\sqrt{n})^3 \sqrt{\sum_{i=1}^{n}(x_i - \bar{x})^2}} \tag{7-7-14}$$

W 检验和 D 检验都需要通过专用的计算表来确定临界值。

(3) 矩法:利用数学上的矩原理来检验偏度和峰度。偏度指分布不对称的程度和方向,用偏度系数(coefficient of skewness)衡量,样本偏度系数用 g_1 表示,总体偏度系数用 γ_1 表示;而峰度指分布与正态曲线相比峰的尖峭程度,用峰度系数(coefficient of kurtosis)衡量,样本峰度系数用 g_2 表示,总体峰度系数用 γ_2 表示。g_1 和 g_2 的抽样分布近似正态分布,故可用 z 检验对其进行检验。

正态性检验的统计方法计算比较烦琐,一般可借助统计软件完成,如 SAS 软件包。

(二) 变量变换

当资料满足某种特定的条件,可以用相应的统计方法,如 t 检验。如果不能满足相应的条件,就不能用该统计方法,但可通过变量变换,使其满足相应的条件,如正态性和方差齐性。所谓变量变换就是将原始数据作某种函数变换,使资料转换为正态分布或方差齐性,也可以用曲线拟合转换为直线回归(曲线直线化),从而简化计算。通常情况下,一种适当的函数变换可同时达到上述两个目的。应根据资料的性质选择适当的变量变换方法。

几种常用的变量变换及用途:

1. 对数变换

$x'=\lg x$ 或 $x'=\lg(x+k)$

常用于：① 使服从对数正态分布的资料正态化；② 使资料达到方差齐性的要求，特别是各样本的标准差与均数之比（CV 值）比较接近时；③ 使曲线直线化，如指数曲线，常用于曲线拟合。

2. 平方根变换

$$x'=\sqrt{x}$$

常用于：① 使服从 Poisson 分布的分类资料或轻度偏态资料正态化，如放射性物质的计数一般认为服从 Poisson 分布，可用平方根变换正态化；② 当各样本的方差与均数间呈正相关时，即均数大，方差也大，可使资料达到方差齐性的要求。

3. 倒数变换

$$x'=1/x$$

常用于数据两端波动较大的资料，可使极端值的影响减小。

4. 平方根反正弦变换

$$x'=\sin^{-1}\sqrt{x}$$

常用于二项分布的率或百分比的资料。

七、假设检验的注意事项

（一）要有严密的研究设计

这是假设检验的前提。组间应均衡，具有可比性，也就是除对比的主要因素（如临床试验用新药和对照药）外，其他可能影响结果的因素（如年龄、性别、病程、病情轻重等）在对比组间应相同或相近。

（二）不同的资料应选用不同检验方法

应根据分析目的、资料类型以及分布、设计方案的种类、样本含量大小等选用适当的检验方法。

（三）使用规范的统计说法

如结论为拒绝 H_0，接受 H_1，则认为差别有统计学意义，可以认为两个或多个总体参数有差别。

（四）结论不能绝对化

因统计结论具有概率性质，可能发生两类错误，故“肯定”、“一定”、“必定”等词不要使用。在报告结论时，应列出检验统计量的值及具体的 P 值。

（五）统计中“显著性”与医学/临床/生物学中“显著性”

统计中“显著性”对应于统计结论，现在多改用“有统计学意义”。而医学/临床/生物学中“显著性”对应于专业结论。假设检验是为专业服务的，统计结论必须和专业结论有机地相结合，才能得出恰如其分、符合客观实际的最终结论。

（六）单侧检验和双侧检验

根据检验的目的，选择单侧或双侧检验。当要检验的两个总体，已知某方向不会发生，如甲总体不会大于乙总体，应用单侧检验。

（七）可信区间与假设检验的区别和联系

一方面，可信区间可回答假设检验的问题，如单样本 t 检验中，由样本资料算得的未知

总体均数 μ 的可信区间若包含了 μ_0，则按 α 水准，不拒绝 H_0；若不包含 μ_0，则按 α 水准，拒绝 H_0，接受 H_l。另一方面，可信区间不但能回答差别有无统计学意义，而且还能比假设检验提供更多的信息，即提示差别有无实际的专业意义。

（八）Ⅰ类错误和Ⅱ类错误

假设检验为概率推断，其结论冒可能犯两种错误的风险，见表 7-7-4。

Ⅰ类错误（type Ⅰ error）：拒绝实际上成立的 H_0，又称为“弃真”。检验水准 α，就是预先规定的允许犯Ⅰ类错误概率的最大值。α 可取单尾亦可取双尾。假设检验时，研究者可根据不同研究目的来确定 α 值。

表 7-7-4　可能发生的两类错误

客观实际	假设检验的结果	
	拒绝 H_0	不拒绝 H_0
H_0 成立	Ⅰ类错误(α)	推断正确($1-\alpha$)
H_0 不成立 H_1 成立	推断正确($1-\beta$)	Ⅱ类错误(β)

Ⅱ类错误（type Ⅱ error）：不拒绝实际上不成立的 H_0，又称为“存伪”。其概率大小用 β 表示。β 只取单尾，β 值的大小一般未知，须在知道两总体差值 δ（如 $\mu_1-\mu_2$ 等）、α 及 n 时，才能算出来。

图 7-7-3 以单样本 t 检验来说明两类错误。设 $H_0:\mu=\mu_0$，$H_1:\mu<\mu_0$。若 μ 确实等于已知总体均数 μ_0，即 H_0 实际是成立的，但由于抽样误差的偶然性，得到较大的 t 值（指绝对值），使得 $t\geqslant t_{0.05,\nu}$，按所取检验水准 $\alpha=0.05$，拒绝 H_0，接受 H_1，结论为 $\mu<\mu_0$，此推断当然是错误的，该错误就是Ⅰ类错误。相反，若事实上 μ 小于 μ_0，即 H_0 实际上不成立，H_1 成立，由于抽样误差的偶然性，得到较小的 t 值，使得 $t\leqslant t_{0.05,\nu}$，按所取检验水准 $\alpha=0.05$，不拒绝 H_0。实际应用时，将其当做“接受”H_0，此类推断错误就是Ⅱ类错误。

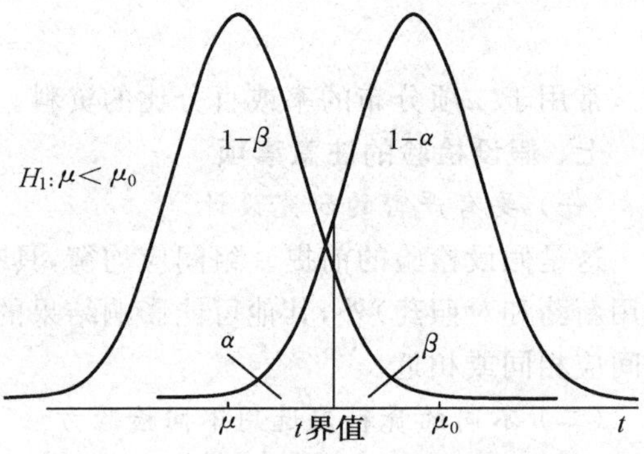

图 7-7-3　Ⅰ类错误与Ⅱ类错误示意图
（以双侧 t 检验为例）

图 7-7-3 中，$(1-\beta)$ 称为检验效能（power of a test），即两总体确有差别，按检验水准 α 所能发现该差异的能力。和 β 一样，$1-\beta$ 只取单尾。如 $1-\beta=0.90$，意味着若两总体确有差别，则理论上在 100 次检验中，平均有 90 次能够得出差异有统计学意义的结论。从图中可看出，α 越小，β 值越大，反之，α 越大，β 值越小。若要同时减少Ⅰ类错误 α 以及Ⅱ类错误 β，唯一的办法就是增加样本含量 n。若重点减少 α，可取 $\alpha=0.01$；若重点减少 β，一般取 $\alpha=0.10$ 或 $\alpha=0.20$ 甚至更高。

第八节　方差分析

一、完全随机设计的方差分析

完全随机设计（completely random design），又称成组设计。在实验研究中，按随机化原则将受试对象随机分配到某一研究因素的多个水平中去，然后观察实验效应；在调查研究中，按一个研究因素的不同水平分组，比较各组的效应。其目的是推断不同水平下各组均数之间的差别有无统计学意义。这种完全随机设计的多个样本均数的比较可用完全随机设计的方差分析(analysis of variance, ANOVA)。

（一）方差分析的基本思想

方差分析是 20 世纪 20 年代发展起来的一种统计方法，最早由英国著名统计学家 R. A. Fisher 于 1923 年提出，故又称 F 检验(F test)，用于两个或多个均数的比较。

下面以例 7-8-1 来说明方差分析基本思想。

例 7-8-1　某医生想了解不同血糖水平的人其血脂水平是否也不同。该研究者从门诊病人中随机抽取了 10 名糖尿病患者，该院同期的体检人群按照血糖水平分为糖耐量受损(IGT)者、血糖正常者，然后随机抽取了 10 名 IGT，12 名血糖正常者，同时记录了 32 名研究对象的空腹总胆固醇水平(mmol/L)，结果如表 7-8-1 所示（假设三组研究对象的年龄、性别是均衡的）。试分析不同血糖水平的人其总胆固醇水平是否也不同？

表 7-8-1　血糖正常者、IGT 以及糖尿病患者总胆固醇测定结果(mmol/L)

观察值	正常者	IGT 患者	糖尿病患者	合　计
	2.62	3.52	4.59	
	1.94	3.88	4.58	
	3.27	3.35	3.93	
	3.37	3.61	4.15	
	3.54	3.82	4.67	
	4.12	3.92	4.52	
	3.23	3.12	3.79	
	3.12	3.69	4.24	
	2.55	3.42	3.29	
	3.96	2.94	4.84	
	3.17			
	3.92			
n_i	12	10	10	32(N)
$\bar{x}_i$	3.234 2	3.527 0	4.260 0	3.65 ($\bar{x}$)
$\sum_{j=1}^{n_i} x_{ij}$	38.81	35.27	42.60	116.68($\sum_{i=1}^{k}\sum_{j=1}^{n_i} x_{ij}$)
$\sum_{j=1}^{n_i} x_{ij}^2$	129.950 5	125.348 7	183.542 6	438.841 8 ($\sum_{i=1}^{k}\sum_{j=1}^{n_i} x_{ij}^2$)

由表 7-8-1 可见，各组样本均数各不相等，这种差异可能由两种原因引起：① 随机误差，包括抽样误差、测量误差等，即各样本来自同一总体，但由于随机误差使得样本均数各不相等；② 处理因素（或影响因素），即不同的处理（本例为不同的血糖水平）引起不同的作用或效果，导致各处理组的均数不同。本例的目的是推断各组总体均数是否不等或不同处理的效应是否有差别，那么如何才能排除随机因素的干扰而作出推断呢？

我们仍然分析上表资料，全部实验结果存在三种不同的变异：

1. 总变异

32 个人的总胆固醇水平各不相等，这种变异称为总变异(total variation)。该变异的大小可用所有观察值 x_{ij} 与总均数 $\bar{x}$ 的离均差平方和表示，记为 $SS_{总}$。

$$SS_{总}=\sum_{i=1}^{k}\sum_{j=1}^{n_i}(x_{ij}-\overline{x})^2=\sum_{i=1}^{k}\sum_{j=1}^{n_i}x_{ij}^2-\frac{\left(\sum_{i=1}^{k}\sum_{j=1}^{n_j}x_{ij}\right)^2}{N},\nu_{总}=N-1 \quad (7\text{-}8\text{-}1)$$

式中,$N=\sum n_i$ 为总例数。

2. 组间变异

血糖水平不同的3组人群血液中总胆固醇样本均数 $\overline{x}_i$ 大小不等,这种变异称为组间变异(variation between groups)。如果处理因素确有效应,它反映了处理因素的影响和随机误差;反之,则仅反映随机误差。其大小用各组均数 $\overline{x}_i$ 与总均数 $\overline{x}$ 的离均差平方和表示,记为 $SS_{组间}$。

$$SS_{组间}=\sum_{i=1}^{k}n_i(\overline{x}_i-\overline{x})^2,\nu_{组间}=k-1 \quad (7\text{-}8\text{-}2)$$

式中,k 为处理组数。

3. 组内变异

各组内观察值 x_{ij} 大小亦不等,这种变异称为组内变异(variation within groups)。组内变异仅反映随机误差,故又称误差变异。其大小可用各组内每个测量值 x_{ij} 与该组均数 $\overline{x}_i$ 的离均差平方和表示,记为 $SS_{组内}$。

$$SS_{组内}=\sum_{i=1}^{k}\sum_{j=1}^{n_i}(x_{ij}-\overline{x}_i)^2,\nu_{组内}=\sum_{i=1}^{k}(n_i-1)=N-k \quad (7\text{-}8\text{-}3)$$

数理统计可以证明,上述三种变异及相应自由度的关系为:

$$SS_{总}=SS_{组间}+SS_{组内},\nu_{总}=\nu_{组间}+\nu_{组内} \quad (7\text{-}8\text{-}4)$$

以上各离均差平方和均与自由度有关,为了便于比较,可将各离均差平方和除以相应的自由度,得各自的均方(mean square,MS,即前面章节所提到的方差 S^2)。均方反映了平均变异的大小。

$$MS_{组间}=\frac{SS_{组间}}{\nu_{组间}},\quad MS_{组内}=\frac{SS_{组内}}{\nu_{组内}} \quad (7\text{-}8\text{-}5)$$

将组间均方除以组内均方即得方差分析的统计量 F:

$$F=\frac{MS_{组间}}{MS_{组内}} \quad (7\text{-}8\text{-}6)$$

如果各样本均数来自同一总体($H_0:\mu_1=\mu_2=\cdots=\mu_k$),即处理因素无效应,则组间变异和组内变异均只反映随机误差,此时理论上 $MS_{组间}=MS_{组内}$,$F=1$,但由于抽样误差的影响,$F\approx1$。反之,若各样本不是来自同一总体(处理因素有效应),则组间变异不仅反映随机误差,还包括处理因素的效应,此时组间均方应明显大于组内均方,即 $MS_{组间}>MS_{组内}$,$F>1$。

那么,F 值要大到何种程度才有统计学意义呢?或者说,F 值要大到何种程度才能认为各组均数间的差异是由处理因素引起而非随机误差呢?我们可以通过查方差分析用的 F 界值表,根据 P 值作出统计推断。若 $F\geqslant F_{\alpha(\nu_1,\nu_2)}$,则 $P\leqslant\alpha$,按 α 水准拒绝 H_0,接受 H_1,差别有统计学意义,可以认为各总体均数不等或不全相等(处理因素有效应);反之,则差别无统计学意义,尚不能认为各总体均数不等或不全相等(尚不能认为处理因素有效应)。

因此,方差分析的基本思想是:根据资料的设计类型(即变异的不同来源),将全部观察值之间的变异——总变异分解为两个或多个部分,除随机误差外其余每个部分的变异都可由某个因素的作用加以解释，通过比较不同变异来源的均方，借助 F 分布作出统计推断，以了解某个因素对观察指标是否有影响或某个因素是否具有效应。

（二）完全随机设计方差分析的基本步骤

1. 建立检验假设，确定检验水准

$H_0:\mu_1=\mu_2=\mu_3$，即三组人群的总胆固醇总体均数相等。

$H_1:\mu_1,\mu_2,\mu_3$ 不等或不全相等，即至少有两组人群的总胆固醇总体均数不等。

$\alpha=0.05$

2. 计算检验统计量 F 值

完全随机设计的方差分析计算见表 7-8-2。

表 7-8-2　完全随机设计方差分析计算表

变异来源	SS	ν	MS	F
组间(处理)	$\sum_{i=1}^{k} n_i(\bar{x}_i-\bar{x})^2$ 或 $\sum_{i=1}^{k}\frac{(\sum_{j=1}^{n_i}x_{ij})^2}{n_i}-C$	$k-1$	$\frac{SS_{组间}}{k-1}$	$\frac{MS_{组间}}{MS_{组内}}$
组内(误差)	$SS_{总}-SS_{组间}$ 或 $\sum_{i=1}^{k}(n_i-1)s_i^2$	$N-k$	$\frac{SS_{组内}}{N-k}$	
总变异	$\sum_{i=1}^{k}\sum_{j=1}^{n_i}x_{ij}^2-C$	$N-1$		

表中 $C=\frac{(\sum_{i=1}^{k}\sum_{j=1}^{n_i}x_{ij})^2}{N}$。

本例的计算结果如下：

$C=\frac{(116.68)^2}{32}=425.444\ 5$

$SS_{总}=438.841\ 8-425.444\ 5=13.397\ 4,\nu_{总}=32-1=31$

$SS_{组间}=\frac{38.81^2}{12}+\frac{35.27^2}{10}+\frac{42.60^2}{10}-425.444\ 5=5.946\ 8,\nu_{组间}=3-1=2$

$MS_{组间}=\frac{5.946\ 8}{2}=2.973\ 4$

$SS_{组内}=13.397\ 4-5.946\ 8=7.450\ 6$，

$\nu_{组内}=32-3=29$

$MS_{组内}=7.450\ 6/29=0.256\ 9$

$F=\frac{2.973\ 4}{0.256\ 9}=11.57$

将以上计算结果列于表 7-8-3。

表 7-8-3　方差分析结果

变异来源	SS	ν	MS	F	P
组间	5.946 8	2	2.973 4	11.57	<0.01
组内	7.450 6	29	0.256 9		
总变异	13.397 4	31			

3. 确定 P 值，作出统计推断

以 $\nu_1=2$、$\nu_2=29$ 查方差分析用的 F 界值表(附表 4)得：$F_{0.05(2,29)}=3.33$，$11.57>3.33$，$P<0.05$。按 $\alpha=0.05$ 水准，拒绝 H_0，接受 H_1，差异有统计学意义，可以认为不同血糖水平

人群的总胆固醇总体均数不等或不全相等。

（三）方差分析的应用条件

任何统计分析方法都有其适用条件。对于方差分析来说，理论上要求数据满足以下三个条件：

(1) 独立性：各观察单位之间的取值是相互独立的，互不影响；

(2) 正态性：每一水平下的观察值的总体均服从正态分布；

(3) 方差齐性：各样本的总体方差相等。

资料的正态性以及方差齐性检验可以通过统计学方法来判断，详见第七章部分内容。

二、区组设计的方差分析

（一）随机区组设计

随机区组设计（randomized block design），又称配伍设计，是配对设计的扩展。其设计方法是将全部受试对象按某种或某些特征分为若干个区组，使每个区组内研究对象的特征尽可能接近，每个区组内的观察对象与研究因素的水平数相等，然后分别使每个区组内的观察对象随机地接受研究因素某一水平的处理。随机区组设计中通常将影响实验结果的主要非处理因素作为划分区组的特征。如上例中，将窝别相同、体重相近的同种系动物配成区组，再分别将区组内的动物随机分配到不同的处理组中，每只动物接受一种处理，从而保证处理组间的均衡性。

（二）变异的分解

例 7-8-2 为探索丹参对肢体缺血再灌注损伤的影响，将 24 只某品系大白兔按窝别相同、体重相近分为 8 个区组，每个区组 3 只大白兔随机采用不同浓度的丹参溶液进行处理，即松止血带前 A 组给予丹参 2mL/kg，B 组给予丹参 1mL/kg，C 组给予生理盐水 2mL/kg，在松止血带前及松后 1h 分别测定血中白蛋白含量(g/L)，算出白蛋白减少量，数据见表 7-8-4。

表 7-8-4 三种不同方案处理后大白兔血中白蛋白减少量(g/L)

区组	A 方案	B 方案	C 方案	n_j	$\bar{x}_j$
1	2.23	2.95	4.18	3	3.120 0
2	2.30	2.68	4.60	3	3.193 3
3	3.12	3.63	4.74	3	3.830 0
4	1.91	2.51	3.58	3	2.666 7
5	2.37	3.09	4.62	3	3.360 0
6	2.95	3.54	3.62	3	3.370 0
7	2.84	2.06	3.75	3	2.883 3
8	2.65	3.12	4.06	3	3.276 7
n_i	8	8	8	24	(N)
$\bar{x}_i$	2.546 3	2.947 5	4.143 8	3.212 5	$(\bar{x})$
S_i^2	0.169 4	0.273 9	0.220 9	0.682 6	(S^2)

从表 7-8-4 大白兔血中白蛋白减少量的数据可知，随机区组设计资料的变异除了总变异、处理组（纵向的 3 组数据）变异和随机误差外，还存在区组（横向的 8 组数据）变异。区组变异是指每一区组的样本均数 $\bar{x}_j$ 各不相同，它既反映了 8 个区组不同的影响，同时也包括了随机误差，其大小可用 $SS_{区组}$ 表示。

$$SS_{区组} = \sum_{j=1}^{b} n_j(\bar{x}_j - \bar{x})^2, \nu_{区组} = b - 1 \tag{7-8-7}$$

$$MS_{区组} = SS_{区组}/(b-1) \tag{7-8-8}$$

随机区组设计总变异和处理组间变异的计算与完全随机设计的方差分析相同。

同样，数理统计上可以证明，随机区组设计的总变异和自由度可以分解为三部分，即

$$SS_{总} = SS_{处理} + SS_{区组} + SS_{误差}, \nu_{总} = \nu_{处理} + \nu_{区组} + \nu_{误差} \tag{7-8-9}$$

用 k 表示处理组数，b 表示区组数；实验观察值 x_{ij} 下标 $i(i=1,2,\cdots,k)$ 表示组别，下标 $j(j=1,2,\cdots,b)$ 表示区组序号。下面将随机区组设计方差分析的计算公式整理成表 7-8-5。

表 7-8-5　随机区组设计方差分析的计算表

变异来源	SS	ν	MS	F
处理组	$\sum_{i=1}^{k} n_i(\bar{x}_i - \bar{x})^2$ 或 $\frac{\sum_i(\sum_j x_{ij})^2}{b} - C$	$k-1$	$\frac{SS_{处理}}{k-1}$	$\frac{MS_{处理}}{MS_{误差}}$
区组	$\sum_j n_j(\bar{x}_j - \bar{x})^2$ 或 $\frac{\sum_j(\sum_i x_{ij})^2}{k} - C$	$b-1$	$\frac{SS_{区组}}{b-1}$	$\frac{MS_{区组}}{MS_{误差}}$
误差	$SS_{总} - SS_{处理} - SS_{区组}$	$N-k-b+1$ 或 $(k-1)(b-1)$	$\frac{SS_{误差}}{N-k-b+1}$	
总变异	$\sum x^2 - C$ 或 $(N-1)s^2$	$N-1$	$\frac{SS_{总}}{N-1}$	

（三）随机区组设计资料的方差分析的基本步骤

以例 7-8-2 说明随机区组设计资料的方差分析的步骤如下：

1. 建立检验假设，确定检验水准

对于处理组：

H_0：$\mu_1 = \mu_2 = \mu_3$，即三种不同处理方案大白兔血中白蛋白减少量的总体均数相同

H_1：μ_1, μ_2, μ_3 不全相等，即三种不同处理方案大白兔血中白蛋白减少量的总体均数不同或不全相同

对于区组：

H_0：八个区组白蛋白减少量的总体均数相等

H_1：八个区组白蛋白减少量的总体均数不等或不全相等

$\alpha = 0.05$

2. 计算检验统计量 F 值

(1) 计算各项离均差平方和与自由度：

$SS_{总} = S^2(N-1) = 0.682\,6 \times (24-1) = 15.700, \nu_{总} = 24 - 1 = 23$

$$SS_{处理} = \sum_i n_i(\bar{x}_i - \bar{x})^2$$
$$= 8 \times (2.546\,3 - 3.212\,5)^2 + 8 \times (2.947\,5 - 3.212\,5)^2 + 8 \times (4.143\,8 - 3.212\,5)^2$$
$$= 11.051, \nu_{处理} = 3 - 1 = 2$$

$$SS_{区组} = \sum_j n_j(\bar{x}_j - \bar{x})^2$$

$=3\times(3.1200-3.2125)^2+3\times(3.1933-3.2125)^2+\cdots+3\times(3.2767-3.2125)^2$

$=2.542, \nu_{区间}=8-1=7$

$SS_{误差}=SS_{总}-SS_{处理}-SS_{区组}=15.700-11.051-2.542=2.107, \nu_{误差}=23-2-7=14$

(2) 计算均方与 F 值:

$MS_{处理}=11.051/2=5.526$

$MS_{区组}=2.542/7=0.363$

$MS_{误差}=2.107/14=0.151$

$F=\dfrac{MS_{处理}}{MS_{误差}}=\dfrac{5.526}{0.151}=36.60$

$F=\dfrac{MS_{区组}}{MS_{误差}}=\dfrac{0.363}{0.151}=2.40$

(3) 列方差分析表

根据以上的计算,把结果列于表 7-8-6。

表 7-8-6 例 7-8-2 的方差分析表

变异来源	SS	ν	MS	F	P
处理组	11.051	2	5.526	36.60	<0.01
区组	2.542	7	0.363	2.40	>0.05
误差	2.107	14	0.151		
总变异	15.700	23			

3. 确定 P 值,作出统计推断

(1) 对处理组:以 $\nu_1=2$、$\nu_2=14$ 查附表 4,得 $F_{0.05(2,14)}=3.74$,$F=36.60>3.74$,$P<0.05$,按 $\alpha=0.05$ 水准,拒绝 H_0,接受 H_1,差异有统计学意义,可以认为三种不同处理方案大白兔血中白蛋白减少量的总体均数不同或不全相同。

(2) 对区组:以 $\nu_1=7$、$\nu_2=14$ 查附表 4 得 $F_{0.05(7,14)}=2.76$,$F=2.40<2.76$;$P>0.05$,按 $\alpha=0.05$ 水准,尚不能拒绝 H_0,尚不能认为八个区组白蛋白减少量的总体均数不等。

三、多个样本均数的两两比较

当方差分析的结果为拒绝 H_0,接受 H_1,差异有统计学意义时,可以认为三组总体均数不等或不全相等,即至少有两组总体均数不同。如果要进一步判断多组中究竟哪两组总体均数有差别,需要在前述方差分析的基础上进行多个样本均数的两两比较,而不能直接用 t 检验进行比较。

两两比较的方法较多,常用的是多重比较。多重比较的方法又可进一步分为以下两种情况:一是各组间均需要相互比较,以了解任两组间是否有差别;二是仅考虑某指定组与其他组的比较,如多个处理组与对照组的比较;某一对或某几对在专业上有特殊意义的均数的比较等。多重比较的方法很多,本节只介绍常用的 SNK-q 检验。

SNK(Student-Newman-Keuls)检验,也称 q 检验,检验统计量 q 的计算公式为:

$$q=\frac{|\bar{x}_A-\bar{x}_B|}{s_{\bar{x}_A-\bar{x}_B}}=\frac{|\bar{x}_A-\bar{x}_B|}{\sqrt{\dfrac{MS_{误差}}{2}\left(\dfrac{1}{n_A}+\dfrac{1}{n_B}\right)}}, \nu=\nu_{误差} \tag{7-8-10}$$

上式中，分子为任意两个对比组 A、B 的样本均数之差，分母是差值的标准误；n_A 和 n_B 分别为 A 和 B 两个样本的例数，$MS_{误差}$ 为方差分析中算得的误差均方。在完全随机设计资料的方差分析中，$MS_{误差}=MS_{组内}$，以例 7-8-1 为例，本例 $MS_{误差}=0.256\ 9$，$\nu_{误差}=29$。

例 7-8-3　试对例 7-8-1 中不同血糖水平组的总胆固醇水平进行两两比较。

检验步骤：

1. 建立检验假设，确定检验水准

H_0：$\mu_A=\mu_B$，即任两对比组的总体均数相等

H_1：$\mu_A\neq\mu_B$，即任两对比组的总体均数不等

$\alpha=0.05$

2. 计算检验统计量

(1) 将三个样本均数按由小到大的顺表依次排列，并编上组次（表 7-8-7）。

表 7-8-7　例 7-8-1 均数排序

组别	血糖正常组	IGT 组	糖尿病组
均数	3.234 2	3.527 0	4.260 0
组次	1	2	3

(2) 列出两两比较计算表如 7-8-8 所示。

表 7-8-8　例 7-8-1 的 SNK 检验计算表

对比组 A 与 B (1)	$\lvert\bar{x}_A-\bar{x}_B\rvert$ (2)	$s_{\bar{x}_A-\bar{x}_B}$ (3)	q 值 (4)	组数 a (5)	q 界值 0.05 (6)	q 界值 0.01 (7)	P 值 (8)
1 与 2	0.318 5	0.153 5	2.07 5	2	2.89	3.89	>0.05
1 与 3	1.025 8	0.153 5	6.683	3	3.49	4.45	<0.01
2 与 3	0.733 0	0.160 3	4.573	2	2.89	3.89	<0.01

3. 确定 P 值，作出统计推断

q 界值不但考虑自由度，而且考虑组数 a，即任意两对比组包含的组数。以组数 a 和 $\nu_{误差}=29$（本例取 30）查 q 界值表（附表 5），当 $a=2$ 时，$q_{0.05(30,2)}=2.89$，$q_{0.01(30,2)}=3.89$；当 $a=3$ 时，$q_{0.05(30,3)}=3.49$，$q_{0.01(30,3)}=4.45$，见表 7-8-8 第(6)栏和第(7)栏。将计算得到的 q 值与相应的 q 界值进行比较得各组的 P 值，见表第(8)栏。由上表可以看出，按 $\alpha=0.05$ 水准，血糖正常组和 IGT 组的总胆固醇差异无统计学意义，而血糖正常组和糖尿病组、IGT 组和糖尿病组的总胆固醇均间差异均有统计学意义。

第九节　χ^2 检验

一、完全随机设计两样本率比较的 χ^2 检验

两样本率的比较是通过完全随机设计所得到的两个样本率 p_1 与 p_2 的比较，推断它们所代表的两个总体率 π_1、π_2 是否相等。

例 7-9-1 为了解利伐沙班(rivaroxaban)在全膝关节成形术后对静脉血栓的预防效果,丹麦的研究人员完成了一项多中心随机双盲对照临床试验。研究对象被随机分成两组,实验组患者在术后 6~8h 后每天 1 次口服利伐沙班 10mg,对照组在术后 12h 后每天 1 次皮下注射依诺肝素 40mg。主要有效性评价事件是指任何部位的深静脉血栓形成、非致死性肺栓塞或术后 13~17 天内的全因死亡。结果显示,接受利伐沙班治疗的 824 例患者中,79 例出现了主要有效性评价事件,有效事件率为 9.58%;接受依诺肝素治疗的 878 例患者中,166 例出现了主要有效性评价事件,有效事件率为 18.91%。试分析利伐沙班和依诺肝素预防全膝关节成形术后静脉血栓效果是否不同。

表 7-9-1 利伐沙班和依诺肝素预防全膝关节成形术后静脉血栓效果的比较

分组	发生有效事件人数	未发生有效事件人数	合 计	有效事件发生率(%)
利伐沙班组	79(a)	745(b)	824($a+b$)	9.58
依诺肝素组	166(c)	712(d)	878($c+d$)	18.91
合 计	245($a+c$)	1457($b+d$)	1702(n)	14.39

表内 79(a)、745(b)、166(c)和 712(d)为 4 个基本数据,其余数据如行合计(n_R)、列合计(n_C)、总合计(n)及有效事件发生率等均可由这 4 个基本数据计算出来。基本数据的行数和列数均为 2 者,称为 2×2 表资料或四格表(fourfold table)资料。

(一) χ^2 检验的基本原理与分析步骤

1. 建立检验假设,确定检验水准

H_0:利伐沙班和依诺肝素预防全膝关节成形术后静脉血栓效果相同,即 $\pi_1=\pi_2$

H_1:利伐沙班和依诺肝素预防全膝关节成形术后静脉血栓效果不同,即 $\pi_1\neq\pi_2$

$\alpha=0.05$

2. 计算检验统计量 χ^2 值

若无效假设 H_0 成立,即两组的有效事件发生率相同,且可用两样本合并率 14.39%作为合并总体率的最佳点值估计。在有效事件发生率为 14.39%的情况下,则理论上利伐沙班组有效事件发生人数为 $824\times14.39\%=824\times\frac{245}{1\,702}=118.61$(这个理论频数可看成 H_0 成立时,大量与表 7-9-1 有相同周边合计的可能表格中该格子的平均观察值),未出现有效事件的人数为 $824\times(1-14.39\%)=824\times\frac{1\,457}{1\,702}=705.39$;依诺肝素组有效事件发生人数为 $878\times\frac{245}{1\,702}=126.39$,未出现有效事件的人数为 $878\times\frac{1\,457}{1\,702}=751.61$。118.61、705.39、126.39、751.61 称为理论频数(theoretical frequency),简称理论数(T),用公式(7-9-1)计算:

$$T_{RC}=\frac{n_R n_C}{n} \tag{7-9-1}$$

式中 T_{RC} 为第 R 行 C 列的理论频数,n_R 为相应的行合计,n_C 为相应的列合计。实际观测得到的数据 79、745、166 和 712 称为实际频数(actual frequency),简称实际数(A)。每个格子的理论频数与实际频数并不相等,但两者之差的绝对值都相同,$|A-T|=16.39$。当 H_0 为真时,两样本率不会相差太大,相应地理论频数(T)与实际频数(A)差异不会太大;但

当理论频数与实际频数相差较大时，超出了误差允许的范围，就有理由怀疑 H_0 的成立。因此可以通过构造 A 与 T 吻合程度的统计量，来反映两样本率的差别。另一方面，用相对数表示这一差异比用绝对数表示更合理。于是，引入 χ^2 统计量来表述理论频数与实际频数之间的差异：

$$\chi^2 = \sum \frac{(A-T)^2}{T} \tag{7-9-2}$$

这样计算得到的 χ^2 值又称 Pearson χ^2。在 H_0 假设成立前提下，χ^2 值的分布近似 χ^2_ν 分布，ν 为自由度，即在行合计和列合计不变的情况下可以自由变动的格子数，自由度的计算公式如下：

$$\nu=(r-1)(c-1) \tag{7-9-3}$$

在上式中 r 是行数，c 是列数。

χ^2_1、χ^2_3、χ^2_5 分布的概率密度曲线见图 7-9-1。

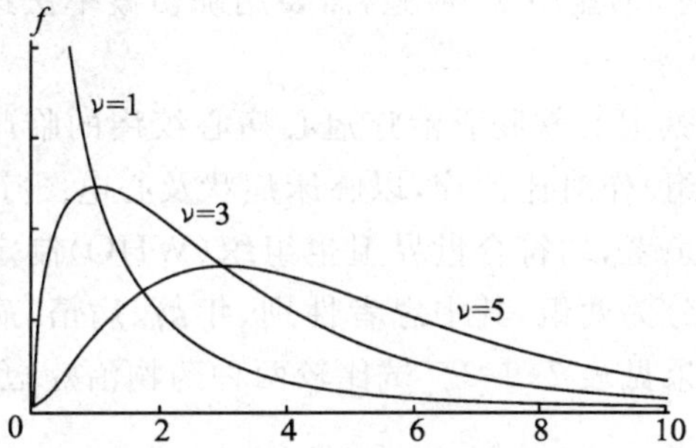

图 7-9-1　χ^2 分布的概率密度曲线

对于四格表而言，在周边合计数固定的情况下，只要一个格子的值确定了，其它的格子的值也就确定，因此它的自由度是 1。四格表的 χ^2 值近似服从 χ^2_1 分布，大于等于 $\chi^2_{0.05,1}$ 的 χ^2 值占 5%，大于等于 $\chi^2_{0.01,1}$ 的 χ^2 值占 1%。不同自由度 χ^2 曲线下面积所对应的 χ^2 值可以由附表 6χ^2 界值表查出。

将表 7-9-1 数据及计算出的理论数代入式(7-9-2)、式(7-9-3)，得

$$\chi^2=\frac{(79-118.61)^2}{118.61}+\frac{(745-705.39)^2}{705.39}+\frac{(166-126.39)^2}{126.39}+\frac{(712-751.61)^2}{751.61}=29.90$$

$$\nu=(2-1)\times(2-1)=1$$

3. 确定 P 值，作出统计推断

查 χ^2 界值表，得 $\chi^2>\chi^2_{0.005,1}=7.88$，$P<0.005$，按 $\alpha=0.05$ 水准，拒绝 H_0，接受 H_1，差异有统计学意义。可以认为两组预防全膝关节成形术后静脉血栓效果不同，根据现有资料来看，利伐沙班的效果优于依诺肝素。

（二）四格表资料的专用公式

如果将表 7-9-1 中的四个基本数据分别用 a、b、c、d 表示，则通过推导可将式(7-9-2)转换成四格表的专用公式：

$$\chi^2=\frac{(ad-bc)^2 n}{(a+b)(a+c)(c+d)(b+d)} \tag{7-9-4}$$

按公式(7-9-4)

$$\chi^2=\frac{(ad-bc)^2n}{(a+b)(c+d)(a+c)(b+d)}=\frac{(79\times712-745\times166)^2\times1\ 072}{828\times878\times245\times1\ 457}=29.96$$

计算结果与式(7-9-2)计算结果相同(小数点后第二位不同是由于运算时四舍五入造成的)。

(三)四格表资料的校正

χ^2 分布原本是由正态分布变量计算得到的统计量的一种分布，属于连续性分布。而分类资料是离散的，利用公式(7-9-2)计算的 χ^2 值是近似的。对于四格表资料，当 $n\geqslant40$ 且所有 $T\geqslant5$ 时，近似程度比较好，采用 χ^2 检验；当 $n\geqslant40$ 但有 $1\leqslant T<5$ 时，计算的 P 值可能偏小，需要进行连续性校正(correction of continuity)。

基本公式的校正：
$$\chi^2=\sum\frac{(|A-T|-0.5)^2}{T}\tag{7-9-5}$$

专用公式的校正：
$$\chi^2=\frac{(|ad-bc|-n/2)^2n}{(a+b)(c+d)(a+c)(b+d)}\tag{7-9-6}$$

当 $n<40$ 或有 $T<1$ 时，不能用 χ^2 检验，需要用确切概率法进行比较(有兴趣者可查阅相关统计学书籍)。

例 7-9-2 某医生观察冠心软胶囊治疗冠心病心绞痛的临床疗效。用冠心软胶囊(治疗组)与复方丹参片(对照组)作对比治疗，以临床症状及心电图疗效等为观察指标。所有冠心病心绞痛患者均为门诊患者，均符合世界卫生组织(WHO)制定的《缺血性心脏病的命名及诊断标准》，将患者随机分为两组，其中患者性别、年龄、病情、病程等在两组间是均衡的，两组病人临床症状改善效果见表 7-9-2。试比较两种药物治疗冠心病心绞痛的总体有效率有无差别？

表 7-9-2 两组药物治疗心绞痛疗效的比较

组别	有效人数	无效人数	合计	有效率(%)
治疗组	32(28.64)	3(6.36)	35	91.43
对照组	13(16.36)	7(3.64)	20	65.00
合计	45	10	55	80.82

在本例中出现了一个格子的理论频数为 3.64，所以应该采用校正的卡方检验进行比较，分析步骤如下。

1. 建立检验假设

$H_0:\pi_1=\pi_2$

$H_1:\pi_1\neq\pi_2$

$\alpha=0.05$

2. 计算检验统计量

因本例 $n>40$ 且有一个格子的 $1<T<5$，需要用校正公式。

$$\chi^2=\frac{(|32\times7-3\times13|-55/2)^2\times55}{35\times45\times20\times10}=4.33,\nu=1$$

3. 得出 P 值，作出统计推断

本例 $\chi^2>3.84$，$P<0.05$，拒绝 H_0，可以认为冠心软胶囊治疗的冠心病心绞痛的临床疗效比复方丹参片好。

二、配对设计两样本率比较的 χ^2 检验

例 7-9-3　某研究者用罗氏培养基和罗氏＋庆大霉素培养基分别对 120 只豚鼠皮肤真菌的生长情况进行观察。结果：罗氏培养基阳性率为 50％；罗氏＋庆大霉素培养基阳性率为 25％；共同阳性率为 20％。试比较两种培养基对真菌的检出效果。

上述资料是一比较典型的配对设计，应采用配对 χ^2 检验（或 McNemar 检验）。现将资料整理成表 7-9-3，结果表明，同一样本采用不同方法处理，结果有四种情况：两法均为阳性（a），两法均为阴性（d），罗氏培养阳性而罗氏＋庆大霉素培养法阴性（b），罗氏＋庆大霉素培养法阳性而罗氏法阴性（c）。a、d 格子是两种培养结果相同的部分，b、c 是两种培养结果不同的部分。实际样本 $b \neq c$，要判断 b 和 c 的差别是抽样误差造成还是本质差异造成的，必须进行假设检验。

表 7-9-3　两种培养基真菌生长结果比较

罗氏培养	罗氏＋庆大霉素培养		合计
	生长	不生长	
生长	24(a)	36(b)	60
不生长	6(c)	54(d)	60
合 计	30	90	120

检验步骤：

1. 建立检验假设

H_0：两种培养基的生长率相同，即总体 $B=C$

H_1：两种培养基的生长率不同，即总体 $B \neq C$

$\alpha=0.05$

2. 计算检验统计量

在 H_0 条件下，b、c 的理论频数 $T_b=T_c=(b+c)/2$，代入公式(7-9-2)

$$\chi^2=\frac{\left[b-\frac{b+c}{2}\right]^2}{\frac{b+c}{2}}+\frac{\left[c-\frac{b+c}{2}\right]^2}{\frac{b+c}{2}}$$

上式经整理可得配对 χ^2 统计量的计算公式：

$$\chi^2=\frac{(b-c)^2}{(b+c)} \tag{7-9-7}$$

自由度 $\nu=1$。当 $b+c \geqslant 40$ 时，可直接用上述公式计算；当 $b+c<40$ 时，必须用下面的校正公式：

本例 $b+c>40$，将数据代入公式(7-9-7)，计算得 $\chi^2=\frac{(36-6)^2}{36+6}=21.43$。

3. 得出 P 值和结论

查 χ^2 界值表，得：$\chi^2_{0.05,1}=3.84$，$\chi^2=21.43>3.84$，因此 $P<0.05$，拒绝 H_0，可以认为两种培养基对真菌的培养率是不同的。

以上检验方法称 McNemar χ^2 检验，目的是推断两种处理结果有无差别。在作 McNemar χ^2 检验时须注意：当 a 与 d 格子的数字都特别大，而 b 和 c 格子的数字相对较小时，即使 McNemar χ^2 检验有统计学意义，其实际意义也不大。

三、完全随机设计的行×列表 χ^2 检验

例 7-9-4　某研究者把具有典型症状并经胃镜证实的良性活动性胃溃疡患者 280 例随

机分为三组,分别给予奥美拉唑、雷尼替丁和硫糖铝片进行治疗6周,疗程结束时复查胃镜,溃疡面消失者为愈合(表7-9-4),试分析三种药物的总体溃疡愈合率是否有差别?(假设三组研究对象的年龄、性别与病程均衡)

表7-9-4 三种药物治疗胃溃疡的疗效

分组	治疗效果(例)		合计	愈合率(%)
	愈合	未愈合		
奥美拉唑	90	10	100	90.00
雷尼替丁	60	30	90	66.67
硫糖铝片	48	42	90	53.33
合计	198	82	280	70.71

该研究设计为完全随机设计多个率的比较。对于多个率比较的资料,如果基本数据有R行2列,则称为$R\times2$表;如有R行C列的构成比资料,称为$R\times C$表。将行数或列数大于2的频数分布表统称行×列表。

$R\times C$表的χ^2检验可以用公式(7-9-2)计算,也可以利用其专用公式计算:

$$\chi^2=n\left(\sum\frac{A^2}{n_rn_c}-1\right) \tag{7-9-9}$$

(一)多组率的比较

对例7-9-4进行分析,步骤如下:

1. 建立检验假设

H_0:三种药物治疗胃溃疡的愈合率相等

H_1:三种药物治疗胃溃疡的愈合率不等或不全相等

$\alpha=0.05$

2. 计算理论值和检验统计量

$$\chi^2=280\times\left(\frac{90^2}{100\times198}+\frac{10^2}{100\times82}+\cdots+\frac{42^2}{90\times82}-1\right)=31.80$$

$\nu=(3-1)\times(2-1)=2$

3. 确定P值,作出统计推断

查χ^2界值表,得$\chi^2_{0.05,2}=5.99$,$P<0.05$,拒绝H_0,可以认为三种药物治疗胃溃疡的愈合率不等或不全相等。

多个率的χ^2检验,拒绝H_0,只能说明各总体率不全相等或全不相等,若要说明哪两组间是否不同,还需要进一步作多组间的两两比较。关于率的两两比较的方法也比较多,如校正检验水准α法、Scheff′可信区间法等,有兴趣者可查阅有关统计学书籍。

(二)两组或多组构成比的比较

例7-9-5 某研究者想探讨哈萨克族高血压与血管紧张素转换酶基因的16号内含子I(插入)/D(缺失)多态性的关系。以现况调查为基础,随机抽取高血压患者151例为高血压组,血压正常者200例为对照组,应用聚合酶链反应法测定基因的多态性,结果见表7-9-5。试比较哈萨克族高血压及血压正常者中血管紧张素转换酶基因型的构成分布是否相同?

表7-9-5 高血压及血压正常者中血管紧张素转换酶基因的多态性

分组	DD	ID	II	合计
高血压组	66	52	33	151
血压正常组	56	97	47	200
合计	122	149	80	351

1. 建立检验假设

H_0:高血压及血压正常者中血管紧张素转换酶基因型的构成分布相同

H_1:高血压及血压正常者中血管紧张素转换酶基因型的构成分布不同

$\alpha=0.05$

2. 计算检验统计量

$$\chi^2=351\times\left(\frac{66^2}{151\times122}+\frac{52^2}{151\times149}+\cdots+\frac{47^2}{200\times80}-1\right)=10.22$$

$\nu=(2-1)\times(3-1)=2$

3. 确定 P 值，作出统计推断

本例 $\chi^2>\chi^2_{0.05,2}=5.99$，$P<0.05$，按 $\alpha=0.05$ 水准，拒绝 H_0，接受 H_1，差异有统计学意义，可以认为高血压及血压正常者中血管紧张素转换酶基因型的构成分布不同。

必须注意，对于行×列表的 χ^2 检验，不能有1/5以上的格子理论数大于1并且小于5，或者不能有一个格子的理论数小于1，否则易出现偏性。如出现上述情况，可通过软件计算确切概率。

第十节　直线回归与相关

前面章节中已介绍了计量资料的一些统计分析方法，着重于描述某一变量的统计特征或比较该变量的组间差别。而在大量的医学科研与实践中，经常会遇到的是分析两个变量或多个变量之间的关系。例如，身高和年龄的关系，空腹血糖与血清总胆固醇、甘油三酯、空腹胰岛素的关系等，前面所学的统计分析方法已不能解决这类问题，此时需要运用回归和相关分析来处理。回归和相关分析的主要目的是分析多个变量间的关系。三个及以上变量之间关系的回归与相关分析称为多元相关与回归分析，本章只介绍两个变量间的直线关系的回归与相关分析。

一、直线回归

（一）直线回归的概念

两变量之间直线关系的分析包括两个方面：回归关系和相关关系。回归关系是描述变量间的依存关系，即数量关系，某一变量变化一个单位，另一变量会变化几个单位；相关关系是描述变量间的相互关系，即互依关系。

根据两变量的情况，直线回归分析的类型有以下两种：① 其中一变量为选定变量，另一变量为随机变量，要求选定变量在取值范围内取某值时，另一变量的取值是随机的，并且呈正态分布，如年龄和身高，当年龄取某一特定值时，身高的取值是随机的，这类回归称为Ⅰ型回归。② 两个变量都是随机变量，要求两变量中任一变量在某一取值时，另一变量的取值是随机的，并且呈正态分布，称双随机变量正态分布。如身高和体重，身高取某一特定值时，体重的取值是随机的；若体重取某特定值时，身高的取值是随机的，这类回归称为Ⅱ型回归。

Ⅰ型回归分析中选定变量称为自变量（independent variable），用 X 表示；随机变量称为因变量或应变量（dependent variable），用 Y 表示。

Ⅱ型回归分析中两随机变量均可作为自变量，用 X 表示；其中一随机变量若为自变量，则另一随机变量为因变量或应变量，用 Y 表示。因此，Ⅱ型回归分析可有两个回归方程。

例 7-10-1　某妇产科医师研究用测量胎儿股骨径长度预测单胎足月胎儿体重的方法，该医师通过B超测量了10名胎儿的股骨径长度，并记录了他们的出生体重，数据见表7-10-1。

试分析股骨长度和出生体重两个变量之间的关系。

表 7-10-1　10 名胎儿的股骨径长度和出生体重的数据

编号(1)	股骨径长度 X(cm)(2)	出生体重 Y(g)(3)	XY(4)	X^2(5)	Y^2(6)
1	6.50	2 720	17 680.0	42.25	7 398 400
2	6.80	2 840	19 312.0	46.24	8 065 600
3	7.20	3 450	24 840.0	51.84	11 902 500
4	7.12	3 160	22 499.2	50.69	9 985 600
5	6.90	2 830	19 527.0	47.61	8 008 900
6	7.87	3 980	31 322.6	61.93	15 840 400
7	6.56	2 470	16 203.2	43.03	6 100 900
8	5.79	1 740	10 074.6	33.52	3 027 600
9	6.39	2 480	15 847.2	40.83	6 150 400
10	7.00	3 320	23 240.0	49.00	11 022 400
合计	68.13	28 990	200 545.8	466.96	87 502 700

首先绘制散点图，在直角坐标系中将 10 名胎儿的股骨径的长度和出生体重的数据描点，得到图 7-10-1 所示散点图，观察是否有直线趋势。

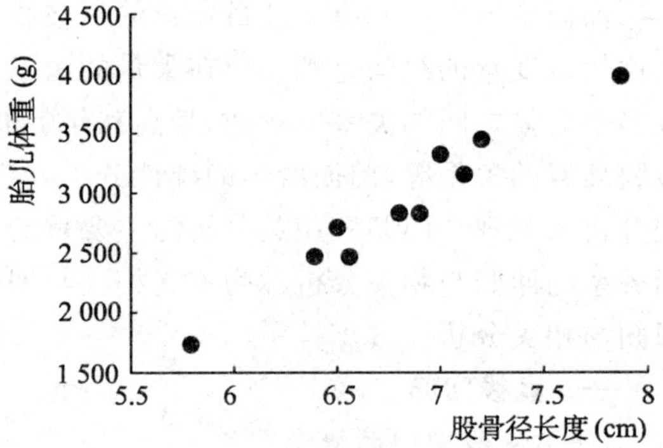

图 7-10-1　10 名胎儿的股骨径的长度和出生体重的散点图

在定量描述股骨径长度和出生体重在数量上的依存关系中，股骨径长度为自变量，用 X 表示，出生体重为应变量，用 Y 表示。由图 7-10-1 可见，出生体重随股骨径长度的增加而增大，并且呈直线趋势，这 10 个点并非完全在一条直线上，这与两变量间严格的直线函数关系不同，称为直线回归(linear regression)，回归方程表达式为：

$$\hat{Y}=a+bX \qquad (7\text{-}10\text{-}1)$$

公式(7-10-1)称为回归方程，在直角坐标系中的图形是一条直线，它是对两变量总体的线性关系的一个估计。理论上，对于自变量 X 取各个值，相应的应变量随机取值的总体均数 $\mu_{Y/X}$ 在一条直线上，表示为

$$\mu_{Y/X}=\alpha+\beta X \qquad (7\text{-}10\text{-}2)$$

在直线回归分析中，一般假定每个自变量 X 对应的 Y 的正态总体的各个总体方差相等，并且各次观测相互独立。这样公式(7-10-1)中 $\hat{Y}$ 实际上是 X 所对应 Y 的总体均数 $\mu_{Y/X}$ 的一个估计值，称为回归方程的预测值(predicted value)，而 a、b 分别是对 α 和 β 的估计。其中 a 称为常数项，是回归直线在 Y 轴上的截距，其统计学意义是，当 X 取 0 时相应 Y 的均数估计值；b 称为回归系数(coefficient of regression)，是直线的斜率，其统计学意义是，当 X 变化一个单位时 Y 的平均改变的估计值。

（二）直线回归方程的求法

对于一组样本数据来说，回归方程是唯一确定的。从散点图中看，回归直线是一条能最好地代表数据点分布趋势的直线，回归直线由回归方程确定，拟合回归方程的方法是最小二乘估计(least squared estimation)，其要求是各实测点到回归直线的纵向距离的平方和最小。实测值 Y 与假定的回归直线上的估计值 $\hat{Y}$ 的纵向距离称为残差或剩余值，各点的残差越小，各点距直线越接近，则直线会更好地代表数据点的分布趋势。由于既要考虑所有点的残差，又要考虑各点残差的正负，所以取各点残差平方和最小的直线为最理想的直线。按照这一原则，数学上可以得到 a、b 的计算公式为：

$$b=\frac{l_{XY}}{l_{XX}}=\frac{\sum(X-\bar{X})(Y-\bar{Y})}{\sum(X-\bar{X})^2} \tag{7-10-3}$$

$$a=\bar{Y}-b\bar{X}=\left(\sum Y\right)/n-b\left(\sum X\right)/n \tag{7-10-4}$$

式中 l_{XY} 为 X 与 Y 的离均差交叉乘积和，简称离均差积和，可按下式计算

$$l_{XY}=\sum(X-\bar{X})(Y-\bar{Y})=\sum XY-\frac{\left(\sum X\right)\left(\sum Y\right)}{n} \tag{7-10-5}$$

l_{XX} 为 X 的离均差平方和，计算公式为

$$l_{XX}=\sum(X-\bar{X})^2=\sum X^2-\frac{\left(\sum X\right)^2}{n} \tag{7-10-6}$$

另有 l_{YY} 为 Y 的离均差平方和，计算公式为

$$l_{YY}=\sum(Y-\bar{Y})^2=\sum Y^2-\frac{\left(\sum Y\right)^2}{n} \tag{7-10-7}$$

根据回归方程在散点图上绘制出样本回归直线，该直线必通过点($\bar{X}$,$\bar{Y}$)。回归直线可作为一种直观的统计描述补充形式。回归直线不可向两端无限延伸，应根据实际问题考虑自变量的定义域和直线关系成立的范围。

直线回归分析的步骤：

(1) 绘制散点图：由散点图(图 7-10-1)可见，两变量间呈直线趋势，故进行下列计算。

(2) 求 $\sum X$、$\sum Y$、$\sum XY$、$\sum X^2$、$\sum Y^2$。结果见表 7-10-1 第(2)～(6)栏。

(3) 计算 X、Y 的均数 $\bar{X}$、$\bar{Y}$，离均差平方和 l_{XX}、l_{YY} 与离均差积和 l_{XY}：

$$\bar{X}=\frac{\sum X}{n}=\frac{68.13}{10}=6.813 \quad \bar{Y}=\frac{\sum Y}{n}=\frac{28\ 990}{10}=2\ 899$$

$$l_{XX}=\sum(X-\bar{X})^2=\sum X^2-\frac{\left(\sum X\right)^2}{n}=466.96-\frac{68.13^2}{10}=2.79$$

$$l_{YY}=\sum(Y-\bar{Y})^2=\sum Y^2-\frac{\left(\sum Y\right)^2}{n}=87\ 502\ 700-\frac{28\ 990^2}{10}=3\ 460\ 690$$

$$l_{XY}=\sum(X-\bar{X})(Y-\bar{Y})=\sum XY-\frac{\left(\sum X\right)\left(\sum Y\right)}{n}=200\ 545.8-\frac{68.13\times 28\ 990}{10}$$

$$=3\ 036.93$$

(4) 求回归系数 b、截距 a：

$$b=\frac{l_{XY}}{l_{XX}}=\frac{3\ 036.93}{2.79}=1\ 088.51$$

$$a=\overline{Y}-b\overline{X}=2\ 899-1\ 088.51\times 6.813=-4\ 516.99$$

(5) 列出回归方程：

$$\hat{Y}=-4\ 516.99+1\ 088.51X$$

(6) 绘制回归直线：

在散点图上点出(0,−4 516.99)和(6.813,2 899)，连接两点，即得回归直线。

(三) 直线回归中的统计推断

建立样本直线回归方程，只是完成了统计分析中对两变量间回归关系的统计描述，总体的直线回归方程是否确实存在，即是否有 $\beta\neq 0$？还须进行假设检验。假设检验的方法有方差分析或 t 检验。

1. 方差分析

回归中方差分析的基本思想是应变量 Y 的离均差平方和 l_{YY} 可分解为回归平方和和剩余平方和两部分。l_{YY} 的分解见图 7-10-2。任取第 i 个实测点，其纵坐标被回归直线与均数 $\overline{Y}$ 截成三段：

第一段：$(Y_i-\hat{Y}_i)$

第二段：$(\hat{Y}_i-\overline{Y})$

第三段：$\overline{Y}$

$$Y_i=\overline{Y}+(\hat{Y}_i-\overline{Y})+(Y_i-\hat{Y}_i)$$

$$Y_i-\overline{Y}=(\hat{Y}_i-\overline{Y})+(Y_i-\hat{Y}_i)$$

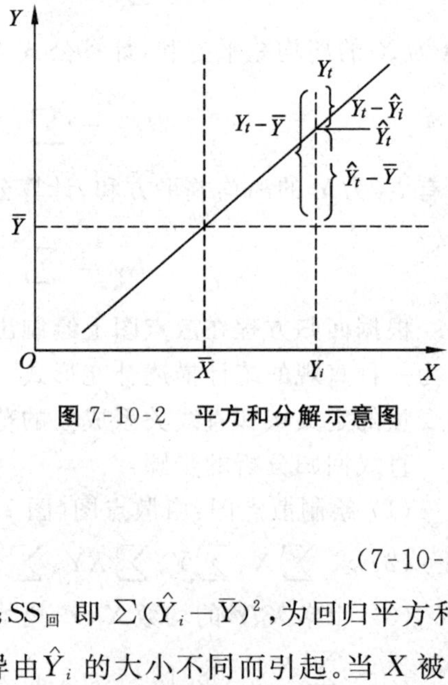

图 7-10-2 平方和分解示意图

将全部的实测点按上法处理，并将等式两端平方后再求和$\left(\text{可以证明：}2\sum(\hat{Y}_i-\overline{Y})(Y_i-\hat{Y}_i)=0\right)$，则有 $\sum(Y_i-\overline{Y})^2=\sum(\hat{Y}_i-\overline{Y})^2+\sum(Y_i-\hat{Y}_i)^2$。

上式用符号表示为：

$$SS_{总}=SS_{回}+SS_{剩} \tag{7-10-8}$$

式中 $SS_{总}$ 即 $\sum(Y_i-\overline{Y})^2$，为 Y 的离均差平方和；$SS_{回}$ 即 $\Sigma(\hat{Y}_i-\overline{Y})^2$，为回归平方和。

由于特定样本的均数 $\overline{Y}$ 是固定的，所以这部分变异由 $\hat{Y}_i$ 的大小不同而引起。当 X 被引入回归方程 $\hat{Y}=a+bX$ 后，只是由于 X_i 的不同导致了 $\hat{Y}_i$ 的不同，所以 $SS_{回}$ 反映了 Y 的总变异中可以用 X 与 Y 的直线回归关系解释的那部分变异，故称为回归平方和。$|b|$ 值越大，X 对 Y 的影响越大，$SS_{回}$ 就越大。

$SS_{剩}$ 即 $\sum(Y_i-\hat{Y}_i)^2$，为剩余平方和。它反映除了 X 对 Y 的线性影响之外的一切因素对 Y 的变异作用，也就是在总平方和中无法用 X 解释的部分，表示考虑回归之后 Y 的真正的随机误差。在散点图中，各实测点离回归直线越接近，$SS_{剩}$ 就越小，说明直线回归的估计误差越小，回归的作用越明显。

上述三个平方和，各有其相应的自由度 ν，并有以下关系

$$\nu_{总}=\nu_{回}+\nu_{剩} \tag{7-10-9}$$

$$\nu_{总}=n-1,\nu_{回}=1,\nu_{剩}=n-2$$

由离均差平方和和自由度的分解可见。如果两变量间总体回归关系确实存在，回归的平方和就要大于剩余平方和，大到何种程度时，可以认为具有统计学意义，可计算如下 F 统计量

$$F=\frac{SS_{回}/\nu_{回}}{SS_{剩}/\nu_{剩}}=\frac{MS_{回}}{MS_{剩}} \qquad (7\text{-}10\text{-}10)$$

$$\nu_{回}=1,\nu_{剩}=n-2$$

式(10-10)中 $MS_{回}$ 和 $MS_{剩}$ 分别称为回归均方和剩余均方。统计量 F 服从自由度为 $\nu_{回}$、$\nu_{剩}$ 的 F 分布。求 F 值后，查 F 界值表，得 P 值，按所取检验水准作出推断结论。回归分析的方差分析表见表 5-43。

实际计算时，利用下式直接求得 $SS_{回}$，再得到 $SS_{剩}$，较为简便。

$$SS_{回}=bl_{YX}=l_{YX}^2/l_{XX}=b^2l_{XX} \qquad (7\text{-}10\text{-}11)$$

表 7-10-2　回归分析的方差分析表

变异来源	离均差平方和	自由度	均方	F
总变异	$\sum(Y-\bar{Y})^2$	$n-1$		
回 归	$\sum(\hat{Y}-\bar{Y})^2$	1	$\sum(\hat{Y}-\bar{Y})^2$	$MS_{回}/MS_{剩}$
剩 余	$\sum(Y-\hat{Y})^2$	$n-2$	$\sum(Y-\hat{Y})^2/(n-2)$	

对案例 7-10-1 中数据建立的回归方程进行假设检验。

(1) 建立假设。

$H_0:\beta=0$ 胎儿的股骨径长度与胎儿体重之间无直线回归关系

$H_1:\beta\neq0$ 胎儿的股骨径长度与胎儿体重之间有直线回归关系

$\alpha=0.05$

(2) 计算检验统计量。

$SS_{回}=bl_{YX}=l_{YX}^2/l_{XX}=b^2l_{XX}=3\ 305\ 742.71,\nu_{回}=1$

$SS_{剩}=SS_{总}-SS_{回}=3\ 460\ 690-3\ 305\ 742.71=154\ 947.29,\nu_{剩}=10-2=8$

$$F=\frac{SS_{回}/\nu_{回}}{SS_{剩}/\nu_{剩}}=\frac{MS_{回}}{MS_{剩}}=\frac{3\ 305\ 742.71/1}{154\ 947.29/8}=170.67$$

列方差分析表见表 7-10-3。

表 7-10-3　例 7-10-2 资料的方差分析计算表

变异来源	SS	ν	MS	F
总变异	3 460 690	9		
回 归	3 305 742.71	1	3 305 742.71	170.67
剩 余	154 947.29	8	19 368.41	

(3) 确定 P 值，作出推断结论。

查附表 4 方差分析表，得 $F_{0.05,(1,8)}=5.32$，$F>F_{0.05,(1,8)}$，所以 $P<0.05$，按 $\alpha=0.05$ 水准，拒绝 H_0，接受 H_1，故认为胎儿的股骨径长度与胎儿体重之间存在直线回归关系。

2. t 检验

对总体回归系数 $\beta=0$ 这一假设是否成立,还可进行 t 检验。t 检验的基本思想同本章第七节的样本均数与总体均数比较的 t 检验类似,计算检验统计量 t 值的公式为

$$t=\frac{|b-0|}{s_b}=\frac{|b|}{s_b},\nu=n-2 \tag{7-10-12}$$

式中 s_b 为样本回归系数的标准误,计算公式为:

$$s_b=\frac{s_{Y,X}}{\sqrt{\sum(X-\bar{X})^2}} \tag{7-10-13}$$

式中 $s_{Y,X}$ 为 Y 的剩余标准差,是扣除 X 的影响后 Y 的变异指标,计算公式:

$$s_{Y,X}=\sqrt{\frac{\sum(Y-\hat{Y})^2}{n-2}}=\sqrt{\frac{SS_{\text{剩}}}{n-2}} \tag{7-10-14}$$

求得 t 值后,查 t 界值表,得 P 值,按所取检验水准作出推断结论。对同一资料,t 检验和方差分析所得结论是一致的,因为 $t=\sqrt{F}$。

t 检验的步骤:

(1) 建立假设。

$H_0:\beta=0$ 胎儿的股骨径长度与胎儿体重之间无直线回归关系

$H_1:\beta\neq0$ 胎儿的股骨径长度与胎儿体重之间有直线回归关系

$\alpha=0.05$

(2) 计算检验统计量 t 值。

$$s_{Y,X}=\sqrt{\frac{\sum(Y-\hat{Y})^2}{n-2}}=\sqrt{\frac{SS_{\text{剩}}}{n-2}}=\sqrt{\frac{154\ 947.29}{8}}=139.17$$

$$s_b=\frac{s_{Y,X}}{\sqrt{\sum(X-\bar{X})^2}}=\frac{139.17}{\sqrt{2.79}}=83.32$$

$$t=\frac{|b-0|}{s_b}=\frac{1\ 088.51}{83.32}=13.06,\nu=n-2=8$$

(3) 确定 P 值,作出推断结论。

查 t 界值表,得 $t_{0.05,8}=2.306$,$t>t_{0.05,8}$,所以 $P<0.05$,按 $\alpha=0.05$ 水准,拒绝 H_0,接受 H_1,故认为胎儿的股骨径长度与胎儿体重之间存在直线回归关系。

(四) 直线回归方程的应用

(1) 描述两变量的依存关系通过回归系数的假设检验,若认为两变量之间存在着直线回归关系,则可用直线回归来描述两变量的依存关系。例 7-10-1 求得的回归方程为:$\hat{Y}=-4\ 516.99+1\ 088.51X$,就是胎儿股骨径长度对胎儿体重的依存变化的定量表达式。

(2) 利用回归方程进行预测是回归方程的重要应用。所谓预测,就是把预报因子(自变量 X)代入回归方程对预报量(应变量 Y)进行估计。

(3) 利用回归方程进行统计控制是应用回归方程进行逆估计,即要求应变量 Y 在一定范围内波动或不超过最大容许值,可以通过控制自变量 X 的取值来实现。

(4) 应用回归方程应注意的问题:

1) 作为回归分析要有实际意义,不能把毫不关联的两种现象勉强作回归分析,参加回

归分析的两变量之间必须存在某种内在联系。

2）在进行直线回归分析前，应绘制散点图。当观察点的分布有直线趋势时，才适宜作直线回归分析。如散点图呈现明显的曲线趋势，应进行变量变换后，使之直线化再分析。散点图还可提示资料有无异常点，即有无残差绝对值特大的观察数据。异常点往往对回归方程中的系数 a、b 的估计产生较大的影响。因此，须复查此异常点后，予以修改或删除。

3）直线回归方程的适用范围一般为自变量的取值范围。在医学实践中，由于受多种因素的影响，随机现象在不同范围的取值出现的规律性可能不同，该现象与其他某现象的回归关系在不同范围内也会有所不同，因此两变量之间的某种直线回归关系也应在一定范围内存在。若无充分理由证明超过自变量取值范围外还是直线，应避免外延。

二、直线相关

研究两变量间相关关系的资料要求两变量为双随机正态变量，即两个变量都是随机变量，要求其中任一变量在某一取值时，另一变量的取值是随机的，并且呈正态分布。

（一）直线相关的概念

线性相关(linear correlation)又称简单相关(simple correlation)，分析两个变量间是否确有直线互依关系，如果有，是正相关还是负相关以及相关的程度如何。此时可应用相关分析。用相关系数(r)来表示两个变量间的直线关系。线性相关的性质可由散点图来直观地说明(图 7-10-3)：

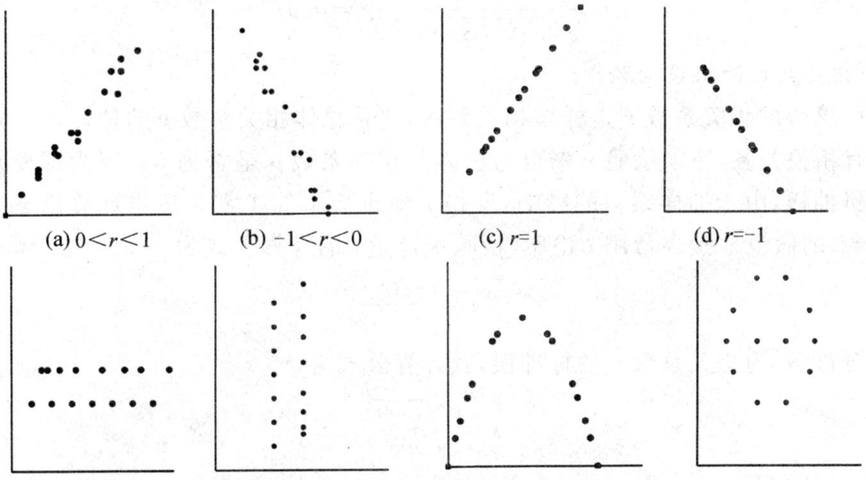

图 7-10-3　不同 r 值的相关关系示意图

如图 7-10-3 所示，(a)、(b)中散点呈直线趋势分布，其中图(a)两变量 X、Y 同时增大或减小，变化趋势是同向的，称为正相关，图(b)中 X、Y 间呈反向变化，称为负相关。(c)、(d)散点完全在一条直线上，称为完全相关。(g)、(h)中散点呈曲线分布等非直线分布或无规律分布，两变量间没有线性相关关系，称为零相关。(e)、(f)中散点看似呈线性分布，但 X 或 Y 的取值是恒定的，不受另一变量变化的影响，因此两变量间也没有线性相关关系。

（二）相关系数的意义

相关系数(correlation coefficient)又称为积差相关系数(coefficient of product-moment correlation)，以符号 r 表示。它是说明具有直线关系的两变量间相关关系的密切程度与相

关方向的指标。相关系数 r 没有单位，$-1\leqslant r\leqslant 1$，r 值的符号表示相关的方向，r 值为正，表示正相关；r 为负，表示负相关；r 值的绝对值大小表示相关的密切程度，$r=0$，为零相关；$|r|=1$，为完全相关，在生物医学中由于影响因素众多，变量间关系很少完全相关。r 为样本相关系数，总体相关系数用 ρ 表示，r 是 ρ 的估计值。

（三）相关系数的计算

计算 r 的公式为：

$$r=\frac{\sum(X-\bar{X})(Y-\bar{Y})}{\sqrt{\sum(X-\bar{X})^2\sum(Y-\bar{Y})^2}}=\frac{l_{XY}}{\sqrt{l_{XX}l_{YY}}}$$

$$=\frac{\sum XY-\left(\sum X\right)\left(\sum Y\right)/n}{\sqrt{\left[\sum X^2-\left(\sum X\right)^2/n\right]\left[\sum Y^2-\left(\sum Y\right)^2/n\right]}}\qquad(7\text{-}10\text{-}15)$$

$$-1\leqslant r\leqslant 1$$

例 7-10-2　用例 7-10-1 的资料(见表 7-10-1)，试计算胎儿股骨径长度和胎儿体重的相关系数。

由已计算出的 $l_{XX}=2.79$，$l_{YY}=3\ 460\ 690$，$l_{XY}=3\ 036.93$。

按公式(7-10-15)计算：

$$r=\frac{3\ 036.93}{\sqrt{2.79\times 3\ 460\ 690}}=0.977\ 3$$

（四）相关系数的假设检验

上面所求得的相关系数 r 是样本相关系数，它是总体相关系数 ρ 的估计值。要判断 X、Y 间是否有相关关系，还须检验 r 来自的总体的相关系数 ρ 是否为 0。因为即使从 $\rho=0$ 的总体作随机抽样，由于抽样误差的影响，所得 r 值也会不等于零。故当计算出 r 后，应进行是否有 $\rho=0$ 的假设检验。常用 t 检验，检验统计量 t 的计算公式为

$$t=\frac{r-0}{s_r}$$

式中分母 S_r 为相关系数 r 的标准误，其计算公式为

$$s_r=\sqrt{\frac{1-r^2}{n-2}}$$

$$t=\frac{|r-0|}{s_r}=\frac{|r|}{\sqrt{\frac{1-r^2}{n-2}}}\qquad(7\text{-}10\text{-}16)$$

$$\nu=n-2$$

求得 t 值后，查 t 界值表得 P 值，按所设定的检验水准作出推断结论；亦可按 $\nu=n-2$，直接查 r 界值表得 P 值，可省去计算 t 检验统计量，可参考其他书籍。但要注意 r 界值表的使用范围。

根据所得的 r 值，检验胎儿股骨径长度和胎儿体重间是否有直线相关关系。

1. 建立假设检验

$H_0:\rho=0$

$H_1:\rho\neq 0$

双侧 $\alpha=0.05$

2. 计算检验统计量

本例，$n=10$，$r=0.9773$，按公式(7-10-16)计算：

$$t=\frac{0.9773}{\sqrt{\frac{1-0.9773^2}{10-2}}}=13.06$$

$$\nu=n-2=8$$

3. 确定 P 值，推断结论

查 t 界值表，得 $P<0.05$，按 $\alpha=0.05$ 水准，拒绝 H_0，接受 H_1，故可以认为胎儿股骨径长度和胎儿体重间存在直线相关关系。

（五）直线回归与相关的区别和联系

1. 区别

(1)在资料要求上，回归分析要求应变量 Y 是服从正态分布的随机变量，X 可以是固定的非随机变量时的模型，一般称为Ⅰ型回归模型。

相关分析要求两个变量 X、Y 是服从双变量正态分布的随机变量。这种资料若要进行回归分析一般称为Ⅱ型回归模型。可计算两个回归方程

由 X 推 Y 的回归方程：$\hat{Y}=a_{Y,X}+b_{Y,X}X$

由 Y 推 X 的回归方程：$\hat{X}=a_{X,Y}+b_{X,Y}Y$

(2) 在应用上，说明两变量间依存变化的数量关系用回归分析，说明变量间的相互关系用相关分析。

2. 联系

(1) 对一组数据若同时计算 r 和 b，它们的正负号是一致的，r 为正号说明两变量间的相互关系是同向变化的。b 为正，说明 X 增(减)一个单位，Y 平均增(减)b 个单位。

(2) r 和 b 的假设检验是等价的，即对同一样本，二者的 t 值相等。由于 r 的假设检验既可直接查表，计算又比较方便，而 b 的假设检验计算较繁，故在实际应用中常以 r 的假设检验代替对Ⅱ型回归模型中 b 的假设检验。

(3) 可用回归解释相关：

r 的平方称为决定系数(coefficient of determination)，其公式如下：

$$r^2=\frac{l_{XY}^2}{l_{XX}\cdot l_{YY}}=\frac{l_{XY}^2/l_{XX}}{l_{YY}}=\frac{SS_{回}}{SS_{总}} \tag{7-10-17}$$

此式说明当 $SS_{总}$ 固定不变时，回归平方和的大小取决于 r^2。回归平方和是由于引入了相关变量而使总平方和减少的部分。回归平方和越接近总平方和，则 r^2 越接近 1。

三、Spearman 等级相关

当资料不服从双变量正态分布时，不能用线性相关分析，应该用等级相关分析。等级相关分析又称为 Spearman 等级相关，属于非参数统计方法。适用于下列资料：① 不服从双变量正态分布而不宜作简单线性相关分析；② 总体分布类型未知，例如限于仪器测量精度个别样品的具体数值无法读出而出现“超限值”时(如 $X<0.001$)；③ 原始数据是等级资料。

为了与简单线性相关系数 r 表示相关程度与方向的形式一致，按下列公式计算 *Spearman* 等级相关系数 r_s：

$$r_s = 1 - \frac{6\sum d^2}{n(n^2-1)} \tag{7-10-18}$$

r_s 也没有单位,其意义与简单相关系数一样。r_s 为样本等级相关系数,是总体等级相关系数 ρ_s 的估计值。检验 ρ_s 是否为零,当 $n<50$ 时可用查表法(参考其他统计学书籍),当 $n>50$时,按下面公式计算检验统计量 z,查 z 界值确定 P 值。

$$z=r_s\sqrt{n-1} \tag{7-10-19}$$

例 7-10-3 根据某市疾病预防控制中心提供的 2000—2009 年市区呼吸系统疾病死亡率和该市环境质量监测站提供的 2000—2009 年该市区大气质量监测点监测的 SO_2 年日平均浓度的资料(表 7-10-4)。试用合适的统计学方法分析两变量间关系。

表 7-10-4 某市 2000—2009 年呼吸系统疾病死亡率(/10 万)与 SO_2 的日平均浓度

年份	SO_2(mg/m³)		呼吸系统疾病		秩次差值 d	秩次差值平方 d^2
(1)	测定值 X(2)	秩次 P_i(3)	死亡率 Y(4)	秩次 Q_i(5)	(6)	(7)
2009	0.044	2.0	98.36	2	0.0	0.00
2008	0.045	4.5	85.57	1	3.5	12.25
2007	0.045	4.5	106.53	3	1.5	2.25
2006	0.043	1.0	106.86	4	−3.0	9.00
2005	0.045	4.5	126.38	8	−3.5	12.25
2004	0.045	4.5	112.59	5	−0.5	0.25
2003	0.063	7.0	125.32	7	0.0	0.00
2002	0.070	10.0	124.61	6	4.0	16.00
2001	0.067	9.0	127.04	9	0.0	0.00
2000	0.064	8.0	134.66	10	−2.0	4.00

计算等级相关系数的步骤:

(1) 编秩:分别对变量 X、Y 从小到大进行编秩,遇到相同的测定值取平均秩次,结果见表 7-10-4 第(3)、(5)栏。

(2) 求每对数据的秩次差 d,见表 7-10-4 第(6)栏,应有 $\sum d_i = 0$。

(3) 计算 d_i^2 并求和,见表 7-10-4 第(7)栏。

(4) 计算秩相关系数 r_s:

$$r_s = 1 - \frac{6\sum d^2}{n(n^2-1)} = 1 - \frac{6\times 56}{10(10^2-1)} = 0.660$$

第十一节 非参数检验

本书前面介绍的 t 检验、z 检验和方差分析这些统计推断方法要求样本来自的总体是正态分布,这类检验方法要求总体分布为已知的数学形式,对总体参数进行检验称为参数检验。当两个或多个正态总体方差不等时,也不能对其总体均数进行 t 检验或方差分析等参数检验。对于计量资料,不满足参数检验的条件时可采用的方法是:对变量进行变换使其满足参数检验的条件(如对数正态分布的资料);当变量变换不能达到目的时,则用非参数检验(nonparametric test)。

非参数检验对总体的分布类型不作严格假定,又称为任意分布检验,可直接对总体分布进行假设检验。应用时可以不考虑被研究的对象为何种分布以及分布是否已知,也由于这种假设检验方法并非是参数间的比较,而是用于分布之间的比较,故称为非参数检验。

非参数检验的优点是:它不受总体分布的限制,适用范围广,且简便易学;不足之处是:对可用参数检验的计量资料,如选用非参数检验,则会降低检验效能(1-β)。所以,非参数检验的应用必须慎重。适合参数检验条件的资料,应首选参数检验。

非参数检验除数值变量外,还包括那些难以准确测量、只能以严重程度、优劣等级、次序先后等表示的等级资料;或有的数据一端或两端是不确定值,如“>50mg”或“50mg 以下”等,不管是否正态分布,只能用非参数检验,计算亦相对简单。对于等级资料,若选行×列表资料的 χ^2 检验,只能推断构成比差别,而选用秩和检验,可推断等级强度差别。

非参数检验方法很多,其中较常用的是秩和检验(rank sum test)。

一、配对设计符号秩和检验

当配对设计数值变量资料差值 d 不服从正态分布时,假设检验应选择非参数检验,称为符号秩和检验,也称为 Wilcoxon 符号秩和检验(Wilcoxon signed-rank test)。用于配对样本差值的中位数和 0 比较,还可以用于单样本中位数和已知总体中位数的比较。

例 7-11-1 将 24 只家兔按体重相近和性别相同配成 12 对,按随机化原则将每对中的两只家兔分到甲、乙两组,用某种放射线的 0.5Gy 和 1.0Gy 两种剂量分别对甲乙两组家兔进行局部照射,观察放射性急性皮肤损伤,损伤程度用评分指标反映,结果如表 7-11-1 中的第(2)、(3)栏。

表 7-11-1 24 只家兔受两种剂量放射线局部照射的皮肤损伤程度的评分

编号 (1)	0.5Gy (2)	1.0Gy (3)	差值 (4)=(2)-(3)	秩次 (5)	编号 (1)	0.5Gry (2)	1.0Gry (3)	差值 (4)=(2)-(3)	秩次 (5)
1	39	55	-16	-10	8	48	46	2	3
2	42	47	-5	-9	9	40	43	-3	-6
3	51	53	-2	-3	10	45	49	-4	-8
4	43	41	2	3	11	40	37	3	6
5	55	54	1	1	12	49	52	-3	-6
6	45	63	-18	-11					$T_+=13,T_-=65$
7	22	42	-20	-12					

该资料不服从正态分布,试比较这两种剂量照射的急性皮肤损伤程度是否相同。

1. 配对设计符号秩和检验的步骤

(1) 建立假设。

H_0:差值总体中位数 $M_d=0$

H_1:差值总体中位数 $M_d\neq0$

$\alpha=0.05$

(2) 求差值:见表 7-11-1 第(4)栏。

(3) 依差值的绝对值从小到大编秩,如表 7-11-1 第(5)栏。编秩时遇差数等于零,舍去不计,同时样本例数减1;遇到差数的绝对值相等时,符号相同可顺次编秩,符号不同取平均秩次,如表7-11-1第(4)栏中差值绝对值等于4的有3个,且符号不完全相同,它们的位次是2、3、4,其平均秩次为(2+3+4)/3=3,再给秩次冠以原差值的正负号。

(4) 求秩和并确定检验统计量。分别求出正负秩次之和,正秩和以T_+表示,负秩和的绝对值以T_-表示。T_+及T_-之和应等于$n(n+1)/2$,即$1+2+3+\cdots+n$。此式可验算T_+和T_-的计算是否正确。本例$T_+=13$,$T_-=65$,其和为78,$n=12$(若有差值为零,舍去,例数相应减少),12(12+1)/2=78。可见T_+和T_-的计算无误。任取T_+(或T_-)作检验统计量T,本例取$T=13$。

(5) 确定P值和作出推断结论。当$n \leqslant 50$时,查附表7 T界值表。查表时,自左侧找到n,用T值与相邻左侧一栏的界值相比,若检验统计量T值在上、下界值范围内,其P值大于表上方相应概率水平;若T值在上、下界值上或范围外,则P值小于或等于相应的概率。本例$n=12$,$T=13$,查附表7T界值表,得双侧0.05界值范围13～65,故双侧$P \leqslant 0.05$,按双侧检验水准$\alpha=0.05$,拒绝H_0,接受H_1,故可以认为这两种剂量的放射线对家兔局部照射的急性损伤程度不同。

2. 基本思想

假定从总体中随机抽取一个样本,当重复所有可能组合的样本,得秩和T_+(或T_-)的分布。T的分布为以均数为中心对称的非连续分布。T的最小值为0,最大值为$n(n+1)/2$,均数为$n(n+1)/4$,T值远离均数的概率较小。在假设H_0成立的条件下,一次抽样中,出现较小或较大的秩和T值(T_+或T_-)可能性很小,如果出现了,按检验水准α,应考虑H_0不成立。

3. 正态近似法

随着n增大,T的分布逐渐逼近均数为$n(n+1)/4$,方差为$n(n+1)(2n+1)/24$的正态分布,当$n>25$时,T的分布已较好地近似正态分布。

若$n>50$,即超出附表7的范围,可用z值,按下列公式计算z值:

$$z=\frac{|T-n(n+1)/4|-0.5}{\sqrt{n(n+1)(2n+1)/24}} \tag{7-11-1}$$

当相同"差值"(指绝对值)较多时(不包括差值为0),用公式(7-11-1)求得的z值偏小,应改用校正公式:

$$z=\frac{|T-n(n+1)/4|-0.5}{\sqrt{\dfrac{n(n+1)(2n+1)}{24}-\dfrac{\sum(t_j^3-t_j)}{48}}} \tag{7-11-2}$$

式中t_j为第j($j=1,2\cdots$)个相同差值的个数,假定差值中有2个4,5个6,3个7,则$t_1=2$,$t_2=5$,$t_3=3$,$\sum(t_j^3-t_j)=(2^3-2)+(5^3-5)+(3^3-3)=150$。

二、两样本分布的秩和检验

完全随机化设计的两独立样本比较的Wilcoxon秩和检验,目的是推断两样本分别来自的总体分布是否相同。两独立样本比较的Wilcoxon秩和检验可分析两种类型的资料:数值变量资料和等级资料。

(一) 两组数值变量资料的秩和检验

两组独立数值变量资料的样本,当正态性和方差齐性不满足时,用两样本分布的秩和检验。

1. 两样本分布的 Wilcoxon 秩和检验步骤

例 7-11-2　某实验室观察局部温热治疗小鼠移植性肿瘤的疗效，以生存日数作为观察指标，实验结果见表 7-11-2，已知两组资料不呈正态分布。比较两组小鼠生存日数有无差别。

表 7-11-2　两组小鼠发癌后生存日数

实验组		对照组		实验组		对照组	
生存日数 (1)	秩次 (2)	生存日数 (3)	秩次 (4)	生存日数 (1)	秩次 (2)	生存日数 (3)	秩次 (4)
10	9.5	2	1	20	20	9	8
12	12.5	3	2	23	21	10	9.5
15	15	4	3	90 以上	22	11	11
15	16	5	4			12	12.5
16	17	6	5			13	14
17	18	7	6	$n_1=10$	$T_1=170$	$n_2=12$	$T_2=83$
18	19	8	7				

(1) 建立假设。

H_0:两组小鼠生存日数总体分布相同

H_1:两组小鼠生存日数总体分布不同

$\alpha=0.05$

(2) 编秩。先将两组数据放在一起，从小到大统一编秩。编秩时如遇有原始数据相同时，可分两种情况处理：① 相同数据在同一组，如实验组第 3、4 个数据皆是 15，其秩次按位置的顺序记为 15、16，或者取平均秩次 15.5。② 相同数据不在同一组，如对照组与实验组各有一个生存日数 10 天，应编秩次 9、10，均取平均秩次(9+10)/2=9.5。

(3) 求秩和，并确定检验统计量。故当两样本例数不等时，取样本例数小值为 n_1，其秩和为 T。当 $n_1=n_2$ 时，可任取一组的秩和为 T。本例 $n_1=10$，$n_2=12$，检验统计量为样本含量较小组的样本秩和 $T=170$。

(4) 确定 P 值和作出推断结论。查附表 8 T 界值表，先找到 n_1 与 n_2-n_1 相交处所对应的 4 行界值。再逐行考虑：将检验统计量 T 与 T 界值比较，若 T 值在界值范围内，其 P 值大于相应的概率；若 T 值正好等于界值或在界值范围外，其 P 值等于或小于相应的概率。本例 $n_1=10$，$n_2-n_1=2$，$T=170$，查附表 8，得双侧 0.01 的界值范围(76－154)，故得双侧 $P<0.01$，按 $\alpha=0.05$ 水准拒绝 H_0，接受 H_1。对照组平均秩次为 83/12=6.92，实验组平均秩次 170/10=17.00，故可认为实验组平均生存日数较对照组长。

2. 正态近似法

如果 n_1 或 n_2-n_1 超出附表 8 的范围，可按公式计算 z 值，进行近似正态的假设检验

$$z=\frac{|T-n_1(N+1)/2|-0.5}{\sqrt{n_1 n_2(N+1)/12}} \tag{7-11-3}$$

式中 $N=n_1+n_2$，0.5 为连续性校正数。公式(7-11-3)可在无相同观察值的情况下使用，在相同秩次不多时可得近似值。

当相同秩次较多时，对计算秩和没有影响，故查表法确定 P 值，不会影响检验结果。而用公式(7-11-3)计算检验统计量 z 时，常因相同秩次的影响，使 z 值偏小。故在相同秩次较多(如超过 25%)时，应采用校正公式，z 值经校正后可略增大，P 值相应减小：

$$z_c = z/\sqrt{C} \tag{7-11-4}$$

式中 $C=1-\sum(t_j^3-t_j)/(N^3-N)$，$t_j$ 为第 j 个相同秩次的个数，如表 7-11-2 生存日数 10 天的有 2 只，12 天的也有 2 只，即 $t_1=2, t_2=2$，$\sum(t_j^3-t_j)=(2^3-2)+(2^3-2)=12$。若无相同秩次，$\sum(t_j^3-t_j)=0$，公式 7-11-4 中的 $C=1$，即成公式(7-11-3)。

(二) 两组等级资料比较的秩和检验

当要比较的完全随机化设计的两组资料为等级资料时，亦应用秩和检验。

例 7-11-3 某研究者为了研究饮酒情况对高血压的影响，在某社区随机调查了 100 名居民的饮酒情况和高血压患病情况，结果见表 7-11-3。试分析高血压组和正常血压组饮酒情况是否有差别？

表 7-11-3 100 名居民高血压患病情况和饮酒情况

饮酒	血压分组		合计	秩次	平均	秩和	
	高血压	正常血压		范围	秩次	高血压	正常血压
(1)	(2)	(3)	(4)	(5)	(6)	(7)	(8)
少量饮酒	6	30	36	1～36	18.5	111	555
中度饮酒	12	28	40	37～76	56.5	678	1 582
大量饮酒	20	4	24	77～100	88.5	1 770	354
合计	$n_1=38$	$n_2=62$	100	—	—	$T_1=2\ 559$	$T_2=2\ 491$

(1) 建立假设。

H_0：高血压组和正常血压组饮酒情况无差别

H_1：高血压组的饮酒情况重于正常血压组

单侧 $\alpha=0.05$

(2) 编秩。本资料为等级资料，编秩的方法与前面不同，先计算各等级的合计人数，见第(4)栏，再确定秩次范围。如少量饮酒者共 36 例，其秩次范围 1～36，平均秩次为(1+36)/2=18.5。仿此得第(6)栏。

(3) 计算检验统计量。先求秩和，见(7)、(8)栏合计。$n_1=38, n_2=62$，检验统计量 $T=2\ 559$。由于 $n_1=38$，超出附表 8 的范围，故须用 z 检验。每个等级的人数表示相同秩次的个数，即 t_j。由于相同秩次过多，故须用校正公式计算 z_c 值。

按公式(7-11-3)：$z=\dfrac{|2\ 559-38\times(100+1)/2|-0.5}{\sqrt{38\times62\times(100+1)/12}}=4.541$

按公式(7-11-4)：
$$C=1-\frac{\sum(t_j^3-t_j)}{N^3-N}$$
$$=1-\frac{(36^3-36)+(40^3-40)+(24^3-24)}{100^3-100}$$
$$=0.875\ 6$$

$z_c = z/\sqrt{C} = 4.541/\sqrt{0.8756} = 4.853$

(4) 确定 P 值和推断结论。$z_c > z_{0.01} = 2.33$，得单侧 $P < 0.01$，按 $\alpha = 0.05$ 水准拒绝 H_0，接受 H_1，故认为高血压组的饮酒情况重于正常血压组。

三、多样本分布比较的秩和检验

当完全随机设计多组数值变量资料不满足正态性、方差齐性的条件，则不能用方差分析来进行均数的比较，须进行变量变换或秩和检验。多样本分布的比较用的是 *Kruskal-Wallis* 秩和检验，检验统计量为 H，故又称为 H 检验。

（一）多组数值变量资料的秩和检验

例 7-11-4　为研究精氨酸对小鼠截肢后淋巴细胞转化功能的影响，将 21 只小鼠分成 3 组：A 组为对照组，B 组为截肢组，C 组为截肢加精氨酸治疗组。观察脾淋巴细胞对肝素酶(HPA)刺激的增殖反应，测量指标是^{3}H 吸收量(cpm)，数据如表 7-11-4 所示(经检验这三组来自的总体的方差不齐)。试比较各组的测量有无差异。

表 7-11-4　脾淋巴细胞对 HPA 刺激的增殖反应(测量指标^{3}H 吸收量 cpm)

A 组 (1)	秩次 (2)	B 组 (3)	秩次 (4)	C 组 (5)	秩次 (6)
3 012	11	2 532	8	8 138	15
9 458	18	4 682	12	2 073	6
8 419	16	2 025	5	1 867	4
9 580	19	2 268	7	885	2
13 590	21	2 775	9	6 490	13
12 787	20	2 884	10	9 003	17
6 600	14	1 717	3	690	1
R_i	$R_1=119$		$R_2=54$		$R_3=58$
n_i	7		7		7

(1) 建立假设：

H_0：三组^3H 吸收量的总体分布相同

H_1：三组^3H 吸收量的总体分布不同或不完全相同

$\alpha = 0.05$

(2) 编秩：先将两组数据放在一起，从小到大统一编秩。编秩方法同两样本秩和检验。见表 7-11-4 第(2)、(4)、(6)栏。

(3) 求秩和：分别将各组秩次相加，分别求得 R_1、R_2 和 R_3。

(4) 计算统计量：

$$H = \frac{12}{N(N+1)} \sum \frac{R_i^2}{n_i} - 3(N+1) \tag{7-11-5}$$

式中 R_i 为各组的秩和，n_i 为各组对应的例数，$N = \sum N_i$。本例 $N = 21$，

$$H = \frac{12}{21(21+1)} \times \left(\frac{119^2}{7} + \frac{54^2}{7} + \frac{58^2}{7}\right) - 3 \times (21+1) = 9.848$$

(5) 确定 P 值和作出推断结论：

① 当组数 $k=3$，每组例数 $n_i \leqslant 5$，可查 H 界值表得到 P 值。

② 当不满足条件①时，H 近似地服从自由度 $\nu=k-1$ 的 χ^2 分布，可查 χ^2 界值表得 P 值。

本例 $n_i=7>5$，故查 χ^2 界值表，$\chi^2_{0.05,2}=5.99$，$H=9.848>\chi^2_{0.05,2}=5.99$，所以，$P<0.05$，按 $\alpha=0.05$ 水准拒绝 H_0，接受 H_1，故可以认为三组 ^3H 吸收量不同或不完全相同。

当相同的数值变量较多时，公式(7-11-5)就不合适了，应按公式(7-11-6)计算校正值：

$$H_c=\frac{H}{c} \tag{7-11-6}$$

式中 $C=1-\sum(t_j^3-t_j)/(N^3-N)$，$t_j$ 为第 j 个相同秩次的个数。

第十二节　常用统计表与统计图

统计表(statistical table)和统计图(statistical graph)是对统计资料进行描述的重要工具。统计表和统计图以简明的表格或图形来描述统计分析结果，给人以明确而直观的印象，便于理解、分析和对比，避免冗长的文字叙述。

一、统计表

将统计分析结果中的数据及统计指标以表格形式列出，称为统计表。统计表是以表格的形式来描述统计分析结果中的数据及统计指标，统计表使数据系统化、条理化。统计表分为广义统计表和狭义统计表，广义统计表包括统计工作中常用的调查表、整理表和统计分析表等，而狭义统计表仅指调查报告和研究论文中使用的统计分析表。

(一) 统计表的基本结构与要求

统计表由标题和表体组成，表体又分为标目、线条和数字等。统计表基本结构如表7-12-1所示：

表 7-12-1　两种药物治疗慢性咽炎的疗效比较

	药物	有效	无效	合计	有效率(%)
纵标目⟶					
横标目	兰芩口服液	41	4	45	91.11*
	银黄口服液	24	11	35	68.57
	合计	65	15	80	81.25

备注：* 两组比较，$P<0.05$

1. 标题

标题是统计表的名称，概括说明表的主要内容，必要时注明资料来源的时间和地点。标题左侧通常加表的序号，置于表的上方正中。

2. 标目

标目分为横标目和纵标目。横标目又称主语，是被研究事物的主要标志，位于表的左侧，说明各行数据的含意。纵标目又称谓语，是被研究事物的各项统计指标，位于标目分隔线的上方，说明各列数据的含意。有单位时，要注明单位。纵横标目连贯起来表达一个完整的意思。

3. 线条

力求简洁，原则上只有横线，无竖线和斜线。基本线条有 3 条，即顶线、底线、标目分隔线。有合计栏或复合表中可适当增加横线。

4. 数字

表内数字一律用阿拉伯数字表示，同一指标的小数位数一致并对齐。表内不能有空格，常用“…”表示暂缺，用“—”表示无数字，数据为“0”时，记为“0”。

5. 备注

统计分析表一般不列备注，即备注不属于表的基本结构。如需要对表内的标题、标目或数字作出说明或解释时，可在要说明处的右上方用“＊”号标出，在表的下方加以说明。

（二）制表原则

1. 重点突出，简洁明了

一张表一般只包括一个中心内容，使人一目了然。一切文字、数字和线条都尽量从简。内容较多时，则用多个表格表达不同指标和内容。

2. 主次分明，层次清楚

主语、谓语应明确，通常主语位于表的左边，作为横标目；谓语位于右边，作为纵标目。由左向右读，构成完整的一句话。

（三）统计表的种类

根据说明事物主要标志的复杂程度，统计表可分为简单表和复合表。

1. 简单表

只有一种主要标志的表格称为简单表（simple table），常用于相互独立的各个事物或者某个事物不同水平组间的比较，如表 7-12-1。

2. 复合表

将两种或两种以上标志结合起来分组，就构成复合表（combinative table）。如表 7-12-2 将年级与家长吸烟情况结合起来分组，可以分析不同年级学生吸烟情况与其家长吸烟与否之间的关系。

表 7-12-2　2005 年某市中学生吸烟行为抽样调查结果

分组	例数	家长不吸烟		家长吸烟	
		吸烟人数	吸烟率(%)	吸烟人数	吸烟率(%)
初中生	564	14	2.47	30	5.32
高中生	630	60	11.32	200	31.74
合　计	1 194	74	6.20	230	19.26

二、统计图

统计图是用点、线、面等形式表达统计资料的数值大小、分布、变化趋势或相互关系，直观形象描述抽象的统计数据，并给人以清晰而深刻的印象。由于统计图不能表达确切的统计数字，必要时可与统计表一起使用。

（一）统计图的结构与制作基本原则

统计图的种类很多，形式多种多样，需要根据资料性质和分析目的选择适当的图形。各类统计图绘制时有具体要求，以下是统计图制作的基本原则。

1. 标题

概括说明被研究事物的主要内容,必要时注明资料来源的时间和地点,置于图体的下方正中。有多幅图时须加序号,序号与标题同行,放在标题的前面。

2. 图域

即作图空间。以纵横轴为坐标绘制的图形,一般取第一象限为作图区,以两轴的交点为起点。为方便比较,纵横轴长度的比例一般为 5∶7,亦可灵活掌握。

3. 标目

描述被研究事物或统计指标。横标目置于横轴的下方,纵标目位于纵轴的左侧。有单位时,纵、横标目均应注明单位。

4. 尺度

表达图中事物的数量关系。常用算术尺度或对数尺度。横轴尺度由左至右,纵轴尺度自下而上,数值一律从小到大。尺度值一般标于横轴下侧和纵轴外侧。

5. 图例

在同一图内比较两种以上事物时,要用不同线形、图标或颜色区分不同内容,并附图例加以说明。图例一般置于横标目的下方,若图中有较多的空间,亦可放在图域中。

(二) 常用统计图及其绘制方法

医学中常用的统计图有条图、直方图、圆图、百分条图、散点图、线图、半对数线图、箱式图和统计地图等,各种图形的适用范围和绘制方法不同。

1. 直条图

直条图(bar chart)简称条图,是用等宽直条的长短来表示相互独立的各指标的数量大小。直条图分为单式和复式两种,单式直条图只有一个统计指标,一个分组因素。复式直条图有一个统计指标,两个及以上分组因素。

绘图要点:

(1) 一般以横轴为基线,表示独立的变量,纵轴表示某统计指标。

(2) 纵轴尺度必须从"0"开始,如图 7-12-1 所示。甲、乙直条的高度本为 2∶1,但如果纵横尺度从 2 开始,将给人 4∶1 的错误感觉。并且纵轴等距离划分,中间一般不折断,若有个别数据相差悬殊,为使图形集中在某一区间,可采取折断再续的手法。

(3) 各直条宽度相等,直条之间的间隔要求等距,间隔与直条等宽或等于条宽的 1/2。

(4) 各直条一般按照长短顺序从高到低由左至右排列,对有自然顺序的资料也可以按其自然顺序和特征排列。

(5) 绘制复式直条图时,以组为单位包括两个以上直条,一组直条用不同的颜色或线形加以区别,并附图例说明所表示的类别。

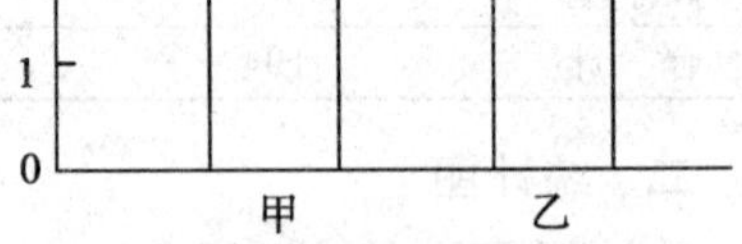

图 7-12-1 纵轴起点必须为 0 的直条图示意图

例 7-12-1 某研究单位于 2002—2003 对某市所辖两个县的农牧民进行高血压流行病学的抽样调查,共获得 2 589 人的血压及人口统计学等资料。2 589 人中,高血压患者有 968

例，高血压患病率为37.39%；其中，男性人数为1 064人，高血压患者（SBP≥140mmHg和/或DBP≥90mmHg）有485例，高血压患病率为48.58%；女性为1 525人，高血压患者有483例，高血压患病率为31.67%。

试根据该资料描述不同性别的高血压患病率，宜绘制什么统计图？

该资料中只有一个统计指标，即高血压患病率，并且不同性别是相互独立的，因此，该资料宜采用单式条图描述（图7-12-2）。

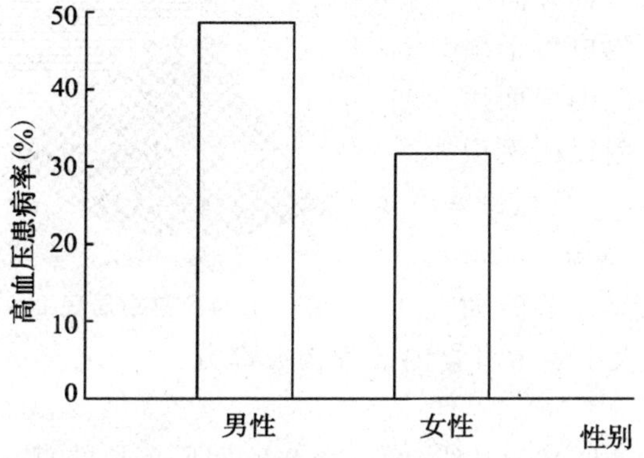

图7-12-2　2002—2003年某市不同性别农牧民高血压患病率

例7-12-2　表7-12-3是2008年中国农村男性与女性居民3种疾病死亡率（1/10万）比较，下列资料应绘制什么图形？

表7-12-3　2008年不同性别农村居民3种疾病死亡率（1/10万）

疾病	男	女
恶性肿瘤	204.59	107.06
脑血管疾病	140.76	127.31
呼吸系统疾病	110.50	97.66

该资料有2个分组因素，即性别和疾病。不同性别的各类疾病是相互独立的，宜采用复式条图描述（图7-12-3）。

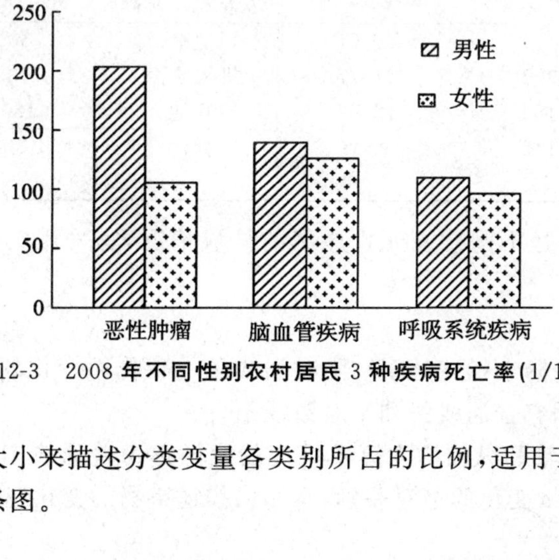

图7-12-3　2008年不同性别农村居民3种疾病死亡率（1/10万）

2. 构成图

构成图是用面积大小来描述分类变量各类别所占的比例，适用于构成比资料。常用的构成图有圆图和百分条图。

(1) 圆图(pie graph):圆图是以圆的总面积代表事物的全部即 100%,用圆内各扇形面积表示事物内部各构成部分。

绘图要点:把圆周 360°分成 100 个等份,每个等分为 3.6°,将各构成百分比分别乘以 3.6°,得各构成比的圆心角度数。通常以时钟 12 点的位置为起点,以圆的半径顺时针方向量出各圆心角度数,将圆分隔成若干扇形面积,标出百分比。不同的扇面用不同颜色或花纹区别,并附以图例说明,如图 7-12-4 所示。

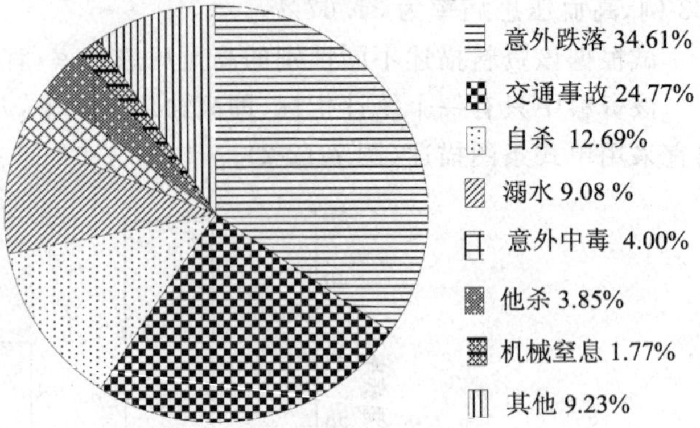

图 7-12-4 某市居民 2007 年伤害死因构成

(2) 百分条图(percentage bar diagram):百分条图是以直条的面积为 100%,以各段面积大小表示事物内部各构成部分。

绘图要点:

① 先画一个比例尺,以“0”为基线,画一个与比例尺等长的直条。

② 按事物内部各部分所占的百分比,从大到小或按自然顺序把直条分成若干段,分割后的各段用不同颜色或花纹加以区别,标出百分比,并附以图例说明,如图 7-12-5 所示。

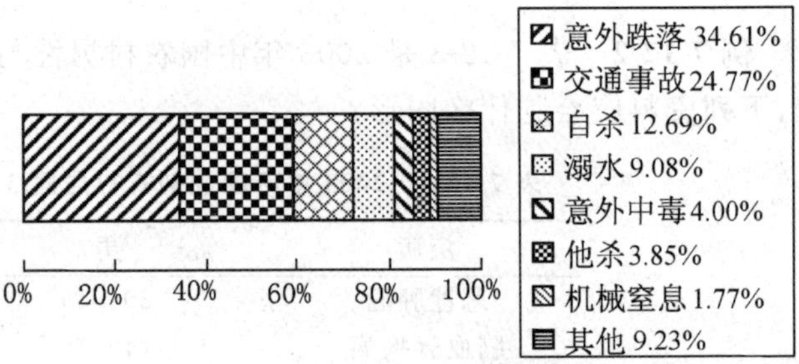

图 7-12-5 某市居民 2007 年伤害死因构成

例 7-12-3 2007 年某市居民伤害死亡中,各种原因所导致的伤害死亡数据如表 7-12-4,该资料宜绘制什么统计图?

表 7-12-4 2007 年某市居民伤害死亡原因构成

伤害死亡原因	死亡人数	构成比(%)	伤害死亡原因	死亡人数	构成比(%)
意外跌落	450	34.61	他杀	50	3.85
交通事故	322	24.77	机械窒息	23	1.77
自杀	165	12.69	其他	120	9.23
溺水	118	9.08	合计	1 300	100.00
意外中毒	52	4.00			

分析:该表反映的是不同伤害死亡原因的构成情况,宜采用圆图或百分条图描述(图 7-12-5)。

3. 线图

线圈是用线段的升降来描述某事物随时间或条件变化而变化的趋势或速度,适用于连续性资料。常用的线图有普通线图和半对数线图。

(1) 普通线图:横轴和纵轴均为算术尺度的线图称为普通线图(line chart),绘制在算术图纸上,反映事物数量变化的绝对差别,常用以描述事物的变化趋势。

例 7-12-4　表 7-12-5 是某市 2006 年 7～18 岁各年龄组男女学生的身高平均值，试描述不同性别学生随年龄增长其身高发育趋势。

表 7-12-5　某市 2006 年男女学生各年龄组的身高均数(cm)

年龄组(岁)	男	女	年龄组(岁)	男	女
7～	118.42	118.53	13～	141.33	144.16
8～	121.36	120.98	14～	148.14	150.22
9～	125.25	124.87	15～	153.74	153.05
10～	129.48	128.93	16～	157.67	156.19
11～	132.62	134.75	17～18	164.90	159.66
12～	138.51	141.24			

该资料是连续性资料，反映的是某现象随时间变迁而变化的情况，可采用普通线图描述(图 7-12-6)。

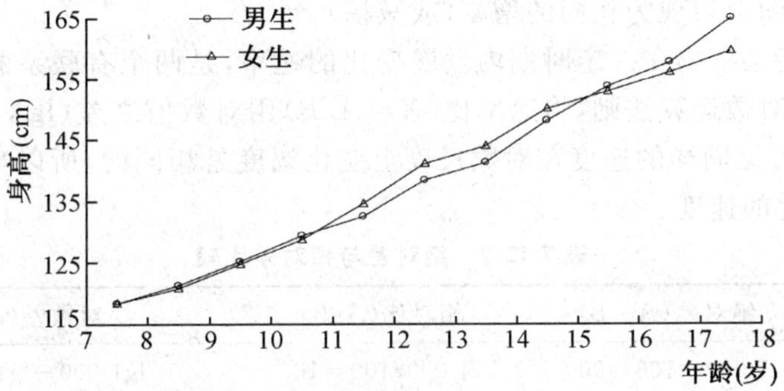

图 7-12-6　**某市** 2006 **年男女学生各年龄组的身高均数**

(2) 半对数线图：横轴是算术尺度，纵轴是对数尺度的线图称为半对数线图(semi-logarithmic line chart)，绘制在半对数图纸上，反映事物数量变化的相对差别，常用来描述事物的变化速度，尤其适用于相比较的事物绝对数量悬殊的情况。若无半对数图纸，可将原始数据转换成常用对数后，绘制在普通算术图纸上，结果是一样的。

绘图要点：

1) 横轴表示连续性变量(如时间、年龄等)，纵轴表示统计指标(如率、均数或频数等)。

2) 普通线图纵轴尺度一般从"0"开始，半对数线图纵轴的起点根据资料的具体情况可为 0.1,1,10 等；横轴可以不从"0"开始。

3) 如果以组段为单位，则每组均以组段下限为起点，绘图的坐标点则应以组段中点为宜。

4) 各测定值标记点间用直线连接，不可修匀成光滑的曲线。

5) 同一图内不宜有太多曲线，以免混淆不清。如有两条以上的曲线，要用不同线形(实线、虚线、虚点线)或颜色来区别，并有图例说明。

例 7-12-5　表 7-12-6 是某地 1999－2006 年间淋病和梅毒的发病率资料，怎样用统计图来描述两类疾病随时间变动的速度？

表 7-12-6 某地 1999—2006 年淋病和梅毒发病率(1/10 万)

分类	年份							
	1999	2000	2001	2002	2003	2004	2005	2006
淋病	10.07	12.34	15.21	17.29	19.84	20.15	22.77	25.82
梅毒	0.11	0.57	1.14	2.50	2.95	3.89	4.07	6.48

要描述两类疾病随时间变动的速度,应绘制半对数线图。

表 7-12-7 呈现的是从时间 A 到 B 三组数据的绝对差、相对比和对数差。由图 7-12-7a 和图 7-12-7b 可见从 A 到 B 分别绘在算术图纸和半对数图纸的结果。图 7-12-7a 中三条直线坡度相差悬殊,这是三组数据的绝对差相差悬殊之故;图 7-12-7b 则因三组数据的对数差相等,下降坡度亦一样。说明在两个不同的时间段上,如果 B 点相对于 A 点的"绝对改变量"相同,则在图形上表现为相同的增幅(或减幅);如果 B 点相对于 A 点的"相对改变量"相同,则在半对数线图上表现为相同的增幅(或减幅)。

变化速度是指某事物在一定时期内发展变化的速率,是两个有联系的指标之比。纵轴为对数值,是利用对数运算法则,将速率比($X=A/B$)用对数值之差($\lg X=\lg A-\lg B$)来表示,由图 7-12-7b 可见同样的速度在对数尺度上变化幅度是相同的,所以半对数线图适用于呈现事物发展变化的速度。

表 7-12-7 绝对差与相对差比较

$A \to B$	绝对差($A-B$)	相对比(A/B)	对数差($\lg A-\lg B$)
1 000→100	1 000−100=900	1 000/100=10	lg1 000−lg100=3−2=1
100→10	100−10=90	100/10=10	lg100−lg10=2−1=1
10→1	10−1=9	10/1=10	lg10−lg1=1−0=1

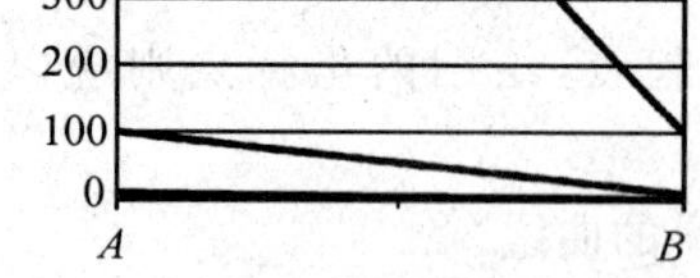

图 7-12-7a 三组数据在算术坐标图纸上示意

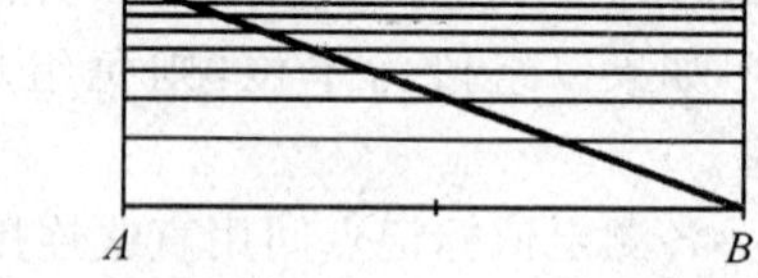

图 7-12-7b 三组数据在半对数图纸上示意

图 7-12-8 很清晰地表明 1999—2006 年间梅毒发病率呈持续上升趋势,而淋病的发病率一直保持在较高水平。

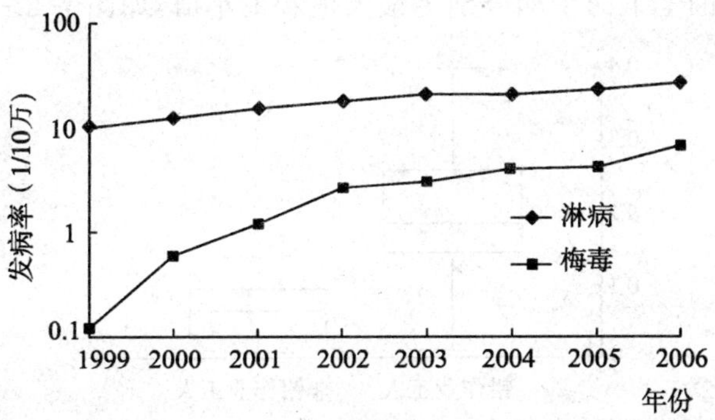

图 7-12-8　某地 1999—2006 年淋病和梅毒发病率(半对数线图)

4. 直方图(histogram)

直方图用于描述连续性资料的频数分布。以相连直条面积的大小来表示分组频数的多少。

绘图要点：

(1) 横轴表示研究对象,纵轴表示频数或频率。纵轴尺度一般应从"0"开始。

(2) 各直条间不留空隙,条与条之间可以用直线隔开或不隔开。

(3) 条的宽度等于组距,高度等于该组的频数或频率。如果整理资料时采用非等距离分组,应先换算成相等组距后再绘图。

例 7-12-6　某市 60 名正常成年女子总胆固醇(mmol/L)测定结果见表 7-12-8,试绘制频数分布图。

表 7-12-8　某市 60 名正常成年女子总胆固醇(mmol/L)测定结果

组段	2.5～	2.8～	3.1～	3.4～	3.7～	4.0～	4.3～	4.6～	4.9～	5.2～	5.5～5.8
频数	2	5	8	12	11	6	5	4	4	2	1

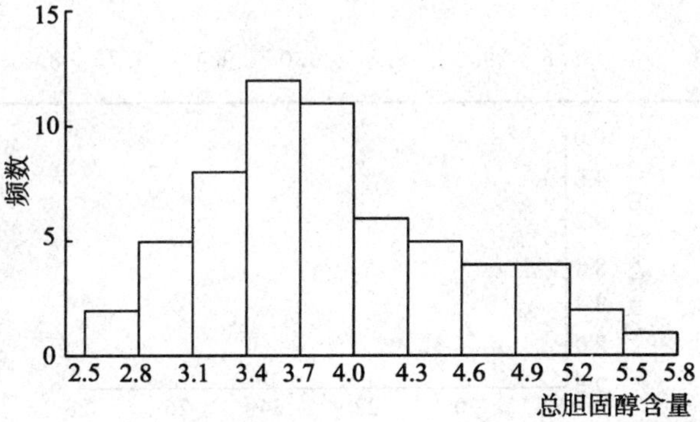

图 7-12-9　某市 60 名正常成年女子总胆固醇的频数分布图(直方图)

5. 箱式图(box plot)

箱式图用于比较两组或多组连续性资料的分布情况。矩形(箱子)越长表示数据波动范围越大,反之波动范围越小。矩形中间的横线偏上或偏下,表示数据分布为偏态分布。

绘图要点:以横轴表示研究对象,纵轴表示研究对象的测量值,对应于纵横轴绘制出一个矩形。矩形上端为 75%百分位数(P_{75}),下端为 25%百分位数(P_{25}),中间的粗横线表示中位数 M(P_{50}),矩形的上下两个柄分别为最大值和最小值,如图 7-12-10 所示。

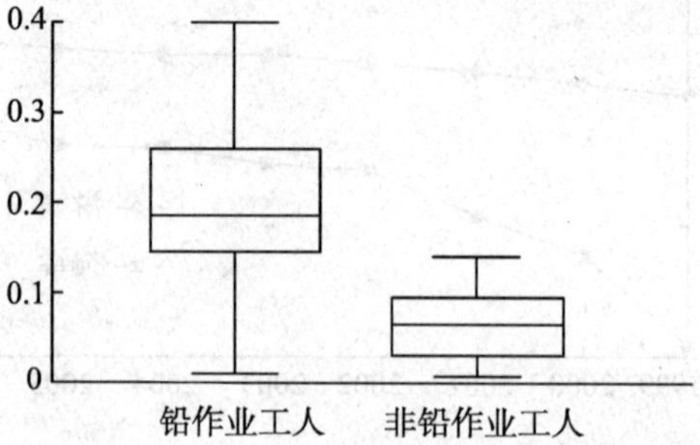

图 7-12-10 **铅作业工人和非铅作业工人尿铅含量(mg/L)分布**

6. 散点图(scatter diagram)

散点图适用于连续性成对数据资料。用点的密集程度和趋势描述两个变量之间的关系。

绘图要点:

(1) 一般以两轴正交点为"0"点,也可按两变量的最小值为起点。

(2) 以横轴代表自变量 x,纵轴代表应变量 y,将每对测量值对应于纵横轴尺度找出 $P(x,y)$所在的方位,描绘一个点。

例 7-12-7 某医生研究儿童体重与心脏横径的关系,测得 13 名 8 岁正常男童的体重与心脏横径资料见表 7-12-9,试绘制散点图。

表 7-12-9 13 名 8 岁健康男童体重与心脏横径的关系

编号	1	2	3	4	5	6	7	8	9	10	11	12	13
体重(kg, x)	25.5	19.5	24.0	20.5	25.0	22.0	21.5	23.5	26.5	23.5	22.0	20.0	28.0
心脏横径(cm, y)	9.2	7.8	9.4	8.6	9.0	8.8	9.0	9.4	9.7	8.8	8.5	8.2	9.9

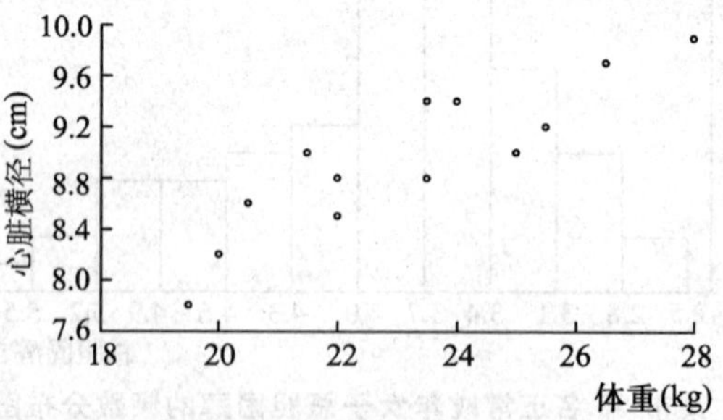

图 7-12-11 **正常男童的体重(x)与心脏横径(y)的关系**

7. 统计地图(statistical map)

统计地图用于描述某现象在地域上的分布情况。如以中国地图或某区域地图的行政区划为单位,涂以不同深浅的阴影或不同的颜色,描述某疾病的地理分布和流行程度(图 7-12-12)。

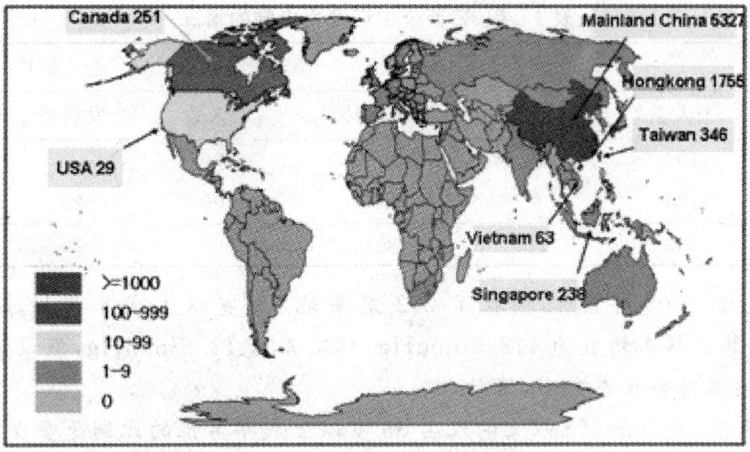

图 7-12-12 SARS 全球分布情况(2002.11.1—2003.7.30)

思考题

1. 统计资料可分为哪几种类型？举例说明不同类型的资料之间是如何转换。

2. 现有30名高血压患者，拟分成三组接受三种药物处理，请用附表11"随机排列表"将研究对象进行随机分组，并把分组结果以表格形式列出。

3. 比较甲、乙两法治疗慢性支气管炎的疗效，将受试者按入院时期(季节)作为配对因素，将入院时间相邻的两例患者配一对，半年内(冬春两季)共得20对，请用附表12随机数字表，进行治疗方案随机分配设计，并将方案结果以表格的形式列出。

4. 某市100名6岁儿童的坐高(cm)资料如下：

61.2	60.5	61.3	63.7	63.4	63.2	65.1	64.3	65.0	64.8	60.1	61.6	61.8	63.1	65.0
63.6	64.4	65.5	63.7	63.8	60.3	58.1	62.0	62.0	63.4	66.1	63.8	63.3	64.4	65.1
66.7	59.5	61.3	63.3	63.6	64.8	62.9	64.9	62.8	66.7	68.1	67.2	61.9	63.1	64.3
63.6	62.0	62.7	64.0	65.4	66.4	64.5	59.3	59.7	63.5	64.1	61.3	62.6	64.0	62.1
66.9	66.5	61.7	62.9	61.2	64.4	62.0	62.0	63.2	66.8	65.0	65.2	60.3	61.5	61.2
61.4	62.9	63.6	66.1	68.3	65.3	67.8	62.3	61.2	65.0	63.7	62.5	63.8	64.7	64.6
67.4	65.9	61.3	63.0	64.3	62.6	63.0	63.9	63.4	65.5					

(1) 编制其频数表并绘制直方图，简述其分布特征。

(2) 计算适当的描述集中趋势和离散趋势的统计指标。

5. 某医务工作者统计了其所在地区2002—2005年甲、乙两个石矿工厂的工人发生尘肺的情况，资料见表1。乙厂尘肺发病率是否比甲厂严重？

表 1 甲、乙两个工厂发生尘肺的情况

工龄(年)	甲厂			乙厂		
	工人数	发病数	发病率(%)	工人数	发病数	发病率(%)
<3	400	12	3.0	100	1	1.0
≥3	100	8	8.0	400	25	6.25
合计	500	20	4.0	500	26	5.20

6. 某研究者 2009 年随机抽取了 212 名某地 35 岁以上成年男性，测量其收缩压(mmHg)，经计算其样本均数为 112.5 mmHg，标准差为 13.6 mmHg，假设该地区 35 岁以上成年男性收缩压符合正态分布，请估计：

(1) 收缩压在 150 mmHg 以上的人占 35 岁以上成年男性的比例是多少？

(2) 收缩压在 100 至 150 mmHg 之间的对象占 35 岁以上成年男性的比例是多少？

(3) 估计该地 35 岁以上成年男性收缩压 95% 医学参考值范围？

7. 怎样正确立理解总体参数的 $100(1-\alpha)\%$ 可信区间的含义？

8. 某医院用新药 A 与常规药 B 治疗婴幼儿贫血，将 20 名贫血患儿随机等分两组，分别接受两种药物治疗，测得血红蛋白增加量(g/L)见表 2：

表 2 两种药物治疗婴幼儿贫血结果血红蛋白增加量(g/L)

A 药组	24	36	25	14	26	34	23	20	15	19
B 药组	14	18	20	15	22	24	21	25	27	23

问：新 A 药与 B 药的疗效有无差别？(该资料均来自正态分布)

9. 三种不同人群的血浆总皮质醇测定值($\times 10^2 \mu mol/L$)如下，试比较三组人群的平均血浆总皮质醇是否不同。

正常人：0.11　0.52　0.61　0.69　0.77　0.86　1.02　1.08　1.27　1.92；

单纯性肥胖：0.17　0.33　0.55　0.66　0.86　1.13　1.38　1.63　2.04　3.75；

皮质醇增多症：2.70　2.81　2.92　3.59　3.86　4.08　4.30　4.30　5.96　6.62。

10. 为研究 A、B、C 3 种营养素对小白鼠体重增加的影响，某研究者将同种系的 30 只小白鼠，按窝别相同、体重相近划分为 10 个区组，每一区组中的 3 只小白鼠又被随机分配到喂养 A、B、C 3 种营养素的 3 个处理组中，8 周后观察小白鼠体重增加情况，数据见表 3，试分析不同营养素对小白鼠体重增加的影响。

表 3 三种营养素喂养小白鼠所增体重(g)

区组	A 营养素	B 营养素	C 营养素	区组	A 营养素	B 营养素	C 营养素
1	62.1	63.5	73.2	6	42.5	43.1	46.6
2	53.2	54.1	58.1	7	52.6	58.7	75.1
3	71.2	67.8	78.7	8	49.8	56.1	65.3
4	41.3	46.6	38.9	9	62.6	51.0	54.6
5	50.4	56.9	64.5	10	48.3	54.8	47.2

11. 某医师用两种疗法治疗脑血管梗塞，结果见表 4，试比较两种疗法的疗效有无差异？

表 4　两种疗法治疗脑血管梗塞效果比较

疗法	有效	无效	合计	有效率(%)
甲疗法	25	6	31	80.65
乙疗法	29	3	32	90.63
合计	54	9	63	85.63

12. 用两种方法检查已确诊的乳腺癌患者 120 名，甲法检出率为 60%，乙法的检出率为 50%，甲乙两法一致的检出率为 35%，问两种方法何者为优？

13. 对 15 名健康人凝血酶浓度(X)与凝血时间(Y)数据见表 5：

表 5　15 名健康人凝血酶浓度(X)与凝血时间(Y)的测量值

	1	2	3	4	5	6	7	8	9	10	11	12	13	14	15
X	1.1	1.2	1.0	0.9	1.2	1.1	0.9	0.6	1.0	0.9	1.1	0.9	1.1	1.0	0.7
Y	14	13	15	15	13	14	16	17	14	16	15	16	14	15	17

试进行相关与回归分析。

14. 某医生用某种中西医结合方案治疗不同类型的小儿肺炎，其疗效分为 4 个等级，结果见表 6，试比较该方案对不同类型的小儿肺炎疗效有无差别？

表 6　某种中西医结合方案治疗不同类型的小儿肺炎的疗效

疗效	病毒型肺炎 (1)	细菌型肺炎 (2)	合计 (3)
控制	65	42	107
显效	18	6	24
有效	30	23	53
无效	13	11	24
合计	126	82	208

15. 简述统计图的基本结构，常用统计图及其适用条件。

（沈月平　李红美　张明芝）

附 录

统计用表

附表1 标准正态分布曲线下的面积，$\Phi(-z)$值

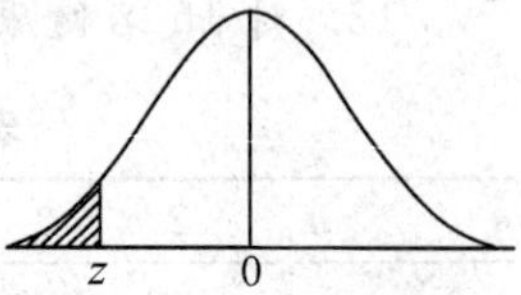

z	0.00	0.01	0.02	0.03	0.04	0.05	0.06	0.07	0.08	0.09
−3.0	0.001 3	0.001 3	0.001 3	0.001 2	0.001 2	0.001 1	0.001 1	0.001 1	0.001 0	0.001 0
−2.9	0.001 9	0.001 8	0.001 8	0.001 7	0.001 6	0.001 6	0.001 5	0.001 5	0.001 4	0.001 4
−2.8	0.002 6	0.002 5	0.002 4	0.002 3	0.002 3	0.002 2	0.002 1	0.002 1	0.002 0	0.001 9
−2.7	0.003 5	0.003 4	0.003 3	0.003 2	0.003 1	0.003 0	0.002 9	0.002 8	0.002 7	0.002 6
−2.6	0.004 7	0.004 5	0.004 4	0.004 3	0.004 1	0.004 0	0.003 9	0.003 8	0.003 7	0.003 6
−2.5	0.006 2	0.006 0	0.005 9	0.005 7	0.005 5	0.005 4	0.005 2	0.005 1	0.004 9	0.004 8
−2.4	0.008 2	0.008 0	0.007 8	0.0075	0.007 3	0.007 1	0.006 9	0.006 8	0.006 6	0.006 4
−2.3	0.010 7	0.010 4	0.010 2	0.009 9	0.009 6	0.009 4	0.009 1	0.008 9	0.008 7	0.008 4
−2.2	0.013 9	0.013 6	0.013 2	0.012 9	0.012 5	0.012 2	0.011 9	0.011 6	0.011 3	0.011 0
−2.1	0.017 9	0.017 4	0.017 0	0.016 6	0.016 2	0.015 8	0.015 4	0.015 0	0.014 6	0.014 3
−2.0	0.022 8	0.022 2	0.021 7	0.021 2	0.020 7	0.020 2	0.019 7	0.019 2	0.018 8	0.018 3
−1.9	0.028 7	0.028 1	0.027 4	0.026 8	0.026 2	0.025 6	0.025 0	0.024 4	0.023 9	0.023 3
−1.8	0.035 9	0.035 1	0.034 4	0.033 6	0.032 9	0.032 2	0.031 4	0.030 7	0.030 1	0.029 4
−1.7	0.044 6	0.043 6	0.042 7	0.041 8	0.040 9	0.040 1	0.039 2	0.038 4	0.037 5	0.036 7
−1.6	0.054 8	0.053 7	0.052 6	0.051 6	0.050 5	0.049 5	0.048 5	0.047 5	0.046 5	0.045 5
−1.5	0.066 8	0.065 5	0.064 3	0.063 0	0.061 8	0.060 6	0.059 4	0.058 2	0.057 1	0.055 9
−1.4	0.080 8	0.079 3	0.077 8	0.076 4	0.074 9	0.073 5	0.072 1	0.070 8	0.069 4	0.068 1
−1.3	0.096 8	0.095 1	0.093 4	0.091 8	0.090 1	0.088 5	0.086 9	0.085 3	0.083 8	0.082 3
−1.2	0.115 1	0.113 1	0.111 2	0.109 3	0.107 5	0.105 6	0.103 8	0.102 0	0.100 3	0.098 5
−1.1	0.135 7	0.133 5	0.131 4	0.129 2	0.127 1	0.125 1	0.123 0	0.121 0	0.119 0	0.117 0
−1.0	0.158 7	0.156 2	0.153 9	0.151 5	0.149 2	0.146 9	0.144 6	0.142 3	0.140 1	0.137 9
−0.9	0.184 1	0.181 4	0.178 8	0.176 2	0.173 6	0.171 1	0.168 5	0.166 0	0.163 5	0.161 1
−0.8	0.211 9	0.209 0	0.206 1	0.203 3	0.200 5	0.197 7	0.194 9	0.192 2	0.189 4	0.186 7
−0.7	0.242 0	0.238 9	0.235 8	0.232 7	0.229 6	0.226 6	0.223 6	0.220 6	0.217 7	0.214 8
−0.6	0.274 3	0.270 9	0.267 6	0.264 3	0.261 1	0.257 8	0.254 6	0.251 4	0.248 3	0.245 1
−0.5	0.308 5	0.305 0	0.301 5	0.298 1	0.294 6	0.291 2	0.287 7	0.284 3	0.281 0	0.277 6
−0.4	0.344 6	0.340 9	0.337 2	0.333 6	0.330 0	0.326 4	0.322 8	0.3192	0.315 6	0.312 1
−0.3	0.382 1	0.378 3	0.374 5	0.370 7	0.366 9	0.363 2	0.359 4	0.355 7	0.352 0	0.348 3
−0.2	0.420 7	0.416 8	0.412 9	0.409 0	0.405 2	0.401 3	0.397 4	0.393 6	0.389 7	0.385 9
−0.1	0.460 2	0.456 2	0.452 2	0.448 3	0.444 3	0.440 4	0.436 4	0.432 5	0.428 6	0.424 7
−0.0	0.500 0	0.496 0	0.492 0	0.488 0	0.484 0	0.480 1	0.476 1	0.472 1	0.468 1	0.464 1

注：$\Phi(z)=1-\Phi(-z)$

附表 2 *t* 界值表

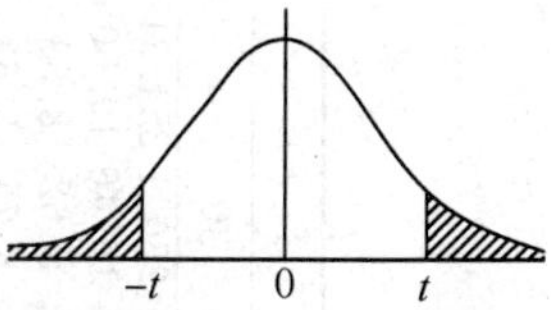

自由度 ν	概率 *P*									
单侧：	0.25	0.20	0.10	0.05	0.025	0.01	0.005	0.002 5	0.001	0.000 5
双侧：	0.50	0.40	020	0.10	0.05	0.02	0.01	0.005	0.002	0.001
1	1.000	1.376	3.078	6.314	12.706	31.821	63.657	127.321	318.309	636.619
2	0.816	1.061	1.886	2.920	4.303	6.965	9.925	14.089	22.327	31.599
3	0.765	0.978	1.638	2.353	3.182	4.541	5.841	7.453	10.215	12.924
4	0.741	0.941	1.533	2.132	2.776	3.747	4.604	5.598	7.173	8.610
5	0.727	0.920	1.476	2.015	2.571	3.365	4.032	4.773	5.893	6.869
6	0.718	0.906	1.440	1.943	2.447	3.143	3.707	4.317	5.208	5.959
7	0.711	0.896	1.415	1.895	2.365	2.998	3.499	4.029	4.785	5.408
8	0.706	0.889	1.397	1.860	2.306	2.896	3.355	3.833	4.501	5.041
9	0.703	0.883	1.383	1.833	2.262	2.821	3.250	3.690	4.297	4.781
10	0.700	0.879	1.372	1.812	2.228	2.764	3.169	3.581	4.144	4.587
11	0.697	0.876	1.363	1.796	2.201	2.718	3.106	3.497	4.025	4.437
12	0.695	0.873	1.356	1.782	2.179	2.681	3.055	3.428	3.930	4.318
13	0.694	0.870	1.350	1.771	2.160	2.650	3.012	3.372	3.852	4.221
14	0.692	0.868	1.345	1.761	2.145	2.624	2.977	3.326	3.787	4.140
15	0.691	0.866	1.341	1.753	2.131	2.602	2.947	3.286	3.733	4.073
16	0.690	0.865	1.337	1.746	2.120	2.583	2.921	3.252	3.686	4.015
17	0.689	0.863	1.333	1.740	2.110	2.567	2.898	3.222	3.646	3.965
18	0.688	0.862	1.330	1.734	2.101	2.552	2.878	3.197	3.610	3.922
19	0.688	0.861	1.328	1.729	2.093	2.539	2.861	3.174	3.579	3.883
20	0.687	0.860	1.325	1.725	2.086	2.528	2.845	3.153	3.552	3.850
21	0.686	0.859	1.323	1.721	2.080	2.518	2.831	3.135	3.527	3.819
22	0.686	0.858	1.321	1.717	2.074	2.508	2.819	3.119	3.505	3.792
23	0.685	0.858	1.319	1.714	2.069	2.500	2.807	3.104	3.485	3.768
24	0.685	0.857	1.318	1.711	2.064	2.492	2.797	3.091	3.467	3.745
25	0.684	0.856	1.316	1.708	2.060	2.485	2.787	3.078	3.450	3.725
26	0.684	0.856	1.315	1.706	2.056	2.479	2.779	3.067	3.435	3.707
27	0.684	0.855	1.314	1.703	2.052	2.473	2.771	3.057	3.421	3.690
28	0.683	0.855	1.313	1.701	2.048	2.467	2.763	3.047	3.408	3.674
29	0.683	0.854	1.311	1.699	2.045	2.462	2.756	3.038	3.396	3.659
30	0.683	0.854	1.310	1.697	2.042	2.457	2.750	3.030	3.385	3.646
31	0.682	0.853	1.309	1.696	2.040	2.453	2.744	3.022	3.375	3.633
32	0.682	0.853	1.309	1.694	2.037	2.449	2.738	3.015	3.365	3.622
33	0.682	0.853	1.308	1.692	2.035	2.445	2.733	3.008	3.356	3.611
34	0.682	0.852	1.307	1.691	2.032	2.441	2.728	3.002	3.348	3.601
35	0.682	0.852	1.306	1.690	2.030	2.438	2.724	2.996	3.340	3.591
36	0.681	0.852	1.306	1.688	2.028	2.434	2.719	2.990	3.333	3.582
37	0.681	0.851	1.305	1.687	2.026	2.431	2.715	2.985	3.326	3.574
38	0.681	0.851	1.304	1.686	2.024	2.429	2.712	2.980	3.319	3.566
39	0.681	0.851	1.304	1.685	2.023	2.426	2.708	2.976	3.313	3.558
40	0.681	0.851	1.303	1.684	2.021	2.423	2.704	2.971	3.307	3.551
50	0.679	0.849	1.299	1.676	2.009	2.403	2.678	2.937	3.261	3.496
60	0.679	0.848	1.296	1.671	2.000	2.390	2.660	2.915	3.232	3.460
70	0.678	0.847	1.294	1.667	1.994	2.381	2.648	2.899	3.211	3.435
80	0.678	0.846	1.292	1.664	1.990	2.374	2.639	2.887	3.195	3.416
90	0.677	0.846	1.291	1.662	1.987	2.368	2.632	2.878	3.183	3.402
100	0.677	0.845	1.290	1.660	1.984	2.364	2.626	2.871	3.174	3.390
200	0.676	0.843	1.286	1.653	1.972	2.345	2.601	2.839	3.131	3.340
500	0.675	0.842	1.283	1.648	1.965	2.334	2.586	2.820	3.107	3.310
1 000	0.675	0.842	1.282	1.646	1.962	2.330	2.581	2.813	3.098	3.300
∞	0.674	0.842	1.282	1.645	1.960	2.326	2.576	2.807	3.090	3.291

附表3 F分布的界值表(方差齐性检验用)

$\alpha=0.10$

ν_2	ν_1 1	2	3	4	5	6	7	8	9	10	11	12	13	14	15	16	17	18	19	20	30	∞
1	161.5	199.5	215.7	224.9	230.2	234.0	236.8	238.9	240.5	241.9	243.0	243.9	244.7	245.4	245.9	246.5	246.9	247.3	247.7	248.0	250.1	254.31
2	18.51	19.00	19.16	19.25	19.30	19.33	19.35	19.37	19.38	19.40	19.40	19.41	19.42	19.42	19.43	19.43	19.44	19.44	19.44	19.45	19.46	19.50
3	10.13	9.55	9.28	9.12	9.01	8.94	8.89	8.85	8.81	8.79	8.76	8.74	8.73	8.71	8.70	8.69	8.68	8.67	8.67	8.66	8.62	8.53
4	7.71	6.94	6.59	6.39	6.26	6.16	6.09	6.04	6.00	5.96	5.94	5.91	5.89	5.87	5.86	5.84	5.83	5.82	5.81	5.80	5.75	5.63
5	6.61	5.79	5.41	5.19	5.05	4.95	4.88	4.82	4.77	4.74	4.70	4.68	4.66	4.64	4.62	4.60	4.59	4.58	4.57	4.56	4.50	4.37
6	5.99	5.14	4.76	4.53	4.39	4.28	4.21	4.15	4.10	4.06	4.03	4.00	3.98	3.96	3.94	3.92	3.91	3.90	3.88	3.87	3.81	3.67
7	5.59	4.74	4.35	4.12	3.97	3.87	3.79	3.73	3.68	3.64	3.60	3.57	3.55	3.53	3.51	3.49	3.48	3.47	3.46	3.44	3.38	3.23
8	5.32	4.46	4.07	3.84	3.69	3.58	3.50	3.44	3.39	3.35	3.31	3.28	3.26	3.24	3.22	3.20	3.19	3.17	3.16	3.15	3.08	2.93
9	5.12	4.26	3.86	3.63	3.48	3.37	3.29	3.23	3.18	3.14	3.10	3.07	3.05	3.03	3.01	2.99	2.97	2.96	2.95	2.94	2.86	2.71
10	4.96	4.10	3.71	3.48	3.33	3.22	3.14	3.07	3.02	2.98	2.94	2.91	2.89	2.86	2.85	2.83	2.81	2.80	2.79	2.77	2.70	2.54
11	4.84	3.98	3.59	3.36	3.20	3.09	3.01	2.95	2.90	2.85	2.82	2.79	2.76	2.74	2.72	2.70	2.69	2.67	2.66	2.65	2.57	2.40
12	4.75	3.89	3.49	3.26	3.11	3.00	2.91	2.85	2.80	2.75	2.72	2.69	2.66	2.64	2.62	2.60	2.58	2.57	2.56	2.54	2.47	2.30
13	4.67	3.81	3.41	3.18	3.03	2.92	2.83	2.77	2.71	2.67	2.63	2.60	2.58	2.55	2.53	2.51	2.50	2.48	2.47	2.46	2.38	2.21
14	4.60	3.74	3.34	3.11	2.96	2.85	2.76	2.70	2.65	2.60	2.57	2.53	2.51	2.48	2.46	2.44	2.43	2.41	2.40	2.39	2.31	2.13
15	4.54	3.68	3.29	3.06	2.90	2.79	2.71	2.64	2.59	2.54	2.51	2.48	2.45	2.42	2.40	2.38	2.37	2.35	2.34	2.33	2.25	2.07
16	4.49	3.63	3.24	3.01	2.85	2.74	2.66	2.59	2.54	2.49	2.46	2.42	2.40	2.37	2.35	2.33	2.32	2.30	2.29	2.28	2.19	2.01
17	4.45	3.59	3.20	2.96	2.81	2.70	2.61	2.55	2.49	2.45	2.41	2.38	2.35	2.33	2.31	2.29	2.27	2.26	2.24	2.23	2.15	1.96
18	4.41	3.55	3.16	2.93	2.77	2.66	2.58	2.51	2.46	2.41	2.37	2.34	2.31	2.29	2.27	2.25	2.23	2.22	2.20	2.19	2.11	1.92
19	4.38	3.52	3.13	2.90	2.74	2.63	2.54	2.48	2.42	2.38	2.34	2.31	2.28	2.26	2.23	2.21	2.20	2.18	2.17	2.16	2.07	1.88
20	4.35	3.49	3.10	2.87	2.71	2.60	2.51	2.45	2.39	2.35	2.31	2.28	2.25	2.22	2.20	2.18	2.17	2.15	2.14	2.12	2.04	1.84
21	4.32	3.47	3.07	2.84	2.68	2.57	2.49	2.42	2.37	2.32	2.28	2.25	2.22	2.20	2.18	2.16	2.14	2.12	2.11	2.10	2.01	1.81
22	4.30	3.44	3.05	2.82	2.66	2.55	2.46	2.40	2.34	2.30	2.26	2.23	2.20	2.17	2.15	2.13	2.11	2.10	2.08	2.07	1.98	1.78
23	4.28	3.42	3.03	2.80	2.64	2.53	2.44	2.37	2.32	2.27	2.24	2.20	2.18	2.15	2.13	2.11	2.09	2.08	2.06	2.05	1.96	1.76
24	4.26	3.40	3.01	2.78	2.62	2.51	2.42	2.36	2.30	2.25	2.22	2.18	2.15	2.13	2.11	2.09	2.07	2.05	2.04	2.03	1.94	1.73
25	4.24	3.39	2.99	2.76	2.60	2.49	2.40	2.34	2.28	2.24	2.20	2.16	2.14	2.11	2.09	2.07	2.05	2.04	2.02	2.01	1.92	1.71
26	4.23	3.37	2.98	2.74	2.59	2.47	2.39	2.32	2.27	2.22	2.18	2.15	2.12	2.09	2.07	2.05	2.03	2.02	2.00	1.99	1.90	1.69
27	4.21	3.35	2.96	2.73	2.57	2.46	2.37	2.31	2.25	2.20	2.17	2.13	2.10	2.08	2.06	2.04	2.02	2.00	1.99	1.97	1.88	1.67
28	4.20	3.34	2.95	2.71	2.56	2.45	2.36	2.29	2.24	2.19	2.15	2.12	2.09	2.06	2.04	2.02	2.00	1.99	1.97	1.96	1.87	1.65
29	4.18	3.33	2.93	2.70	2.55	2.43	2.35	2.28	2.22	2.18	2.14	2.10	2.08	2.05	2.03	2.01	1.99	1.97	1.96	1.94	1.85	1.64
30	4.17	3.32	2.92	2.69	2.53	2.42	2.33	2.27	2.21	2.16	2.13	2.09	2.06	2.04	2.01	1.99	1.98	1.96	1.95	1.93	1.84	1.62
40	4.08	3.23	2.84	2.61	2.45	2.34	2.25	2.18	2.12	2.08	2.04	2.00	1.97	1.95	1.92	1.90	1.89	1.87	1.85	1.84	1.74	1.51
60	4.00	3.15	2.76	2.53	2.37	2.25	2.17	2.10	2.04	1.99	1.95	1.92	1.89	1.86	1.84	1.82	1.80	1.78	1.76	1.75	1.65	1.39
100	3.94	3.09	2.70	2.46	2.31	2.19	2.10	2.03	1.97	1.93	1.89	1.85	1.82	1.79	1.77	1.75	1.73	1.71	1.69	1.68	1.57	1.28
120	3.92	3.07	2.68	2.45	2.29	2.18	2.09	2.02	1.96	1.91	1.87	1.83	1.80	1.78	1.75	1.73	1.71	1.69	1.67	1.66	1.55	1.25
∞	3.84	3.00	2.60	2.37	2.21	2.10	2.01	1.94	1.88	1.83	1.79	1.75	1.72	1.69	1.67	1.64	1.62	1.60	1.59	1.57	1.46	1.00

$\alpha=0.05$

ν_2	ν_1 1	2	3	4	5	6	7	8	9	10	11	12	13	14	15	16	17	18	19	20	30	∞
1	647.8	799.5	864.2	899.6	921.9	937.1	948.2	956.7	963.3	968.6	973.0	976.7	979.8	982.5	984.9	986.9	988.7	990.4	991.8	993.1	1001.4	1018.3
2	38.51	39.00	39.17	39.25	39.30	39.33	39.36	39.37	39.39	39.40	39.41	39.41	39.42	39.43	39.43	39.44	39.44	39.44	39.45	39.45	39.46	39.50
3	17.44	16.04	15.44	15.10	14.88	14.73	14.62	14.54	14.47	14.42	14.37	14.34	14.30	14.28	14.25	14.23	14.21	14.20	14.18	14.17	14.08	13.90
4	12.22	10.65	9.98	9.60	9.36	9.20	9.07	8.98	8.90	8.84	8.79	8.75	8.71	8.68	8.66	8.63	8.61	8.59	8.58	8.56	8.46	8.26
5	10.01	8.43	7.76	7.39	7.15	6.98	6.85	6.76	6.68	6.62	6.57	6.52	6.49	6.46	6.43	6.40	6.38	6.36	6.34	6.33	6.23	6.02
6	8.81	7.26	6.60	6.23	5.99	5.82	5.70	5.60	5.52	5.46	5.41	5.37	5.33	5.30	5.27	5.24	5.22	5.20	5.18	5.17	5.07	4.85
7	8.07	6.54	5.89	5.52	5.29	5.12	4.99	4.90	4.82	4.76	4.71	4.67	4.63	4.60	4.57	4.54	4.52	4.50	4.48	4.47	4.36	4.14
8	7.57	6.06	5.42	5.05	4.82	4.65	4.53	4.43	4.36	4.30	4.24	4.20	4.16	4.13	4.10	4.08	4.05	4.03	4.02	4.00	3.89	3.67
9	7.21	5.71	5.08	4.72	4.48	4.32	4.20	4.10	4.03	3.96	3.91	3.87	3.83	3.80	3.77	3.74	3.72	3.70	3.68	3.67	3.56	3.33
10	6.94	5.46	4.83	4.47	4.24	4.07	3.95	3.85	3.78	3.72	3.66	3.62	3.58	3.55	3.52	3.50	3.47	3.45	3.44	3.42	3.31	3.08
11	6.72	5.26	4.63	4.28	4.04	3.88	3.76	3.66	3.59	3.53	3.47	3.43	3.39	3.36	3.33	3.30	3.28	3.26	3.24	3.23	3.12	2.88
12	6.55	5.10	4.47	4.12	3.89	3.73	3.61	3.51	3.44	3.37	3.32	3.28	3.24	3.21	3.18	3.15	3.13	3.11	3.09	3.07	2.96	2.72
13	6.41	4.97	4.35	4.00	3.77	3.60	3.48	3.39	3.31	3.25	3.20	3.15	3.12	3.08	3.05	3.03	3.00	2.98	2.96	2.95	2.84	2.60
14	6.30	4.86	4.24	3.89	3.66	3.50	3.38	3.29	3.21	3.15	3.09	3.05	3.01	2.98	2.95	2.92	2.90	2.88	2.86	2.84	2.73	2.49
15	6.20	4.77	4.15	3.80	3.58	3.41	3.29	3.20	3.12	3.06	3.01	2.96	2.92	2.89	2.86	2.84	2.81	2.79	2.77	2.76	2.64	2.40
16	6.12	4.69	4.08	3.73	3.50	3.34	3.22	3.12	3.05	2.99	2.93	2.89	2.85	2.82	2.79	2.76	2.74	2.72	2.70	2.68	2.57	2.32
17	6.04	4.62	4.01	3.66	3.44	3.28	3.16	3.06	2.98	2.92	2.87	2.82	2.79	2.75	2.72	2.70	2.67	2.65	2.63	2.62	2.50	2.25
18	5.98	4.56	3.95	3.61	3.38	3.22	3.10	3.01	2.93	2.87	2.81	2.77	2.73	2.70	2.67	2.64	2.62	2.60	2.58	2.56	2.44	2.19
19	5.92	4.51	3.90	3.56	3.33	3.17	3.05	2.96	2.88	2.82	2.76	2.72	2.68	2.65	2.62	2.59	2.57	2.55	2.53	2.51	2.39	2.13
20	5.87	4.46	3.86	3.51	3.29	3.13	3.01	2.91	2.84	2.77	2.72	2.68	2.64	2.60	2.57	2.55	2.52	2.50	2.48	2.46	2.35	2.09
21	5.83	4.42	3.82	3.48	3.25	3.09	2.97	2.87	2.80	2.73	2.68	2.64	2.60	2.56	2.53	2.51	2.48	2.46	2.44	2.42	2.31	2.04
22	5.79	4.38	3.78	3.44	3.22	3.05	2.93	2.84	2.76	2.70	2.65	2.60	2.56	2.53	2.50	2.47	2.45	2.43	2.41	2.39	2.27	2.00
23	5.75	4.35	3.75	3.41	3.18	3.02	2.90	2.81	2.73	2.67	2.62	2.57	2.53	2.50	2.47	2.44	2.42	2.39	2.37	2.36	2.24	1.97
24	5.72	4.32	3.72	3.38	3.15	2.99	2.87	2.78	2.70	2.64	2.59	2.54	2.50	2.47	2.44	2.41	2.39	2.36	2.35	2.33	2.21	1.94
25	5.69	4.29	3.69	3.35	3.13	2.97	2.85	2.75	2.68	2.61	2.56	2.51	2.48	2.44	2.41	2.38	2.36	2.34	2.32	2.30	2.18	1.91
26	5.66	4.27	3.67	3.33	3.10	2.94	2.82	2.73	2.65	2.59	2.54	2.49	2.45	2.42	2.39	2.36	2.34	2.31	2.29	2.28	2.16	1.88
27	5.63	4.24	3.65	3.31	3.08	2.92	2.80	2.71	2.63	2.57	2.51	2.47	2.43	2.39	2.36	2.34	2.31	2.29	2.27	2.25	2.13	1.85
28	5.61	4.22	3.63	3.29	3.06	2.90	2.78	2.69	2.61	2.55	2.49	2.45	2.41	2.37	2.34	2.32	2.29	2.27	2.25	2.23	2.11	1.83
29	5.59	4.20	3.61	3.27	3.04	2.88	2.76	2.67	2.59	2.53	2.48	2.43	2.39	2.36	2.32	2.30	2.27	2.25	2.23	2.21	2.09	1.81
30	5.57	4.18	3.59	3.25	3.03	2.87	2.75	2.65	2.57	2.51	2.46	2.41	2.37	2.34	2.31	2.28	2.26	2.23	2.21	2.20	2.07	1.79
40	5.42	4.05	3.46	3.13	2.90	2.74	2.62	2.53	2.45	2.39	2.33	2.29	2.25	2.21	2.18	2.15	2.13	2.11	2.09	2.07	1.94	1.64
60	5.29	3.93	3.34	3.01	2.79	2.63	2.51	2.41	2.33	2.27	2.22	2.17	2.13	2.09	2.06	2.03	2.01	1.98	1.96	1.94	1.82	1.48
100	5.18	3.83	3.25	2.92	2.70	2.54	2.42	2.32	2.24	2.18	2.12	2.08	2.04	2.00	1.97	1.94	1.91	1.89	1.87	1.85	1.71	1.35
120	5.15	3.80	3.23	2.89	2.67	2.52	2.39	2.30	2.22	2.16	2.10	2.05	2.01	1.98	1.94	1.92	1.89	1.87	1.84	1.82	1.69	1.31
∞	5.02	3.69	3.12	2.79	2.57	2.41	2.29	2.19	2.11	2.05	1.99	1.94	1.90	1.87	1.83	1.80	1.78	1.75	1.73	1.71	1.57	1.00

附表 4　F 分布界值（方差分析用）

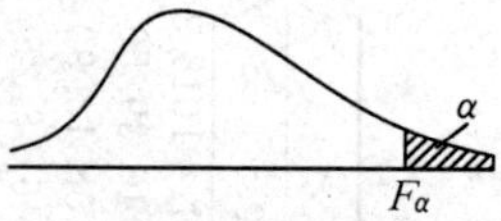

α=0.05

ν_2	ν_1 = 1	2	3	4	5	6	7	8	9	10	12	14	16	18	20
1	161.45	199.50	215.71	224.58	230.16	233.99	236.77	238.88	240.54	241.88	243.91	245.36	246.46	247.32	248.01
2	18.51	19.00	19.16	19.25	19.30	19.33	19.35	19.37	19.38	19.40	19.41	19.42	19.43	19.44	19.45
3	10.13	9.55	9.28	9.12	9.01	8.94	8.89	8.85	8.81	8.79	8.74	8.71	8.69	8.67	8.66
4	7.71	6.94	6.59	6.39	6.26	6.16	6.09	6.04	6.00	5.96	5.91	5.87	5.84	5.82	5.80
5	6.61	5.79	5.41	5.19	5.05	4.95	4.88	4.82	4.77	4.74	4.68	4.64	4.60	4.58	4.56
6	5.99	5.14	4.76	4.53	4.39	4.28	4.21	4.15	4.10	4.06	4.00	3.96	3.92	3.90	3.87
7	5.59	4.74	4.35	4.12	3.97	3.87	3.79	3.73	3.68	3.64	3.57	3.53	3.49	3.47	3.44
8	5.32	4.46	4.07	3.84	3.69	3.58	3.50	3.44	3.39	3.35	3.28	3.24	3.20	3.17	3.15
9	5.12	4.26	3.86	3.63	3.48	3.37	3.29	3.23	3.18	3.14	3.07	3.03	2.99	2.96	2.94
10	4.96	4.10	3.71	3.48	3.33	3.22	3.14	3.07	3.02	2.98	2.91	2.86	2.83	2.80	2.77
11	4.84	3.98	3.59	3.36	3.20	3.09	3.01	2.95	2.90	2.85	2.79	2.74	2.70	2.67	2.65
12	4.75	3.89	3.49	3.26	3.11	3.00	2.91	2.85	2.80	2.75	2.69	2.64	2.60	2.57	2.54
13	4.67	3.81	3.41	3.18	3.03	2.92	2.83	2.77	2.71	2.67	2.60	2.55	2.51	2.48	2.46
14	4.60	3.74	3.34	3.11	2.96	2.85	2.76	2.70	2.65	2.60	2.53	2.48	2.44	2.41	2.39
15	4.54	3.68	3.29	3.06	2.90	2.79	2.71	2.64	2.59	2.54	2.48	2.42	2.38	2.35	2.33
16	4.49	3.63	3.24	3.01	2.85	2.74	2.66	2.59	2.54	2.49	2.42	2.37	2.33	2.30	2.28
17	4.45	3.59	3.20	2.96	2.81	2.70	2.61	2.55	2.49	2.45	2.38	2.33	2.29	2.26	2.23
18	4.41	3.55	3.16	2.93	2.77	2.66	2.58	2.51	2.46	2.41	2.34	2.29	2.25	2.22	2.19
19	4.38	3.52	3.13	2.90	2.74	2.63	2.54	2.48	2.42	2.38	2.31	2.26	2.21	2.18	2.16
20	4.35	3.49	3.10	2.87	2.71	2.60	2.51	2.45	2.39	2.35	2.28	2.22	2.18	2.15	2.12
21	4.32	3.47	3.07	2.84	2.68	2.57	2.49	2.42	2.37	2.32	2.25	2.20	2.16	2.12	2.10
22	4.30	3.44	3.05	2.82	2.66	2.55	2.46	2.40	2.34	2.30	2.23	2.17	2.13	2.10	2.07
23	4.28	3.42	3.03	2.80	2.64	2.53	2.44	2.37	2.32	2.27	2.20	2.15	2.11	2.08	2.05
24	4.26	3.40	3.01	2.78	2.62	2.51	2.42	2.36	2.30	2.25	2.18	2.13	2.09	2.05	2.03
25	4.24	3.39	2.99	2.76	2.60	2.49	2.40	2.34	2.28	2.24	2.16	2.11	2.07	2.04	2.01
26	4.23	3.37	2.98	2.74	2.59	2.47	2.39	2.32	2.27	2.22	2.15	2.09	2.05	2.02	1.99
27	4.21	3.35	2.96	2.73	2.57	2.46	2.37	2.31	2.25	2.20	2.13	2.08	2.04	2.00	1.97
28	4.20	3.34	2.95	2.71	2.56	2.45	2.36	2.29	2.24	2.19	2.12	2.06	2.02	1.99	1.96
29	4.18	3.33	2.93	2.70	2.55	2.43	2.35	2.28	2.22	2.18	2.10	2.05	2.01	1.97	1.94
30	4.17	3.32	2.92	2.69	2.53	2.42	2.33	2.27	2.21	2.16	2.09	2.04	1.99	1.96	1.93
32	4.15	3.29	2.90	2.67	2.51	2.40	2.31	2.24	2.19	2.14	2.07	2.01	1.97	1.94	1.91
34	4.13	3.28	2.88	2.65	2.49	2.38	2.29	2.23	2.17	2.12	2.05	1.99	1.95	1.92	1.89
36	4.11	3.26	2.87	2.63	2.48	2.36	2.28	2.21	2.15	2.11	2.03	1.98	1.93	1.90	1.87
38	4.10	3.24	2.85	2.62	2.46	2.35	2.26	2.19	2.14	2.09	2.02	1.96	1.92	1.88	1.85
40	4.08	3.23	2.84	2.61	2.45	2.34	2.25	2.18	2.12	2.08	2.00	1.95	1.90	1.87	1.84
42	4.07	3.22	2.83	2.59	2.44	2.32	2.24	2.17	2.11	2.06	1.99	1.94	1.89	1.86	1.83
44	4.06	3.21	2.82	2.58	2.43	2.31	2.23	2.16	2.10	2.05	1.98	1.92	1.88	1.84	1.81
46	4.05	3.20	2.81	2.57	2.42	2.30	2.22	2.15	2.09	2.04	1.97	1.91	1.87	1.83	1.80
48	4.04	3.19	2.80	2.57	2.41	2.29	2.21	2.14	2.08	2.03	1.96	1.90	1.86	1.82	1.79
50	4.03	3.18	2.79	2.56	2.40	2.29	2.20	2.13	2.07	2.03	1.95	1.89	1.85	1.81	1.78
60	4.00	3.15	2.76	2.53	2.37	2.25	2.17	2.10	2.04	1.99	1.92	1.86	1.82	1.78	1.75
80	3.96	3.11	2.72	2.49	2.33	2.21	2.13	2.06	2.00	1.95	1.88	1.82	1.77	1.73	1.70
100	3.94	3.09	2.70	2.46	2.31	2.19	2.10	2.03	1.97	1.93	1.85	1.79	1.75	1.71	1.68
125	3.92	3.07	2.68	2.44	2.29	2.17	2.08	2.01	1.96	1.91	1.83	1.77	1.73	1.69	1.66
150	3.90	3.06	2.66	2.43	2.27	2.16	2.07	2.00	1.94	1.89	1.82	1.76	1.71	1.67	1.64
200	3.89	3.04	2.65	2.42	2.26	2.14	2.06	1.98	1.93	1.88	1.80	1.74	1.69	1.66	1.62
300	3.87	3.03	2.63	2.40	2.24	2.13	2.04	1.97	1.91	1.86	1.78	1.72	1.68	1.64	1.61
500	3.86	3.01	2.62	2.39	2.23	2.12	2.03	1.96	1.90	1.85	1.77	1.71	1.66	1.62	1.59
1 000	3.85	3.00	2.61	2.38	2.22	2.11	2.02	1.95	1.89	1.84	1.76	1.70	1.65	1.61	1.58
∞	3.84	3.00	2.60	2.37	2.21	2.10	2.01	1.94	1.88	1.83	1.75	1.69	1.64	1.60	1.57

$\alpha=0.05$

ν_2 \ ν_1	22	24	26	28	30	35	40	45	50	60	80	100	200	500	∞
1	248.58	249.05	249.45	249.80	250.10	250.69	251.14	251.49	251.77	252.2	252.72	253.04	253.68	254.06	254.31
2	19.45	19.45	19.46	19.46	19.46	19.47	19.47	19.47	19.48	19.48	19.48	19.49	19.49	19.49	19.5
3	8.65	8.64	8.63	8.62	8.62	8.60	8.59	8.59	8.58	8.57	8.56	8.55	8.54	8.53	8.53
4	5.79	5.77	5.76	5.75	5.75	5.73	5.72	5.71	5.7	5.69	5.67	5.66	5.65	5.64	5.63
5	4.54	4.53	4.52	4.50	4.50	4.48	4.46	4.45	4.44	4.43	4.41	4.41	4.39	4.37	4.37
6	3.86	3.84	3.83	3.82	3.81	3.79	3.77	3.76	3.75	3.74	3.72	3.71	3.69	3.68	3.67
7	3.43	3.41	3.40	3.39	3.38	3.36	3.34	3.33	3.32	3.3	3.29	3.27	3.25	3.24	3.23
8	3.13	3.12	3.10	3.09	3.08	3.06	3.04	3.03	3.02	3.01	2.99	2.97	2.95	2.94	2.93
9	2.92	2.90	2.89	2.87	2.86	2.84	2.83	2.81	2.8	2.79	2.77	2.76	2.73	2.72	2.71
10	2.75	2.74	2.72	2.71	2.70	2.68	2.66	2.65	2.64	2.62	2.6	2.59	2.56	2.55	2.54
11	2.63	2.61	2.59	2.58	2.57	2.55	2.53	2.52	2.51	2.49	2.47	2.46	2.43	2.42	2.4
12	2.52	2.51	2.49	2.48	2.47	2.44	2.43	2.41	2.4	2.38	2.36	2.35	2.32	2.31	2.3
13	2.44	2.42	2.41	2.39	2.38	2.36	2.34	2.33	2.31	2.3	2.27	2.26	2.23	2.22	2.21
14	2.37	2.35	2.33	2.32	2.31	2.28	2.27	2.25	2.24	2.22	2.2	2.19	2.16	2.14	2.13
15	2.31	2.29	2.27	2.26	2.25	2.22	2.20	2.19	2.18	2.16	2.14	2.12	2.1	2.08	2.07
16	2.25	2.24	2.22	2.21	2.19	2.17	2.15	2.14	2.12	2.11	2.08	2.07	2.04	2.02	2.01
17	2.21	2.19	2.17	2.16	2.15	2.12	2.10	2.09	2.08	2.06	2.03	2.02	1.99	1.97	1.96
18	2.17	2.15	2.13	2.12	2.11	2.08	2.06	2.05	2.04	2.02	1.99	1.98	1.95	1.93	1.92
19	2.13	2.11	2.10	2.08	2.07	2.05	2.03	2.01	2	1.98	1.96	1.94	1.91	1.89	1.88
20	2.10	2.08	2.07	2.05	2.04	2.01	1.99	1.98	1.97	1.95	1.92	1.91	1.88	1.86	1.84
21	2.07	2.05	2.04	2.02	2.01	1.98	1.96	1.95	1.94	1.92	1.89	1.88	1.84	1.83	1.81
22	2.05	2.03	2.01	2.00	1.98	1.96	1.94	1.92	1.91	1.89	1.86	1.85	1.82	1.8	1.78
23	2.02	2.01	1.99	1.97	1.96	1.93	1.91	1.9	1.88	1.86	1.84	1.82	1.79	1.77	1.76
24	2.00	1.98	1.97	1.95	1.94	1.91	1.89	1.88	1.86	1.84	1.82	1.8	1.77	1.75	1.73
25	1.98	1.96	1.95	1.93	1.92	1.89	1.87	1.86	1.84	1.82	1.8	1.78	1.75	1.73	1.71
26	1.97	1.95	1.93	1.91	1.90	1.87	1.85	1.84	1.82	1.8	1.78	1.76	1.73	1.71	1.69
27	1.95	1.93	1.91	1.90	1.88	1.86	1.84	1.82	1.81	1.79	1.76	1.74	1.71	1.69	1.67
28	1.93	1.91	1.90	1.88	1.87	1.84	1.82	1.8	1.79	1.77	1.74	1.73	1.69	1.67	1.65
29	1.92	1.90	1.88	1.87	1.85	1.83	1.81	1.79	1.77	1.75	1.73	1.71	1.67	1.65	1.64
30	1.91	1.89	1.87	1.85	1.84	1.81	1.79	1.77	1.76	1.74	1.71	1.7	1.66	1.64	1.62
32	1.88	1.86	1.85	1.83	1.82	1.79	1.77	1.75	1.74	1.71	1.69	1.67	1.63	1.61	1.59
34	1.86	1.84	1.82	1.81	1.80	1.77	1.75	1.73	1.71	1.69	1.66	1.65	1.61	1.59	1.57
36	1.85	1.82	1.81	1.79	1.78	1.75	1.73	1.71	1.69	1.67	1.64	1.62	1.59	1.56	1.55
38	1.83	1.81	1.79	1.77	1.76	1.73	1.71	1.69	1.68	1.65	1.62	1.61	1.57	1.54	1.53
40	1.81	1.79	1.77	1.76	1.74	1.72	1.69	1.67	1.66	1.64	1.61	1.59	1.55	1.53	1.51
42	1.80	1.78	1.76	1.75	1.73	1.70	1.68	1.66	1.65	1.62	1.59	1.57	1.53	1.51	1.49
44	1.79	1.77	1.75	1.73	1.72	1.69	1.67	1.65	1.63	1.61	1.58	1.56	1.52	1.49	1.48
46	1.78	1.76	1.74	1.72	1.71	1.68	1.65	1.64	1.62	1.6	1.57	1.55	1.51	1.48	1.46
48	1.77	1.75	1.73	1.71	1.70	1.67	1.64	1.62	1.61	1.59	1.56	1.54	1.49	1.47	1.45
50	1.76	1.74	1.72	1.70	1.69	1.66	1.63	1.61	1.6	1.58	1.54	1.52	1.48	1.46	1.44
60	1.72	1.70	1.68	1.66	1.65	1.62	1.59	1.57	1.56	1.53	1.5	1.48	1.44	1.41	1.39
80	1.68	1.65	1.63	1.62	1.60	1.57	1.54	1.52	1.51	1.48	1.45	1.43	1.38	1.35	1.32
100	1.65	1.63	1.61	1.59	1.57	1.54	1.52	1.49	1.48	1.45	1.41	1.39	1.34	1.31	1.28
125	1.63	1.60	1.58	1.57	1.55	1.52	1.49	1.47	1.45	1.42	1.39	1.36	1.31	1.27	1.25
150	1.61	1.59	1.57	1.55	1.54	1.50	1.48	1.45	1.44	1.41	1.37	1.34	1.29	1.25	1.22
200	1.60	1.57	1.55	1.53	1.52	1.48	1.46	1.43	1.41	1.39	1.35	1.32	1.26	1.22	1.19
300	1.58	1.55	1.53	1.51	1.50	1.46	1.43	1.41	1.39	1.36	1.32	1.3	1.23	1.19	1.15
500	1.56	1.54	1.52	1.50	1.48	1.45	1.42	1.4	1.38	1.35	1.3	1.28	1.21	1.16	1.11
1 000	1.55	1.53	1.51	1.49	1.47	1.43	1.41	1.38	1.36	1.33	1.29	1.26	1.19	1.13	1.08
∞	1.54	1.52	1.50	1.48	1.46	1.42	1.39	1.37	1.35	1.32	1.27	1.24	1.17	1.11	1

$\alpha=0.01$

ν_2	ν_1														
	1	2	3	4	5	6	7	8	9	10	12	14	16	18	20
1	4 052.2	4 999.5	5 403.4	5 624.6	5 763.7	5 859.0	5 928.4	5 981.1	6 022.5	6 055.9	6 106.3	6 142.7	6 170.1	6 191.5	6 208.7
2	98.50	99.00	99.17	99.25	99.30	99.33	99.36	99.37	99.39	99.40	99.42	99.43	99.44	99.44	99.45
3	34.12	30.82	29.46	28.71	28.24	27.91	27.67	27.49	27.35	27.23	27.05	26.92	26.83	26.75	26.69
4	21.20	18.00	16.69	15.98	15.52	15.21	14.98	14.80	14.66	14.55	14.37	14.25	14.15	14.08	14.02
5	16.26	13.27	12.06	11.39	10.97	10.67	10.46	10.29	10.16	10.05	9.89	9.77	9.68	9.61	9.55
6	13.75	10.92	9.78	9.15	8.75	8.47	8.26	8.10	7.98	7.87	7.72	7.60	7.52	7.45	7.40
7	12.25	9.55	8.45	7.85	7.46	7.19	6.99	6.84	6.72	6.62	6.47	6.36	6.28	6.21	6.16
8	11.26	8.65	7.59	7.01	6.63	6.37	6.18	6.03	5.91	5.81	5.67	5.56	5.48	5.41	5.36
9	10.56	8.02	6.99	6.42	6.06	5.80	5.61	5.47	5.35	5.26	5.11	5.01	4.92	4.86	4.81
10	10.04	7.56	6.55	5.99	5.64	5.39	5.20	5.06	4.94	4.85	4.71	4.60	4.52	4.46	4.41
11	9.65	7.21	6.22	5.67	5.32	5.07	4.89	4.74	4.63	4.54	4.40	4.29	4.21	4.15	4.10
12	9.33	6.93	5.95	5.41	5.06	4.82	4.64	4.50	4.39	4.30	4.16	4.05	3.97	3.91	3.86
13	9.07	6.70	5.74	5.21	4.86	4.62	4.44	4.30	4.19	4.10	3.96	3.86	3.78	3.72	3.66
14	8.86	6.51	5.56	5.04	4.69	4.46	4.28	4.14	4.03	3.94	3.80	3.70	3.62	3.56	3.51
15	8.68	6.36	5.42	4.89	4.56	4.32	4.14	4.00	3.89	3.80	3.67	3.56	3.49	3.42	3.37
16	8.53	6.23	5.29	4.77	4.44	4.20	4.03	3.89	3.78	3.69	3.55	3.45	3.37	3.31	3.26
17	8.40	6.11	5.18	4.67	4.34	4.10	3.93	3.79	3.68	3.59	3.46	3.35	3.27	3.21	3.16
18	8.29	6.01	5.09	4.58	4.25	4.01	3.84	3.71	3.60	3.51	3.37	3.27	3.19	3.13	3.08
19	8.18	5.93	5.01	4.50	4.17	3.94	3.77	3.63	3.52	3.43	3.30	3.19	3.12	3.05	3.00
20	8.10	5.85	4.94	4.43	4.10	3.87	3.70	3.56	3.46	3.37	3.23	3.13	3.05	2.99	2.94
21	8.02	5.78	4.87	4.37	4.04	3.81	3.64	3.51	3.40	3.31	3.17	3.07	2.99	2.93	2.88
22	7.95	5.72	4.82	4.31	3.99	3.76	3.59	3.45	3.35	3.26	3.12	3.02	2.94	2.88	2.83
23	7.88	5.66	4.76	4.26	3.94	3.71	3.54	3.41	3.30	3.21	3.07	2.97	2.89	2.83	2.78
24	7.82	5.61	4.72	4.22	3.90	3.67	3.50	3.36	3.26	3.17	3.03	2.93	2.85	2.79	2.74
25	7.77	5.57	4.68	4.18	3.85	3.63	3.46	3.32	3.22	3.13	2.99	2.89	2.81	2.75	2.70
26	7.72	5.53	4.64	4.14	3.82	3.59	3.42	3.29	3.18	3.09	2.96	2.86	2.78	2.72	2.66
27	7.68	5.49	4.60	4.11	3.78	3.56	3.39	3.26	3.15	3.06	2.93	2.82	2.75	2.68	2.63
28	7.64	5.45	4.57	4.07	3.75	3.53	3.36	3.23	3.12	3.03	2.90	2.79	2.72	2.65	2.60
29	7.60	5.42	4.54	4.04	3.73	3.50	3.33	3.20	3.09	3.00	2.87	2.77	2.69	2.63	2.57
30	7.56	5.39	4.51	4.02	3.70	3.47	3.30	3.17	3.07	2.98	2.84	2.74	2.66	2.60	2.55
32	7.50	5.34	4.46	3.97	3.65	3.43	3.26	3.13	3.02	2.93	2.80	2.70	2.62	2.55	2.50
34	7.44	5.29	4.42	3.93	3.61	3.39	3.22	3.09	2.98	2.89	2.76	2.66	2.58	2.51	2.46
36	7.40	5.25	4.38	3.89	3.57	3.35	3.18	3.05	2.95	2.86	2.72	2.62	2.54	2.48	2.43
38	7.35	5.21	4.34	3.86	3.54	3.32	3.15	3.02	2.92	2.83	2.69	2.59	2.51	2.45	2.40
40	7.31	5.18	4.31	3.83	3.51	3.29	3.12	2.99	2.89	2.80	2.66	2.56	2.48	2.42	2.37
42	7.28	5.15	4.29	3.80	3.49	3.27	3.10	2.97	2.86	2.78	2.64	2.54	2.46	2.40	2.34
44	7.25	5.12	4.26	3.78	3.47	3.24	3.08	2.95	2.84	2.75	2.62	2.52	2.44	2.37	2.32
46	7.22	5.10	4.24	3.76	3.44	3.22	3.06	2.93	2.82	2.73	2.60	2.50	2.42	2.35	2.30
48	7.19	5.08	4.22	3.74	3.43	3.20	3.04	2.91	2.80	2.71	2.58	2.48	2.40	2.33	2.28
50	7.17	5.06	4.20	3.72	3.41	3.19	3.02	2.89	2.78	2.70	2.56	2.46	2.38	2.32	2.27
60	7.08	4.98	4.13	3.65	3.34	3.12	2.95	2.82	2.72	2.63	2.50	2.39	2.31	2.25	2.20
80	6.96	4.88	4.04	3.56	3.26	3.04	2.87	2.74	2.64	2.55	2.42	2.31	2.23	2.17	2.12
100	6.90	4.82	3.98	3.51	3.21	2.99	2.82	2.69	2.59	2.50	2.37	2.27	2.19	2.12	2.07
125	6.84	4.78	3.94	3.47	3.17	2.95	2.79	2.66	2.55	2.47	2.33	2.23	2.15	2.08	2.03
150	6.81	4.75	3.91	3.45	3.14	2.92	2.76	2.63	2.53	2.44	2.31	2.20	2.12	2.06	2.00
200	6.76	4.71	3.88	3.41	3.11	2.89	2.73	2.60	2.50	2.41	2.27	2.17	2.09	2.03	1.97
300	6.72	4.68	3.85	3.38	3.08	2.86	2.70	2.57	2.47	2.38	2.24	2.14	2.06	1.99	1.94
500	6.69	4.65	3.82	3.36	3.05	2.84	2.68	2.55	2.44	2.36	2.22	2.12	2.04	1.97	1.92
1 000	6.66	4.63	3.80	3.34	3.04	2.82	2.66	2.53	2.43	2.34	2.20	2.10	2.02	1.95	1.90
∞	6.63	4.61	3.78	3.32	3.02	2.80	2.64	2.51	2.41	2.32	2.18	2.08	2.00	1.93	1.88

$\alpha=0.01$

ν_2	ν_1: 22	24	26	28	30	35	40	45	50	60	80	100	200	500	∞
1	6 222.8	6 234.6	6 244.6	6 253.2	6 260.7	6 275.6	6 286.8	6 295.5	6 302.5	6 313.0	6 326.2	6 334.1	6 345.0	6 359.5	6 365.9
2	99.45	99.46	99.46	99.46	99.47	99.47	99.47	99.48	99.48	99.48	99.49	99.49	99.49	99.50	99.50
3	26.64	26.60	26.56	26.53	26.50	26.45	26.41	26.38	26.35	26.32	26.27	26.24	26.18	26.15	26.13
4	13.97	13.93	13.89	13.86	13.84	13.79	13.75	13.71	13.69	13.65	13.61	13.58	13.52	13.49	13.46
5	9.51	9.47	9.43	9.40	9.38	9.33	9.29	9.26	9.24	9.20	9.16	9.13	9.08	9.04	9.02
6	7.35	7.31	7.28	7.25	7.23	7.18	7.14	7.11	7.09	7.06	7.01	6.99	6.93	6.90	6.88
7	6.11	6.07	6.04	6.02	5.99	5.94	5.91	5.88	5.86	5.82	5.78	5.75	5.70	5.67	5.65
8	5.32	5.28	5.25	5.22	5.20	5.15	5.12	5.09	5.07	5.03	4.99	4.96	4.91	4.88	4.86
9	4.77	4.73	4.70	4.67	4.65	4.60	4.57	4.54	4.52	4.48	4.44	4.41	4.36	4.33	4.31
10	4.36	4.33	4.30	4.27	4.25	4.20	4.17	4.14	4,12	4.08	4.04	4.01	3.96	3.93	3.91
11	4.06	4.02	3.99	3.96	3.94	3.89	3.86	3.83	3.81	3.78	3.73	3.71	3.66	3.62	3.60
12	3.82	3.78	3.75	3.72	3.70	3.65	3.62	3.59	3.57	3.54	3.49	3.47	3.41	3.38	3.36
13	3.62	3.59	3.56	3.53	3.51	3.46	3.43	3.40	3.38	3.34	3.30	3.27	3.22	3.19	3.17
14	3.46	3.43	3.40	3.37	3.35	3.30	3.27	3.24	3.22	3.18	3.14	3.11	3.06	3.03	3.00
15	3.33	3.29	3.26	3.24	3.21	3.17	3.13	3.10	3.08	3.05	3.00	2.98	2.92	2.89	2.87
16	3.22	3.18	3.15	3.12	3.10	3.05	3.02	2.99	2.97	2.93	2.89	2.86	2.81	2.78	2.75
17	3.12	3.08	3.05	3.03	3.00	2.96	2.92	2.89	2.87	2.83	2.79	2.76	2.71	2.68	2.65
18	3.03	3.00	2.97	2.94	2.92	2.87	2.84	2.81	2.78	2.75	2.70	2.68	2.62	2.59	2.57
19	2.96	2.92	2.89	2.87	2.84	2.80	2.76	2.73	2.71	2.67	2.63	2.60	2.55	2.51	2.49
20	2.90	2.86	2.83	2.80	2.78	2.73	2.69	2.67	2.64	2.61	2.56	2.54	2.48	2.44	2.42
21	2.84	2.80	2.77	2.74	2.72	2.67	2.64	2.61	2.58	2.55	2.50	2.48	2.42	2.38	2.36
22	2.78	2.75	2.72	2.69	2.67	2.62	2.58	2.55	2.53	2.50	2.45	2.42	2.36	2.33	2.31
23	2.74	2.70	2.67	2.64	2.62	2.57	2.54	2.51	2.48	2.45	2.40	2.37	2.32	2.28	2.26
24	2.70	2.66	2.63	2.60	2.58	2.53	2.49	2.46	2.44	2.40	2.36	2.33	2.27	2.24	2.21
25	2.66	2.62	2.59	2.56	2.54	2.49	2.45	2.42	2.40	2.36	2.32	2.29	2.23	2.19	2.17
26	2.62	2.58	2.55	2.53	2.50	2.45	2.42	2.39	2.36	2.33	2.28	2.25	2.19	2.16	2.13
27	2.59	2.55	2.52	2.49	2.47	2.42	2.38	2.35	2.33	2.29	2.25	2.22	2.16	2.12	2.10
28	2.56	2.52	2.49	2.46	2.44	2.39	2.35	2.32	2.30	2.26	2.22	2.19	2.13	2.09	2.06
29	2.53	2.49	2.46	2.44	2.41	2.36	2.33	2.30	2.27	2.23	2.19	2.16	2.10	2.06	2.03
30	2.51	2.47	2.44	2.41	2.39	2.34	2.30	2.27	2.25	2.21	2.16	2.13	2.07	2.03	2.01
32	2.46	2.42	2.39	2.36	2.34	2.29	2.25	2.22	2.20	2.16	2.11	2.08	2.02	1.98	1.96
34	2.42	2.38	2.35	2.32	2.30	2.25	2.21	2.18	2.16	2.12	2.07	2.04	1.98	1.94	1.91
36	2.38	2.35	2.32	2.29	2.26	2.21	2.18	2.14	2.12	2.08	2.03	2.00	1.94	1.90	1.87
38	2.35	2.32	2.28	2.26	2.23	2.18	2.14	2.11	2.09	2.05	2.00	1.97	1.90	1.86	1.84
40	2.33	2.29	2.26	2.23	2.20	2.15	2.11	2.08	2.06	2.02	1.97	1.94	1.87	1.83	1.80
42	2.30	2.26	2.23	2.20	2.18	2.13	2.09	2.06	2.03	1.99	1.94	1.91	1.85	1.80	1.78
44	2.28	2.24	2.21	2.18	2.15	2.10	2.07	2.03	2.01	1.97	1.92	1.89	1.82	1.78	1.75
46	2.26	2.22	2.19	2.16	2.13	2.08	2.04	2.01	1.99	1.95	1.90	1.86	1.80	1.76	1.73
48	2.24	2.20	2.17	2.14	2.12	2.06	2.02	1.99	1.97	1.93	1.88	1.84	1.78	1.73	1.70
50	2.22	2.18	2.15	2.12	2.10	2.05	2.01	1.97	1.95	1.91	1.86	1.82	1.76	1.71	1.68
60	2.15	2.12	2.08	2.05	2.03	1.98	1.94	1.90	1.88	1.84	1.78	1.75	1.68	1.63	1.60
80	2.07	2.03	2.00	1.97	1.94	1.89	1.85	1.82	1.79	1.75	1.69	1.65	1.58	1.53	1.49
100	2.02	1.98	1.95	1.92	1.89	1.84	1.80	1.76	1.74	1.69	1.63	1.60	1.52	1.47	1.43
125	1.98	1.94	1.91	1.88	1.85	1.80	1.76	1.72	1.69	1.65	1.59	1.55	1.47	1.41	1.37
150	1.96	1.92	1.88	1.85	1.83	1.77	1.73	1.69	1.66	1.62	1.56	1.52	1.43	1.38	1.33
200	1.93	1.89	1.85	1.82	1.79	1.74	1.69	1.66	1.63	1.58	1.52	1.48	1.39	1.33	1.28
300	1.89	1.85	1.82	1.79	1.76	1.70	1.66	1.62	1.59	1.55	1.48	1.44	1.35	1.28	1.22
500	1.87	1.83	1.79	1.76	1.74	1.68	1.63	1.60	1.57	1.52	1.45	1.41	1.31	1.23	1.16
1 000	1.85	1.81	1.77	1.74	1.72	1.66	1.61	1.58	1.54	1.50	1.43	1.38	1.28	1.19	1.11
∞	1.83	1.79	1.76	1.72	1.70	1.64	1.59	1.55	1.52	1.47	1.40	1.36	1.25	1.15	1.00—

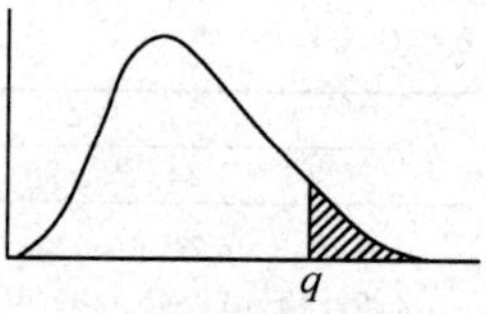

附表5 q界值表(Student-Newman-Keuls法)

上行:P=0.05 下行:P=0.01

ν	组数,a								
	2	3	4	5	6	7	8	9	10
5	3.64	4.60	5.22	5.67	6.03	6.33	6.58	6.80	6.99
	5.70	6.98	7.80	8.42	8.91	9.32	9.67	9.97	10.24
6	3.46	4.34	4.90	5.30	5.63	5.90	6.12	6.32	6.49
	5.24	6.33	7.03	7.56	7.97	8.32	8.61	8.87	9.10
7	3.34	4.16	4.68	5.06	5.36	5.61	5.82	6.00	6.16
	4.95	5.92	6.54	7.01	7.37	7.68	7.94	8.17	8.37
8	3.26	4.04	4.53	4.89	5.17	5.40	5.60	5.77	5.92
	4.75	5.64	6.20	6.62	6.96	7.24	7.77	7.68	7.86
9	3.20	3.95	4.41	4.76	5.02	5.24	5.43	5.59	5.74
	4.60	5.43	5.96	6.35	6.66	6.91	7.13	7.33	7.49
10	3.15	3.88	4.33	4.15	4.91	5.12	5.30	5.46	5.60
	4.48	5.27	5.77	6.14	6.43	6.67	6.87	7.05	7.21
12	3.08	3.77	4.20	4.51	4.75	4.95	5.12	5.27	5.39
	4.32	5.05	5.50	5.84	6.10	6.32	6.51	6.67	6.81
14	3.03	3.70	4.11	4.41	4.64	4.83	4.99	5.13	5.25
	4.21	4.89	5.32	5.63	5.88	6.08	6.26	6.41	6.54
16	3.00	3.65	4.05	4.33	4.56	4.74	4.90	5.03	5.15
	4.13	4.79	5.19	5.49	5.72	5.92	6.08	6.22	6.35
18	2.97	3.61	4.00	4.28	4.49	4.67	4.82	4.96	5.07
	4.07	4.70	5.09	5.38	5.60	5.79	5.94	6.08	6.20
20	2.95	3.58	3.96	4.23	4.45	4.62	4.77	4.90	5.01
	4.02	4.64	5.02	5.29	5.51	5.69	5.84	5.97	6.09
30	2.89	3.49	3.85	4.10	4.30	4.46	4.60	4.72	4.82
	3.89	4.45	4.80	5.05	5.24	5.40	5.54	5.65	5.76
40	2.86	3.44	3.79	4.04	4.23	4.39	4.52	4.63	4.73
	3.82	4.37	4.70	4.93	5.11	5.26	5.39	5.50	5.60
60	2.83	3.40	3.74	3.98	4.16	4.31	4.44	4.55	4.65
	3.76	4.28	4.59	4.82	4.99	5.13	5.25	5.36	5.45
120	2.80	3.36	3.68	3.92	4.10	4.24	4.36	4.47	4.56
	3.70	4.20	4.50	4.71	4.87	5.01	5.12	5.21	5.30
∞	2.77	3.31	3.63	3.86	4.03	4.17	4.29	4.39	4.47
	3.64	4.12	4.40	4.60	4.76	4.88	4.99	5.08	5.16

附表6 x^2界值表

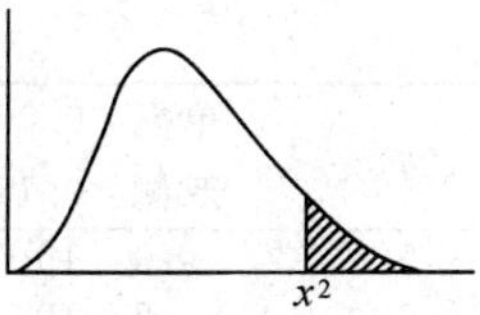

自由度 ν	概率 P												
	0.995	0.990	0.975	0.950	0.900	0.750	0.500	0.250	0.100	0.050	0.025	0.010	0.005
1	0.00	0.00	0.00	0.00	0.02	0.10	0.45	1.32	2.71	3.84	5.02	6.63	7.88
2	0.01	0.02	0.05	0.10	0.21	0.58	1.39	2.77	4.61	5.99	7.38	9.21	10.60
3	0.07	0.11	0.22	0.35	0.58	1.21	2.37	4.11	6.25	7.81	9.35	11.34	12.84
4	0.21	0.30	0.48	0.71	1.06	1.92	3.36	5.39	7.78	9.49	11.14	13.28	14.86
5	0.41	0.55	0.83	1.15	1.61	2.67	4.35	6.63	9.24	11.07	12.83	15.09	16.75
6	0.68	0.87	1.24	1.64	2.20	3.45	5.35	7.84	10.64	12.59	14.45	16.81	18.55
7	0.99	1.24	1.69	2.17	2.83	4.25	6.35	9.04	12.02	14.07	16.01	18.48	20.28
8	1.34	1.65	2.18	2.73	3.49	5.07	7.34	10.22	13.36	15.51	17.53	20.09	21.95
9	1.73	2.09	2.70	3.33	4.17	5.90	8.34	11.39	14.68	16.92	19.02	21.67	23.59
10	2.16	2.56	3.25	3.94	4.87	6.74	9.34	12.55	15.99	18.31	20.48	23.21	25.19
11	2.60	3.05	3.82	4.57	5.58	7.58	10.34	13.70	17.28	19.68	21.92	24.72	26.76
12	3.07	3.57	4.40	5.23	6.30	8.44	11.34	14.85	18.55	21.03	23.34	26.22	28.30
13	3.57	4.11	5.01	5.89	7.04	9.30	12.34	15.98	19.81	22.36	24.74	27.69	29.82
14	4.07	4.66	5.63	6.57	7.79	10.17	13.34	17.12	21.06	23.68	26.12	29.14	31.32
15	4.60	5.23	6.26	7.26	8.55	11.04	14.34	18.25	22.31	25.00	27.49	30.58	32.80
16	5.14	5.81	6.91	7.96	9.31	11.91	15.34	19.37	23.54	26.30	28.85	32.00	34.27
17	5.70	6.41	7.56	8.67	10.09	12.79	16.34	20.49	24.77	27.59	30.19	33.41	35.72
18	6.26	7.01	8.23	9.39	10.86	13.68	17.34	21.60	25.99	28.87	31.53	34.81	37.16
19	6.84	7.63	8.91	10.12	11.65	14.56	18.34	22.72	27.20	30.14	32.85	36.19	38.58
20	7.43	8.26	9.59	10.85	12.44	15.45	19.34	23.83	28.41	31.41	34.17	37.57	40.00
21	8.03	8.90	10.28	11.59	13.24	16.34	20.34	24.93	29.62	32.67	35.48	38.93	41.40
22	8.64	9.54	10.98	12.34	14.04	17.24	21.34	26.04	30.81	33.92	36.78	40.29	42.80
23	9.26	10.20	11.69	13.09	14.85	18.14	22.34	27.14	32.01	35.17	38.08	41.64	44.18
24	9.89	10.86	12.40	13.85	15.66	19.04	23.34	28.24	33.20	36.42	39.36	42.98	45.56
25	10.52	11.52	13.12	14.61	16.47	19.94	24.34	29.34	34.38	37.65	40.65	44.31	46.93
26	11.16	12.20	13.84	15.38	17.29	20.84	25.34	30.43	35.56	38.89	41.92	45.64	48.29
27	11.81	12.88	14.57	16.15	18.11	21.75	26.34	31.53	36.74	40.11	43.19	46.96	49.64
28	12.46	13.56	15.31	16.93	18.94	22.66	27.34	32.62	37.92	41.34	44.46	48.28	50.99
29	13.12	14.26	16.05	17.71	19.77	23.57	28.34	33.71	39.09	42.56	45.72	49.59	52.34
30	13.79	14.95	16.79	18.49	20.60	24.48	29.34	34.80	40.26	43.77	46.98	50.89	53.67
40	20.71	22.16	24.43	26.51	29.05	33.66	39.34	45.62	51.81	55.76	59.34	63.69	66.77
50	27.99	29.71	32.36	34.76	37.69	42.94	49.33	56.33	63.17	67.50	71.42	76.15	79.49
60	35.53	37.48	40.48	43.19	46.46	52.29	59.33	66.98	74.40	79.08	83.30	88.38	91.95
70	43.28	45.44	48.76	51.74	55.33	61.70	69.33	77.58	85.53	90.53	95.02	100.43	104.21
80	51.17	53.54	57.15	60.39	64.28	71.14	79.33	88.13	96.58	101.88	106.63	112.33	116.32
90	59.20	61.75	65.65	69.13	73.29	80.62	89.33	98.65	107.57	113.15	118.14	124.12	128.30
100	67.33	70.06	74.22	77.93	82.36	90.13	99.33	109.14	118.50	124.34	129.56	135.81	140.17

附表 7 *T* 界值表(配对比较的符号秩和检验用)

n	单侧:0.050 双侧:0.100	0.025 0.050	0.010 0.020	0.005 0.010
5	0—15			
6	2—19	0—21		
7	3—25	2—26	0—28	
8	5—31	3—33	1—35	0—36
9	8—37	5—40	3—42	1—44
10	10—45	8—47	5—50	3—52
11	13—53	10—56	7—59	5—61
12	17—61	13—65	9—69	7—71
13	21—70	17—74	12—79	9—82
14	25—80	21—84	15—90	12—93
15	30—90	25—95	19—101	15—105
16	35—101	29—107	23—113	19—117
17	41—112	34—119	27—126	23—130
18	47—124	40—131	32—139	27—144
19	53—137	46—144	37—153	32—158
20	60—150	52—158	43—167	37—173
21	67—164	58—173	49—182	42—189
22	75—178	65—188	55—198	48—205
23	83—193	73—203	62—214	54—222
24	91—209	81—219	69—231	61—239
25	100—225	89—236	76—249	68—257
26	110—241	98—253	84—267	75—276
27	119—259	107—271	92—286	83—295
28	130—276	116—290	101—305	91—315
29	140—295	126—309	110—325	100—335
30	151—314	137—328	120—345	109—356
31	163—333	147—349	130—366	118—378
32	175—353	159—369	140—388	128—400
33	187—374	170—391	151—410	138—423
34	200—395	182—413	162—433	148—447
35	213—417	195—435	173—457	159—471
36	227—439	208—458	185—481	171—495
37	241—462	221—482	198—505	182—521
38	256—485	235—506	211—530	194—547
39	271—509	249—531	224—556	207—573
40	286—534	264—556	238—582	220—600
41	302—559	279—582	252—609	233—628
42	319—584	294—609	266—637	247—656
43	336—610	310—636	281—665	261—685
44	353—637	327—663	296—694	276—714
45	371—664	343—692	312—723	291—744
46	389—692	361—720	328—753	307—774
47	407—721	378—750	345—783	322—806
48	426—750	396—780	362—814	339—837
49	446—779	415—810	379—846	355—870
50	466—809	434—841	397—878	373—902

附表 8 T界值表(两组比较的秩和检验用)

	单侧	双侧
1 行	$P=0.050$	$P=0.100$
2 行	$P=0.025$	$P=0.050$
3 行	$P=0.010$	$P=0.020$
4 行	$P=0.005$	$P=0.010$

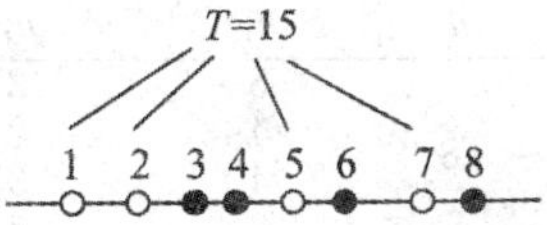

n_1 (较小)	n_2-n_1: 0	1	2	3	4	5	6	7	8	9	10
2				3—13	3—15	3—17	4—18	4—20	4—22	4—24	5—25
							3—19	3—21	3—23	3—25	4—26
3	6—15	6—18	7—20	8—22	8—25	9—27	10—29	10—32	11—34	11—37	12—39
			6—21	7—23	7—26	8—28	8—31	9—33	9—36	10—38	10—41
					6—27	6—30	7—32	7—35	7—38	8—40	8—43
							6—33	6—36	6—39	7—41	7—44
4	11—25	12—28	13—31	14—34	15—37	16—40	17—43	18—46	19—49	20—52	21—55
	10—26	11—29	12—32	13—35	14—38	14—42	15—45	16—48	17—51	18—54	19—57
		10—30	11—33	11—37	12—40	13—43	13—47	14—50	15—53	15—57	16—60
			10—34	10—38	11—41	11—45	12—48	12—52	13—55	13—59	14—62
5	19—36	20—40	21—44	23—47	24—51	26—54	27—58	28—62	30—65	31—69	33—72
	17—38	18—42	20—45	21—49	22—53	23—57	24—61	26—64	27—68	28—72	29—76
	16—39	17—43	18—47	19—51	20—55	21—59	22—63	23—67	24—71	25—75	26—79
	15—40	16—44	16—49	17—53	18—57	19—61	20—65	21—69	22—73	22—78	23—82
6	28—50	29—55	31—59	33—63	35—67	37—71	38—76	40—80	42—84	44—88	46—92
	26—52	27—57	29—61	31—65	32—70	34—74	35—79	37—83	38—88	40—92	42—96
	24—54	25—59	27—63	28—68	29—73	30—78	32—82	33—87	34—92	36—96	37—101
	23—55	24—60	25—65	26—70	27—75	28—80	30—84	31—89	32—94	33—99	34—104
7	39—66	41—71	43—76	45—81	47—86	49—91	52—95	54—100	56—105	58—110	61—114
	36—69	38—74	40—79	42—84	44—89	46—94	48—99	50—104	52—109	54—114	56—119
	34—71	35—77	37—82	39—87	40—93	42—98	44—103	45—109	47—114	49—119	51—124
	32—73	34—78	35—84	37—89	38—95	40—100	41—106	43—111	44—117	46—122	47—128
8	51—85	54—90	56—96	59—101	62—106	64—112	67—117	69—123	72—128	75—133	77—139
	49—87	51—93	53—99	55—105	58—110	60—116	62—122	65—127	67—133	70—138	72—144
	45—91	47—97	49—103	51—109	53—115	56—120	58—126	60—132	62—138	64—144	66—150
	43—93	45—99	47—105	49—111	51—117	53—123	54—130	56—136	58—142	60—148	62—154
9	66—105	69—111	72—117	75—123	78—129	81—135	84—141	87—147	90—153	93—159	96—165
	62—109	65—115	68—121	71—127	73—134	76—140	79—146	82—152	84—159	87—165	90—171
	59—112	61—119	63—126	66—132	68—139	71—145	73—152	76—158	78—165	81—171	83—178
	56—115	58—122	61—128	63—135	65—142	67—149	69—156	72—162	74—169	76—176	78—183
10	82—128	86—134	89—141	92—148	96—154	99—161	103—167	106—174	110—180	113—187	117—193
	78—132	81—139	84—146	88—152	91—159	94—166	97—173	100—180	103—187	107—193	110—200
	74—136	77—143	79—151	82—158	85—165	88—172	91—179	93—187	96—194	99—201	102—208
	71—139	73—147	76—154	79—161	81—169	84—176	86—184	89—191	92—198	94—206	97—213

附表 9　*H* 界值表(三组比较的秩和检验 Kruskal-Wallis 法)

n	n_1	n_2	n_3	0.10	0.05	0.025	0.01	0.001
8	5	2	1	4.200	5.000			
	4	2	2	4.458	5.333	5.500		
	4	3	1	4.056	5.208	5.833		
	3	3	2	4.556	5.361	5.556		
9	7	1	1	4.267				
	6	2	1	4.200	4.822	5.600		
	5	2	2	4.373	5.160	6.000	6.533	
	5	3	1	4.018	4.960	6.044		
	4	3	2	4.511	5.444	6.000	6.444	
	4	4	1	4.167	4.967	6.167	6.667	
	3	3	3	4.622	5.600	5.956	7.200	
10	8	1	1	4.418				
	7	2	1	4.200	4.706	5.727		
	6	2	2	4.545	5.345	5.745	6.655	
	6	3	1	3.909	4.855	5.945	6.873	
	5	3	2	4.651	5.251	6.004	6.909	
	5	4	1	3.987	4.985	5.858	6.955	
	4	3	3	4.709	5.791	6.155	6.745	
	4	4	2	4.555	5.455	6.327	7.036	
11	8	2	1	4.011	4.909	5.420		
	7	2	2	4.526	5.143	5.818	7.000	
	7	3	1	4.173	4.952	5.758	7.030	
	6	3	2	4.682	5.348	6.136	6.970	
	6	4	1	4.038	4.947	5.856	7.106	
	5	3	3	4.533	5.648	6.315	7.079	8.727
	5	4	2	4.541	5.273	6.068	7.205	8.591
	5	5	1	4.109	5.127	6.000	7.309	
	4	4	3	4.545	5.598	6.394	7.144	8.909
12	8	2	2	4.587	5.356	5.817	6.663	
	8	3	1	4.010	4.881	6.064	6.804	
	7	3	2	4.582	5.357	6.201	6.839	8.654
	7	4	1	4.121	4.986	5.791	6.986	
	6	3	3	4.590	5.615	6.436	7.410	8.692
	6	4	2	4.494	5.340	6.186	7.340	8.827
	6	5	1	4.128	4.990	5.951	7.182	
	5	4	3	4.549	5.656	6.410	7.445	8.795
	5	5	2	4.623	5.338	6.346	7.338	8.938
	4	4	4	4.654	5.692	6.615	7.654	9.269
13	8	3	2	4.451	5.316	6.195	7.022	8.791
	8	4	1	4.038	5.044	5.885	6.973	8.901
	7	3	3	4.603	5.620	6.449	7.228	9.262
	7	4	2	4.549	5.376	6.184	7.321	9.198
	7	5	1	4.035	5.064	5.953	7.061	9.178
	6	4	3	4.604	5.610	6.538	7.500	9.170
	6	5	2	4.596	5.338	6.196	7.376	9.189
	6	6	1	4.000	4.945	5.923	7.121	9.692
	5	4	4	4.668	5.657	6.673	7.760	9.168
	5	5	3	4.545	5.705	6.549	7.578	9.284
14	8	3	3	4.543	5.617	6.588	7.350	9.426
	8	4	2	4.500	5.393	6.193	7.350	9.293
	8	5	1	3.967	4.869	5.864	7.110	9.579
	7	4	3	4.527	5.623	6.578	7.550	9.670
	7	5	2	4.485	5.393	6.221	7.450	9.640
	7	6	1	4.033	5.067	6.067	7.254	9.747
	6	4	4	4.595	5.681	6.667	7.795	9.681
	6	5	3	4.535	5.602	6.667	7.590	9.669
	6	6	2	4.438	5.410	6.210	7.467	9.752
	5	5	4	4.523	5.666	6.760	7.823	9.606

（续表）

n	n_1	n_2	n_3	0.10	0.05	0.025	0.01	0.001
15	8	4	3	4.529	5.623	6.562	7.585	9.742
	8	5	2	4.466	5.415	6.260	7.440	9.781
	8	6	1	4.015	5.015	5.933	7.256	9.840
	7	4	4	4.562	5.650	6.707	7.814	9.841
	7	5	3	4.535	5.607	6.627	7.697	9.874
	7	6	2	4.500	5.357	6.223	7.490	10.060
	7	7	1	3.986	4.986	6.057	7.157	9.871
	6	5	4	4.522	5.661	6.750	7.936	9.961
	6	6	3	4.558	5.625	6.725	7.725	10.150
	5	5	5	4.560	5.780	6.740	8.000	9.920
16	8	4	4	4.561	5.779	6.750	7.853	10.010
	8	5	3	4.514	5.614	6.614	7.706	10.040
	8	6	2	4.463	5.404	6.294	7.522	10.110
	8	7	1	4.045	5.041	6.047	7.308	10.030
	7	5	4	4.542	5.733	6.738	7.931	10.160
	7	6	3	4.550	5.689	6.694	7.756	10.260
	7	7	2	4.491	5.398	6.328	7.491	10.240
	6	5	5	4.547	5.729	6.788	8.028	10.290
	6	6	4	4.548	5.724	6.812	8.000	10.340
17	8	5	4	4.549	5.718	6.782	7.992	10.290
	8	6	3	4.575	5.678	6.658	7.796	10.370
	8	7	2	4.451	5.403	6.339	7.571	10.360
	8	8	1	4.044	5.039	6.005	7.314	10.160
	7	5	5	4.571	5.708	6.835	8.108	10.450
	7	6	4	4.562	5.706	6.787	8.039	10.460
	7	7	3	4.613	5.688	6.708	7.810	10.450
	6	6	5	4.542	5.765	6.848	8.124	10.520
18	8	5	5	4.555	5.769	6.843	8.116	10.640
	8	6	4	4.563	5.743	6.795	8.045	10.630
	8	7	3	4.556	5.698	6.671	7.827	10.540
	8	8	2	4.509	5.408	6.351	7.654	10.460
	7	6	5	4.560	5.770	6.857	8.157	10.750
	7	7	4	4.563	5.766	6.788	8.142	10.690
	6	6	6	4.643	5.801	6.889	8.222	10.890
19	8	6	5	4.550	5.750	6.867	8.226	10.890
	8	7	4	4.548	5.759	6.837	8.118	10.840
	8	8	3	4.555	5.734	6.682	7.889	10.690
	7	6	6	4.530	5.730	6.897	8.257	11.000
	7	7	5	4.546	5.746	6.886	8.257	10.920
20	8	6	6	4.599	5.770	6.932	8.313	11.100
	8	7	5	4.551	5.782	6.884	8.242	11.030
	8	8	4	4.579	5.743	6.886	8.168	10.970
	7	7	6	4.568	5.793	6.927	8.345	11.130
21	8	7	6	4.553	5.781	6.917	8.333	11.280
	8	8	5	4.573	5.761	6.920	8.297	11.180
	7	7	7	4.594	5.818	6.954	8.378	11.320
22	8	7	7	4.585	5.802	6.980	8.363	11.420
	8	8	6	4.572	5.779	6.953	8.367	11.370
23	8	8	7	4.571	5.791	6.980	8.419	11.550
24	8	8	8	4.595	5.805	6.995	8.465	11.700
27	9	9	9	4.582	5.845	7.041	8.564	11.950
	∞	∞	∞	4.605	5.991	7.378	9.210	13.820

附表 10 r_s 界值表

n	概率,P									
	单侧:	0.25	0.10	0.05	0.025	0.01	0.005	0.0025	0.001	0.0005
	双侧:	0.50	0.20	0.10	0.05	0.02	0.01	0.005	0.002	0.001
4		0.600	1.000	1.000						
5		0.500	0.800	0.900	1.000	1.000				
6		0.371	0.657	0.829	0.886	0.943	1.000	1.000		
7		0.321	0.571	0.714	0.786	0.893	0.929	0.964	1.000	1.000
8		0.310	0.524	0.643	0.738	0.833	0.881	0.905	0.952	0.976
9		0.267	0.483	0.600	0.700	0.783	0.833	0.867	0.917	0.933
10		0.248	0.455	0.564	0.648	0.745	0.794	0.830	0.879	0.903
11		0.236	0.427	0.536	0.618	0.709	0.755	0.800	0.845	0.873
12		0.217	0.406	0.503	0.587	0.678	0.727	0.769	0.818	0.846
13		0.209	0.385	0.484	0.560	0.648	0.703	0.747	0.791	0.824
14		0.200	0.367	0.464	0.538	0.626	0.679	0.723	0.771	0.802
15		0.189	0.354	0.446	0.521	0.604	0.654	0.700	0.750	0.779
16		0.182	0.341	0.429	0.503	0.582	0.635	0.679	0.729	0.762
17		0.176	0.328	0.414	0.485	0.566	0.615	0.662	0.713	0.748
18		0.170	0.317	0.401	0.472	0.550	0.600	0.643	0.695	0.728
19		0.165	0.309	0.391	0.460	0.535	0.584	0.628	0.677	0.712
20		0.161	0.299	0.380	0.447	0.520	0.570	0.612	0.662	0.696
21		0.156	0.292	0.370	0.435	0.508	0.556	0.599	0.648	0.681
22		0.152	0.284	0.361	0.425	0.496	0.544	0.586	0.634	0.667
23		0.148	0.278	0.353	0.415	0.486	0.532	0.573	0.622	0.654
24		0.144	0.271	0.344	0.406	0.476	0.521	0.562	0.610	0.642
25		0.142	0.265	0.337	0.398	0.466	0.511	0.551	0.598	0.630
26		0.138	0.259	0.331	0.390	0.457	0.501	0.541	0.587	0.619
27		0.136	0.255	0.324	0.382	0.448	0.491	0.531	0.577	0.608
28		0.133	0.250	0.317	0.375	0.440	0.483	0.522	0.567	0.598
29		0.130	0.245	0.312	0.368	0.433	0.475	0.513	0.558	0.589
30		0.128	0.240	0.306	0.362	0.425	0.467	0.504	0.549	0.580
31		0.126	0.236	0.301	0.356	0.418	0.459	0.496	0.541	0.571
32		0.124	0.232	0.296	0.350	0.412	0.452	0.489	0.533	0.563
33		0.121	0.229	0.291	0.345	0.405	0.446	0.482	0.525	0.554
34		0.120	0.225	0.287	0.340	0.399	0.439	0.475	0.517	0.547
35		0.118	0.222	0.283	0.335	0.394	0.433	0.468	0.510	0.539
36		0.116	0.219	0.279	0.330	0.388	0.427	0.462	0.504	0.533
37		0.114	0.216	0.275	0.325	0.383	0.421	0.456	0.497	0.526
38		0.113	0.212	0.271	0.321	0.378	0.415	0.450	0.491	0.519
39		0.111	0.210	0.267	0.317	0.373	0.410	0.444	0.485	0.513
40		0.110	0.207	0.264	0.313	0.368	0.405	0.439	0.479	0.507
41		0.108	0.204	0.261	0.309	0.364	0.400	0.433	0.473	0.501
42		0.107	0.202	0.257	0.305	0.359	0.395	0.428	0.468	0.495
43		0.105	0.199	0.254	0.301	0.355	0.391	0.423	0.463	0.490
44		0.104	0.197	0.251	0.298	0.351	0.386	0.419	0.458	0.484
45		0.103	0.194	0.248	0.294	0.347	0.382	0.414	0.453	0.479
46		0.102	0.192	0.246	0.291	0.343	0.378	0.410	0.448	0.474
47		0.101	0.190	0.243	0.288	0.340	0.374	0.405	0.443	0.469
48		0.100	0.188	0.240	0.285	0.336	0.370	0.401	0.439	0.465
49		0.098	0.186	0.238	0.282	0.333	0.366	0.397	0.434	0.460
50		0.097	0.184	0.235	0.279	0.329	0.363	0.393	0.430	0.456

附表 11　随机排列表($n=20$)

编号	1	2	3	4	5	6	7	8	9	10	11	12	13	14	15	16	17	18	19	20	r_k
1	8	6	19	13	5	18	12	1	4	3	9	2	17	14	11	7	16	15	10	0	−0.063 2
2	8	19	7	6	11	14	2	13	5	17	9	12	0	16	15	1	4	10	18	3	−0.063 2
3	18	1	10	13	17	2	0	3	8	15	7	4	19	12	5	14	9	11	6	16	0.105 3
4	6	19	1	5	18	12	4	0	13	10	16	17	7	14	11	15	8	3	9	2	−0.084 2
5	1	2	7	4	18	0	15	13	5	12	19	10	9	14	16	8	6	11	3	17	0.200 0
6	11	19	2	15	14	10	8	12	1	17	4	3	0	9	16	6	13	7	18	5	−0.105 3
7	14	3	16	7	9	2	15	12	11	4	13	19	8	1	18	6	0	5	17	10	−0.052 6
8	3	2	16	6	1	13	17	19	8	14	0	15	9	18	11	5	4	10	7	12	0.052 6
9	16	9	10	3	15	0	11	2	1	5	18	8	19	13	6	12	17	4	7	14	0.094 7
10	4	11	18	6	0	8	12	16	17	3	2	9	5	7	19	10	15	13	14	1	0.094 7
11	5	15	18	13	7	3	10	14	16	1	8	2	17	6	9	4	0	12	19	11	−0.052 6
12	0	18	10	15	11	12	3	13	14	1	17	2	6	9	16	4	7	8	19	5	−0.010 5
13	10	9	14	18	12	17	15	3	5	2	11	19	8	0	1	4	7	13	6	16	−0.157 9
14	11	9	13	0	14	12	18	7	2	10	4	17	19	6	5	8	3	15	1	16	−0.052 6
15	17	1	0	16	9	12	2	4	5	18	14	15	7	19	6	8	11	3	10	13	0.105 3
16	17	1	5	2	8	12	15	13	19	14	7	16	6	3	9	10	4	11	0	18	0.010 5
17	5	16	15	7	18	10	12	9	11	6	13	17	14	1	0	4	3	2	19	8	−0.200 0
18	16	19	0	8	6	10	13	17	4	3	15	18	11	1	12	9	5	7	2	14	−0.136 8
19	13	9	17	12	15	4	3	1	16	2	10	18	8	6	7	19	14	11	0	5	−0.126 3
20	11	12	8	16	3	19	14	7	9	7	4	1	10	0	18	15	6	5	13	2	−0.210 5
21	19	12	13	8	4	15	16	7	0	11	1	5	14	18	3	6	10	9	2	17	−0.136 8
22	2	18	8	14	6	11	1	9	15	0	17	10	4	7	13	3	12	5	16	19	0.115 8
23	9	16	17	18	5	7	12	2	4	10	0	13	8	3	14	15	6	11	1	19	−0.063 2
24	15	0	14	6	1	2	9	8	18	4	10	17	3	12	16	11	19	13	7	5	0.178 9
25	14	0	9	18	19	16	10	4	5	1	6	2	12	3	11	13	7	8	17	15	0.052 6

附表 12　随机数字表(n=50)

编号	1～10					11～20					21～30					31～40					41～50				
1	03	47	43	73	86	36	96	47	36	61	46	96	63	71	62	33	26	16	80	45	60	11	14	10	95
2	97	74	24	67	62	42	81	14	57	20	42	53	32	37	32	27	07	36	07	51	24	51	79	89	73
3	16	76	62	27	66	56	50	26	71	07	32	90	79	78	53	13	55	38	58	59	88	97	54	14	10
4	12	56	85	99	26	96	96	68	27	31	05	03	72	93	15	57	12	10	14	21	88	26	49	81	76
5	55	59	56	35	64	38	54	82	46	22	31	62	43	09	90	06	18	44	32	53	23	83	01	30	30
6	16	22	77	94	39	49	54	43	54	82	17	37	93	23	78	87	35	20	96	43	84	26	34	91	64
7	84	42	17	53	31	57	24	55	06	88	77	04	74	47	67	21	76	33	50	25	83	92	12	06	76
8	63	01	63	78	59	16	95	55	67	19	98	10	50	71	75	12	86	73	58	07	44	39	52	38	79
9	33	21	12	34	29	78	64	56	07	82	52	42	07	44	38	15	51	00	13	42	99	66	02	79	54
10	57	60	86	32	44	09	47	27	96	54	49	17	46	09	62	90	52	84	77	27	08	02	73	43	28
11	18	18	07	92	46	44	17	16	58	09	79	83	86	19	62	06	76	50	03	10	55	23	64	05	05
12	26	62	38	97	75	84	16	07	44	99	83	11	46	32	24	20	14	85	88	45	10	93	72	88	71
13	23	42	40	64	74	82	97	77	77	81	07	45	32	14	08	32	98	94	07	72	93	85	79	10	75
14	52	36	28	19	95	50	92	26	11	97	00	56	76	31	38	80	22	02	53	53	86	60	42	04	53
15	37	85	94	35	12	83	39	50	08	30	42	34	07	96	88	54	42	06	87	93	35	85	29	48	39
16	70	29	17	12	13	40	33	20	38	26	13	89	51	03	74	17	76	37	13	04	07	74	21	19	30
17	56	62	18	37	35	96	83	50	87	75	97	12	25	93	47	70	33	24	03	54	97	77	46	44	80
18	99	49	57	22	77	88	42	95	45	72	16	64	26	16	00	04	43	18	66	79	94	77	24	21	90
19	16	03	15	04	72	33	27	14	34	69	45	59	34	68	49	12	72	07	34	45	99	27	72	95	14
20	31	16	93	32	43	50	27	89	87	19	20	15	37	00	49	52	85	66	60	44	38	63	88	11	80
21	68	34	30	13	70	55	74	30	77	40	44	22	78	84	26	04	33	46	09	52	68	07	97	06	57
22	74	57	25	65	76	59	29	97	68	60	71	91	38	67	54	13	58	18	24	76	15	54	55	95	52
23	27	42	37	86	53	48	55	90	65	72	96	57	69	36	10	96	46	92	42	45	97	60	49	04	91
24	00	39	68	29	61	66	37	32	20	30	77	74	57	03	29	10	45	65	04	26	11	04	96	67	24
25	29	94	98	94	24	68	49	69	10	82	53	75	91	93	30	34	25	20	57	27	40	48	73	51	92
26	16	90	82	66	59	83	62	64	11	12	67	19	00	71	74	60	47	21	29	68	02	02	37	03	31
27	11	27	94	75	06	06	09	19	74	66	02	94	37	34	02	76	70	90	30	86	38	45	94	30	38
28	35	24	10	16	20	33	32	51	26	38	79	78	45	04	91	16	92	53	56	16	02	75	50	95	98
29	38	23	16	86	38	42	38	97	01	50	87	75	66	81	41	40	01	74	91	62	48	51	84	08	32
30	31	96	25	91	47	96	44	33	49	13	34	86	82	53	91	00	52	43	48	85	27	55	26	89	62
31	66	67	40	67	14	64	05	71	95	86	11	05	65	09	68	76	83	20	37	90	57	16	00	11	66
32	14	90	84	45	11	75	73	88	05	90	52	27	41	14	86	22	98	12	22	08	01	52	74	95	80
33	68	05	51	18	00	33	96	02	75	19	07	60	62	93	55	59	33	82	43	90	49	37	38	44	59
34	20	46	78	73	90	97	51	40	14	02	04	02	33	31	08	39	54	16	49	36	47	95	93	13	30
35	64	19	58	97	79	15	06	15	93	20	01	90	10	75	06	40	78	78	89	62	02	67	74	17	33
36	05	26	93	70	60	22	35	85	15	13	92	03	51	59	77	59	56	78	06	83	52	91	05	70	74
37	07	97	10	88	23	09	98	42	99	64	61	71	62	99	15	06	51	29	16	93	58	05	77	09	51
38	68	71	86	85	85	54	87	66	47	54	73	32	08	11	12	44	95	92	63	16	29	56	24	29	48
39	26	99	61	65	53	58	37	78	80	70	42	10	50	67	42	32	17	55	85	74	94	44	67	16	94
40	14	65	52	68	75	87	59	36	22	41	26	78	63	06	55	13	08	27	01	50	15	29	39	39	43
41	17	53	77	58	71	71	41	61	50	72	12	41	94	96	26	44	95	27	36	99	02	96	74	30	83
42	90	26	59	21	19	23	52	23	33	12	96	93	02	18	39	07	02	18	36	07	25	99	32	70	23
43	41	23	52	55	99	31	04	49	69	96	10	47	48	45	88	13	41	43	89	20	97	17	14	49	17
44	60	20	50	81	69	31	99	73	68	68	35	81	33	03	76	24	30	12	48	60	18	99	10	72	34
45	91	25	38	05	90	94	58	28	41	36	45	37	59	03	09	90	35	57	29	12	82	62	54	65	60
46	34	50	57	74	37	98	80	33	00	91	09	77	93	19	82	74	94	80	04	04	45	07	31	66	49
47	85	22	04	39	43	73	81	53	94	79	33	62	46	86	28	08	31	54	46	31	53	94	13	38	47
48	09	79	13	77	48	73	82	97	22	21	05	03	27	24	83	72	89	44	05	60	35	80	39	94	88
49	88	75	80	18	14	22	95	75	42	49	39	32	82	22	49	02	48	07	70	37	16	04	61	67	87
50	90	96	23	70	00	39	00	03	06	90	55	85	78	38	36	94	37	30	69	32	90	89	00	76	33

参考文献

1. 曾光. 论零级预防. 中华预防医学杂志[J]. 2008,42(5):296－297.

2. 曾光. 中国公共卫生与健康新思维[M]. 北京:人民卫生出版社,2006.

3. 詹平,陈华. 环境卫生学[M]. 北京:科学出版社,2008.

4. 杨克敌. 环境卫生学[M]. 第6版. 北京:人民卫生出版社,2007.

5. 仲来福. 卫生学[M]. 第7版. 北京:人民卫生出版社,2008.

6. 徐勇. 农村卫生管理实践[M]. 北京:新世界出版社,2004.

7. 郑玉建,王家骥. 预防医学[M]. 北京:科学出版社,2007.

8. 孙贵范. 预防医学[M]. 第7版. 北京:人民卫生出版社,2005.

9. 叶葶葶. 预防医学[M]. 第三版. 北京:人民卫生出版社,2000.

10. 施榕. 预防医学[M]. 北京:高等教育出版社,2004.

11. 凌文华. 预防医学[M]. 第2版. 北京:人民卫生出版社,2006.

12. 王丽敏. 预防医学[M]. 上海:第二军医大学出版社,2007.

13. 蔡宏道. 现代环境卫生学[M]. 北京:人民卫生出版社,1995.

14. 郭新彪. 环境健康学[M]. 北京:北京大学医学出版社,2006.

15. 黄吉武. 毒理学基础[M]. 北京:人民卫生出版社,2008.

16. Annalee Yassi, Tord Kjellstrom, Theo de Kok, et al. Basic Environmental Health [M]. New York: Oxford University Press, 2001.

17. 于云江,王菲菲,房吉敦,等. 环境砷污染对人体健康影响的研究进展[J]. 环境与健康杂志,2007,24(3):181－183.

18. 钟格梅,唐振柱. 我国环境中镉、铅、砷污染及其对暴露人群健康影响的研究进展[J]. 环境与健康杂志,2006,23 (6):562－564.

19. 岳伟,潘小川. 室内空气污染物及其健康效应研究[J]. 环境与健康杂志,2005,22(2):150－152.

20. 赵安乐,郭玉明,潘小川. 建筑室内生物污染及健康影响的研究进展[J]. 环境与健康杂志,2009,26 (1):82－84.

21. 郭云海,何宏轩. 全球气候变暖与传染病[J]. 现代预防医学,2008,35(22):4504－4510.

22. 梁友信. 劳动卫生与职业病学[M]. 第4版. 北京:人民卫生出版社,2000.

23. 金泰廙. 职业卫生与职业医学[M]. 第5版. 北京:人民卫生出版社,2003.

24. 牛侨. 职业卫生与职业医学[M]. 北京:中国协和医科大学出版社,2003.

25. 国际劳工局. 职业卫生与安全百科全书[M].《职业卫生与安全百科全书》中译本译

审委员会译. 北京:中国劳动社会保障出版社,2004.

26. 何凤生. 中华职业医学[M]. 北京:人民卫生出版社,1999.

27. 王簃兰,刚葆琪. 现代劳动卫生学[M]. 北京:人民卫生出版社,1994.

28. 孙长颢. 营养与食品卫生学[M]. 第 6 版. 北京:人民卫生出版社,2007.

29. Whitney EN, Rolfes SR. Understanding Nutrition [M]. 11th ed. Belmont CA: Thomson Wadsworth, 2008.

30. Willett W. Nutritional Epidemiology [M]. 2th ed. New York: Oxford University Press, 1998.

31. 飯塚美和子. 基础营养学[M]. 增订 6 版. 东京:南山堂,2005.

32. 中国营养学会. 中国居民膳食指南[M]. 拉萨:西藏人民出版社,2008.

33. 中国营养学会. 中国居民膳食营养素参考摄入量[M]. 北京:中国轻工业出版社,2002.

34. 杨月欣. 中国食物成分表[M]. 北京:北京大学医学出版社,2004.

35. 葛可佑. 中国营养科学全书[M]. 北京:人民卫生出版社,2004.

36. 何志谦. 疾病营养学[M]. 第 2 版. 北京:北京大学医学出版社,2009.

37. 姚泰. 生理学[M]. 北京:人民卫生出版社,2006.

38. Popkin BM. Global nutrition dynamics: the world is shifting rapidly toward a diet linked with noncommunicable diseases[J]. Am J Clin Nutr, 2006, 84(2):289—298.

39. Koushik A, Hunter DJ, Spiegelman D, et al. Fruits, vegetables, and colon cancer risk in a pooled analysis of 14 cohort studies[J]. J Natl Cancer Inst, 2007, 99(19):1471—1483.

40. Fung TT, Hu FB, Wu K, et al. The Mediterranean and Dietary Approaches to Stop Hypertension (DASH) diets and colorectal cancer[J]. Am J Clin Nutr, 2010, 92(6):1429—1435.

41. Huang HY, Caballero B, Chang S, et al. Multivitamin/Mineral supplements and prevention of chronic disease: executive summary[J]. Am J Clin Nutr, 2007, 85(1):265S—268S.

42. Yang W, Lu J, Weng J, et al. Prevalence of diabetes among men and women in China[J]. N Engl J Med, 2010, 362(12):1090—1101.

43. Jemal A, Bray F, Center MM, et al. Global cancer statistics[J]. CA Cancer J Clin, 2011, 61(2):69—90.

44. 刘继同. 健康社会化与社会健康化:大卫生与新公共卫生政策时代的来临[J]. 学术论坛,2005(1):141—145.

45. 梁万年. 卫生事业管理学[J]. 北京:人民卫生出版社,2007.

46. 曹殿朋. 美国公共卫生政策与人口健康状况[M].《国外医学》卫生经济分册,2008,25(4):145—149.

47. 任苒. HFA 与 PHC 的全球发展政策导向及策略[J]. 中国初级卫生保健,2006,20(10):4—8.

48. 郭清. 论初级卫生保健发展战略[J]. 中国农村卫生事业管理,2009,29(9):649—

651.

49. 任苒,张拓红,陈育德,等.初级卫生保健全球发展策略与评价进展[J].中国农村卫生事业管理,2006,26(3):3-5.

50. 张洁欣,李淼,龚勋,等.我国城乡初级卫生保健的问题及策略选择[J].中国社会医学杂志,2008,25(2):14-15.

51. 王倩云,鱼敏.初级卫生保健体系研究[J].中国卫生事业管理,2008,25(7):483-487.

52. 王东旭,常春.我国健康教育与健康促进现状分析[J].医学与社会,2009,22(3):25-26.

53. 郭清.21世纪全球卫生战略与社区卫生服务[J].中国初级卫生保健,2004,18(2):3-5.

54. 黄桥林.科学发展城市社区卫生服务的思考[J].中国卫生事业管理,2010,27(2):130-131.

55. 李媛媛,卞淑芬,张曼萍.基本卫生保健制度与初级卫生保健的比较分析[J].中国初级卫生保健,2008,22(6):17-18.

56. 陈啸宏.和谐发展共享健康——中国农村初级卫生保健发展的回顾与展望[J].中国初级卫生保健,2008,22(1):3-6.

57. 周文.论社区健康教育管理策略[J].中国全科医学,2009,12(12A):2189-2190.

58. 冯勇.社区卫生服务发展的影响因素探讨[J].基层医学论坛,2009,13(3A):265-266.

59. 时念玲,邹士兵.几个发达国家和我国的初级卫生保健状况[J].职业与健康,2010,26(3):338-140.

60. 韩宇晶,刘俊玲,刘宇英,等.初级卫生保健体系与解决基层看病难的思考[J].中国误诊学杂志,2010,10(10):2382.

61. 丁蓓.国内外城市社区健康教育研究[J].辽宁医学院学报(社会科学版).2010,8(4):26-28.

62. 王志杰,王亮.卫生政策走向与公共健康及其伦理思考[J].医学与哲学(人文社会医学版).2006,27(10):24-25.

63. 黄建始,王煜,张斓.中国健康管理相关服务机构现状调查[C]//第五届中国健康产业论坛暨第23届国际健康评估与促进学术会议,2008.

64. 汪浩,李玲,沈艳.健康服务,健康保险与健康管理[J/OL].[2008-9-11].http://www.cenet.org.cn/article.asp? articleid=33021.2008.

65. 金丕焕.医学统计方法[M].上海:上海医科大学出版社,2000.

66. 方积乾.卫生统计学[M].北京:人民卫生出版社,2003.

67. 孙振球.医学统计学[M].北京:人民卫生出版社,2002.

68. 陈启光.医学统计学[M].南京:东南大学出版社,2002.

69. 陆守曾.医学统计学[M].北京:中国统计出版社,2002.

70. 苏炳华.新药临床试验统计分析新进展[M].上海:上海科学技术文献出版社,2000.

71. 杨树勤. 卫生统计学第三版(供预防医学类专业用)[M]. 北京:人民卫生出版社,1993.

72. 贺石林,陈修编著. 医学科研方法导论[M]. 北京:人民卫生出版社,1998.

73. 徐勇勇. 医学统计学[M]. 北京:高等教育出版社,2001.

74. 罗家洪. 医学统计学(案例版)[M]. 北京:科学出版社发行部,2008.

75. 颜虹. 医学统计学[M]. 北京:人民出版社,2005.

76. 高歌,沈月平,李伟林. 现代实用卫生统计学[M]. 苏州:苏州大学出版社,2006.

77. 彭俊华,糜漫天,朱俊东. 环境雌激素对大鼠乳腺癌 VEGF 和 CXCR4 影响[J]. 中国公共卫生,2007,23(8):900-901.

78. Lassen MR, Ageno W, Borris LC, et al. Rivaroxaban versus Enoxaparin for Thromboprophylaxis after Total Knee Arthroplasty[J]. NEJM,2008,359: 2174-2176.

79. 李娜,郭淑霞,张翼华,等. 哈萨克族高血压与血管紧张素转换酶基因多态性[J]. 中国公共卫生,2008,24(3):274-276.

80. 陈启光,沈其君. 医学统计学[M]. 南京:江苏科学技术出版社,1995.